复旦卓越·医学职业教育教材

护理专业系列创新教材

总主编 沈小平

新编
儿科护理学

主 编 张玉侠 钱培芬 胡渊英

编 委(以姓氏笔画为序)

王颖雯 复旦大学附属儿科医院
王 燕 上海交通大学医学院附属瑞金医院
余卓文 复旦大学附属儿科医院
沈小平 上海思博职业技术学院
张玉侠 复旦大学附属儿科医院
罗志民 中山大学护理学院
胡渊英 上海市儿童医院
夏爱梅 复旦大学附属儿科医院
顾 莺 复旦大学附属儿科医院
钱培芬 上海交通大学医学院附属瑞金医院
蒋文慧 西安交通大学医学院护理系

复旦大學出版社

高等职业技术教育创新系列教材
编委会

总 序

本人在医学教育领域内学习工作了39年，其中在长春白求恩医科大学12年，上海交通大学医学院附属第六人民医院3年，美国俄亥俄州立大学医学院十五年，直至回国创办上海思博职业技术学院卫生技术与护理学院已九年。从国内的南方到北方，从东方的中国又到西方的美国，多年来在医学院校的学习工作经历使我深深感到，相关医学类如护理专业教材虽有很多，而真正适合国内医学护理高职高专院校学生的教材却并不多见，教学效果亦不尽如人意。因此，组织编写一套实用性较强的高等职业技术教育创新系列教材的想法逐渐浮出台面，并开始尝试付诸行动，由本人担任系列丛书的总主编。

2007年以来，复旦大学出版社先后选用出版了我院临床护理教研室主任陈淑英教授等主编的《现代实用护理学》和《临床护理实践》、我院医学英语教研室主任罗世军教授和本人主编的《医护英语ABC》，我院副院长、海归病理学博士张惠铭教授主编的《新编病理学实验教程》等，并列入复旦卓越·医学职业教育教材系列，成为我院高职高专护理专业教育系列的首批教材。随后，我们开始计划编写护理专业系列、基础医学系列、护理信息学系列和医护英语系列的高职高专创新教材。

《新编儿科护理学》是一本具有创新意识的护理专业系列教材。这一新编系列还包括内科护理学、外科护理学、妇产科护理学、护理学基础、眼耳鼻喉科护理学、急救护理学、老年护理学、社区护理学、中医护理学、护理管理，以及护理科研、生命发展保健和医护英语网络读写教程等教材。本书具有紧跟国内外护理学科进展，突出儿科护理专业技能的特色，使学生能在较短时间内了解掌握各门课程的原理和方法，为今后的护理实践和专业发展打下坚实的基础。

本系列丛书的编写得到了上海思博职业技术学院和兄弟院校广大教师以及各教学实习医院有关专家学者的大力支持和帮助，特别是复旦大学出版社的鼓励和指导，在此一并表示衷心的感谢！鉴于我院建院历史较短，教学经验水平有限，本书一定存在许多不足之处，恳请读者批评指正。

沈小平

2012年9月

前言

为了更好地促进护理学科发展，达成高职高专护理教育的培养目标，充分体现知识、能力、素质并重的培养模式，培养出实用型、技术型的护理人才，使之更好地适应新时代医学模式和护理模式的转变，由复旦大学出版社组织编写了高职高专护理专业的配套教材之一《新编儿科护理学》。本教材编者有来自临床一线、富有多年临床护理实践经验的护理管理者和护理骨干，也有来自高等护理院校、具备丰富教学经验的授课老师，他们均了解本专业护理发展的前沿和趋势，具有较高的学术造诣。教材采用贴近临床的文字，理论联系实际，对于高职高专护理专业学生、护理教师以及临床护理人员的学习和工作有着一定借鉴意义。

儿童身心健康关系到国家和世界的未来，因此熟悉儿童生长发育规律，掌握儿童疾病诊断、预防、治疗和护理的各项措施，对促进和保障儿童的健康成长是十分重要的。儿科护理学是护理学校学生的必修课，学生在认真学习教材和教师的启发下，应掌握儿科护理学基础理论、基本知识和基本技能，并养成独立思考、分析和解决问题的能力。

本书共分为十八章，内容涵盖了现阶段儿科最常见的疾病。从第一章至第四章，分别是绪论、生长发育与健康评估、儿童保健、住院患儿的护理。主要为概括性的介绍儿童生长发育的特点，总结住院儿童的护理要点。从第五章至第十八章主要为各种疾病的护理，分别按照新生儿疾病、营养疾病、呼吸系统疾病、循环系统疾病、消化系统疾病、血液系统疾病、泌尿系统疾病、神经系统疾病、内分泌系统疾病、结缔组织及免疫系统疾病、遗传性疾病、传染性疾病、危重疾病、常见肿瘤进行全面阐述。各类疾病又从生理解剖、病因、临床表现、辅助检查、治疗、护理等方面系统呈现。尤其较为清晰地呈现出护理问题和护理目标，对于护理措施的描述详略得当、重点突出。

在编写本书的过程中，我们参考了国内外有关教材、书籍和文件资料，谨向被引用内容的相关作者表示感谢和敬意。承蒙医学、护理界同仁的热忱鼓励和有关医院的大力支持，我们在此谨表衷心的感谢。由于编写时间和能力有限，难免挂一漏万，恳请各位读者和同仁谅解并提出宝贵意见，斧正不足，深表谢意。

编　者

2012年12月

目 录

第一章 绪　论

儿科护理学(pediatric nursing)是一门研究小儿生长发育规律及其影响因素、儿童保健、疾病预防和护理,以促进小儿身心健康的科学。儿科护理学的服务对象为身心处于不断发展中的小儿,他(她)们具有不同于成人的特征及特殊需要。

第一节　儿科护理学概述

一、儿科护理学的任务和范畴

儿科护理学的任务是从体格、智能、行为和社会等各方面来研究和保护小儿,对小儿提供综合性、广泛性的护理,以增强小儿体质,降低小儿发病率和死亡率,保障和促进小儿健康,提高人类的整体健康素质。

凡涉及小儿时期健康和卫生的问题都属于儿科护理学的范围,包括正常小儿身心方面的保健、小儿疾病的护理与预防,并与儿童心理学、社会学、教育学等多门学科有着广泛联系。因此,多学科的协作是儿科护理发展的必然趋势。

随着医学模式的转变,儿科护理已由单纯的疾病护理发展为以小儿及其家庭为中心的身心健康的研究;由单纯的医疗保健机构承担其任务逐渐发展为全社会都来承担小儿疾病的预防、保健和护理工作。因此,儿科护理要达到保障和促进小儿健康的目的,必须将科学育儿知识普及到每个家庭,并取得社会各方面的支持。

二、儿科护理的特点

儿科护理学的研究和服务对象是小儿。小儿从生命开始直到长大成人,整个阶段都处在不断生长发育的过程中,在解剖、生理、病理、免疫、疾病诊治、心理社会等方面均与成人不同,且各年龄期的小儿之间也存在差异,因此,在护理上有其独特之处。

(一) 小儿生理功能特点

1. *解剖特点*　从出生到长大成人,小儿在外观上不断变化,各器官亦遵循一定规律发育,如体重、身高(长)、头围、胸围、臂围等的增长,身体各部分比例的改变,如骨骼的发育、牙齿的萌出等。熟悉小儿的正常发育规律,才能做好保健护理工作。如新生儿和小婴儿头部相对较大、颈部肌肉和颈椎发育相对滞后，抱婴儿时应注意保护头部；小儿骨骼比较柔软并富有弹性，不易折断，但长期受压易变形；小儿髋关节附近的韧带较松，臼窝较浅，易脱臼及损伤，护理中动作应轻柔，避免过度牵拉。

2. 生理特点　小儿生长发育快、代谢旺盛，对营养物质特别是蛋白质、水及能量的需要量相对比成人多，但胃肠消化功能未趋成熟，故极易发生营养缺乏和消化紊乱；婴儿代谢旺盛而肾功能较差，故比成人容易发生水和电解质紊乱。此外，不同年龄的小儿有不同的生理、生化正常值，如心率、血压、呼吸、外周血象、体液成分等。熟悉这些生理、生化特点才能做出正确的判断和处理，给予相应需要的护理措施。

3. 免疫特点　婴儿对不少病原体有易感性。小儿皮肤、黏膜娇嫩易破损，淋巴系统发育未成熟，体液免疫及细胞免疫功能均不健全，防御能力差。新生儿可从母体获得 IgG(被动免疫)，故生后 6 个月内患某些传染病的机会较少，但 6 个月后，来自母体的 IgG 浓度下降，而自行合成 IgG 的能力一般要到 6～7 岁时才能达到成人水平，故免疫功能较低；母体 IgM 不能通过胎盘，故新生儿血清 IgM 浓度低，易患革兰阴性细菌感染；婴幼儿期 SIgA 也缺乏，易患呼吸道及胃肠道感染；其他体液因子如补体、趋化因子、调理素等活性及白细胞吞噬能力等也较低，故护理中应特别注意消毒隔离措施，以预防感染。

(二) 小儿心理特点

小儿身心未成熟，缺乏适应及满足需要的能力，依赖性较强，合作性差，需特别的保护和照顾；小儿好奇、好动、缺乏经验，容易发生各种意外，同时小儿心理发育过程也受家庭因素及外界环境的影响。在护理工作中应贯彻“以家庭为中心”的护理理念，必须支持、尊重、鼓励和提高家庭的功能，与小儿父母、幼教工作者、学校教师等共同合作，根据不同年龄阶段小儿的心理发育特征和心理需求，采取相应的护理措施，以尽可能减少创伤，尽量降低对小儿正常心理发育的影响。

(三) 儿科临床特点

1. 临床病理特点　由于小儿发育不够成熟，对致病因素的反应往往与成人迥异，从而发生不同的病理改变。如维生素 D 缺乏时，婴儿患佝偻病，而成人则表现为骨软化症；肺炎链球菌所致的肺部感染在婴儿常为支气管肺炎，而在年长儿则发生大叶性肺炎。

2. 疾病特点　小儿疾病种类及临床表现与成人有很大不同，而且不同年龄小儿患病种类也有差别，如婴幼儿先天性疾病、遗传性疾病和感染性疾病较成人多见，患急性传染病或感染性疾病时往往起病急、来势凶，且缺乏将疾病局限的能力，故易并发败血症，常伴有呼吸、循环衰竭和水、电解质紊乱；新生儿及体弱儿患严重感染性疾病时往往表现为各种反应低下，如体温不升、拒食、表情呆滞、外周血白细胞降低或不增等，并常无定位性的症状和体征。此外，小儿病情发展过程易反复、波动，变化多端，故应密切观察才能及时发现问题、及时处理。

3. 诊疗特点　不同年龄阶段小儿患病有其独特的临床表现，故在诊断时应重视年龄因素。以小儿惊厥为例，新生儿多考虑与产伤、窒息、颅内出血或先天异常有关；6 个月以内的小婴儿应考虑有无婴儿手足搐搦症或中枢神经系统感染；6 个月至 3 岁的小儿则以高热惊厥、中枢神经系统感染多见；3 岁以上年长儿的无热惊厥则以癫痫多见。年幼儿常不能主动反映或准确诉说病情，多由家长或其他照顾者代诉，其可靠性与代诉者的既往经验及与患儿的亲密程度有关；学龄儿虽能简单陈诉病史，但他们的时间和空间知觉尚未发育完善，陈诉的可靠性降低；部分小儿可能因害怕打针、吃药而隐瞒病情，少数小儿为逃避上学而假报或夸大病情，使病史可靠性受到干扰。因此，在诊治过程中，除应详细向家长等询问病史外，还须严密观察病情并结合必要的辅助检查，才能早期作出确诊和处理。护理过程中细致入微的观察至关重要。

4. *预后特点*　小儿患病时虽起病急、来势猛、变化多，但如诊疗及时、有效，护理恰当，度过危险期后，因恢复功能旺盛而较快康复。由于小儿各脏器组织修复和再生能力强，后遗症一般较成人为少。但年幼、体弱、危重病患儿病情变化迅速，可能未见明显临床症状前而急剧恶化甚至死亡，因此严密的监护和及时的抢救非常重要。

5. *预防特点*　加强预防措施是使小儿发病率和死亡率下降的重要环节。由于开展计划免疫和加强传染病管理，已使许多小儿传染病的发病率和死亡率大大下降；由于重视儿童保健工作，也使营养不良、肺炎、腹泻等多发病、常见病的发病率和病死率明显降低。及早筛查和发现先天性、遗传性疾病以及视觉、听觉障碍和智力异常，并加以干预和矫正，可防止小儿发展为严重伤残；注意合理营养、积极进行体育锻炼，可防止小儿肥胖症，并对成年后出现的高血压、动脉粥样硬化引起的冠心病起到预防作用；及时诊治小儿尿路感染，可防止延至成人时发展为晚期慢性肾炎而致肾衰竭。可见小儿时期的预防工作十分重要，不仅可增强小儿体质，使其不生病、少生病，还可促进小儿各方面的健康，并为成人后的健康体质打下良好基础。因此，儿科医护人员应将照顾的焦点从疾病的诊疗移至健康促进和疾病预防。

第二节　小儿年龄分期及各期特点

小儿处于不断生长发育的动态变化过程中，是一个复杂的过程。发育任务是指小儿在生长发育的各阶段为适应环境而必须掌握的独特的技能特征。根据小儿生长发育不同阶段的特点和发育任务，将小儿年龄划分为 7 个时期，各期之间既有区别，又有联系。应该认识到各期小儿特定的健康问题，采用整体的、动态的观点来考虑小儿的健康问题和采取相应的护理措施。

一、胎儿期

从卵子和精子结合，新生命开始到小儿出生统称为胎儿期(fetal period)。此期在母体子宫内约经过 40 周，其周龄称胎龄或妊娠龄。从受孕开始至第 8 周为胚胎期，是小儿生长发育十分重要的时期。8 周后至出生为胎儿期，各器官进一步增大，发育逐渐完善，胎儿迅速长大。临床又将整个妊娠过程分为 3 个阶段：妊娠早期(first trimester of pregnancy)：此期为 12 周，受精卵从输卵管移行到宫腔着床，细胞不断分裂增长，迅速完成各系统组织器官的形成。此期是小儿生长发育十分重要的时期，如受内外不利因素影响，使胚胎发育受阻，可导致流产或各种先天畸形。妊娠中期(second trimester of pregnancy)：自 13～28 周(共 16 周)。此期胎儿各器官迅速成长，功能也逐渐成熟，但在 20 周前体重＜500 g，肺未发育好，如早产则难以存活。胎龄 28 周时，胎儿体重约有 1 000 g，此时肺泡结构基本完善，已具有气体交换功能，早产者存活希望较大，故临床上往往以胎龄 28 周为胎儿娩出后有无生存能力的界限。妊娠晚期(third trimester of pregnancy):自29～40周(共12周)。此期胎儿以肌肉发育和脂肪积累为主,体重增加迅速。

胎儿完全依靠母体生存,孕母的健康、营养、情绪等状况对胎儿的生长发育影响极大,故应重视孕期保健和胎儿健康。

二、新生儿期

自出生后脐带结扎起至生后28天止称新生儿期(neonatal period)。出生不满7天的阶段称为新生儿早期。按年龄划分,新生儿期实际包含在婴儿期内,但由于此期小儿在生长发育阶段等方面具有非常明显的特殊性,故将婴儿期中的这一特殊时期单列为新生儿期。

新生儿是小儿生理功能进行调整以逐渐适应外界环境的阶段,此时小儿脱离母体开始独立生活,体内外环境发生巨大变化。由于其生理调节和适应能力不够成熟,容易发生窒息、感染等疾病,死亡率也高,约占婴儿死亡率(infant mortality)的1/2～2/3,尤以新生儿早期为高。因此,新生儿时期应特别加强护理,如保温、喂养、清洁卫生、消毒隔离等。

胎龄满28周(体重≥1 000 g)至出生后7足天,称围生期(perinatal period),又称围产期。此期包括了胎儿晚期、分娩过程和新生儿期3个阶段,是小儿经历巨大变化和生命遭到最大危险的时期,死亡率最高。须重视优生优育,抓好围生期保健。

三、婴儿期

出生后到满1周岁之前为婴儿期(infant period)。此期小儿以乳汁为主要食品,又称乳儿期。这个时期是小儿出生后体格、动作和认知能力发育最为迅速的时期,因此对能量和营养素尤其是蛋白质的需要量相对较大,但此期小儿的消化吸收功能尚未完善,易发生消化紊乱和营养不良,提倡母乳喂养和合理的营养指导十分重要。婴儿6个月后,因从胎盘获得的被动免疫逐渐消失,而自身免疫功能尚不成熟,易患感染性疾病,需要有计划的接受预防接种,完成基础免疫程序,并应重视卫生习惯的培养和注意消毒隔离。此期小儿通过和父母的互动开始建立对外界的信任感,构建人际关系的基础。

四、幼儿期

1周岁后到满3周岁之前为幼儿期(toddler's age)。此期小儿生长发育速度较前减慢,但活动范围渐广,接触周围事物的机会增多,智能发育较前突出,语言、思维和社会适应能力增强,自主性和独立性不断发展,但对危险的识别能力不足,应注意防止意外创伤和中毒;由于接触外界较广,而自身免疫力仍低,传染病发病率仍较高,防病仍为保健重点。幼儿乳牙出齐,饮食已从乳汁逐渐过渡到成人饮食,需注意防止营养缺乏和消化紊乱。此阶段的小儿通过体验进行学习,在婴儿期构建的信任关系基础上完成发育任务。

五、学龄前期

3周岁后到6～7岁入小学前为学龄前期(preschool age)。此期小儿体格发育速度进一步减慢,达到稳定增长,而智能发育更趋完善,好奇、多问、好模仿,语言和思维能力进一步发展,自理能力增强。由于此期小儿具有较大的可塑性,应加强早期教育,培养其良好的道德品质和生活自理能力,为入学做好准备。学龄前期小儿防病能力有所增强,但因接触面广,仍可发生传染病和各种意外，也易患急性肾炎、风湿病等免疫性疾病。应根据这些特点，做好预防保健工作。小儿在此期发展语言能力，扩张社会关系，学习角色标准，建立自控感，逐渐开始认识独立性和依赖性的区别，自我观念也在此期开始发展。

六、学龄期

从小学起(6～7岁)到进入青春期为学龄期(school age)。此期小儿体格生长仍稳步增长，除生殖系统外其他器官的发育到本期末已接近成人水平，智能发育较前更成熟，理解、分析、综合能力逐步增强，是长知识、接受科学文化教育的重要时期，也是小儿心理发展上的一个重大转折时期，应加强教育，促进其德、智、体、美、劳全面发展。这个时期小儿感染性疾病的发病率较前为低，但要注意预防近视眼和龋齿，端正坐、立、行姿势，安排有规律的生活、学习和锻炼，保证充足的营养和休息，防治精神、情绪和行为等方面的问题。学龄期小儿的社会合作和早期道德教育对后期的人格和个性起着重要作用，该期是自我观念发展的关键时期。

七、青春期(少年期)

从第二性征出现到生殖功能基本发育成熟，身高停止增长的时期称青春期(adolescence)。一般女孩从11～12岁开始到17～18岁，男孩从13～14岁开始到18～20岁。此期特点为生长发育在性激素作用下明显加快，呈现第二个生长高峰，第二性征逐渐明显，至本期末各系统发育已成熟，体格生长逐步停止。与其他年龄组小儿相比，此期小儿的患病率和死亡率相对较低，但由于接触社会增多，遇到不少新问题，外界环境对其影响越来越大，常出现心理、行为、精神方面的问题。因此，此期除了要保证供给足够营养以满足生长发育加速所需、加强体格锻炼和注意充分休息外，应及时进行生理、心理卫生和性知识的教育，使之树立正确的人生观和养成优良的道德品质，建立健康的生活方式。此期以成熟的认知能力、自我认同感的建立以及同伴之间的相互影响为显著特征。在青春期后期他们将前期获得的价值观念内化，并建立具有个性化的自我认同感。

第三节 儿科护士的角色与素质要求

一、儿科护士的角色

儿科护士应积极促进各阶段小儿的生长发育和家庭的正常功能。不管儿科护士在何种场合为小儿及其家庭提供护理，其首要前提必须是维护小儿及其家庭的利益。随着护理学科的发展，护士的角色有了更大范围的扩展，儿科护士作为一个有专门知识的独立的实践者，被赋予多元化的角色。

(一) 护理活动执行者(caregiver)

小儿机体各系统、器官的功能发育尚未完善，生活尚不能自理或不能完全自理。儿科护士最重要的角色是在帮助小儿促进、保持或恢复健康的过程中，为小儿及其家庭提供直接的照护，如营养的摄取、感染的预防、药物的给予、心理的支持、健康的指导等以满足小儿身、心两方面的需要，是护理活动直接执行者。

（二）护理计划者（planner）

为促进小儿身心健康发展，护士必须运用专业的知识和技能，收集小儿的生理、心理、社会状况等方面的资料，全面评估小儿的健康状况以及小儿家庭在面临疾病和伤害时所产生的反应，找出健康问题，并根据小儿生长发育不同阶段的特点，制订系统全面的、切实可行的护理计划，采取有效的护理措施，以减轻小儿的痛苦，帮助小儿适应医院、社区、家庭的生活，是制订护理措施的计划者。

（三）健康教育者（educator）

在护理小儿的过程中，护士应依据各年龄阶段小儿智力发展的水平，向他们有效地解释疾病治疗和护理过程，帮助他们建立自我保健意识，培养他们良好的生活习惯，纠正其不良行为。同时护士还应向小儿家长宣传科学育儿的知识，小儿一旦患病，帮助家长了解该病的诊断和治疗过程，为小儿和家庭介绍相关的医疗保健机构和相关组织，使他们采取健康的态度和健康行为，以达到防治疾病、促进健康的目的。护士应帮助患儿及其家庭适应医院环境，鼓励家长尽可能直接提供照护和支持。护士应教会家长观察患儿的重要症状和体征，促进患儿舒适。这种积极的照护为家长在患儿出院后成为一名称职的照护者打下基础。所以护士是一位对患儿及其家属进行健康教育的健康教育者。

（四）健康协调者（coordinator）

护士作为健康保健队伍中的一员，应与其他专业人员进行协调和合作以保证护理服务的品质。护士需联系并协调有关人员，维持一个有效的沟通网，以使对患儿所患疾病的诊断、治疗、救助与有关的儿童保健工作得以相互协调、配合，保证小儿获得最适宜的整体性医护照顾。如护士需与医生联络，讨论对患儿有关治疗和护理方案；护士需与营养师联系，讨论对小儿有关膳食的安排；护士还需与小儿及家长进行有效的沟通，让家庭共同参与小儿护理过程，以保证护理计划的贯彻执行。由此可见，护士是一位重要的健康协调者。

（五）健康咨询者（consultant）

咨询是另一种形式上的健康教育。患儿及其家长向护士咨询有关健康问题时，应专心倾听他们的倾诉，回答他们的问题；关心患儿及其家长在医院环境中的感受、触摸，以及通过陪伴患儿，了解他们的情况，提供有关治疗的信息，给予健康指导等；澄清小儿及其家长对疾病和健康有关问题的疑惑，使他们能够以积极有效的方法去应付压力，找到满足生理、心理、社会需要的最习惯和最适宜的方法。

（六）患儿及其家庭代言人（advocate）

护士是小儿及其家庭权益的维护者，在小儿不会表达或表达不清自己的要求和意愿时，护士有责任解释并维护小儿及其家庭的权益不受侵犯或损害。护士还需评估有碍小儿健康的问题和事件，并提供给医院行政部门改进，或提供给卫生行政单位作为拟定卫生政策和计划的参考。

（七）护理研究者（researcher）

护士应积极进行护理研究工作，通过研究来验证、扩展护理理论知识，发展护理新技术，指导、改进护理工作，提高儿科护理质量，促进专业发展。同时，护士还需探讨隐藏在患儿症状及表面行为的真正问题，以能更实际、更深入地帮助他们。

二、儿科护士的素质要求

(一) 思想道德素质

(1) 热爱护理事业，有高度的责任感和同情心，爱护小儿，具有为小儿健康服务的奉献精神。

(2) 具有诚实的品格、较高的慎独修养、高尚的道德情操，以理解、友善、平等的心态，为小儿及其家庭提供帮助。

(3) 具有正视现实、面向未来的目光，追求崇高的理想，忠于职守，救死扶伤，廉洁奉公，实行人道主义。

(二) 科学文化素质

(1) 具备一定的文化素养和自然科学、社会科学、人文科学等多学科知识。

(2) 掌握一门外语及现代化科学发展的新理论、新技术。

(三) 专业素质

(1) 具有合理的知识结构及比较系统完整的专业理论知识和较强的实践技能，操作准确，技术精湛，动作轻柔、敏捷。

(2) 具有敏锐的观察力和综合分析判断能力，树立整体护理观念，能用正确的护理程序解决患儿的健康问题。

(3) 具有开展护理教育和护理科研的能力，勇于创新进取。

(四) 身体心理素质

(1) 具有健康的心理，有乐观、开朗、稳定的情绪，宽容豁达的胸怀。有健康的和良好的言行举止。

(2) 具有较强的适应能力、良好的忍耐力及自我控制力，善于应变，灵活敏捷。

(3) 具有强烈的进取心，不断求取知识，丰富和完善自己。

(4) 具有与小儿成为好朋友、与家长建立良好人际关系的能力。同仁间相互尊重，团结协作。

第四节 儿科护理相关的伦理问题

护理人员常常会面临一些与患儿照护有关的伦理问题，例如对极低出生体重的新生儿是否应挽救其生命、临终患儿是否有权利拒绝治疗、为艾滋病患儿提供护理与她们的自身权利之间的冲突、资源调配等问题，对这些伦理冲突问题展开研讨，有助于明确自己的价值观念和判断标准，在面临类似情景时有所借鉴。

当儿科护理人员遭遇伦理冲突时，将面临与同事、患儿和家长、医院、社会之间的矛盾，她们所处的角色也许是模糊不清的，例如她们将按照医嘱和医院政策的规定执行某项护理操作，但这又有违维护患儿利益的要求，她们也许因没有参与该患儿有关治疗的决策过程而缺乏完整的信息。然而，作为卫生保健队伍中的一员，护理人员应证明自己在协作性伦理决策中的作用。在护理过程中，护士通常采用护理程序这一系统的方法解决临床问题，在这一过程中，每个决策过程都需要护士收集患儿生理和心理社会方面的有关资料，评估患儿和家长所持的价值观念，并将这些资料作为制订护理计划的依据。

同时，由于护士绝大部分的时间是为患儿提供直接护理，因此，她们最有可能洞察患儿的病情变化和对治疗的反应。而且，在工作中护士处于一个独特的位置，使她们能帮助患儿家长应对压力和不良情绪，为家长解释患儿的病情、预后、治疗过程，帮助家长做出必要的抉择，因此她们能理解患儿和家长的价值观念、想法、偏好，是联系患儿家庭和其他卫生保健人员之间的最佳桥梁。

知情同意是进行有创性操作和参加研究所必须签署的正式文本。签署知情同意应是自愿的。在儿科护理领域，往往由父母作为小儿的法定监护人签署知情同意书。父母和小儿都应该知道，他们在任何时候都有拒绝治疗的权利。但在紧急情况下（如中毒），为保存生命或肢体所必需的治疗可不要求在治疗前签署知情同意书。

随着小儿思维能力的发展，他们应该逐渐参与有关自己治疗的相关决定过程。对于年龄过小而无法签署知情同意书的小儿，可给予与年龄相适宜的信息，并询问他们对照护方法的偏好，但最后由父母做出最终决定。

父母和法定监护人在大多数领域具有对其小儿健康照护的抉择权，除以下情形外：当小儿和父母对主要治疗意见不一致时；当父母的抉择对挽救小儿的生命不利时；当小儿和父母的利益有潜在的冲突时（例如怀疑父母有虐待小儿或疏忽行为）；当父母无法或不能作决定时（例如在车祸中父母同时受到严重伤害）。当存在以上情况时，医务人员可根据对小儿有益无害的原则作出抉择。

伦理是研究道德、道德判断、道德问题的核心。伦理问题出现在道德冲突过程中（指社会价值和伦理原则之间发生的冲突）。科技的发展使原本可能死亡的生命得以延续，因此也就形成了相应的伦理问题。医生、护士、父母可能会对患致命疾患的婴儿或小儿的治疗产生不同意见，矛盾由此产生。护士常在护理该类患儿时遇到伦理困惑，她们目睹父母在抉择治疗方案时的痛苦。在儿科领域伦理问题显得更复杂，因为大多数小儿无法参与直接影响他们健康的决定。

伦理决定应建立在尊重人权，特别是人的独立决策权基础上。尽管卫生保健人员因文化和生活经历不同，各自都有其独特的价值观念，但应明确的是，所有的人都应得到公正的待遇，无论其种族、性别、宗教信仰、文化背景、教育背景、经济状况有何不同。

当遭遇道德困惑时，可依据一定的原则做出治疗相关决策。其中首要原则是对小儿有益、无害。卫生保健人员应该明确他们的责任是只限于维护小儿利益还是包含父母的利益。卫生保健机构应由伦理委员会通过一系列的调查和评价做出最终的伦理裁决。伦理委员会通常会针对一些常见的问题制定系列伦理准则。当卫生保健人员和父母对是否继续治疗不能达成一致时，应将问题递交伦理委员会裁决。

第五节　儿科护理的发展趋势

卫生保健场所的扩展要求护理人员的工作具备更多的艺术性。工作的重点从疾病治疗转向健康促进，护士的角色也相应扩展到医院以外，即开展疾病预防和健康教育，因此家庭护理和社区卫生保健服务要求护士比以往具备更高的独立工作能力。该趋势强调了先行性指导、小儿保健和家庭评估、出院计划、家庭和社区护理的重要性。近年来，随着儿童疾病预防和治疗工作的开展，我国儿童的健康状况有了显著的改善。据我国卫生部《2008 年中国卫生统计提要》的数据显示，我国婴儿死亡率从 1991 年的 50.2‰下降到 2007 年的 15.3‰(其中城市婴儿死亡率从 1991 年的 17.3‰下降到 2007 年的 7.7‰，农村婴儿死亡率从 1991 年的 58.0‰下降到 2007 年的 18.6‰)；5 岁以下儿童的死亡率从 1991 年的 61‰下降到 2007 年的 18.1‰(其中城市 5 岁以下儿童死亡率从 1991 年的 20.9‰下降到 2007 年的 9‰，农村婴儿死亡率从 1991 年的 71.1‰下降到 2007 年的 21.8‰)。2001 年我国国务院颁布的《2001～2010 年中国儿童发展纲要》提出了改善儿童卫生保健服务，提高儿童身心健康水平的总目标。社会政策的变化使卫生保健领域得以扩展，儿科护理的重点已不再是"我们为小儿及其家庭做什么"，而是"我们应和小儿及其家长一起共同做什么?"。因此以家庭为中心的照护和社区保健不再是一种选择，而是一种必然。

现代技术的进步同样也影响了儿科护士的角色。护理过程中科技成分的增加以及对计算机技术的要求，均不可避免地成为今后的发展趋势。

在卫生保健机构改革和重组的趋势下，护理人员应重新定位他们在新的卫生保健系统中的角色。传统观念下，护理通过"提供照护"促进、维持、恢复健康。而今，传统的观念被"管理型的卫生保健"替代，它要求思维方式的改变和技能的更新。专业护理人员只有在卫生保健服务过程中不断进取，才有可能从任务型实践方式中蜕变出来，成为真正的合作型实践方式。该实践方式要求护士广泛地和其他专业人员合作，并具有知识、理解力和自信心。

我国目前儿童占全国总人口的 1/3。近年来出现的影响儿童生命安全的公共卫生突发事件也从知识和技能上对儿科护理工作者提出了新的挑战。社会人群人口学特征的变化同样对儿科护理的发展产生影响。成人人口增长速度比儿童和青少年人口增长速度快，而同时 18 岁以下儿童和青少年的年龄结构呈增大趋势。该变化使青少年的健康问题日趋明显和重要，卫生资源和经费的分配将重新调整，以满足不同年龄小儿的需要。儿科护士应适应青少年医学发展的需要，并能为不同文化背景的小儿提供照护。另外，一个永恒的挑战便是在不降低护理质量的基础上节省卫生开支。

(张玉侠)

第二章 生长发育与健康评估

生长发育是小儿不同于成人的重要特点。生长一般是指小儿各器官、系统的长大和形态变化，可测出其量的改变；发育指细胞、组织、器官的分化完善和功能上的成熟，为质的改变。生长和发育两者紧密相关，不能截然分开，生长是发育的基础，而发育成熟状况又反映在生长的量的变化上。生长发育过程非常复杂，并受许多因素影响，监测和促进儿童生长发育是儿科工作者的重要职责之一。

第一节 生长发育概述

一、生长发育的规律

小儿生长发育，在总的速度上和在各器官、系统的发育顺序上，都遵循一定的规律。认识小儿生长发育规律有助于儿科护士对小儿生长发育状况进行正确评价和指导。

(一) 生长发育的连续性和阶段性

生长发育在整个小儿时期不断进行，呈一连续的过程，但各年龄阶段生长发育有一定的特点，不同年龄阶段生长速度不同。例如，体重和身长的增长在生后第一年，尤其是前 3 个月最快，为生后的第一个生长高峰；第二年以后生长速度逐渐减慢，至青春期又迅速加快，出现第二个生长高峰。

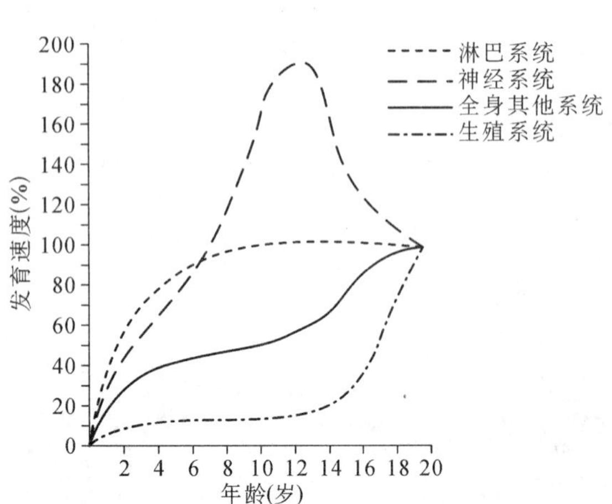

图 2－1 出生后主要系统的生长规律

(二) 各系统器官发育的不平衡性

人体各系统的发育顺序遵循一定规律，有各自的生长特点，与其在不同年龄的生理功能有关。如神经系统发育较早；生殖系统发育较晚；淋巴系统在小儿时期迅速生长，于青春期前达高峰，以后逐渐下降到成人水平；其他如心、肝、肾、肌肉等的发育基本与体格生长平行(图 2－1)。

（三）生长发育的顺序性

生长发育通常遵循由上到下、由近到远、由粗到细、由简单到复杂、由低级到高级的顺序或规律进行。如出生后运动发育的规律是：先抬头，后抬胸，再会坐、立、行（从上到下）；先抬肩、伸臂，再双手握物（由近到远）；先会控制腿，再控制脚的活动（由近到远）；先会用全手掌握持物品，再发展到能以手指端摘取（从粗到细）；先会画直线，进而能画图、画人（由简单到复杂）；先会看、听和感觉事物、认识事物，再发展到记忆、思维、分析、判断事物（由低级到高级）。

（四）生长发育的个体差异

小儿生长发育虽按上述一般规律发展，但在一定范围内由于受遗传、环境的影响而存在着较大的个体差异，每个人的"生长轨道"不完全相同。体格上的个体差异一般随年龄增长而越来越显著，青春期差异更大。因此，小儿的生长发育有一定的正常范围，所谓正常值不是绝对的，评价时必须考虑各种因素对个体的影响，并应作连续动态的观察，才能做出正确的判断。

二、影响生长发育的因素

遗传因素和外界环境因素是影响小儿生长发育的两个最基本因素。遗传决定了机体生长发育的潜力，这种潜力又受到众多外界因素的作用和调节，两方面相互作用，决定了每个小儿的生长发育水平。

（一）遗传因素

小儿生长发育的"轨道"或特征、潜力、趋向、限度等都受父母双方遗传因素的影响。如皮肤和头发的颜色、面部特征、身材高矮、性成熟的早晚，以及对传染病的易感性等都与遗传有关；遗传性疾病无论是染色体畸变或代谢缺陷对生长发育均有显著影响。

性别也可造成生长发育的差异。女孩青春期开始较男孩约早2年，此期体格生长剧增，身高、体重超过男孩，但至青春期末，其平均身高、体重低于同龄男孩。男孩青春期虽开始较晚，但延续的时间比女孩长，故体格发育最后还是超过女孩。女孩骨化中心出现较早，骨骼较轻，骨盆较宽，肩距较窄，皮下脂肪丰满，而肌肉却不如男孩发达。因此在评价小儿生长发育时应分别按男、女标准进行。

（二）环境因素

1. *营养*　合理的营养是小儿生长发育的物质基础，年龄越小受营养的影响越大。当各种营养素供给比例恰当，加上适宜的生活环境，可使小儿生长潜力得到最好的发挥。宫内营养不良的胎儿，不仅体格生长落后，脑的发育也迟缓；生后长期营养不良首先导致体重不增，甚至下降，最终也会影响身高的增长和使机体的免疫、内分泌、神经调节等功能低下，影响智力、心理和社会适应能力的发展。小儿摄入过多能量所致的肥胖也会对其生长发育造成严重影响。

2. *孕母情况*　胎儿在宫内的发育受孕母生活环境、营养、情绪、健康状况等各种因素的影响。如妊娠早期感染风疹、带状疱疹、巨细胞病毒等，易致胎儿先天畸形；孕母患严重营养不良可引起流产、早产和胎儿体格生长以及脑的发育迟缓；孕母接受药物、放射线辐射、环境毒物污染和精神创伤等，可使胎儿发育受阻。

3. 生活环境　良好的居住环境、卫生条件，如阳光充足、空气新鲜、季节气候适宜、水源清洁等能促进小儿生长发育；反之，则带来不良影响。健康的生活方式、科学的护理、正确的教养、适当的锻炼和完善的医疗保健服务都是保证小儿体格、神经心理发育达到最佳状态的重要因素。

4. 疾病　疾病对小儿生长发育的影响十分明显。急性感染常使体重减轻；长期慢性疾病则同时影响体重和身高的增长；内分泌疾病常引起骨骼生长和神经系统发育迟缓。通常2岁以内的小儿，疾病痊愈后，如营养充足，会出现“追赶生长”现象，即小儿身高、体重等短期内加快增长，以弥补患病期间造成的损失。对这种现象尚无满意的解释，但可以明确的是，在这类情况下，小儿生长发育的时间机制并未受影响，因此，当相应问题得到解决后，小儿将追赶其暂时搁置的生长发育任务。但持续的生长延迟或发生在关键时期的不良事件所造成的影响却是无法弥补的。如脑组织的生长损害发生在其生长发育的关键时期，则会产生永久性的障碍。

了解小儿生长发育规律及内、外因素的影响，可使医护人员根据不同年龄小儿的发育特点，创造有利条件，预防不利因素，以促进小儿正常生长发育；同时又可正确地判断和评价小儿生长发育情况，及时发现偏离和不足，并追查原因予以纠正，以保证小儿正常生长发育。

第二节　生长发育评估

一、体格生长发育评估

（一）体格生长常用指标及测量方法

1. 体重　为各器官、组织和体液的总重量，是小儿体格生长的代表，是营养状况的重要指标。临床给药、输液、热量的给予常依据体重计算。

新生儿出生体重平均为3 kg，生后1周内可有暂时性体重下降（生理性体重下降），约减少原来体重的3%～9%。常于生后7～10天恢复到出生时的体重。生后及早授乳或喂水，可减少体重下降。年龄越小，体重增长越快。前半年每月平均增加600～800 g，是生长发育的第一次高峰；后半年每月平均增加300～400 g。3～5个月时体重是出生时的2倍（6 kg），1周岁时增至出生时的3倍（9 kg）；2岁时增至出生时体重的4倍（12 kg）。2岁以后到11、12岁前体重稳步增长，平均每年增长2 kg。推算公式如下。

1～6个月：体重（kg）＝出生体重（kg）＋月龄×0.7（kg）

7～12个月：体重（kg）＝出生体重（kg）＋6×0.7（kg）＋（月龄－6）×0.4（kg）

2～12岁：体重（kg）＝12（kg）＋（年龄－2）×2（kg）＝年龄×2（kg）＋8（kg）

12岁以后为青春发育阶段，是生长发育的第二次高峰。受内分泌影响，体重增长较快，不能按上述公式推算。由于女孩青春期比男孩约早2年，10～13岁时女孩体重可超过男孩，12～15岁后男孩的体重超过女孩的体重。

体重测量：在晨起空腹排尿后或进食后2小时测量最佳。称体重时应脱去衣裤、鞋袜后进行。小婴儿用载重10～15 kg盘式杆秤测量，准确读数至10 g；小儿用载重50 kg杠秤测量，准确读数至 50 g；7 岁以上用载重 100 kg 站式杠秤测量，准确读数不超过 100 g。秤前必须校正秤至零点。婴儿卧于秤盘中央；1～3 岁坐位测；3 岁以上站立于站板中央，两手自然下垂测量。测量时小儿不可接触其他物体或摇晃，计算体重时应尽量准确地减去衣物等重量。

2. 身长(高)　身长指从头顶至足底的全身长度。身长的增长同体重的增长一样，年龄越小，增长越快。婴儿期和青春期是两个增长高峰。新生儿出生时平均为 50 cm；1 周岁时达到 75 cm；2 周岁时达到 85 cm；2 岁以后平均每年增长 5～7.5 cm；2～12 岁可按下列公式推算：

$$身长(cm) = 年龄 \times 7 + 70(cm)$$

青春期是出现身高增长的第二个高峰期，12 岁以后不能再按上式推算。此时女孩身长可较同龄男孩为高，但男孩进入青春期后最终身长超过女孩身长。

身长包括头部、脊柱和下肢的长度。三部分发育进度并不相同，头部发育较早、下肢较晚。因此，有时临床上需要分别测量上部量(从头顶至耻骨联合上缘)和下部量(从耻骨联合上缘至足底)，并进行比较来帮助判断某些疾病。上部量与脊柱的增长有关；下部量与下肢长骨的发育有关。新生儿上部量与下部量比例为 60%∶40%，中点在脐上；2 岁时中点在脐以下；6 岁时中点移至脐与耻骨联合上缘之间；12 岁时上、下部量相等，中点在耻骨联合上缘(图 2-2)。

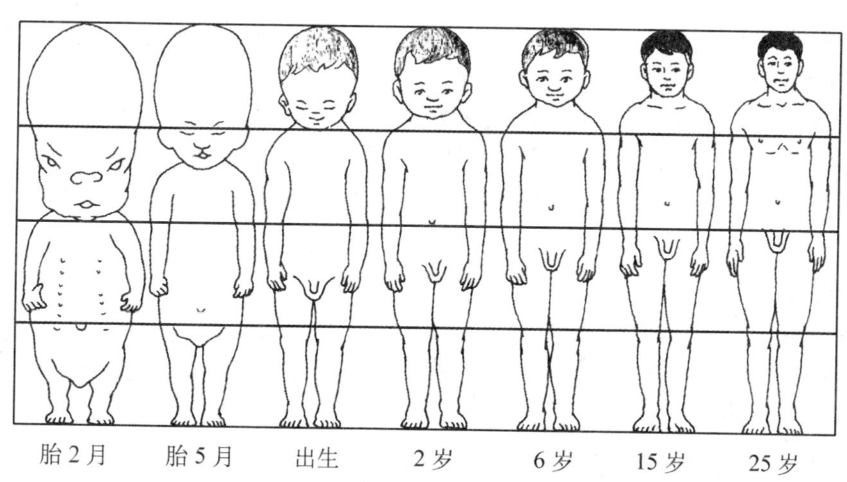

图 2-2　胎儿时期至成人身体各部比例

身长(高)测量：3 岁以下小儿用量板卧位测身长。脱帽、鞋、袜及外衣，仰卧于量板中线上，头顶接触头板。测量者一手按直小儿膝部，使两下肢伸直紧贴底板，一手移动足板使紧贴小儿足底，并与底板相互垂直，读刻度至 0.1 cm。3 岁以上小儿可用身高计或固定于墙上的软尺进行测量。小儿脱鞋、帽，直立，两眼正视前方，足跟靠拢，足尖分开约 60°，足跟、臀部和两肩都接触立柱或墙壁。测量者移动身高计头顶板与小儿头顶接触，板呈水平位时读立柱上的数字(cm)，精确至 0.1 cm。

3. 坐高　指从头顶至坐骨结节的长度，出生时坐高为身高的 66%，以后下肢增长比躯干快，6～7 岁时<60%。此百分数显示了上、下部比例的改变，比坐高绝对值更有意义。

坐高测量:3 岁以下小儿取卧位测量顶臀长即为坐高。小儿平卧于量板上,测量者一手提起小儿小腿使膝关节屈曲,大腿与底板垂直而骶骨紧贴底板,一手移动足板紧压臀部,读刻度至 0.1 cm。3 岁以上小儿用坐高计测量,小儿坐于坐高计上,身体先前倾使骶部紧靠量板,再挺身坐直,大腿靠拢紧贴凳面与躯干成直角,膝关节屈曲成直角,两脚平放,移下头板与头顶接触,记录读数至 0.1 cm。

4. 头围　经眉弓上方、枕后结节绕头一周的长度为头围,其反映脑和颅骨的发育。出生时平均为 34 cm,3 个月时 40 cm,1 岁时 46 cm,2 岁时 48 cm,5 岁时 50 cm,15 岁时 54～58 cm(接近成人)。

头围测量:测量者将软尺 0 点固定于小儿头部一侧眉弓上缘,将软尺紧贴头皮绕枕骨结节最高点及另一侧眉弓上缘回至 0 点,记录读数至 0.1 cm。

5. 胸围　沿乳头下缘水平绕胸一周的长度为胸围。胸围反映胸廓、胸背肌肉、皮下脂肪及肺的发育程度。出生时平均为 32 cm,比头围小 1～2 cm。1 岁时胸围与头围大致相等约 46 cm,1 岁以后胸围超过头围,其差数(cm)约等于小儿岁数减 1。

胸围测量:小儿取卧位或立位,两手自然平放或下垂,测量者将软尺 0 点固定于一侧乳头下缘(乳腺已发育的女孩,固定于胸骨中线第 4 肋间),将软尺紧贴皮肤,经背部两侧肩胛骨下缘回至 0 点,取平静呼、吸气时的中间读数,记录读数至 0.1 cm。

6. 腹围　平脐(小婴儿以剑突与脐之间的中点)水平绕腹一周的长度为腹围。2 岁前腹围与胸围大约相等,2 岁后腹围较胸围小。患腹部疾病如有腹水时需测量腹围。

腹围测量:小婴儿取卧位,软尺 0 点固定于剑突与脐连线中点,经同一水平线绕腹一周,回至 0 点。小儿则为平脐绕腹一周,读数记录至 0.1 cm。

7. 上臂围　沿肩峰与尺骨鹰嘴连线中点的水平绕上臂一周的长度称上臂围,代表上臂骨骼、肌肉、皮下脂肪和皮肤的发育水平。常用以评估小儿营养状况。生后第一年内上臂围增长迅速,尤其前半年更快。1～5 岁间增长缓慢。在测量体重身高不方便的地区,可测量上臂围以普查＜5 岁小儿的营养状况。评估标准为:上臂围 ＞ 13.5 cm 为营养良好;12.5 ～ 13.5 cm 为营养中等;＜ 12.5 cm 为营养不良。

上臂围测量:小儿取立位、坐位或仰卧位,两手自然平放或下垂。软尺 0 点固定于肩峰与尺骨鹰嘴连线中点,沿该点水平紧贴皮肤绕上臂一周,回至 0 点,读数记录至 0.1 cm。

(二) 体格生长的评估

我国现有体格生长的标准是依据 1985 年中国九大城市小儿的体格发育调查数据为参考值的。体格生长的评估方法如下。

1. 均值离差法　以均值为基值,标准差为离散距。一般认为在均值加减两个标准差(含 95.4%的总体)范围内的被检小儿为正常儿。适于正态分布的资料。

2. 中位数百分位法　以第 50 百分位为中位数,把资料分为第 3, 25, 50, 75, 97 百分位数 5 个等级,一般在 3～97 百分位(含 94%的总体)范围内的被检小儿为正常儿。适于正态或非正态分布的资料。

3. 生长发育图法　将各项体重生长指标按不同性别和年龄画成正常曲线图(离差法或百分位数法),对个体小儿从出生开始至青春期进行全程监测,将定期连续的测量结果每月或每年标记于曲线图上作比较,以了解小儿生长在人群分布中的地位,以及发育趋势和生长速度,及时发现偏差,分析原因并给予干预。

二、骨骼的发育

(一) 头颅骨的发育

颅骨随脑的发育而增长，故其发育较面部骨骼(包括鼻骨、下颌骨)为早。可根据头围大小，骨缝及前、后囟闭合迟早来评价颅骨的发育。颅骨缝出生时尚分离，于3～4个月时闭合。前囟为顶骨和额骨边缘形成的菱形间隙(图2-3)，其对边中点连线长度在出生时为1.5～2.0 cm，后随颅骨发育而增大，6个月后逐渐骨化而变小，1～1.5岁时闭合。前囟检查在儿科非常重要。前囟早闭或过小见于小头畸形；前囟迟闭、过大见于佝偻病、先天性甲状腺功能减低症等；前囟饱满常示颅内压增高，见于脑积水、脑炎、脑膜炎、脑肿瘤等疾病；而前囟凹陷则见于极度消瘦或脱水者。后囟为顶骨与枕骨边缘形成的三角形间隙，出生时即已很小或已闭合，最迟于生后6～8周闭合。

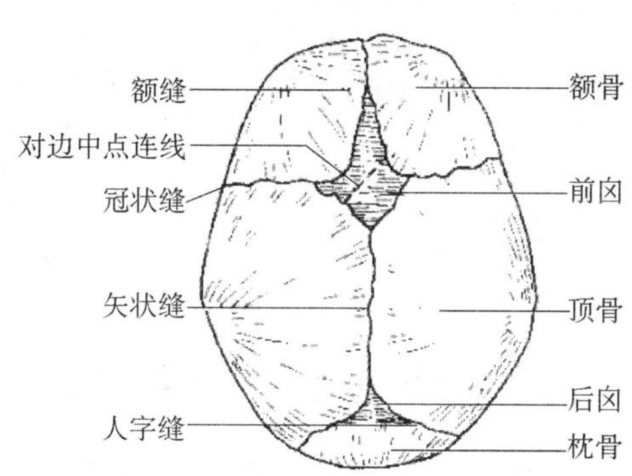

图2-3　小儿囟门

面骨、鼻骨、下颌骨等的发育稍晚，1～2岁时随牙齿萌出，频频出现咀嚼动作，面骨开始加速生长发育，鼻骨、面骨变长，下颌骨向前凸出，面部相对变长，整个头颅的垂直直径增加，使婴儿期的颅骨较大、面部较短、圆胖脸形逐渐向儿童期面部增长的脸形发展。

(二) 脊柱的发育

脊柱的增长反映脊椎骨的发育。出生后第一年脊柱增长快于四肢，1岁以后则落后于四肢增长。新生儿时脊柱仅轻微后凸，3个月左右随抬头动作的发育出现颈椎前凸，此为脊柱第一个弯曲；6个月后会坐时出现胸椎后凸，为脊柱第二个弯曲；1岁左右开始行走时出现腰椎前凸，为脊柱第三个弯曲。至6～7岁时韧带发育后，这3个脊柱自然弯曲为韧带所固定。生理弯曲的形成与直立姿势有关，是人类的特征，有加强脊柱弹性的作用，有利于身体平衡。坐、立、行姿势不正及骨骼病变可引起脊柱发育异常或造成脊柱畸形。

三、牙齿的发育

牙齿的发育与骨骼发育有一定的关系。人一生有两副牙齿，即乳牙(共20个)和恒牙(共32个)。出生时在颌骨中已有骨化的乳牙牙孢，但未萌出，在生后4～10个月开始萌出，约2.5岁出齐，2岁以内乳牙的数目约为月龄减4～6。但乳牙的萌出时间也存在较大的个体差异，12个月尚未出牙为乳牙萌出延迟。乳牙萌出顺序一般下颌先于上颌、自前向后(图2-4)。恒牙的骨化从新生儿时开始，6岁左右开始出第1颗恒牙即第1磨牙，长于第2乳磨牙之后；6～12岁乳牙按萌出先后逐个被同位恒牙代替，其中第1、2双尖牙代替第1、2乳磨牙；12岁左右出第2磨牙；18岁以后出第3磨牙(智齿)，但也有人终身不出此牙。恒牙一般在20～30岁时出齐。

出牙为生理现象，但个别小儿可有低热、流涎、睡眠不安、烦躁等反应。牙的生长与蛋白质、钙、磷、氟、维生素C和维生素D等营养素及甲状腺激素有关。较严重的营养不良、佝偻

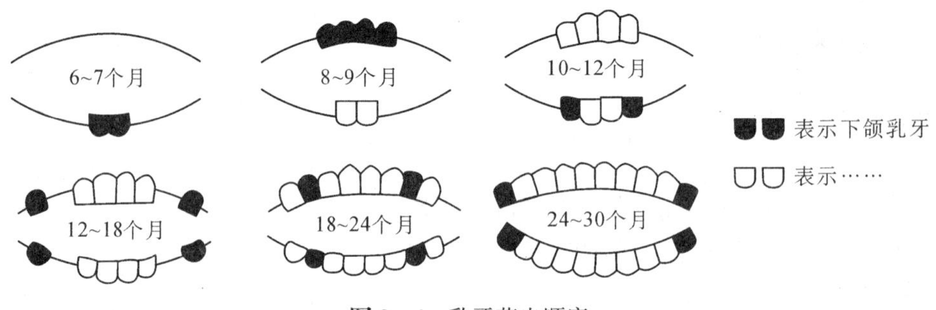

图 2-4　乳牙萌出顺序

病、甲状腺功能减低症、21-三体综合征等患儿可有出牙迟缓、牙质差等。食物的咀嚼有利于牙齿生长。

四、脂肪组织与肌肉的发育

(一) 脂肪组织的发育

脂肪组织的发育主要是细胞数目增加和体积增大。细胞数目自胎儿中期开始增加较快，到生后 1 岁末达最高峰，以后呈减速增长；脂肪细胞体积的扩大也以胎儿后期为快，到出生时已增加 1 倍，以后逐渐减慢；学龄前期至青春前期脂肪细胞大小变化不大，青春期生长加速时，脂肪细胞体积又扩大。全身脂肪组织所占体重的百分比也有同样趋势：出生时占体重的 16%；第 1 年增至 22%；以后逐渐下降，到 5 岁时仅占体重的 12%～15%，以后保持此比例，直到青春前期体格生长突然加速时，脂肪组织占体重比例上升，尤以女孩为显著，可达 24.6%，故青春期女孩大多显得丰满。皮下脂肪占全身脂肪的 50%以上，故测量皮下脂肪厚度可反映全身脂肪量的多少、肥胖和营养不良的程度。

(二) 肌肉组织的发育

胎儿期肌肉组织发育较弱，出生后随躯体和四肢活动增加，肌肉组织逐渐发育。当小儿会坐、爬、站、行、跑、跳后，肌肉组织发育加速，肌纤维增粗，肌肉活动能力和耐力增强。学龄前小儿已有一定负重能力，皮下脂肪变薄而肌肉发育显著加强；学龄期小儿肌肉更比婴幼儿粗壮；青春期肌肉发育尤为加速，男孩比女孩更突出。

肌肉的发育与营养、运动等密切相关。运动可使肌肉发达，避免体内脂肪积累过多而致肥胖，使小儿变得灵活健壮，故应鼓励小儿多进行体操、球类、游泳等运动锻炼。同时，要保证小儿营养的供给。

五、生殖系统的发育

受下丘脑-垂体-性腺轴的调节，生殖系统迟至青春期前才开始发育。青春期大约持续 6～7年，可划分为 3 个阶段：①青春前期：2～3 年。女孩 9～11 岁，男孩 11～13 岁开始性腺、性器官发育，出现第二性征，体格生长明显加速。②青春中期：2～3 年。女孩 13～16 岁，男孩 14～17 岁，体格生长速度达高峰，第二性征全部出现，性器官在解剖和生理功能上均已成熟。③青春后期：3～4 年。女孩 17～21 岁，男孩 18～24 岁，体格生长停止，生殖系统发育完全成熟。

青春期开始和持续时间受多种因素的影响，个体差异较大。女孩在 8 岁以前、男孩在 10

岁以前出现第二性征，为性早熟，即青春期提前出现；女孩 14 岁以后、男孩 16 岁以后无第二性征出现，为性发育延迟。

（一）女性生殖系统的发育

女性生殖系统发育包括女性生殖器官的形态、功能发育和第二性征发育。第二性征发育以乳房、阴毛、腋毛发育为标志。出生时卵巢发育已较完善，但其卵泡处于原始状态。进入青春前期后，在垂体前叶促性腺激素的作用下，卵巢内滤泡发育，乳房出现硬结；随着卵巢的迅速增长，雌激素分泌不断增加，促进女性器官发育及第二性征的出现。通常 9～10 岁时骨盆开始加宽，乳头发育，子宫逐渐增大；10～11 岁时乳房发育，阴毛出现；13 岁左右乳房进一步增大，有较多阴毛、腋毛，出现月经初潮。月经初潮是性功能发育的主要标志，大多在乳房发育 1 年后或第 2 次生长高峰后出现。

（二）男性生殖系统的发育

男性生殖系统发育包括男性生殖器官的形态变化、功能发育和第二性征发育。第二性征主要表现为阴毛、腋毛、胡须、变声及喉结的出现。出生时睾丸大多已降至阴囊，约 10％尚位于下降途中某一部位，一般于 1 岁内都会下降到阴囊，少数未降者即为隐睾。在青春期以前，男孩外阴处于幼稚状态，进入青春前期后，睾丸进一步发育。睾丸增大是男性青春期的第一征象，其分泌的雄激素促进第二性征的出现。通常 10～11 岁时睾丸、阴茎开始增大；12～13 岁时开始出现阴毛；14～15 岁时出现腋毛，声音变粗；16 岁后长胡须，出现痤疮、喉结，肌肉进一步发育。首次遗精是男性青春期的生理现象，多在阴茎生长 1 年后或第 2 次生长高峰后出现。

睾丸和阴茎在外形上的变化以及生殖系统的发育是青春期男孩最为关注的问题，遗精的出现常使他们感到迷惑、烦恼、尴尬，此时应加强性知识教育和保健教育。

第三节　小儿神经心理发育及评价

在成长过程中，小儿神经心理的发育与体格生长具有同等重要的意义。小儿神经心理的发育大量反映为日常的行为，故此期的发育也称之为行为发育。小儿神经心理发育的基础是神经系统的发育，尤其是脑的发育。除先天遗传因素外，神经心理的发育与环境密切相关。

一、神经系统的发育

胎儿时期神经系统发育最早，尤其是脑的发育最为迅速。出生时脑重已达成人脑重（约 1 500 g）的 25％；7 岁时接近成人脑重。出生时大脑的外观已与成人相似，有主要的沟回，但大脑皮质较薄，沟回较浅。出生时神经细胞数目已与成人相同，但其树突与轴突少而短。出生后脑重的增加主要由于神经细胞体积增大和树突增多、加长，以及神经髓鞘的形成和发育所致。神经纤维髓鞘化约在 4 岁完成，故婴儿时期由于髓鞘形成不完善，刺激引起的神经冲动传导慢，且容易泛化，不易形成明显的兴奋灶，小儿易疲劳而进入睡眠状态。出生时大脑皮质下中枢如丘脑、下丘脑、苍白球系统发育已较成熟，故出生时的活动主要由皮质下系统调节，动作不自主且肌张力高，以后随脑实质逐渐增长、成熟，运动转为由大脑皮质中枢调节，对皮质下中枢的抑制作用也趋明显。生长时期的脑组织耗氧量较大，小儿大脑耗氧量在基础代谢状态下占总耗氧量的50%，而成人为20%。长期营养缺乏可引起大脑的生长发育落后。

脊髓的发育在出生时相对较为成熟，其发育与运动功能进展平行，随年龄而增重、加长。脊髓下端在胎儿时位于第2腰椎下缘，4岁时上移至第1腰椎，作腰椎穿刺时应注意。

出生时小儿即具有觅食、吸吮、吞咽、拥抱、握持等一些先天性反射和对强光、寒冷、疼痛的反应。其中有些条件反射如吸吮、握持、拥抱等反射会随年龄增长而消失，否则将影响其他动作发育。如握持反射应于3～4个月时消失，如继续存在则将妨碍手指精细动作的发育。新生儿和婴儿肌腱反射不如成人灵敏，腹壁反射和提睾反射也不易引出，到1岁时才稳定。3～4个月前小儿肌张力较高，克氏征可为阳性，2岁以下小儿巴氏征阳性亦可为生理现象。

小儿出生后2周左右即可形成第1个条件反射，即抱起喂奶时出现吸吮动作；2个月开始逐渐形成与视觉、听觉、味觉、嗅觉、触觉等相关的条件反射；3～4个月开始出现兴奋性和抑制性条件反射；2～3岁时大脑皮质抑制功能发育完善；到7～14岁时大脑皮质抑制调节功能达到一定强度。

二、感知的发育

感知是通过各种感觉器官从环境中选择性地获取信息的能力。感知的发育对小儿运动、语言、社会适应能力的发育起着重要的促进作用。

（一）视感知的发育

新生儿已有视觉感应功能，瞳孔有对光反应，但因视网膜视黄斑区发育不全和眼外肌协调较差，视觉不敏锐，只有在15～20 cm范围内视觉才最清晰，在清醒和安静状态下可短暂注视和追随近处缓慢移动的物体；不少新生儿可出现一时性斜视和眼球震颤，3～4周内自动消失。新生儿后期视感知发育迅速，2个月时可协调地注视物体，并可使头跟随移动的物体在水平方向转动90°，有初步头眼协调；3～4个月时喜看自己的手，头眼协调较好，头可随物体水平移动180°；5～7个月时目光可随上下移动的物体垂直方向转动，出现眼手协调动作，追随跌落的物体，开始认识母亲和常见物品如奶瓶，喜红色等鲜艳明亮的颜色；8～9个月时开始出现视深度的感觉，能看到小物体；18个月时能区别各种形状，喜看图画；2岁时两眼调节好，可区别垂直线和横线；5岁时能区别颜色；6岁时视深度充分发育。

（二）听感知的发育

出生时因中耳鼓室无空气及有羊水潴留，听力较差，但对强声可有瞬目、震颤等反应；出生3～7天后听力已相当好，声音可引起呼吸节律改变；1个月时能分辨"吧"和"啪"的声音；3～4个月时头可转向声源（定向反应），听到悦耳声时会微笑；6个月时能区别父母声音，唤其名有应答表示；7～9个月时能确定声源，区别语言的意义；1岁时听懂自己名字；2岁时能区别不同高低的声音，听懂简单吩咐；4岁时听觉发育完善。听感知发育与小儿的语言发育直接相关，听力障碍如不能在语言发育的关键期内或之前得到确诊和干预，则可因聋致哑。婴幼儿期可用简单的发声工具或听力器进行听力筛查测试，年长儿已能配合者可用秒表、音叉或测听器测试。如要精确了解听力情况，可检测其脑干听觉诱发电位。

（三）味觉和嗅觉的发育

出生时味觉和嗅觉已发育完善。新生儿对不同味道如甜、酸、苦等可产生不同的反应，闻到乳香会寻找乳头；3～4个月时能区别好闻和难闻的气味；4～5个月时对食物味道的轻微改变已很敏感，故应适时添加各类辅食，使之习惯不同味道的食物。

（四）皮肤感觉的发育

皮肤感觉包括触觉、痛觉、温度觉和深感觉。触觉是引起某些反射的基础，新生儿触觉已很灵敏，尤以眼、口周、手掌、足底等部位最为敏感，触之即有瞬眼、张口、缩回手足等反应，而前臂、大腿、躯干部触觉则较迟钝。新生儿已有痛觉，但较迟钝，疼痛刺激后出现泛化的现象，第2个月起才逐渐改善。新生儿温度觉很灵敏，冷的刺激比热的刺激更能引起明显的反应，如出生时离开母体环境、温度骤降就啼哭；3个月的婴儿已能区分31.5℃与33℃的水温。2～3岁时小儿通过接触能区分物体的软、硬、冷、热等属性；5岁时能分辨体积相同而重量不同的物体。

（五）知觉发育

知觉为人对事物各种属性的综合反映。知觉的发育与听、视、触等感觉的发育密切相关。生后5～6个月时小儿已有手眼协调动作，通过看、摸、闻、咬、敲击等逐步了解物体各方面的属性，其后随着语言的发展，小儿的知觉开始在语言的调节下进行。1岁末开始有空间和时间知觉的萌芽；3岁时能辨上下；4岁时能辨前后；5岁时开始辨别以自身为中心的左右；4～5岁时已有时间的概念，能区别早上、晚上、今天、明天、昨天；5～6岁时能区别前天、后天、大后天。

三、运动的发育

运动的发育可分为大运动（包括平衡）和细运动两大类：妊娠后期出现的胎动为小儿运动的最初形式。新生儿因大脑皮质发育尚不成熟，传导神经纤维尚未完成髓鞘化，故运动多属无意识和不协调的。此后，尤其第1年内随着大脑的迅速发育，小儿运动功能日臻完善。

（一）平衡和大运动

1. 抬头　因为颈后肌发育先于颈前肌，所以新生儿俯卧位时能抬头1～2秒；3个月时抬头较稳；4个月时抬头很稳并能自由转动。

2. 翻身　出现翻身动作的先决条件是不对称颈紧张反射的消失。婴儿大约5个月时能从仰卧位翻至俯卧位，6个月时能从俯卧位翻至仰卧位。

3. 坐　新生儿腰肌无力，至3个月扶坐时腰仍呈弧形；5个月时靠着坐腰能伸直；6个月时能双手向前撑住独坐；8个月时能坐稳并能左右转身。

4. 匍匐、爬　新生儿俯卧位时已有反射性的匍匐动作；2个月时俯卧能交替踢腿；3～4个月时可用手撑起上身数分钟；7～8个月时已能用手支撑胸腹，使上身离开床面或桌面，有时能在原地转动身体；8～9个月时可用上肢向前爬；12个月左右爬时能手膝并用；18个月时可爬上台阶。学习爬的动作有助于胸部及智力的发育，并能提早接触周围环境（如手拿不到的东西，通过爬可以拿到），促进神经系统的发育。

5. 站、走、跳　新生儿直立时双下肢稍能负重，出现踏步反射和立足反射；5～6个月扶立时双下肢可负重，并能上下跳动；8个月时可扶站片刻，背、腰、臀部能伸直；10个月左右时能扶走;11 个月时能独站片刻;15 个月时可独自走稳;18 个月时已能跑和倒退走;2 岁时能并足跳;2 岁半时能独足跳 1～2 次;3 岁时双足交替走下楼梯;5 岁时能跳绳。

(二) 精细动作

新生儿两手握拳很紧,2 个月时握拳姿势逐渐松开;3～4 个月时握持反射消失,开始有意识地取物;6～7 个月时能独自摇摆或玩弄小物体,将物体从一手转换至另一手,并出现捏、敲等探索性动作;9～10 个月时可用拇、食指取物;12～15 个月时学会用匙,会乱涂画,能几页、几页地翻书;18 个月时能叠 2～3 块方积木;2 岁时可叠 6～7 块方积木,一页一页翻书,能握杯喝水;3 岁时在别人的帮助下会穿衣服,临摹简单图形;4 岁时基本上能自己脱、穿简单衣服;5 岁时能学习写字。

四、语言的发育

语言为人类特有的高级神经活动,用以表达思维、观念等心理过程,与智能关系密切。正常小儿天生具备发展语言技能的机制和潜能,但是环境必须提供适当的条件,如与周围人群进行语言交往,其语言能力才得以发展。通过语言符号,小儿获得更丰富的概念,提高解决问题的能力,同时吸收社会文化中的信念、习俗及价值观。语言发育必须要听觉、发音器官和大脑功能正常,并须经过发音、理解语言和表达语言 3 个阶段。

(一) 发音阶段

新生儿已会哭叫,并且饥饿、疼痛等不同刺激所反映出来的哭叫声在音响度、音调上有所区别。婴儿 1～2 个月时开始发喉音,2 个月时发“啊”、“伊”、“呜”等元音,6 个月时出现辅音,7～8 个月时能发“爸爸”、“妈妈”等语音,8～9 个月时喜欢模仿成人的口唇动作练习发音。

(二) 理解语言阶段

婴儿在发音的过程中逐渐理解语言。小儿通过视觉、触觉、体位觉等与听觉的联系,逐步理解一些日常用品,如奶瓶、电灯等的名称。9 个月左右的婴儿已能听懂简单的词意,如“再见”、“把手给我”等。亲人对婴儿自发的“爸爸”、“妈妈”等语言的及时应答,可促进小儿逐渐理解这些音的特定含义。10 个月左右的婴儿已能有意识地叫“爸爸”、”妈妈”。

(三) 表达语言阶段

在理解的基础上,小儿学会表达语言。一般 1 岁开始会说单词,后可组成句子;先会用名词,然后才会用代名词、动词、形容词、介词等;从讲简单句发展为复杂句。各年龄语言发育情况参见表 2-2。

小儿说话的早晚与父母的教育、关注是分不开的。当婴儿说出第 1 个有意义的字时,意味着他真正开始用语言与人交往。语言发育的过程中,须注意下列现象:

1. 乱语　又称隐语。1～2 岁的小儿,很想用语言表达自己的需求,但由于词汇有限,常常说出一些成人听不懂的话语即乱语。遇到此种情况要耐心分析,不要加以训斥,否则会影响说话及表达思维的积极性。

2. 口吃　3～4 岁的小儿,词汇增多,但常常发音不准或句法不妥,如把小狗发音为“小斗”,越是急于纠正越容易出现口吃。遇此情况不必急于纠正,一般情况下会逐渐转为发音正常。

3. 自言自语　自言自语是小儿从出声的外部语音向不出声的内部语言(沉默思考时的

语言)转化过程中的一种过渡形式,是幼儿语言发展过程中的必经阶段,为小儿进入小学后很快发展内部语言打下基础。一般7岁以后,小儿不会再出现自言自语,如继续存在,则应引起注意。

五、心理活动的发展

小儿出生时不具有心理现象,待条件反射形成即标志着心理活动发育的开始,且随年龄增长,心理活动不断发展。了解不同年龄小儿的心理特征,对保证小儿心理活动的健康发展十分重要。

(一)注意的发展

注意是人对某一部分或某一方面环境的选择性警觉,或对某一刺激的选择性反应。注意可分无意注意和有意注意。前者为自然发生的,不需要任何努力;后者为自觉的、有目的的行为。新生儿已有非条件的定向反射,如有人大声说话可使其停止活动。婴儿时期以无意注意为主,3个月开始能短暂地集中注意人脸和声音,强烈的刺激如鲜艳的色彩、较大的声音或需要的物品(奶瓶等)都能成为小儿无意注意的对象。随着年龄的增长、活动范围的扩大、生活内容的丰富、动作语言的发育,小儿逐渐出现有意注意,但幼儿时期注意的稳定性差,易分散、转移,直至5～6岁后小儿才能较好地控制自己的注意力。

注意是一切认知过程的开始。自婴幼儿起即应及时培养注意力,加强注意的目的性,去除外来干扰,引起小儿兴趣。

(二)记忆的发展

记忆是将所获得的信息贮存和"读出"的神经活动过程,包括识记(事物在大脑中形成暂时联系)、保持(事物在大脑中留下痕迹)和回忆(大脑中痕迹恢复)。回忆又可分为再认和重现。再认是以前感知的事物在眼前重现时能认识;重现则是以前感知的事物虽不在眼前出现,但可在脑中重现,即被想起。5～6个月婴儿虽能再认母亲,但直到1岁以后才有重现。婴幼儿时期的记忆特点是时间短、内容少,易记忆带有欢乐、愤怒、恐惧等情绪的事情,且以机械记忆为主,精确性差。随着年龄的增长和思维、理解、分析能力的发展,小儿有意识的逻辑记忆逐渐发展,记忆内容也越来越广泛、复杂,记忆的时间也越来越长。

(三)思维的发展

思维是人应用理解、记忆和综合分析能力来认识事物的本质和掌握其发展规律的一种精神活动,是心理活动的高级形式。小儿1岁以后开始产生思维。婴幼儿的思维为直觉活动思维,即思维与客观物体及行动分不开,不能脱离人物和行动来主动思考,如拿着玩具汽车边推边说"汽车来了",如果将汽车拿走,活动则停止。学龄前期小儿则以具体形象思维为主,即凭具体形象引起的联想来进行思维,尚不能考虑事物间的逻辑关系和进行演绎推理。如在计算活动中,小儿知道3个苹果加3个苹果是6个苹果,但对3＋3＝6的计算感到困难,必须经过实物的图形等多次计算后才能掌握。随着年龄增大,小儿逐渐学会综合、分析、分类、比较等抽象思维方法,使思维具有目的性、灵活性和判断性,在此基础上进一步发展独立思考的能力。

(四)想象的发展

想象也是一种思维活动,是在客观事物影响下,在大脑中创造出以往未遇到过的或将来可能实现的事物形象的思维活动，常常通过讲述、画图、写作、唱歌等表达出来。新生儿没有想象能力；1～2岁时由于生活经验少，语言尚未充分发育，小儿仅有想象的萌芽，局限于模拟成人生活中的某些个别的动作，如模拟妈妈的动作给布娃娃喂饭；3岁后小儿想象内容稍多，但仍为片断、零星的；学龄前期小儿想象力有所发展，但以无意想象和再造想象为主，想象的主题易变；学龄期小儿有意想象和创造性想象迅速发展。

(五) 情绪、情感的发展

情绪是活动时的兴奋心理状态，是人们对事物情景或观念所产生的主观体验和表达。情感则是在情绪的基础上产生的对人、物的关系的体验，属较高级复杂的情绪。外界环境对情绪的影响甚大。新生儿因不适应宫外环境，常表现出不安、啼哭等消极情绪，而哺乳、抚摸、抱、摇等则可使其情绪愉快。6个月后小儿能辨认陌生人时逐渐产生对母亲的依恋及分离性焦虑，9～12个月时依恋达高峰，以后随着与别人交往的增多，逐渐产生比较复杂的情绪，如喜、怒和初步的爱、憎等，也会产生一些不良的情绪，如见人怕羞、怕黑、嫉妒、爱发脾气等。婴幼儿情绪表现特点为时间短暂，反应强烈，容易变化，外显而真实，易冲动，但个性反应并不一致。随年龄增长和与周围人交往的增加，小儿对客观事物的认识逐步深化，对不愉快因素的耐受性逐渐增强，逐渐能有意识地控制自己的情绪，情绪反应渐趋稳定，情感也日益分化，产生信任感、安全感、荣誉感、责任感、道德感等。有规律的生活，融洽的家庭气氛，适度的社交活动和避免精神紧张与创伤，能使小儿维持良好、稳定的情绪和情感，有益于智能发展和优良品德的养成。

(六) 意志的发展

意志为自觉地、主动地调节自己的行为，克服困难以达到预期目标或完成任务的心理过程。新生儿无意志，随着语言、思维的发展，婴幼儿开始有意行动或抑制自己某些行动时即为出现意志的萌芽。随着年龄增长，语言思维不断发展，社会交往也越来越多，加上成人教育的影响，小儿意志逐步形成和发展。积极的意志主要表现为自觉、坚持、果断和自制；消极的意志则表现为依赖、顽固和易冲动等。成人可通过日常生活、游戏和学习等来培养孩子积极的意志，增强其自制力、独立性和责任感。

(七) 个性和性格的发展

个性是每个人处理环境关系的心理活动的综合形式，包括思想方法、情绪反应、行为风格等。每个人都有特定的生活环境和自己的心理特点，因此表现在兴趣、能力、气质等方面的个性各不相同。性格是个性心理特征的重要方面，并非先天决定，而是在后天的生活环境中形成。婴儿期由于一切生理需要均依赖成人，逐渐建立对亲人的依赖性和信赖感。幼儿时期小儿已能独立行走，说出自己的需要，自我控制大、小便，故有一定自主感，但又未脱离对亲人的依赖，常出现违拗言行与依赖行为相交替现象。学龄前期小儿生活基本能自理，主动性增强，但主动行为失败时易出现失望和内疚。学龄期小儿开始正规学习生活，重视自己勤奋学习的成就，如不能发现自己学习潜力将产生自卑。青春期少年体格生长和性发育开始成熟，社交增多，心理适应能力加强但容易波动，在感情、伙伴、职业选择、道德评价和人生观等问题上处理不当时易发生性格变化。

在小儿性格的发展中，父母教育有着十分重要的影响(表2-1)。

表 2-1 父母教育的态度与小儿性格的关系

父母态度	小儿性格
民主	独立、大胆、机灵、社交能力强、有分析思考能力
过于严厉,经常打骂	冷酷、顽固、缺乏自信及自尊
溺爱	骄傲、自私、任性、缺乏独立性和主动性,依赖性强
父母意见分歧	两面讨好、投机取巧、易说谎

六、社会行为的发展

小儿的社会行为是各年龄阶段心理行为发展的综合表现,其发展受外界环境的影响,也与家庭、学校、社会对小儿的教育有密切关系,并受神经系统发育程度的制约。新生儿醒觉时间短,对周围环境反应少,但不舒服时会哭叫,抱起来即安静,2 个月时能注视母亲的脸,逗引会微笑;4 个月时能认出母亲与熟悉的东西,能发现和玩弄自己的手、脚等,开始与别人玩,高兴时笑出声;6 个月时能辨出陌生人,玩具被拿走时会表示反对;8 个月时能注意周围人的行动,寻找落下或被当面遮挡的东西;9～12 个月时是认生的高峰,对熟悉和不熟悉的人和物有喜或憎的表现,会模仿别人的动作,呼其全名会转头;1 岁后独立性增强,喜欢玩变戏法和躲猫猫游戏,能较正确地表示喜怒、爱憎、害怕、同情、妒忌等感情;2 岁左右不再认生,爱表现自己,吸引别人注意,喜听故事,喜看画片,能执行简单命令;3 岁时人际交往更熟练,与人同玩游戏,能遵守游戏规则。此后,随着接触面的不断扩大,对周围人和环境的反应能力更趋完善(表 2-2)。

表 2-2 小儿神经精神发育进程

年龄	粗细动作	语 言	适应周围人和物的能力与行为
新生儿	无规律,不协调动作,紧握掌	能哭叫	铃声使全身活动减少,或哭渐止,有握持反射
2 个月	直立位及俯卧位时能抬头	发出和谐的喉音	能微笑,有面部表情,眼随物体转动
3 个月	仰卧位变为侧卧位,用手摸东西	咿呀发音	头可随看到的物品或听到的声音转动 180°,注意自己的手
4 个月	扶着髋部时能坐,或在俯卧位时用两手支持抬起胸部,手能握持玩具	笑出声	抓面前物体,自己玩手,见食物表示喜悦,较有意识地哭笑
5 个月	扶腋下能站得直,两手各握一玩具	能喃喃地发出单调音节	伸手取物,能辨别人声,望镜中人笑
6 个月	能独坐一会,用手摇玩具		能认识熟人和陌生人,自拉衣服,自握足玩
7 个月	会翻身,自己独坐很久,将玩具从一手换入另一手	能发“爸爸”、“妈妈”等复音,但无意识	能听懂自己的名字,自握饼干吃
8 个月	会爬,会自己坐起来、躺下去,会扶着栏杆站起来,会拍手	能重复大人所发简音节	注意观察大人的行动,开始认识物体,两手会传递玩具

续 表

年龄	粗细动作	语　言	适应周围人和物的能力与行为
9个月	试独站,会从抽屉中取出玩具	能懂几个较复杂的词句,如"再见"等	看见熟人会伸出手来要抱,或与人合作游戏
10～11个月	能独站片刻,扶椅或推车能走几步,拇、示指对指拿东西	开始用单词,一个单词表示很多意义	能摹仿成人的动作,招手"再见",抱奶瓶自食
12个月	独走,弯腰拾东西,会将圆圈套在木棍上	能叫出物品名字,如灯、碗,指出自己的手、眼	对人和事物有喜憎之分,穿衣能合作,用杯喝水
15个月	走得好,能蹲着玩,能叠一块方木	能说出几个词和自己的名字	能表示同意、不同意
18个月	能爬台阶,有目标地扔皮球	能认识和指出身体各部分	会表示大、小便,懂命令,会自己进食
2岁	能双脚跳,手的动作更准确,会用勺子吃饭	会说2～3字构成的句子	能完成简单的动作,如拾起地上的物品,能表达喜、怒、怕
3岁	能跑,会骑三轮车,会洗手、洗脸及脱、穿简单衣服	能说短歌谣,数几个数	能认识画上的东西,认识男女,自称"我",表现自尊心、同情心,怕羞
4岁	能爬梯子,会穿鞋	能唱歌,讲述简单故事情节	能画人像,初步思考问题,记忆力增强,好发问
5岁	能单腿跳,会系鞋带	开始识字	能分辨颜色,数10个数,知物品用途及性能
6～7岁	参加简单劳动,如扫地、擦桌子、剪纸、泥塑、结绳等	能讲故事,开始写字	能数几十个数,可简单加减,喜欢独立自主,形成性格

七、神经心理发育评价

小儿神经心理发育的水平表现在感知、运动、语言和心理过程等各种能力及性格方面,对这些能力和特征的检查称为心理测验。

(一) 能力测验

1. 筛查测验

(1) 丹佛发育筛查测验(Denver developmental screening test, DDST):DDST是测量小儿心理发育最常用的方法,主要用于6岁以下小儿发育筛查,实际应用时对4.5岁以下的小儿较为适用。共104个项目(原著有105项),各以横条代表,分布于个人-社会、精细动作-适应性、语言、大运动4个能区,检查时逐项检测并评定其及格或失败,最后评定结果为正常、可疑、异常、无法判断。对可疑或异常者应进一步做诊断性测验。

(2) 图片词汇测验(peabody picture vocabulary test, PPVT):适用于4～9岁小儿。共有120张图片,每张有黑白线条画4幅。检查时测试者讲一个词汇,要求小儿指出其中相应的一幅画。该法可测试小儿听觉、视觉、知识、推理、综合分析、语言词汇、注意力、记忆力等。方法简便,测试时间短,尤其适用于语言或运动障碍者。

(3) 绘人测验(goodenough draw-a-person test):适用于5～9.5岁小儿,要求小儿根据自己的想象在一张白纸上用铅笔画一全身正面人像,然后根据人像身体部位、各部比例和表达方式的合理性等进行评分。方法简便，10～15 分钟可完成，不需语言交往，可用于不同语言地区。绘人测验结果与其他智能测验的相关系数在 0.5 以上，与推理、空间概念、感知能力的相关性更显著。

2. 诊断测验

(1) 贝莉婴儿发育量表(Bayley scales of infant development, BSID)：适用于 2～30 个月的婴幼儿。包括精神发育量表(163 项)、运动量表(81 项)和婴儿行为记录(24 项)，顺利完成测试需 45～60 分钟。精神发育量表测试小儿感知、记忆、学习、语言等能力；运动量表测试小儿控制自己身体的程度、大肌肉协调和手指精细动作；行为记录包括小儿情绪、社会性行为、注意力、坚持性、目的性等性格特点。其结果分别得出精神发育指数和运动发育指数。

(2) 盖瑟尔发育量表(Gesell scales of development)：适用于出生 4 周至 3 岁的婴幼儿，从大运动、精细动作、个人-社会、语言能力及适应性行为 5 个方面进行检查，并把 4 周、16 周、28 周、40 周、52 周、18 个月、24 个月、36 个月作为关键年龄，即在这些阶段显示出飞跃进展，测得结果以发育商数表示。每次检查约需 60 分钟。

(3) 斯坦福-比奈智能量表(Standford-Binet scale)：适用 2.5～18 岁的小儿及青少年，测试内容包括幼儿的具体智能，如感知、认知和记忆，以及年长儿的抽象智能，如思维、逻辑、数量和词汇等，用以评价小儿学习能力和对智能迟滞者进行诊断及程度分类，结果以智商(IQ)表示。年幼者测试时间为 30～40 分钟，年长儿约需 1.5 小时。

3. 韦茨勒学前及初小儿童智能量表(Wechsler preschool and primary scale of intelligence, WPPSI)　适用于 4～6.5 岁小儿，测试内容包括词语类及操作类两大部分，得分综合后可提示小儿的全面智力才能，客观反映学前儿童的智能水平。每次测试需 40～50 分钟。

4. 韦茨勒儿童智能量表修订版(Wechsler intelligence scale for children-revised, WISC-R)　适用于 6～16 岁小儿，内容与评分方法同 WPPSI。每次测试需 1～1.5 小时。

(二) 适应性行为测验

国内多采用日本 S－M 社会生活能力检查，即“婴儿-初中学生社会生活能力量表”。此量表适用于 6 个月至 15 岁小儿社会生活能力的测定。全量表共 132 项，包括 6 种行为能力：①独立生活能力，包括进食、穿脱衣服、料理大，小便、个人和集体清洁卫生等；②运动能力，包括走路、上台阶、认识交通标记等；③作业，包括抓握物品、画剪图形、系鞋带、使用电器和烧水、做菜等；④交往，包括叫名转头、说话、懂简单指令、打电话、写信和日记等；⑤参加集体活动，包括做游戏、值日、参加文体活动等；⑥自我管理，包括不随便拿别人东西、控制自己不提无理要求等。此测验还可用于临床智力低下婴幼儿的诊断，凡测试值＜9 分者需进一步做智能测试。

第四节　小儿生长发育中的常见问题

一、体格生长偏移

1. 低体重　小儿体重低于同年龄、同性别正常小儿体重平均数减 2 个标准差(或第 3 百分位)。常见原因有喂养不当、偏食挑食、神经心理压抑等。

2. 矮身材　小儿身长(高)低于同年龄、同性别正常小儿身高平均数减2个标准差(或第3百分位)。原因有遗传、喂养不当、疾病等。

3. 消瘦　小儿体重低于同性别、同身高正常小儿体重平均数减2个标准差(或第3百分位)。原因与低体重大致相同。

4. 体重过重　小儿体重超过同年龄、同性别正常小儿体重平均数加2个标准差(或第97百分位)。原因有营养物摄入过多、活动量减少等。

二、心理行为异常

1. 屏气发作　屏气发作为呼吸运动暂停的一种异常行为,多见于6～18个月的婴幼儿,常在发怒、恐惧、悲伤、剧痛、剧烈叫喊等情绪急剧变化时出现。表现为过度换气,哭喊时屏气;因脑血管扩张、缺氧,出现昏厥、意识丧失、口唇发绀、躯干及四肢挺直,甚至四肢抽动,持续0.5～1分钟后呼吸恢复,症状缓解,口唇返红,全身肌肉松弛而入睡。一日可发作数次。这种婴幼儿性格多暴躁、任性、好发脾气。因此,尽量不让孩子有哭闹、发脾气的机会,耐心说服解释,避免粗暴打骂。

2. 吮拇指、咬指甲癖　3～4个月后的婴儿生理上有吸吮要求,尤其是吸吮拇指以安定自己。这种行为多在寂寞、饥饿、疲乏和睡前出现,多随年龄增长而消失。有时在小儿心理需要得不到满足如精神紧张、恐惧、焦虑,或未获得父母充分的爱,又缺少玩具、音乐、图片等视听觉刺激时,便吮指或咬指甲自娱,渐成习惯,直到年长时尚不能戒除。长期吮手指可影响牙齿、牙龈及下颌发育,致下颌前突、齿列不齐,妨碍咀嚼。学龄前期和学龄期小儿还可有咬指甲癖。因此,要多关心和爱护这类孩子,消除其抑郁、孤单心理,鼓励小儿建立改正坏习惯的信心,大多数小儿入学后受同学的影响会自然放弃此不良习惯。

3. 小儿擦腿综合征(亦称习惯性会阴部摩擦动作)　这是小儿通过摩擦动作引起兴奋的一种运动行为障碍。发作时小儿两腿伸直交叉夹紧,手握拳或抓住东西使劲,有时依床角、墙角或骑跨栏杆进行,多在入睡前、睡醒后或在独自玩耍时发生,大多因外阴局部受刺激反复进行自我摩擦而渐成习惯。因此,要注意会阴部的清洁卫生;尽早穿封裆裤,衣裤、被褥不可太厚、太紧;合理安排小儿睡前与醒后的活动。鼓励小儿参加各种游戏,使其生活轻松愉快。年龄增长此习惯动作逐渐自行缓解。

4. 遗尿症　正常小儿在2～3岁时已能控制排尿,若5岁后仍发生不随意排尿即为遗尿症。大多数遗尿发生在夜间熟睡时称夜间遗尿症。遗尿症可分为原发性和继发性两类:原发性遗尿症多因控制排尿的能力迟滞所致,无器质性病变;健康欠佳、劳累、过度兴奋、紧张、情绪波动时可使症状加重,有时症状自动减轻或消失,亦可复发。部分患儿持续遗尿至青春期,往往造成严重心理负担,影响正常生活和学习。继发性遗尿症大多由于全身性疾病或泌尿系统疾病引起,处理原发疾病后症状即可消失。因此,应帮助小儿树立信心,避免加重小儿心理负担,合理安排小儿的生活并坚持排尿训练,如晚餐后适当控制饮水量,避免过度兴奋等。

5. 学习困难　学习困难亦称学习障碍,是指在获得和运用听、说、读、写、计算、推理等特殊技能上有明显困难,并表现出相应的多种障碍综合征。小学2～3年级为发病高峰,男孩多于女孩。可表现为学习能力的偏异,如操作、理解和语言表达能力差;听觉辨别能力弱,分不清近似音，交流困难。眼手协调运动障碍；知觉转换和视觉-空间知觉障碍，辨别形状能力不够。其原因有先天遗传因素、产伤、窒息、大脑发育不全和周围环境缺乏有利刺激或心理问题等造成，但小儿不一定智力低下。因此，应仔细了解情况，分析其原因，加强教育训练，进行重点矫治，同时取得家长的理解和密切配合。

6. *攻击性行为*　有些小儿在游戏时会表现出攻击性行为，他们屡次咬、抓或打伤别人。出现攻击性行为的原因较复杂，可受成人行为的影响；或遭受挫折如生病住院，通过伤害兄弟姐妹或其他小朋友以获得父母或老师的关注。因此，应引导并教育孩子学会控制自己，要尊重、理解孩子，帮助孩子使用适当的社会能接受的方式发泄情绪，同时帮助他们获得团体的认同。

7. *破坏性行为*　小儿因好奇、取乐、显示自己的能力或精力旺盛，无意中破坏东西；有的小儿则由于无法控制自己的愤怒、嫉妒或无助的情绪而采取破坏行动。对此类孩子应仔细分析原因，给予正确引导，避免斥责和体罚。

（罗志民）

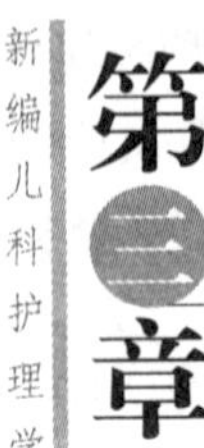

第三章 儿童保健

儿童保健是研究小儿各年龄期生长发育规律、生理、心理特点及其影响因素，采取有效的预防措施，创造有利条件，防止各类有害因素，保证和促进小儿身心健康成长的一门综合性预防科学。儿童保健工作的首要任务是要降低婴儿死亡率和5岁以下儿童死亡率。婴儿死亡率的高低是衡量一个国家经济水平，特别是妇幼卫生水平的重要指标。其次是要预防儿童时期的常见病，减少发病率，保护儿童健康。第三是要加强儿童心理行为保健，促进儿童心理行为健康发展。

第一节　各年龄期小儿的特点及保健

一、胎儿的特点和保健

胎儿期特点：从受精卵迅速分化，到初具人形的阶段称为胚胎发育期，通常指受精后的前8周。在第3～8周是胚胎细胞高度分化期，对大部分致畸因子都高度敏感，能产生许多缺陷畸形。因此将此期称为敏感期。从第9周到婴儿出生为止为胎儿期，此期是以组织及器官的迅速生长和功能渐趋成熟为特点。胎儿期保健应以孕妇的保健为重点，通过对孕妇的产前保健达到保护胎儿健康成长的目的。胎儿期保健就是通过对母亲孕期的系统保障，达到保护胎儿在宫内健康生长发育以及最终安全分娩的优生优育目的。因此胎儿保健重点在于预防。

（一）孕期保健

1. 预防先天性发育不全

（1）孕期保健非常重要，尤其是妊娠早期。引起先天性疾病的原因比较多，有遗传、化学物质、射线、药物、营养不良、病毒感染及细菌感染等多方面的因素。

（2）孕母若患病应积极治疗，要谨慎用药，患病时应在医生指导下用药，不可滥用。孕母应禁酒、禁烟，保持愉快情绪。

（3）孕妇应尽可能避免接触各类患者，避免去人多、空气混浊的场所，以降低孕期病毒感染的机会。

2. 预防遗传性疾病　有遗传性疾病家族史者应进行遗传咨询，预测风险率和产前诊断，以决定胎儿是否保留。同时禁止近亲结婚,以减少遗传性疾病的可能性。

3. 及时治疗慢性病 孕妇健康状况对胎儿影响极大,患有心、肝、肾疾病以及糖尿病、甲状腺功能亢进或低下、结核病等慢性疾病的孕妇应在医生指导下进行治疗,对高危产妇应定期做产前检查,必要时终止妊娠。

4. 保证充足营养 定期产前检查,注意膳食搭配,保证各种营养物质的摄入。胎儿期最后3个月以内生长发育速度加快,孕母后期应重视饮食的质和量。加强营养供应,保证胎儿生长发育及分娩后母乳营养的储备。孕后期胎儿骨骼发育加快,足月儿骨骼的钙盐80%是在这3个月内从母体获得,若钙与维生素D不足,易引致新生儿低血钙或胎儿性佝偻病。若孕妇长期营养缺乏,则胎儿的生长发育就会受到影响,并易导致营养不良。同时应给孕妇提供良好的生活环境,合理安排生活和工作,减少精神负担,以避免妊娠并发症的发生。

(二) 产时保健

产时保健的重点包括预防并及时救治胎儿缺氧,宫内窒息,防止产伤,避免产妇用药对胎儿的不良影响,预防感染。选择正确的分娩方式,对早产儿、低体重儿、宫内感染、产时异常以及产程延长、难产等高危儿应予以特殊监护。凡有胎膜早破羊水污染、宫内窒息、胎粪吸入、脐带脱垂以及产程延长、滞产、难产等情况,胎儿感染机会增加,应及时预防性使用抗生素,以预防感染的发生。接生时严格执行无菌操作制度。

(三) 产后保健

预防并及时处理新生儿缺氧、窒息、低体温、低血糖、低血钙和颅内出血等疾病。新生儿娩出后迅速清除鼻腔内黏液,保证呼吸道通畅,严格消毒,结扎脐带;记录出生时Apagar评分、体温、呼吸、心率、体重与身长;设立母婴同室,尽早母乳喂养。对早产儿、低出生体重儿、宫内感染、产时异常等高危儿应予以特殊监护。无特殊情况者一律接种卡介苗和乙肝疫苗。

(四) 健康教育

社区保健工作者在每一个孕妇妊娠末期应至少做一次家庭访视,了解孕妇为即将出生的新生儿所作的心理准备和物品准备,向每一个孕妇进行有关新生儿喂养、保暖和预防疾病等方面的健康教育,使每个新生儿在出生后就能得到恰当的护理。

二、新生儿的特点和保健

(一) 新生儿特点

从胎儿娩出断脐时起到不满28天为新生儿期;出生后不满7天的阶段称早期新生儿。新生儿脱离母体后从子宫内生活转到外界生活,环境发生了巨大变化,而新生儿身体各组织和器官的功能发育尚不成熟,对外界环境变化的适应性和调节性差,抵抗力弱,易患各种疾病。据国内外生命统计资料表明,新生儿死亡人数占婴儿期死亡总数的60%~70%,生后7天以内死亡者,又占新生儿期死亡总数的70%左右,因此新生儿是儿童保健的重点时期,尤其是在生后1周最为重要。

(二) 新生儿保健

1. 出生时保健

(1) 注意呼吸道通畅:新生儿娩出后迅速清除口腔内黏液,保持呼吸道通畅,预防早期新生儿缺氧、窒息。

(2) 保暖：由于新生儿的体温调节中枢尚未发育完善，体温易随外界环境温度的改变而改变，冬季环境温度过低可使新生儿（特别是低出生体重儿）体温不升，影响代谢和血液循环，甚至发生新生儿寒冷损伤综合征，所以在寒冷季节要特别注意新生儿的保暖。夏季温度过高、衣被过厚或包裹过严，可引起新生儿体温上升，所以新生儿房间应阳光充足、通风良好、温度保持在 22～24℃，湿度 55%～65%。

(3) 喂养：足月顺产的新生儿出生后应尽早开始吸吮母亲乳头，既可促进母乳的分泌，又可尽早地吸入初乳，鼓励母乳喂养，按需哺喂。喂奶时间和次数以婴儿需要为准，一昼夜不应少于 8 次，注意哺喂时母婴姿势对吸吮部位的影响，指导并纠正错误和不适宜的行为。若母乳不足，则应正确指导母亲科学人工喂养。喂奶后宜向右侧卧。

(4) 预防感染：①断脐时要求严格执行无菌操作。每日做好脐带护理，保持脐残端清洁干燥；②用消毒的纱布沾温开水（或植物油）轻轻擦净头皮、耳后、面部及腋部皮肤皱褶处的血液；③新生儿期尽量减少亲友探望，避免交叉感染，患上呼吸道感染的母亲或家人，接触新生儿时要先戴口罩和洗手，不要对着新生儿咳嗽和打喷嚏；④出生后 24 小时要为新生儿接种卡介苗和乙肝疫苗。

2. 日常护理

(1) 衣服：衣服和尿布要用吸水性强的棉衣制作，衣服要宽大，易穿易脱，冬衣要能保暖。尿布以白色为宜，便于观察大小便的颜色，应勤换勤洗，保持臀部及会阴皮肤清洁、干燥，以防红臀。

(2) 皮肤：应每日沐浴，水温以略高于体温为宜，可用中性的沐浴露或肥皂，脐带脱落前可用淋水沐浴，脐带脱落后可放入盆中洗澡，动作轻柔，洗毕用干毛巾沾干皮肤，注意不要擦伤皮肤。指导家长为婴儿沐浴及抚触，介绍正确护理眼睛、口鼻腔、外耳道、臀部和脐部的方法。

(3) 体位：应经常变换体位，不要长时间仰卧。俯卧位时对呼吸功能有益，但俯卧位时要用平板床，不要用枕头。睡眠最好达到 20 小时。

3. 预防疾病和意外　定时开窗通风，保持室内空气清新。新生儿有专用用具，食具用后要消毒。母亲在哺乳和护理前后应洗手，家人患感冒时必须戴口罩后才可接触新生儿。尽量减少亲友探视和亲吻，有病者不能接触新生儿。新生儿出生两周后应口服维生素 D，预防佝偻病的发生。按时接种乙型肝炎疫苗和卡介苗。

4. 促进感知觉发育　新生儿出生后即有看和听的能力，味觉和嗅觉发育已经比较好，皮肤感觉在额头、眼周、手和脚心相对比较敏感。应了解新生儿的生活习惯，应在优美的音乐伴奏下，每天给婴儿至少做两次抚触，以促进新生儿生理、心理及智商的发育。母亲应经常与新生儿说话和唱歌，用彩色玩具逗他，促进父母与新生儿的情感联系，建立和培养亲子感情，促进视听、触觉和智力的发展。

5. 新生儿访视　建立新生儿访视制度是做好新生儿保健的重要措施之一，新生儿自产院出院后，在生后 1 个月内家庭访视不少于 3 次。访视的工作重点是喂养和护理，早期发现疾病，早期诊断，早期治疗，特别是感染性疾病，以降低新生儿死亡率，促进其健康成长。对足月新生儿进行家庭访视的时间为出生后 7、14 和 28 天，对难产新生儿进行家庭访视的时间为生后 3、7、14 和 28 天。家庭访视的重要内容是进行健康检查和有针对性的卫生宣教。

三、婴儿的特点和保健

生后至不满1周岁为婴儿期。婴儿期是一生中生长发育最迅速的时期。婴儿期的特点，是体格生长迅速，1岁时体重为出生时的3倍，身长增长50%，头围由平均34 cm增长至46 cm，神经精神发育也很迅速。婴儿从母体获得的免疫力逐渐消失，而后天的免疫力尚未产生，易患感染性疾病，如呼吸道感染，以及腹泻、营养不良及消化紊乱等。此期的保健重点为合理喂养，并加强日常护理和早期教养。定期进行健康检查和体格测量，有计划地进行各种预防接种，注意预防疾病和意外。

(一) 合理喂养

从出生至4个月以内的婴儿提倡母乳喂养。4～6个月后开始添加辅助食品，有一种到多种，由少量开始逐渐增加。在合理喂养的过程中，家长要注意观察婴儿的粪便，特别是在婴儿开始添加辅食后，及时判断辅食添加是否恰当。指导家长应采取渐进的方式断奶，以春、秋季节较为适宜。断乳时，婴儿应定期体检，早期筛查缺铁性贫血、佝偻病以及发育异常等疾病。自添加辅食起，应训练用勺进食，7～8个月后学习用杯喝奶和水，以促进咀嚼、吞咽等口腔的协调能力，同时也使儿童的独立性和自主性得到发展。

(二) 日常护理

1. *清洁卫生* 每日早晚给婴儿部分擦洗，如洗脸、洗脚和臀部，勤换衣裤和尿布，保持会阴皮肤的清洁。有条件者每日沐浴，天气炎热出汗多时酌情增加沐浴次数。沐浴可保持婴儿皮肤的清洁，同时也提供了婴儿嬉戏和运动的机会，而且为家长提供了观察婴儿的健康状况，更多地抚触婴儿并与之交流。婴儿头部前囟处易形成鳞状污垢或痂皮，可涂油24小时后用肥皂和热水洗净，但不可强行剥脱，以免引起皮肤破溃和出血。

2. *衣着* 婴儿衣着应简单、宽松，以利穿脱和四肢活动，衣服上不应有纽扣，而应用带子代替，以免发生误食而造成意外伤害。衣服和尿布易采用浅色或白色和吸水性强的柔软棉布。勤换尿布，防止发生尿布性皮炎。注意按季节增减衣服和被褥，特别是冬季不宜穿得过多、过厚，以免影响婴儿四肢血液循环和活动，以婴儿两足暖和为宜。

3. *睡眠* 充足的睡眠是保证婴儿健康成长的先决条件之一。为保证充足的睡眠时间，必须在出生后即培养良好的睡眠习惯。婴儿所需的睡眠时间个体差异较大。随年龄增长睡眠时间逐渐减少，且两次睡眠的间隔时间延长。一般1～2个月小婴儿尚未建立昼夜生活节律，胃容量小，可夜间哺乳1～2次，但不应含奶头入睡；3～4个月后逐渐停止夜间哺乳，任其熟睡。6个月以前每日睡眠15～20小时，1岁以前每日睡眠15～16小时。婴儿的睡眠环境不需要过分安静，光线可稍暗。睡前应避免过度兴奋，保持身体清洁、干爽和舒适。有固定的睡眠场所和睡眠时间，不拍、不抱、不摇，各种卧位均可，通常侧卧是最安全和舒适的方式，但要注意两侧经常更换，以免面部或头部变形。习惯养成后，不要轻易破坏。

4. *牙齿* 4～10个月乳牙开始萌出，婴儿会有一些不舒适的表现，如吸吮手指、流口水、咬东西，严重的会表现烦躁不安、无法入睡和拒食等。可指导家长用软布帮助婴儿清洁从齿龈上萌出的乳牙，并给较大婴儿提供一些较硬的饼干、烤面包片等食物咀嚼，使其感到舒适。由于婴儿会将所拿到的东西放入口中，所以家长应注意检查婴儿周围的物品是否能吃，是否安全。

5. 户外活动　家长应每日带婴儿到户外进行活动，以呼吸新鲜空气和晒太阳，有条件者可进行“三浴”（日光、水、空气）锻炼，以增强体质和预防佝偻病。

（三）早期教育

1. 大小便训练　对婴儿3个月后可以培养定时排尿的习惯，会坐后可以练习大小便坐便盆3～5分钟，其间不要分散其注意力。随着食物性质的改变和消化功能成熟，婴儿大便次数逐渐减少，每日1～2次，可以开始训练其定时大便。小便可以从6个月开始训练，1岁时训练白天不用尿布，逐渐训练晚上也不用尿布。在此期间，婴儿应穿易脱的裤子，以利培养排便习惯。

2. 动作的培养　家长要为婴儿提供运动的空间和机会。2个月时可培养婴儿俯卧抬头，扩大婴儿的视野。3～6个月应用玩具练习婴儿的抓握能力，训练翻身。7～8个月时，用颜色鲜艳的软球逗引婴儿爬行，同时练习婴儿站立和迈步，以扩大婴儿的活动范围。10～12个月时婴儿会玩“躲猫猫”游戏，应鼓励婴儿学走路。

3. 促进感知觉和语言的发展　婴儿期是感知觉发展的快速期，家长要经常跟婴儿说话，唱儿歌，要利用带有声、色的玩具促进感知觉发展，结合日常生活教育训练他认识周围的人和物，培养他的观察力，促进他对常见事物及人的熟悉。语言的发展是一个连续的有序过程，最先是发音，然后是感受语言或理解语言，最后是用语言表达及说话。家长要利用一切机会和婴儿说话，利用日常接触的人和物，引导婴儿把语言同人和物及动作联系起来。

4. 防止意外　婴儿常见的死亡原因之一是意外事故，包括异物吸入、窒息、中毒、跌落伤、烧伤和烫伤等，应向家长特别强调意外事故的预防。

5. 预防疾病和促进健康

（1）定期健康检查：婴儿在生后第1年内定期健康检查4～5次，生后6个月或9个月要检查一次血红蛋白。

（2）预防接种：指导并督促家长为婴儿完成预防接种的基础免疫，按照计划免疫程序，在1岁内完成各种疫苗的基础免疫。

（3）预防常见病：呼吸道感染、腹泻等感染性疾病，以及贫血、佝偻病等营养性疾病威胁婴儿健康，必须积极预防。婴儿常见的健康问题还包括婴儿腹泻、腹痛、湿疹、尿布疹和脂溢性皮炎等，应根据具体情况给予健康指导等。

四、幼儿的特点和保健

生后第2年和第3年称为幼儿期。幼儿的体格生长速度较婴儿缓慢，而神经精神发育较迅速，前囟闭合，乳牙出齐，智力发育更迅速，与外界接触机会增多，语言、思维和与人交往能力增强，但识别危险的能力尚不足，免疫力仍较低。幼儿期保健重点是合理安排膳食、生长发育监测、培养良好的生活及清洁卫生习惯、预防疾病及意外事故的发生、完成计划免疫。

（一）合理安排膳食

幼儿的膳食必须要能供给足够的热量和各种营养素，以满足体格生长、神经心理发育及活动增加的需要。应注意供给足够的能量和优质蛋白，保证各种营养素充足且均衡。烹调上要做到细软，具色、香、味，易于消化吸收。每日以四餐为好，全天热量在四餐中合理分配有利于幼儿生长发育。18个月左右可能出现生理性厌食，幼儿明显表现出对食物缺乏兴趣和偏食。医务人员应帮助家长了解儿童进食的特点，指导家长掌握合理的喂养方法和技巧。例如：幼儿自主性增加，应鼓励幼儿自己进食，提供可以用手拿的食物，为幼儿准备固定的碗、杯和汤勺等。注意培养良好的进食习惯，就餐前15分钟使幼儿做好心理和生理上的就餐准备，避免过度兴奋或疲劳。养成不吃零食、不挑食、不偏食、不撒饭等良好习惯。

（二）日常护理

1. *衣着*　幼儿衣着应颜色鲜艳便于识别，宽松、保暖、轻便易于活动，穿脱简便便于自理。幼儿末期应学习穿脱衣服，整理自己用物。鞋子不用系鞋带，要合脚、舒适，鞋底为平软的厚底，保护双脚。

2. *睡眠*　幼儿的睡眠时间随年龄的增长而减少，一般每晚可睡10～12小时，白天小睡1～2次。幼儿睡眠时环境应安静，睡前常需有人陪伴，或带一个喜欢的玩具上床使他们有安全感，入睡前不要给幼儿阅读紧张的故事或做激烈的游戏，以免影响入睡。

3. *口腔保健*　幼儿不能自理时，家长可用软布轻轻清洁幼儿牙齿表面，逐渐改用软毛牙刷。3岁后，幼儿应能在父母的指导下自己刷牙，早晚各一次，并养成饭后漱口的习惯。为保护牙齿应少吃易致龋齿的食物如糖果等，并去除不良习惯，如抱着奶瓶、喝着牛奶或果汁入睡。家长还应带幼儿定期进行口腔检查。

（三）早期教育

1. *卫生习惯的培养*　指导家长适时培养幼儿良好的卫生习惯，养成饭前、便后洗手，不吃生水和未洗净的瓜果，不吃掉在地上的食物，不随地吐痰和大小便，不乱扔果皮、纸屑等习惯。

2. *大小便训练*　大小便训练是幼儿期主要工作之一。1岁半至2岁时，幼儿开始能够自主控制肛门和尿道括约肌，而且认知的发展使他们能够理解应该怎样表达便意，应在什么时间和地方排便。在训练过程中，家长应注意多采用鼓励和肯定的方法，训练失败时，不要表示失望和责备幼儿。

3. *动作和语言的发展*　幼儿1岁至1岁半学会走路，2岁以后能够并且喜欢跑、跳、爬等。与此同时，手的精细动作也发展起来，初步学会用玩具做游戏，家长可从旁引导或帮助幼儿玩耍，鼓励幼儿独自活动，以发展动作的协调性。1～3岁是小儿语言发展的关键时期，及时教会小儿说话是这个时期的任务，因此要注意结合日常生活中接触的事，鼓励幼儿多说话，通过玩游戏和唱歌等手段使幼儿动作和语言得到进一步发展，并借助于动画片等电视节目扩大其词汇量，纠正其发言。

4. *品德教育*　应培养幼儿良好的道德行为，尊敬长辈，幼儿之间应团结合作、互助友爱、使用礼貌用语等。家长要给幼儿树立良好榜样，对幼儿教育的态度应一致，以免引起幼儿心理紊乱和缺乏信心。幼儿做错事时，可给予适当的惩罚，但应注意保护幼儿的自尊。

5. *定期健康检查*　每3～6个月健康检查1次，每年测定1次血红蛋白及尿常规，加强听力、牙齿的检查。

6. *预防意外事故*　指导家长防止意外事故发生，如幼儿玩耍时应有家长看护，远离热源、火源、电源等，防止异物吸入、烫伤、跌落伤、中毒、溺水和电击伤等。

7. *防治常见的心理行为问题*　幼儿常见的心理行为问题包括违拗、发脾气和破坏性行为等。家长应针对原因为幼儿营造一个宽松的家庭气氛，使其能轻松、愉快地生活。

8. 预防接种以加强免疫　1岁以内预防接种的基础免疫已基本完成，但每种菌苗或疫苗接种后产生的免疫力只能持续一定的年限，故要根据每种菌苗或疫苗接种后的免疫持续时间，按期进行加强免疫。

五、学龄前儿童的特点和保健

满3周岁至6岁为学龄前期。体格发育较缓慢，速度平稳，而智力发育更趋完善，呈现好奇、多问、爱探索、善于模仿，能用语言和简单的文字表达自己的思想。此期保健重点是继续生长监测，重视早期教育，培养独立生活能力和良好的道德品质，加强体格锻炼，预防传染病及意外事故。

1. 合理膳食　学龄期儿童饮食接近成人，食品制作要多样化，并做到粗、细、荤、素合理搭配，食物多样化以增进食欲，保证热能和蛋白质的摄入。养成定时进食、不偏食、不挑食等良好的饮食卫生习惯。

2. 日常活动

(1) 自理能力：学龄前儿童有部分自我照顾的能力，如进食、洗脸、刷牙、穿衣、如厕等自理行为，但其动作缓慢、不协调，常需他人帮助，家长仍应鼓励儿童自理，不能包办，以使他们能更独立。

(2) 睡眠：要保证学龄前儿童有足够的睡眠时间，每天应睡眠11～12小时。由于他们想象力极其丰富，怕黑、做噩梦等，不敢一个人在卧室睡眠，常常需要家长的陪伴，家长可在小儿入睡前进行一些轻松、愉快的活动，以减轻紧张情绪，也可在卧室开一盏小灯。

3. 促进思维发展　为了促进此期小儿思维的发展，大人要有计划地组织他们玩各种游戏、绘画、唱歌和跳舞，参观动物园、博物馆等，培养儿童学习能力、分辨是非的能力、品格毅力等。家长应有意识地引导儿童进行较复杂的智力游戏，增强其思维能力和动手能力，发展儿童的好奇心和求知欲等，还要通过日常生活内容锻炼独立生活能力，为孩子入小学打好基础。

4. 定期健康检查　每半年至1年检查1次，要测量身高、体重，检查牙齿、视力、听力、血红蛋白等。对检查出来的问题要及时处理。

5. 预防疾病和意外事故　此期儿童传染病明显减少，而呼吸道感染、外伤、食物中毒、龋齿、弱视等相对增多，应重视预防教育。此外应对学龄前儿童开展安全教育，加强防护性措施，采取相应的安全措施，以防意外事故发生。

6. 防治常见的心理行为问题　学龄前期常见的心理行为问题包括吮拇指和咬指甲、遗尿、手淫、攻击性或破坏性行为等，家长应针对原因采取有效措施。

六、学龄儿童的特点和保健

从入学到青春发育开始前，6～12岁为学龄期。此期儿童生长速度到7～8岁后稍有增加趋势，除生殖系统外，其他器官的发育已接近成人水平。多种功能包括机体抵抗力和控制、理解、分析综合能力以及认知能力加强，社会心理进一步发育，逐渐适应学校环境并进入家庭及学校以外的社会。此期保健重点是加强体格锻炼，培养良好的品格，促进德、智、体全面发展。

1. 合理营养　学龄期膳食要求营养充分而均衡，以满足儿童体格生长、心理和智力发展、紧张学习和体力活动等需求。要重视早餐和课间加餐，最好于上午课间补充营养食品，以保证体格发育;减少疲劳,促进注意力集中。同时要特别重视补充强化铁食品,以减低贫血发病率。学校应加强卫生宣教,纠正偏食、挑食、暴饮暴食和吃零食等不良习惯,吃饭应定时、定量,不喝生水,不进食腐败和不洁的食物,不用别人的餐具。

2. 培养良好的卫生习惯　培养每天早、晚刷牙,饭后漱口的习惯,饭前便后洗手的习惯,按时进食,有按时睡眠和夏季午睡的习惯,以及不随地吐痰等良好习惯。

3. 预防近视眼　对学龄前儿童应特别注意保护视力,预防措施有:①教室要有适当的光线;②教室内的课桌椅要配套;③在教室内学生应定期更换座位,以免常从一侧看黑板造成眼睛过度疲劳;④课间要到户外活动,进行远眺以缓解视力疲劳;⑤积极开展眼保健操活动,预防近视眼的发生。

4. 健康检查　每年1次,包括身高、体重测量,视力、听力筛查以及心理发育筛查等。

5. 预防疾病及意外事故　按计划进行预防接种,宣传常见传染病的知识,预防传染病,并对传染病做到早发现、早报告、早隔离、早治疗。家长和教师应对儿童进行预防疾病和意外伤害的健康教育,学习交通规则和意外事故的防范知识,以减少伤残的发生。

6. 防治常见的心理行为问题　学龄儿童不适应上学是此期常见问题,表现为焦虑、恐惧或拒绝上学。家长和学校应相互配合,帮助儿童适应学校生活。

七、青春期少年的特点和保健

青春期是儿童过渡到成人的发育阶段,女童从约12岁到17～18岁,男童从13～14岁到18～20岁为青春期。也是儿童生长发育的最后阶段,是一生中决定体格、体质、心理和智力发育与发展的关键时期。此期认知、心理社会和行为发展日趋成熟,但由于神经内分泌调节尚不稳定,以及要面对更多的社会压力,他们会出现一些特殊的健康问题。此期保健重点是保证充足的营养,形成健康的生活方式,加强青春期的生理和心理卫生教育,培养良好的品德。

1. 加强营养　青春期为生长发育的第二个高峰期,体格生长的加速和活动增加,必须增加热能、蛋白质、维生素及矿物质(如铁、钙、碘等)等营养素的摄入,保证食物质和量的供应。青少年的食欲通常十分旺盛,但缺乏营养知识,喜欢吃一些营养成分不均衡的流行快餐食品,而女孩子则注重保持身材会对正常范围内的体重增加和脂肪增长担心,形成偏食的习惯,危及健康,家长和学校应指导青少年选择营养适当的食物和保持良好的饮食习惯。

2. 健康教育　应合理安排作息时间,睡眠每天不少于9小时,养成健康的生活方式,应加强正面教育,利用多种方法大力宣传吸烟、酗酒、吸毒及滥用药物的危害作用,帮助其养成健康的生活方式。指导女学生重视经期卫生及必要的卫生措施。每年应做一次体格检查,以便早期发现问题,尽早处理。

3. 生理卫生及性教育　学校应结合生理卫生课举办青春期卫生专题讲座,组织参观人体解剖图解教育,使学生了解青春期发育特点及第二性征发育的规律,家长和老师应主动与他们交流,增加相互间的信任感。帮助和指导他们如何与异性进行正常的交往,坦然面对异性。劝导学生不谈恋爱,并自觉抵制黄色书刊、录像等不良影响。

4. 法制教育　青少年思想尚未稳定,易受外界一些错误的和不健康因素的影响。应教育青少年树立社会主义的道德观念、人生价值观念,学习助人为乐、勇于上进的道德风尚,自觉抵制腐化堕落思想的影响,遵纪守法,成为勤劳、奋发学习的新一代公民。

5. 预防疾病和意外　青春期应重点防治结核病、风湿病、沙眼、屈光不正、龋齿、肥胖、神经性厌食、月经不调和脊柱弯曲等，可通过定期检查早期发现、早期治疗。意外创伤和事故是青少年尤其是男性青少年常见的问题，包括运动创伤、车祸、溺水、打架斗殴等。在女性青少年中以自杀最多见，应加强安全教育，必要时可对其进行心理治疗。

6. 防治常见的心理行为问题　此期最常见的心理行为问题是多种原因引起的出走、自杀及对自我形象不满而出现的心理问题。家庭及社会应给予重视，并采取积极的措施解决此类问题。

第二节　儿童游戏

游戏是小儿生活中的一个重要组成部分，游戏对促进儿童的社会性发展和情感发展有独特的价值。通过游戏，小儿能够识别自我及外界环境，儿童会在游戏中安抚情绪，使身体更加协调。另外，游戏还可以促进儿童语言、智力创造力的发展。在有趣的游戏活动中，孩子对周围事物的探索是积极的、主动的，并可学会解决简单的人际关系问题。游戏是小儿的全球性语言，是小儿与他人沟通的一种重要方式。

一、游戏的作用与价值

游戏能使儿童学到别人无法授予的知识，使他们认识周围世界，并懂得如何与环境中的人和事接触，从而促进小儿的身心发展。其作用如下：

(1) 促进感觉运动的发展，使小儿动作的协调性越来越好。

(2) 提供小儿主动性、创造精神和思考能力养成的重要环境条件。

(3) 增强小儿体格，促进生长发育。

(4) 增进语言和智力的发展。

(5) 促进社会适应力和快速反应判断能力。

(6) 促进想象力、创造力、解决问题能力的发展。

(7) 有助于培养小儿积极向上的自信心和努力达到目的的意志力。

(8) 促进道德价值观的形成。

(9) 游戏还有其治疗性价值。尤其在医院环境中，游戏可有多方面的治疗作用。它为小儿提供一个宣泄的机会，消除小儿的紧张或压力，对每一年龄阶段患儿均有治疗作用，小儿可以通过游戏表达他们对离开家长和同伴的焦虑，对陌生环境的恐惧、对治疗和护理等疼痛经历的感受。护士也可利用小儿游戏的时间观察并评估他们的生长发育水平、住院后的情绪变化以及对疾病知识的了解程度；同时还可通过游戏活动与患儿建立良好的护患关系，配合进行健康教育。

二、各年龄段游戏的发展特点

(一) 婴儿期

此期小儿主要的游戏方式是抓握、抱持、扔捡、爬行和走等。早期需要大人陪同和参与游戏，后期逐渐变为单独性游戏。

1. 0～3 个月　刚出生的婴儿就会用眼睛观察周围的环境，还可以在大约 90°的范围内用眼睛追踪物体，尤其是出生至 2 个月婴儿喜欢看颜色鲜艳移动的物体、听轻柔的声音。此阶段可做的游戏有“甜蜜亲亲抱”或者是“宝宝三轮车”等。

(1) 甜蜜亲亲抱

目的：刺激婴儿的姿势反射，提供前庭刺激。

方法：把婴儿从不同的躺位抱起，如仰位、俯卧位等。每次抱起时，动作要柔和缓慢，一只手托住婴儿头部，另一只手托住婴儿的身体，可边说儿歌边按照儿歌的节奏轻轻地摇摆。也可放一段轻松优美的音乐，在音乐的伴奏下做此游戏。

(2) 宝贝三轮车

目的：刺激婴儿两腿的屈伸反射。

方法：让婴儿仰卧，用适宜的力量轻压宝宝的脚掌，这时婴儿会用力蹬起小腿以抗拒成人手掌的力量，当婴儿用力蹬腿时家长的手就顺着婴儿的力量放松，然后再用力压，这样反复几次后，就可以有节奏的配合音乐或儿歌来玩。

2. 3～6 个月　此阶段的婴儿喜欢注视和玩弄自己的手，能抓握小的玩具，可以帮助其翻身(俯卧)，在婴儿的面前放上一些色彩鲜艳的玩具，当婴儿用力的把头抬起时就会看到这些玩具，他会很兴奋且会试图抓住或移动身体拿到这些玩具，此游戏主演锻炼腰背肌的力量和视觉刺激。

3. 7～9 个月　对于这个年龄的婴儿，更喜欢抓能够滚动的颜色鲜艳的球类玩具，家长的身体的确是个不错的运动场地，在家长身体上进行弹跳活动不仅可锻炼婴儿的身体协调能力，增进腿部力量，配上儿歌的活动，还可让婴儿感受音乐的节奏与韵律，为婴儿将来的发音吐字打基础。也可做些匍匐向前的游戏，鼓励婴儿多练习爬行动作，这样会帮助婴儿更好地了解周围的环境，有良好的空间感，婴儿的平衡能力也会越来越好。

4. 10～12 个月　婴儿可以玩些如荡秋千、躲猫猫的游戏，锻炼身体的协调控制能力。会走路后，可以让婴儿拖着能走的玩具玩。

(二) 幼儿期

幼儿期是人的一生中最为关键的时期。一个人的性格、语言能力、协调能力、创造能力等等都是在这一时期形成的。而这些能力的形成与发展恰恰是通过父母与幼儿之间的亲密游戏来实现的。在游戏中，不但可以建立幼儿的自信心，还可以培养幼儿的耐心。此期小儿主要的游戏方式是运用玩具，属平行性游戏，即幼儿愿意在其他小朋友身旁玩类似的玩具，但没有集体活动，如玩水、泥土、橡皮泥，在纸上随意涂画，唱简单的歌谣，随音乐手舞足蹈，看故事书或动画片等是幼儿喜欢的游戏。为了使游戏时孩子身心健康收到更佳的效果，可把游戏与启迪孩子思维结合起来，在游戏过程中向孩子提出各种问题，让孩子思考，父母也可以和他们一起参加游戏，使他们倍感愉快，有益于孩子健全心理的形成。同时注意体力性游戏不要过分劳累，户外活动时，在满足其剧烈活动需求的同时，要尽量确保安全。

懂得游戏的好处和重要性，家长就不会认为游戏是浪费时间，也不会一味要求孩子把课余时间全部用来学弹琴或学书画。细心的父母还可以从孩子的游戏中观察到他们的理想、欲望、焦虑等。游戏是孩子在文化和心理上获得的第一个成就。他们在游戏中表达了自己难以用语言表达的想法和感情，有时甚至借游戏来克服眼前与过去的复杂的心理困扰。

（三）学龄前期

学龄前儿童由于身心发展的特殊矛盾，即一方面渴望参加成人的社会生活，另一方面经验能力又差，这就决定了他们只能以游戏为主导活动，而不能以劳动或学习作为主导活动。也就是说，游戏是适合于学龄前儿童特殊的一种独特活动形式。此期小儿游戏方式转变为联合性或合作化游戏，如扔沙包、踢毽子、老鹰捉小鸡等游戏。

1. *游戏的内容及特点* 在幼儿园中、小班儿童的游戏，有很多地方还跟婴儿的游戏差不多，游戏的主题更多是反映一些日常生活的事，一般总是模仿大人的一些动作。当然，小班儿童已经开始不满足于单纯动作的重复，而是力图赋予这些动作有一定的意义，例如，小班儿童已不像婴儿那样只是把匙子放在布娃娃的嘴上，简单地重复喂的动作，而且还力图做出妈妈的样子。在中班儿童的游戏中，经常出现大人的一些劳动和生活内容，例如，反映大人的劳动和家庭生活的“过家家”等游戏。大班儿童的游戏内容更加丰富、更加复杂。在大班儿童的游戏中，已经可以经常看到反映社会生活、关系的游戏，例如，“公共食堂”、“医院”等游戏。

在学龄前期不同年龄的儿童在游戏中所表现出游戏的内容各不相同。小班儿童在做“医院”方面的游戏时，总是满足于一些医疗用具如听诊器、注射器、镊子等等的运用；而中班儿童则把“护士”和“病人”的关系作为“医生”活动的主要内容；到了大班，开始出现“医生”对“病人”的无微不至的关怀等等。

2. *游戏的表现形式* 小班儿童的游戏在很大程度上受周围事物如玩具、材料等的直接支配。比如，小班儿童当拿起橡皮管（听诊器）的时候，就说“我是大夫”，只是在听诊器这个游戏材料的直接刺激下，儿童才体会到“医生”这个角色的活动，如果没有听诊器，那儿童常常不可能扮演“医生”这个角色。而且，小班儿童在游戏中发生纠纷，也往往是由于争夺玩具或游戏材料而产生的。中班儿童的游戏，情况就不一样了。

中班儿童在进行游戏的时候，一般都能从分配角色开始，这就是说，儿童对自己的游戏活动已经有了初步的计划性。他们已经不像小班儿童那样，只对游戏用具感兴趣，而是力图进一步理解和表现自己所扮演角色的意义和任务。例如，做“开火车”游戏的时候，不是仅满足于摇摇手里的红旗，或“呜呜”地学火车叫，而是力图体现开火车过程中各种人物活动的关系。游戏中的纠纷也常常发生在角色的分配上。

大班儿童的游戏，有了更大的变化。大班儿童开始能事先计划自己的游戏，商量分配游戏的角色。而且，也能更多地理解和坚持游戏的规则。在游戏中如果发生争执，一般都能用游戏规则来解决问题。这时游戏中的纠纷常常是由于执行游戏规则而引起的。

3. *其他特点* 小班儿童很容易受外界事物的影响，兴趣常常转变，在大多数情况下，对同一个游戏，往往只能玩几分钟或最多十几分钟；中班儿童可以持续做一种游戏达 40～50 分钟；大班儿童往往在好几天内连续做一种有兴趣的游戏。小班儿童的游戏参加人数很少，大多数喜欢做个人游戏，即便在一起玩，参加人数也是很少的（2、3 人）；中班儿童游戏的范围则扩大了许多；至于大班的游戏，常常是集体性的游戏，而且每一个角色要按游戏的情节和规则行动，从而能使彼此之间的行动更加协调一致。也可让传统游戏如跳房子、滚铁环、抽陀螺、打弹珠回归，能给幼儿提供更多寓教于乐的发展机会，同时会为继承我们民族优秀文化遗产和丰富现代儿童生活作出贡献。学校和家长应主动示范，创造条件来教授这些老游戏的玩法。同时结合目前的形式需要加以改进，以丰富传统游戏的内容，发挥游戏的最大价值，让儿童在这些游戏中真正体验童真的快乐。学龄前儿童做游戏时模仿性强，同时也能玩一些如搭积木、折纸、剪贴等技巧性游戏。

（四）学龄期

此期孩子的游戏以运动和戏剧性游戏为主，多属竞赛性游戏，即游戏规则严格，有组织、有计划、有目标，每个人有明确的角色。活动的内容越来越多，如骑车、游泳、溜冰、踢足球和跳绳等。他们在这些活动中，由于老师和同伴的激励，必须努力去完成某一任务。他们的动作就更富有目的性和积极性，身体的各种器官就会得到充分调动和发展。孩子的各种心理过程也能在游戏活动中更好地发展起来。一些研究已经证实，儿童的视敏度、记忆能力、感知能力、注重和思维能力都会随着活动的需要而加强。另外，在游戏活动中也可以更好地锻炼和培养儿童的个性品质。因为在学校往往会做一些机体游戏，在集体活动中，能使儿童学会遵守纪律，在完成任务的过程中也培养了儿童的性格和意志品质。

（五）青春期

青少年的兴趣因性别不同而产生极大差异。女孩子不仅对社交活动发生兴趣，也学习烹饪、洗衣服、缝纫、手工艺等。男孩子则对运动中的竞争和求胜发生兴趣，对机械和电器装置感兴趣，表现出对小团体的忠诚精神，且内容越来越多，如看电视、玩游戏机、玩电脑等。

第三节 体格锻炼

体格锻炼是促进儿童生长发育、增进健康、增强体质的积极措施。通过体格锻炼能提高机体的抵抗力及获得适应气候变化的能力，提高健康水平，减少疾病，促进儿童德、智、体、美全面发展。

1. *户外活动* 根据小儿年龄和不同的季节特点，安排各种不同的户外活动。新生儿满月以后即可抱到户外吸收新鲜空气。户外活动时间有开始每天 1～2 次，每天 10～15 分钟，逐渐延长到 1～2 小时，只要风和日丽，户外温度在 0℃以上就可以让小儿经常在户外活动。对婴幼儿还可以达到促进生长及预防佝偻病的目的。

2. *衣着适宜* 穿衣要适宜，避免过多，要随气候的变化而增减，经常少穿一些也是一种锻炼，可以从小开始养成习惯，使皮肤更好地适应外界气温的变化。

3. *开窗睡眠和户外睡眠* 一般先养成开窗睡眠的习惯，以后气候温暖时，可以移至户外睡眠。养成习惯后，到户外新鲜空气中就能入睡。夏季白天户外睡眠，可在树荫下，在冬季要注意保暖。在睡眠过程中要有成人照管，随时注意小儿睡觉的情况和气温变化。

4. *温水锻炼* 温水浴在保持皮肤清洁的同时，还可促进新陈代谢，增加食欲，有益于抵抗疾病。新生儿在脐带脱落后即可进行温水浴，水温在 37～37.5℃，让小儿在温水中活动。冬春季每日 1 次，夏秋季可以每日 2 次，在水中时间为 7～12 分钟，每次浴毕可用较冷的水（33～35℃）冲淋小儿，随即用温暖干毛巾包裹，穿好衣服。冬季要注意室温和水温，避免因洗浴时间长、体表热量散发，使抵抗力下降而致病。每日坚持不中断锻炼则能促进小儿生长发育。

5. *淋浴* 冲浴或淋浴是较强烈的水浴锻炼方法，可使全身绝大部分皮肤同时受到冷水的作用，除水温外还有水流的机械力所起到的按摩作用。适用于 3 岁以上儿童。室温保持在

18～20℃。开始时水温为35℃左右，以后逐渐下降至28℃、26℃，接受冲淋的时间以20～30秒为宜。淋浴时从上肢到胸背、下肢，不可冲头部，然后用干毛巾擦摩至全身皮肤微红。淋浴时间一般在早餐前或午睡后进行。

6. 日光浴　日光可增强小儿的新陈代谢、促进小儿的生长发育，并能预防佝偻病的发生。适用于1岁以上儿童，但必须掌握适当的方法和刺激剂量，才能发挥其最大效力。夏季以早餐后1～1.5小时，在上午9时左右进行为佳；春秋季可在上午10～12时进行。头戴白帽，眼戴遮阳镜，先晒背部，再晒身体两侧，最后晒胸腹部。开始时每侧晒半分钟，以后逐渐增加，但每次日光浴时间不超过20～30分钟。每周休息1天，每25～30天休息1个月，休息期间进行空气浴。日光浴时应避免日光直射，注意观察儿童的反应，如出现头晕、头痛、虚弱感、神经兴奋等情况应限制日光照射时间或停止进行。

7. 空气浴　利用空气锻炼最好从夏季开始，这样气温可从热的、温的、冷的逐渐过渡，使机体逐步适应，时间亦逐渐延长。寒冷季节可在室内进行，预先做好通风换气使室内空气新鲜，锻炼时的室温应逐渐下降，一般每3、4天下降1℃，对托儿所的婴幼儿可降至14～16℃，学龄前期小儿降至12～14℃，体弱儿一般不应低于15℃。冬季持续时间20～25分钟为宜。若结合儿童游戏和体操，则可适当延长。进行空气锻炼的儿童，平时应少着衣，用冷水洗面，夜间开窗睡觉，可以增加锻炼的效果。利用空气锻炼时，开始时产生冷的感觉，一般属正常反应，应以不引起“鸡皮疙瘩”为适宜温度。若有寒战的表现，如皮肤苍白、口唇发绀、起鸡皮等，应立即增加衣服。身体显著虚弱和患急性呼吸道疾病、各种急性传染病、急慢性肾炎、化脓性皮肤病以及代偿不全的心瓣膜病患儿应禁止锻炼。

8. 游泳　有条件者可以从小训练游泳，但注意应有成人在旁照顾，游泳应从气候较稳定时开始。气温应不低于24～26℃，水温不低于22℃。最初阶段游泳持续时间不超过2～5分钟，以后逐渐延长到10～15分钟。起水后立即擦干全身，穿好衣服。在空腹或刚进食后不可游泳。

9. 婴幼儿抚触　是开始于新生儿期的全身按摩。选择小儿洗澡后或穿衣服的过程中进行。房间温度适宜，抚触时可用少量婴儿润肤霜使皮肤润滑，按摩时间从5分钟开始，以后逐渐延长到5～10分钟，每天2次。手法从轻开始在婴儿面部、胸部、腹部、背部及四肢有规律的轻揉，慢慢增加力度，以小儿舒服合作为宜。皮肤抚触不仅给婴儿以愉快的刺激，促进血液循环，被动地接受了锻炼，同时也是父母与婴儿之间最好的交流方式之一。

10. 体育运动　根据儿童生长发育和解剖生理特点采取不同的体操及体育活动来进行锻炼。

(1) 婴儿被动操：适用于2～6个月的婴儿，由成人给婴儿做四肢伸展运动，每天1～2次，可促进婴儿大运动的发育，改善血循环。

(2) 婴儿主动操：适合于6～12个月的婴儿，在成人的适当扶持下，有意识训练婴儿爬、坐、仰卧起身、扶站、扶走、双手取物等动作，扩大婴儿视野，促进智力发育。每天1～2次。

(3) 幼儿体操：适用于12～18个月的尚不会走路或刚起步不稳的幼儿，在成人扶持下主要锻炼前进、后退、平衡等动作。

(4) 儿童体操：如广播操、健美操，适用于3～6岁的儿童，以增进动作协调，有益于肌肉骨骼的发育。

(5) 游戏：托儿所、幼儿园可采用活动性游戏方式，如扔沙包、滚球、丢手绢等进行运动。年长儿利用器材进行锻炼如木马、滑梯、舞蹈、球类等运动。

第四节　意外事故的预防

儿童意外事故是指意想不到的原因所造成的人体损伤或死亡。由于儿童认知能力缺乏，识别危险的能力差，更没有自身防卫能力，加上探索欲强、活泼好动等是儿童的天性，往往由于成人的一时疏忽发生意外事故，如外伤、气管异物、中毒、溺水等。因此预防意外事故的发生是儿童保健工作的一个重要组成部分，社会各方应给予关注和支持，采取有效的预防措施，减少意外事故的发生。

一、窒息和异物吸入

1. 常见原因　儿童窒息多由于将异物吸入气管或气管受压，口鼻被堵塞所致。窒息在儿童中高发，低龄儿童窒息常见原因与吐奶、睡眠环境不良、口鼻被厚被褥或衣物盖住。异物吸入如瓜子、黄豆、果冻、花生等食物不慎误入气管所致。年长儿可因游泳溺水等都可以造成窒息。

2. 预防措施

(1) 家长在照顾婴儿时必须做到"放手不放眼，放眼不放心"。

(2) 有条件的家庭，婴儿与母亲应分床睡，婴儿床上无杂物。冬天不宜给婴幼儿加盖过厚的棉被。

(3) 避免婴幼儿进食吸入气管的食物，如瓜子、豆类、花生、硬糖果、果冻等食品。

(4) 在婴幼儿进食时，成人切勿惊吓、逗乐、责骂儿童，以免引起大笑、大哭而将食物吸入气管。

(5) 不给婴幼儿玩体积小、锐利的玩具，将家中的小纽扣类零碎杂物置于安全处，防止儿童拿到。

二、外伤

1. 常见原因　外伤原因大多是对小儿未做好安全教育和采取安全措施。常见的外伤种类有骨折、脱位、烫伤和烧伤、灼伤和电击伤等。

2. 预防措施

(1) 婴幼儿居室的窗户、阳台、楼梯、睡床等都应置有栏杆，预防婴幼儿外伤，关键是对家长做好安全教育和采取安全措施，防止发生坠床或跌伤。

(2) 将过热物品放置于儿童拿不到的地方，冬季火炉应有铁网保护，指导家长正确使用热水袋，以免烫伤。

(3) 妥善存放易燃、易爆、易损品，如鞭炮、焰火、玻璃器皿等，教育年长儿不可随意玩火柴、打火机、煤气等危险物品。

(4) 室内电器、电源应有防止触电的安全装置，使用电器取暖时应有成人在场。

(5) 户外玩耍时，应有成人在旁照看。

三、溺水和交通意外事故

1. 常见原因　溺水是南方水多地区常见的意外事故，包括失足落井或掉入水缸、粪缸。

溺水也是游泳中最严重的意外事故。由于交通的发展，道路设施和安全措施不完善、游泳溺水、家庭对儿童照顾有限、缺乏交通安全知识等，都易引发交通意外事故的发生。

2. 预防措施

(1) 托幼机构应远离公路、河塘等，对年龄小的儿童外出游玩行走，需要有成人带领。在农村房前屋后的水缸、粪缸均应加盖，以免儿童失足跌入。

(2) 教育儿童不可独立或结伴去无安全措施的池塘、江河玩水或游泳，绝不可将婴儿单独留在水盆中。

(3) 对学龄期儿童要进行交通安全教育，教育儿童严格遵守交通规则，过马路走人行道，自行车不逆向行驶，勿在马路上玩耍。小年龄的儿童独自一人不要横穿马路，在没有车辆时训练大年龄儿童如何横穿马路。

(4) 加强道路交通管理，设置交通标志，改善道路交通设施和环境。开车者谨慎驾驶，防止酒后驾车。

四、中毒

1. 常见原因　引起儿童中毒的物品较多，常见的急性中毒包括被污染食物，以及有毒动植物、药物、化学药品等。

2. 预防措施

(1) 养成良好的饮食习惯，生吃瓜果、蔬菜时要反复浸泡、清洗干净，彻底洗去表面的污物或削皮后食用等，饭前用流动水和肥皂洗手，不吃有霉变斑及腐败变质的食物。

(2) 药物应放在儿童拿不到的地方，防止误服外用药造成的伤害。喂药前要认真核对药瓶标签、用量及服法，对变质、标签不清的药物切勿服用。

(3) 日常使用的灭虫、灭蚊、灭鼠等剧毒药品及农药更要妥善保管和使用，避免儿童接触。

(4) 冬季室内使用煤炉或淋浴器应注意室内通风，以免一氧化碳中毒。

(5) 切忌将杀虫剂、灭鼠药等危险品从原瓶倒入其他瓶子，不能用儿童常吃的饮料或食品瓶、罐等包装去盛放这些有害物品，不要将食物和清洁剂等物品放在一处。

第五节　计划免疫

儿童计划免疫(简称“计划免疫”)是指国家根据传染病的疫情检测及人群免疫水平的调查分析，有计划地为应免疫人群按年龄进行常规预防接种有关疫苗，以达到提高人群免疫水平。控制及消灭相应传染病的预防接种是计划免疫的核心，是计划免疫工作的重要组成部分，只有在全社会、全世界同时按照科学的免疫程序，全面推行有计划的免疫方案，才能达到控制和消灭传染病的目的。

一、免疫程序

实施儿童预防接种证制度，使接种对象和接种项目能够准确、及时，避免发生错种、漏种和重种。预防接种程序见表 3-1。

表 3-1 小儿各种预防接种实施程序

接种程序 \ 预防病名	免疫原	接种方法	接种部位	初种次数	每次剂量	初种年龄	复种	反应情况及处理	注意点
结核病	卡介苗(减毒活结核菌混悬液)	皮内注射	左上臂三角肌上缘	1	0.1 ml	生后2～3天到2个月内	接种后于7岁、12岁进行复查,结合菌素阴性时加种	接种后4～6周局部有小溃疡,应保护创口不受感染。个别腋下或锁骨上淋巴结肿大或化脓时的处理:肿大用热敷;化脓用干针筒抽出脓液;溃破涂5%异烟肼软膏或20%PAS软膏	2个月以上婴儿接种前应做结核菌素试验(1∶2 000),阴性才能接种
脊髓灰质炎	脊髓灰质炎减毒活疫苗	口服		3(间隔1个月)	每次1丸三型混合糖丸疫苗	2个月以上:第1次2个月,第2次3个月,第3次4个月	4岁时加强口服三型混合糖丸疫苗	一般无特殊反应,有时可有低热或轻泻	冷开水送服或含服,服后1小时内禁用热开水
麻疹	麻疹减毒活疫苗	皮下注射	上臂外侧	1	0.2 ml	8个月以上易感儿	7岁时加强一次	部分婴儿接种后9～12天,有发热及卡他症状,一般持续2～3天,也有个别婴儿出现散在皮疹或麻疹黏膜斑	接种前1个月及接种后2周避免用胎盘球蛋白、丙种球蛋白制剂
百日咳、白喉、破伤风	为百日咳菌液、白喉类毒素、破伤风类毒素的混合制剂	皮下注射	上臂外侧	3(间隔4～16周)	0.2～0.5 ml	3个月以上婴儿:第1次3个月,第2次4个月,第3次5个月	1.5～2岁、7岁各加强1次,用吸附白破二联类毒素	一般无反应,个别轻度发热,局部红肿、疼痛、发痒。处理:多饮开水,有硬块时可逐渐吸收	掌握间隔期,避免无效注射
乙型肝炎	乙肝疫苗	肌肉注射	上臂三角肌	3	5 μg	第1次出生时,第2次1个月,第3次6个月	周岁时复查,免疫成功者:3～5年加强;免疫失败者:重复基础免疫	一般无反应,个别局部轻度红肿、疼痛,很快消退	

二、预防接种的注意事项

1. 接种的准备工作　接种场所应光线明亮，空气流通，保持室内温度适宜。接种用品、急救用品要有序放置。严格的无菌操作，要做到每人一针、一管，以免交叉感染。接种后剩余药液应废弃，活菌苗应烧毁。

2. 受种者的准备

(1) 做好计划免疫解释、宣传工作，消除家长紧张、恐惧心理，争取家长和儿童的配合。

(2) 必须建立应用和管理好个案预防接种记录，对不接种者要注明不接种的原因，属于相对禁忌证的要进行补种。要做到接种及时、全程足量，有计划地按免疫程序进行接种，避免重种、漏种。预防接种卡作为儿童入园入学的保健档案。

(3) 注射部位的局部皮肤应清洁，防止感染。

(4) 接种最好在儿童进食后进行，以免发生晕针。

3. 严格掌握禁忌证

(1) 患自身免疫性疾病、免疫缺陷者。

(2) 有明确过敏史者禁种白喉类毒素、破伤风类毒素、麻疹疫苗(特别是对鸡蛋过敏者)、脊髓灰质炎糖丸疫苗(牛奶或奶制品过敏)、乙肝疫苗(对酵母过敏或疫苗中任何成分过敏者)。

(3) 患有结核病、急性传染病、肾炎、心脏病、湿疹及其他皮肤病者不予接种卡介苗。

(4) 在接受免疫制剂治疗(如放射治疗、糖皮质激素、抗代谢药物和细胞毒性药物)期间，以及发热、腹泻和急性传染病期忌服脊髓灰质炎疫苗。

(5) 因百日咳菌苗可产生神经系统严重并发症，故儿童及家庭成员患癫痫、神经系统疾病、有抽搐史者禁用百日咳菌苗。

(6) 患有肝炎、急性传染病(包括有接触史而未过检疫期者)或其他严重疾病者不宜进行疫苗接种。

4. 操作要求

(1) 严格做好三查七对，仔细核对儿童姓名、年龄以及疫苗名称。详细询问儿童的病史及传染病接触史等健康情况。严格掌握禁忌证，必要时先进行体格检查，严格执行规定的剂量和途径。

(2) 注意预防接种的次数，按使用说明完成全程加强免疫。

(3) 按各种制品要求的间隔时间接种，一般接种活疫苗后需隔 4 周，接种死疫苗后需隔 2 周再接种其他活疫苗或死疫苗。

(4) 局部消毒：用 2%碘酊及 75%乙醇或复合碘医用消毒棉签，待干后注射。接种活疫苗、菌苗时，只用 75%乙醇消毒，因活疫苗、菌苗易被碘酊杀死，影响接种效果。

(5) 及时记录和预约，保证接种按时、全程足量，避免重种、漏种。未接种者须注明原因，必要时进行补种。

(6) 交代接种后的注意事项及处理措施。

三、预防接种的反应及处理

生物制品在接种后一般都会引起不同程度的局部或全身反应。接种反应一般可分为正常反应和异常反应两种。

1. *正常反应* 可分为局部反应和全身反应。

(1) 局部反应：接种后数小时至 24 小时左右，注射部位会出现红、肿、热、痛等现象，红晕直径在 2.5 cm 以下者为弱反应，2.6～5 cm 者为中等反应，5 cm 以上者为强反应。局部反应一般持续 2～3 天。如接种活菌(疫)苗，则局部反应出现较晚，持续时间较长。

(2) 全身反应：于接种后 5～6 小时体温升高，持续 1～2 天，但接种活疫苗需经过一定潜伏期才有体温升高。体温升高 37.5℃左右为弱反应，37.5～38.5℃为中等反应，38.6℃以上为强反应。此外常伴有头晕、恶心、呕吐、腹泻、全身不适等反应。个别儿童接种麻疹疫苗后 5～7 天出现散在皮疹。

多数儿童的局部和(或)全身反应是轻微的，无需特殊处理，注意适当休息，多饮水即可。局部反应较重时，用干毛巾热敷，全身反应可对症处理。如局部红肿继续扩大，高热持续不退，应到医院诊治。

2. *异常反应* 发生于少数人，临床症状较重。

(1) 过敏性休克：于注射免疫制剂后数秒或数分钟内发生。表现为烦躁不安，面色苍白，口周青紫，四肢湿冷，呼吸困难，脉细速，恶心、呕吐，惊厥，大、小便失禁，以及昏迷。如不及时抢救，可在短期内危及生命。应立即将患儿平卧，头稍低，给予氧气吸入、保暖，并立即皮下或静脉注射 1:1 000 肾上腺素 0.5～1 ml，必要时可重复注射。

(2) 晕针：是由于各种刺激引起反射性周围血管扩张所致的一过性脑缺血。主要是在空腹、疲劳、紧张或恐惧等情况下，在接种时或几分钟内，出现头晕、心慌、面色苍白、出冷汗、手足冰凉、心跳加快等症状，重者心跳、呼吸减慢，血压下降，知觉丧失。一旦发生，应立即让儿童平卧，头稍低，保持安静，饮少量热开水或糖水，一般可在短时间内恢复正常，数分钟后不恢复正常者，皮下注射 1:1 000 肾上腺素，每次 0.5～1 ml。

(3) 过敏性皮疹：以荨麻疹最为多见，一般于接种后几小时至几天内出现，服用抗组织胺药物后即可痊愈。

(4) 全身感染：免疫系统有原发性严重缺陷或继发性免疫防御功能遭受破坏者，接种活菌(疫)苗后可扩散至全身感染。

四、几种主要生物制品的特点

1. *乙型肝炎疫苗* 乙型肝炎疫苗是预防乙型肝炎病毒感染的一种主动免疫生物制品，其作用是阻断母婴传播。接种疫苗者 HBV 标志必须阴性。如 HBV 标志阳性，表明已有过 HBV 感染，接种意义不大。接种程序按“0、1、6”顺序肌肉注射，即第一针在新生儿出生后 24 小时内注射，第二、三针分别在婴儿足月和 6 足月时注射。

2. *脊髓灰质炎减毒活疫苗糖丸* 目前在我国服用的糖丸为Ⅰ、Ⅱ、Ⅲ型混合疫苗糖丸。该疫苗为活疫苗，在保存、运输及使用过程中需冷藏(0℃以下)。服用时应用凉开水送服，以防疫苗灭活，影响疫苗效果。

3. *麻疹减毒活疫苗* 正常疫苗为橘红色透明液体或干燥疫苗，均是未加防腐剂的制剂，且耐热性差，因此抽吸后放置时间不可超过半小时。如发现颜色变黄(有杂菌生长)、变紫(安瓿有裂痕)、混浊或絮状物，则不能使用。婴儿初种麻疹疫苗不可过早，因其体内尚有母体抗体残留。

4. 卡介苗　卡介苗为无毒致病性半型结核菌悬液、不加防腐剂的活菌苗。主要用于预防结核病。初种年龄为婴儿出生24小时后，2个月以上婴儿及成人接种前应做结核菌素试验，阴性反应者可接种卡介苗，阳性反应者表示已获得免疫力，不需要再接种。

5. 百白破混合制剂

(1) 百白破混合制剂属多联价疫苗，作为基础疫苗，主要用于婴幼儿预防百日咳、白喉及破伤风。

(2) 学龄儿童的加强免疫不再使用百白破，而仅使用白破二联类毒素或其单价制品，因4岁后儿童患百日咳机会减少。

(3) 破伤风类毒素和白喉类毒素为吸附制剂，即在制品中加入磷酸铝或氢氧化铝等吸附制剂，使其吸收慢。刺激时间长，免疫效果好。

(4) 该制剂在使用前要充分摇匀，并注意注射间隔期。

6. 流行性乙型脑炎　该疫苗为红色透明液体，内含甲醛，注射后可引起疼痛，为减轻疼痛，注射前可在疫苗内加入亚硫酸氢钠以中和甲醛。流行地区10岁以下儿童为本疫苗接种的主要对象，并且接种应在流行季节前1个月完成。

（胡渊英）

第四章 住院患儿的护理

患病和住院不仅给小儿的身体带来痛苦，而且极易使其身心受到影响，同时对小儿及家庭也是一种应急和危机。为了减轻住院给患儿及其家庭带来的压力，促使患儿尽快恢复健康，除了应用专业知识给予患儿护理及其家庭全面支持外，儿科医疗机构的组织和设备也应根据小儿特点进行合理的安排。

第一节 儿科医疗机构的设施与护理管理

我国儿童医疗机构分为三类：儿童医院、妇幼保健院及综合医院中的儿科。不同的医疗机构，建筑设计的布局有所不同，其中以儿童医院的设置最为全面，包括：小儿门诊、小儿急诊和小儿病房。

一、小儿门诊

（一）设置

1. 预检处

（1）目的与设置：通过预检可早期检出传染病，及时隔离，减少交叉感染的机会；协助患儿家长选择就诊科别，节省就诊时间；赢得抢救危重患儿的时机。预检处应设在医院内距大门最近处，或儿科门诊的入口处。预检处应设有两个出口，一个通向门诊候诊室，另一个通向传染病隔离室。隔离室内备有消毒隔离设备，如紫外线灯、洗手设备、隔离衣物等，如检出传染病或疑似传染病患儿即在该室内进行诊治，并在指定区域内挂号、收费。

（2）预检方式：主要采取简单扼要的问诊、望诊及体检，在较短的时间内根据患儿关键的病史、症状及体征，迅速作出判断，以避免因患儿停留过久而发生交叉感染。当遇有急需抢救的危重患儿时，预诊护士要立即护送至抢救地点；如遇有较严重的传染病患儿，应立即收入传染病房或转至传染病医院，必要时由医护人员护送并上报相关部门及时处理。因此，预检工作要求动作迅速、处理果断、人员要求责任心强、经验丰富、决断能力强。

2. 挂号处　小儿经过预检后，方可挂号就诊。

3. 测体温处　发热小儿在就诊前需到体温测量处测试体温，测温室内设有候诊椅。

4. 候诊室　应宽敞、明亮、空气流通，有足够的候诊椅，并设 1～2 张床供患儿换尿布、包裹之用，此处可设宣传栏或通过电视对小儿进行健康教育。

5. 诊查室　应设有多个，以减轻就诊患儿之间的相互干扰。室内设诊查桌、椅、床及洗手设备等。

6. 治疗室　备有各种治疗所需的设备、器械和药品，可进行必要的治疗，如各种注射穿刺等。

7. 化验室　应设在检查室附近，便于患儿化验检查。

8. 其他　根据医院规模及设置，还可设有专门的儿科配液中心、输液中心及采血中心等，以提高工作效率。

(二) 护理管理

小儿门诊的特点之一是陪伴就诊的人员多，门诊人员的流动量较大，而且患儿家长的焦急程度往往大于其他科别的就诊人员。根据这一特点，门诊在护理管理上应做好以下几个方面的工作。

1. 保证就诊秩序有条不紊　安排专门人员根据初步判断进行分诊，做好家长及患儿的沟通协调工作，必要时陪同他们到相应的诊查室。同时，做好就诊前的准备、诊查中的协助及诊后的解释工作。合理安排、组织及管理，提高就诊质量。

2. 密切观察病情　小儿病情变化快，在预检及门诊整个诊治过程中，护士应经常巡视小儿，一旦发生紧急情况，应及时进行抢救。

3. 预防院内感染　制定并执行消毒隔离制度，严格遵守无菌技术操作规程，及时发现传染病的可疑征象，并予以处理。

4. 杜绝差错事故　严格执行核对制度，进行给药、注射等各项操作时均应认真、仔细，避免差错事故的发生。

5. 提供健康教育　为就诊小儿和家长进行健康指导是门诊护士的重要职责，包括提供促进小儿生长发育、合理喂养以及常见病的预防和早期发现等知识。对慢性病患儿要了解其平时用药、营养、生长发育等情况，给予正确的自我保健指导，减少或避免影响小儿健康的不利因素。

二、小儿急诊

(一) 小儿急诊的特点

(1) 小儿疾病表现常不典型，医护人员应通过询问、仔细观察，尽快明确诊断，并进行处置。

(2) 小儿病情变化快，突发情况多，应及时发现，随时做好紧急抢救准备。

(3) 小儿疾病的种类及特点有一定的季节规律性，应根据规律做好充分准备。

(4) 危重小儿的就诊顺序应特殊安排，由导诊员引导，及时准备进行抢救。

(二) 设置

小儿急诊是抢救患儿生命的第一线，因此急诊部的各室应必备抢救器械、用具及药物等，及时准确地为小儿进行诊治。

1. 抢救室　内设病床，配有人工呼吸机、心电检测仪、气管插管用具、供氧设备、吸引装置、雾化吸入器、洗胃用具等必要的设施，以及各种穿刺包、切开包、导尿包等治疗用具。室内放置抢救车，备有常用急救药品、物品（手电筒、备用电池、体温计、注射器、压舌板等）、记录本及笔，以满足抢救危重症患儿的需要。还应配置应急灯、简易呼吸器等以备停电、停水时用。

2. 观察室　设有病床及一般抢救设备，如供氧和吸引装置等，如有条件可装备监护仪器、远红外线辐射床等，并应按病房要求备有各种医疗文件。

3. 治疗室　设有治疗床、药品柜，备有注射用具，各种治疗、穿刺用物及各种导管等。

4. 小手术室　除一般手术室的基本设备外，应准备清创缝合小手术、大面积烧伤的初步处理、骨折固定等器械用具及抢救药品。

（三）护理管理

1. 重视急诊抢救的五要素　人、医疗技术、药品、仪器设备和时间是急诊抢救的五要素，其中人是起主要作用的。急诊护士应有高度的责任心，熟练掌握小儿各种急诊抢救的理论与技术，具备敏锐的观察力，出现紧急情况时，有较强的组织和处理能力。此外，药品种类齐全、仪器设备先进、争分夺秒都是保证抢救成功的重要环节。

2. 执行急诊岗位责任制度　分工明确，各司其职，坚守岗位，随时做好抢救患儿的准备。经常巡视、观察病情变化并及时处理。对抢救药品和设备的使用、保管、补充、维护等应有明确的分工及交接班制度，保证抢救工作的连续性。

3. 建立并执行各科常见急诊的抢救护理常规　组织护理人员学习、掌握各科常见疾病的抢救程序、护理要点，不断完善急救流程，建立急救卡片，不断提高抢救效率。

4. 加强急诊文件管理　应有完整的病历材料，记录患儿就诊时间、一般情况、诊治过程等。紧急抢救中遇有口头医嘱，须当面复述确保无误后执行，再及时补记于病历上，方便日后核对并且为进一步治疗和护理提供依据。

三、小儿病房

（一）设置

1. 病室　小儿病房最适宜的床位数是30～40张。设有大、小两种病室，大病室容纳4～6张床，小病室为1～2张床。一张床单位占地至少2 m^2，床与床之间距离至少为1 m，床头设有呼叫器，床单位设有护栏。病室墙壁可粉刷柔和的颜色并装饰小儿喜爱的卡通图案，减少患儿的恐惧感和陌生感；每间病室均应设有洗手池、夜间照明装置等，方便照顾患儿。

2. 护士站及医护人员办公室　设在病房中间，以便对病人的观察和抢救。

3. 治疗室　备有各种治疗所需的设备、器械和药品，可进行各种注射和必要的治疗，如各种穿刺、换药等。

4. 配膳(奶)室　将营养部门配好的患儿食品在配膳室分发。室内配备消毒锅、冰箱、配膳桌、碗柜及分发膳食用的餐车，如为营养部门集中配奶，另备有加热奶液的用具。

5. 游戏室　供住院患儿游戏、活动时使用。室内应阳光充足，通风条件好；地面采用木板或塑料材料，桌椅边缘用软材料包裹，防止患儿磕碰跌伤；提供可清洁的玩具及图书等，有条件可备电视机、电脑。

6. 厕所与浴室　各种设置要适合患儿年龄特点。浴室要宽敞，便于护理人员协助小儿沐浴；厕所可有门，但不宜加锁，以防厕所内有意外发生而抢救不能及时。

此外，病房需设有库房、值班室、仪器室等。规模较大的病房还应设家属接待室、隔离室和1～2间备用房(供临时隔离或空气消毒时轮换使用)。

(二) 护理管理

1. 环境管理　病房环境要适合小儿心理、生理特点，可张贴或悬挂卡通画，以动物形象作为病房标志。病室窗帘及患儿被服采用颜色鲜艳、图案活泼的布料制作。新生儿与未成熟儿病室一定要有充足照明，以便观察；小儿病室夜间灯光应较暗，以免影响睡眠。室内温、湿度依患儿年龄大小而定(新生儿:室温22～24℃，相对湿度55%～65%；婴幼儿:室温20～22℃，相对湿度55%～65%；年长儿:室温18～20℃，相对湿度50%～60%)。

2. 生活管理　患儿的饮食不仅要符合疾病治疗的需要，也要满足其生长发育的要求。食具由医院供给，每次用餐后进行消毒。医院负责提供式样简单、布料柔软的患儿衣裤，经常换洗，保持整洁。医护人员工作时尽量动作轻柔，以免引起患儿不安。根据患儿的疾病种类与病情决定其活动与休息的时间。对长期住院的学龄期患儿要适当安排学习时间，形成规律的作息生活，减轻或消除离开学校后的寂寞、焦虑心理。

3. 安全管理　小儿病房安全管理的范围广泛，内容繁杂。无论设施、设备还是日常护理的操作，都要考虑患儿的安全问题，防止跌伤、烫伤，防止误饮、误服。病房中的消防、照明器材应专人管理，安全出口要保持通畅。

4. 感染控制　严格执行清洁、消毒、隔离、探视和陪伴制度。病室定时通风，按时进行空气、地面的消毒，操作前后认真洗手。加强健康教育，提高家属及患儿的自我保护意识。

第二节　住院对患儿及家庭的影响

一、患病和住院对小儿的影响

住院是一种不愉快的经历，对小儿的心理和身体都会造成很大影响。刚入院的小儿通常会对陌生的环境、陌生的人群、医疗设备、紧张的气氛及噪音不能适应，持续啼哭或沉默不语。随着病情的好转，与医护人员建立了感情，小儿逐渐适应了住院环境，但此时又因为不了解治疗过程，尤其是某些侵入性的治疗，小儿会发生恐惧，并产生不同程度的抵抗情绪。此外，住院使患儿和家庭的日常生活被打乱，致使小儿适应社会生活的能力减低。对住院患儿的护理目标是尽量缩短小儿对医院的适应时间，最大限度地减少患病和住院对其身心的影响。

(一) 小儿对疾病的认识

由于认知能力的局限，小儿对患病、住院的认识因年龄的不同而有所差异。各年龄阶段小儿对疾病的认识有以下特点。

1. 幼儿与学龄前期小儿　此期小儿知道自己身体各部位的名称，但不知道其功能；开始了解和知道疾病，但只注重疾病的现象，认为疾病是外在的事物，仅仅是使自己的身体感到不适，而不能从疾病的现象中找出原因，常将疼痛等感觉与惩罚相联系，对疾病的发展及预后缺乏认识。

2. 学龄期小儿　此期小儿具有一定的抽象思维能力，开始了解身体各部分的功能，对疾病的病因有一定的认识，认为道德行为与病因有关，并能注意疾病的程度，开始恐惧身体的伤残和死亡。

3. 青少年　此期小儿的抽象思维能力进一步发展，能够认识到疾病的原因，明确疾病与器官功能不良有关，对疾病的发生及治疗有一定的理解，能够用言语表达身体的不适，并具有一定的自我控制能力。患儿往往焦虑、恐惧，并且常常夸大疾病的程度，产生对死亡的恐惧，甚至因不当的幻想而失眠，无法得到充分的休息。

(二) 各年龄阶段患儿对住院的反应及护理

1. 婴儿对住院的反应及护理　婴儿期是小儿身心发育最快的时期，对住院的反应随月龄增加而有所不同。

6 个月以内的婴儿，如生理需要获得满足，一般比较平静，较少哭闹。婴儿出生 2 个月后，开始汴视母亲的脸并微笑，母婴感情不断加深，而住院常使这一过程中断，同时，婴儿所受到的外界刺激减少，感觉及运动的发育将受到一定影响。6 个月后婴儿开始认生，对母亲或抚育者的依恋性越来越强。对住院的主要反应是分离性焦虑(separation anxiety)，即婴儿与其父母或最亲密的人分开所表现出来的行为特征，可有哭闹不止、寻找父母、避开和拒绝陌生人，亦可有抑郁、退缩等表现。

对于这一阶段的患儿，要尽量减少他们与父母的分离，使父母陪护整个住院过程，满足患儿的生理需要。护士对小婴儿特别要多给予抚摸、怀抱、微笑，提供适当的颜色、声音等感知觉的刺激，协助进行全身或局部的动作训练，维持患儿正常的发育。向家长了解并在护理中尽量保持患儿住院前的生活习惯，可把患儿喜爱的玩具或物品放在床旁。通过耐心、细致的护理，使患儿感到护士像亲人一样爱自己，从而建立和发展信任感。

2. 幼儿对住院的反应及护理　幼儿对母亲的依恋十分强烈，误认为住院是对以往行为的惩罚，因对医院环境不熟悉、生活不习惯而缺乏安全感，并且害怕被父母抛弃，由此产生分离性焦虑。由于语言表达能力及理解能力有限，使他们易被误解和忽视，从而感到苦恼。幼儿自主性开始发展，但住院往往使他们受到约束，因而产生孤独感和反抗情绪。各种心理反应，使患儿拒绝接触医护人员。具体表现为三个阶段：

(1) 反抗(protest)：哭闹，采用打、踢、跑等行为，寻找父母，拒绝他人的劝阻、照顾。

(2) 失望(despair)：因不能找到父母而悲哀、沮丧，对周围事物不感兴趣。部分小儿出现退化现象，即小儿倒退出现过去发展阶段的行为，如尿床、吸吮奶嘴和过度依赖等，这是小儿逃避压力常用的一种行为方式。

(3) 否认(denial)：长期与父母分离者可进入此阶段。即把对父母的思念压抑下来，克制自己的情感，能与周围人交往，以满不在乎的态度对待父母来院探望或离去。

因此，在护理过程中要鼓励父母陪伴及照顾患儿，尽量固定护士对患儿进行连续的、全面的护理。以患儿能够理解的语言讲解医院的环境、生活安排，了解患儿表达需要和要求的特殊方式，尽可能保持患儿住院前的生活习惯，尤其是睡眠、进食等。允许患儿表达自己的情绪，接受其退化行为，并向其父母作适当的解释。允许患儿留下心爱的玩具、物品和一些能引起回忆的东西，如照片、家人讲的故事、唱歌的录音带等。运用语言与非语言沟通技巧，多与患儿交谈，以保持患儿语言能力的发展，达到互相理解。提供与患儿发育相适宜的活动机会，创造条件鼓励其表达自主性。

3. 学龄前患儿对住院的反应及护理　学龄前期小儿住院期间，迫切希望得到父母的照顾和安慰，如与父母分离，同幼儿一样会出现分离性焦虑，但因智能进一步发展，表现较温和，如悄悄哭泣、难以入睡，能把情感和注意更多地转移到游戏、绘画等活动中。此阶段患儿可有恐惧心理，缘于对陌生环境的不习惯，对疾病与住院的不理解，尤其惧怕因疾病或治疗而破坏了身体的完整性。

护士要鼓励家长参与治疗和护理计划，关心、爱护、尊重患儿，尽快熟悉患儿。介绍病房环境及其他患儿，帮助其减轻陌生感。根据患儿病情组织适当游戏、绘画、看电视、讲故事等活动，通过活动，以患儿容易理解的语言，讲解所患的疾病、治疗的必要性，使患儿清楚疾病和住院治疗不会对自己的身体构成威胁。通过参与愉快的活动，帮助患儿克服恐惧心理，促进其正常的生长和发育。在病情允许时，给患儿自我选择的机会，鼓励他们参与自我照顾，以帮助树立自信心。

4. 学龄期患儿对住院的反应及护理　学龄期小儿已进入学校学习，学校生活在他们心目中占有相当的位置，因住院而与学校及同学分离，会感到孤独，并担心学业落后；因对疾病缺乏了解，患儿忧虑自己会残疾或死亡；因怕羞而不愿配合体格检查；也有的患儿唯恐因自己住院给家庭造成严重的经济负担而感到内疚。由于此阶段患儿自尊心较强、独立性增加。尽管他们的心理活动很多，但表现比较隐匿，可能努力做出若无其事的样子来掩盖内心的恐慌。

对于此阶段的患儿，根据他们的需要并以他们能理解的语言，提供有关疾病及住院的知识，解除他们的疑虑，取得信任，密切护患间的关系。与患儿及其家长共同计划每天的生活安排，只要情况允许，鼓励患儿尽快恢复学习。协助患儿与同学保持联系，交流学习情况。进行体格检查及各项操作时，采取必要的措施维护患儿的自尊。提供自我护理的机会，发挥他们独立能力，引导他们安心、情绪稳定地接受治疗。

5. 青春期患儿对住院的反应及护理　青春期少年的个性基本形成，住院后常常不愿受医护过多的干涉，心理适应能力加强但情绪容易波动，也易出现日常生活被打乱的问题。

护士要运用沟通交流技巧建立良好的护患关系，增加患儿的安全感，使患儿充分表达其情绪反应。与患儿及其家长共同制订时间表，根据病情，安排治疗、学习、锻炼、娱乐活动等。对于长期住院的患儿，可在日历上标注特殊事件的日期和时间，如喜爱的电视节目、朋友或亲戚探视、节日及生日等，特别是治疗方面的变化。在执行治疗护理措施时，提供给患儿部分选择权，通过强调患儿的个人能力，否定不合作或消极行为，来强化患儿的自我管理能力。

二、住院对家庭的影响

(一) 家庭对患儿住院的反应

小儿患病和住院打破了家庭的正常生活，尤其是当诊断不明确或病情比较严重时，家庭成员尤其是母亲受的刺激最大，她会将小儿患病归罪于自己的过失。目睹患儿遭受困扰对家长而言是极其痛苦的，并且由于对患儿的预后顾虑重重，家长可能会焦虑、担心，严重时会产生心理障碍，以至于影响生理功能，造成内分泌失调及心血管、消化、呼吸系统功能的紊乱。部分患儿病程长、预后不良、家庭缺少经济或社会的支持等，都增加了家长适应的难度。

(二) 住院患儿的家庭支持

在住院过程中，医护人员与患儿家长的关系会影响家庭的氛围，进而影响患儿的康复。

医护人员如果以热情、客观、理解、关心的态度与患儿家长传递各种信息，家长就会不同程度的减轻紧张、焦虑的心理，与医护人员建立信任的关系，减少家庭对患儿住院的不良反应，有利于医护工作的进行，更好的促进患儿的康复。因此，儿科护理应该是以家庭为中心的护理，通过优先考虑家庭的价值和需要，促进家庭合作，强化家庭整体的力量来为家庭提供支持。

1. 对患儿父母的情感支持　包括支持父母经常陪伴患儿并与之沟通，接受父母语言和非语言信息。虽然有时候护士不能给予患儿父母直接的支持，但可通过陪伴患儿，让其父母有独处时间；或安排其他家庭成员探视，与家庭其他成员讨论满足患儿父母的需要，使患儿父母得到休息。护士也可以通过指导父母如何照顾患儿、照顾家庭等来减轻父母的责任；组织家长共同讨论孩子住院后的感受、体会和顾虑，为家长提供支持。护士还应提供机会让患儿父母表达悲伤、内疚、愤怒等情感，并帮助其明确产生这些感觉的原因，从而选择适当的应对方式。

2. 对患儿家庭的信息支持　疾病和住院给患儿及家庭成员提供了一个了解自己的身体、健康知识以及医务人员的良好机会。因此，应为家庭提供信息支持，让家庭成员清楚的了解事情将会怎样、他们应该怎么做。护士还可通过回答家长的问题，帮助其了解患儿的状况。提供信息时，要注意因人而异，选择适当的时间和方法。

第三节　住院患儿的护理

一、沟通交流

沟通是儿科护理中的重要技能，通过沟通不仅使护理人员完成有效的护理评估，而且可以帮助建立良好的护患关系。众多因素影响沟通过程，因而需要儿科护理人员掌握一定的沟通技巧，注意儿童的年龄特征和发育特点，同时还应注意与小儿家长的沟通与交流。

（一）小儿沟通特点

1. 语言表达能力差　不同年龄阶段的小儿，语言表达能力不同。年龄越小，词汇量越少，表达能力越差。婴儿只能用不同音调、响度的哭声来表达自己的需要。幼儿吐字不清楚、用词不准确，不仅自己表达不清，也使对方难以理解。3 岁以上小儿，可通过语言并借助肢体动作，形容、叙述某些事情，但容易夸大事实，掺杂个人想象，缺乏条理性、准确性。

2. 缺乏认识、分析问题的能力　随着年龄的增长，小儿对事物的认识逐渐从直觉活动思维和具体形象思维过渡到抽象逻辑思维。在这转变过程中，常因经验不足、知识能力有限而在理解、认识、判断、分析等环节出现偏差，对自己及周围事物缺少正确的认识和估计，容易影响沟通的进展与效果。

3. 模仿能力强，具有很强的可塑性　学龄前小儿智能发育日趋完善，思维能力进一步发展，他们注意模仿成人的一言一行，设法了解和认识周围环境。学龄儿接触范围扩大，开始意识到进入社会，在追求成功的努力中，注意追随模仿优秀的同龄人和老师。在不同的环境里，小儿模仿的内容不同，只要成人在沟通时有目的性的引导，就能获得事半功倍的效果。

（二）与小儿沟通的原则

与小儿沟通的最根本原则是尊重小儿，护士在与小儿交往过程中应一直坚持这一原则，并促使家长遵守。

1. *主动介绍* 初次接触患儿及其家长时的自我介绍对进一步沟通具有重要意义。护士主动介绍自己，亲切询问患儿的乳名、年龄、学校或幼儿园名称等患儿熟悉的生活，可缩短彼此间的距离。同时应鼓励患儿自己做自我介绍或提出疑问，避免将所有问题只向家长询问，而形成替代沟通的局面，挫伤患儿主动合作的积极性。

2. *耐心倾听和交谈* 沟通中护士应注意倾听并与患儿交谈，患儿最烦恼的是被成人忽视，特别是学龄儿童和青少年。儿童是"独特的群体"，他们有自己的思想，成人应该关注他们的观点，鼓励他们进一步交谈。

3. *诚信* 护患信任关系发展的基础是诚信，一般情况下，护士为了保护患儿避免伤害，而不告诉他们真相。其实将事实告诉他们，再提供必要的支持，是最安全的办法。给予适当的触摸、温和的表情、简单的问候，可使患儿减轻伤痛，并逐渐接受即使是不愉快的事实。诚信能使患儿感到安全，不可随意向患儿许诺。承诺的事情一定要实现。

4. *保护隐私* 与小儿沟通需要保护其隐私，即使是年龄小的患儿，也有其自己的个人世界，也需要保留隐私，因为他们需要安全的港湾进行幻想。面对外界的纷乱，他们需要宁静的自我空间梳理变幻的情感变化。

5. *尊重情绪和情感变化* 尊重患儿的情绪和情感变化对建立护患关系十分重要。小儿的情绪变化快，有时喜怒无常。应允许小儿在受伤时哭泣、在受挫时表达气恼。尊重他们的情感并不意味允许小儿的破坏性行为，而是要给予正确的引导，将攻击性行为转化为建设性游戏或通过积极的语言沟通解决问题，以帮助他们学会控制情绪，而非受情绪左右。

6. *循序渐进* 小儿需要一个过程逐渐熟悉环境和其中的人。陌生人如果直接接近小儿并交谈，常会使他们感到恐惧，可通过游戏介导与他们逐渐熟悉，或允许小儿在洋娃娃或绒毛动物玩具上尝试用无针头的注射器进行注射，或通过先与其父母交谈使他们逐渐适应。

7. *体态动作* 患儿年龄小、体格小，但仍要平等对待。与其交谈，采取下蹲姿势以达到与患儿保持同一水平线，让孩子感到他们发表的意见也有重要价值，可维持自尊。因为小儿对非语言性交流高度敏感，他们需要看见谈话对象的面孔，与患儿保持同一水平可使他们感到平等，这样可促进交流。

（三）与小儿沟通的技巧

与小儿的沟通受其发育水平、个人经历和个性特征等因素的影响，一些小儿乐于交谈，而另一些可能沉默寡言。应用各种技巧可促进与小儿的沟通，特别是他们处于压力状态下时，这些技巧可帮助他们充分表达自我。下面介绍一些语言和非语言沟通技巧。

1. *语言沟通技巧* 多种语言技巧可用于促进沟通。护士可应用这些技巧引出问题，或以一种非威胁的方式感知对方的想法，这种被称为"工作游戏"的沟通方式易被小儿接受。

（1）填充句子：填充句子的游戏可用于学龄儿童，开始提出非威胁性的话题，将句子补充完整，如"我最喜欢在夏季________。"再逐渐深入话题，如"我最不喜欢在医院________。"注意开始交谈的内容应保持中性色彩，以小儿的自我感受为中心。

（2）讲故事：讲故事结合绘画、作文作为一种自然的沟通方式可使患儿自由表达内心感受，如请患儿讲在医院中的故事或经历的特殊事件，此种技巧常用于学龄儿童。

（3）读书疗法：读书疗法是引用与儿童经历相似的书中故事作为主题，如入学、寄养、疾病、住院或其他的压力事件，患儿可从中学习一些经验并表达其自我感受，这种方法常结合讲故事、绘画和作文来进行。

(4) 第三人技巧:此方法以第三个人的感受为起点,这样比直接询问对方的感受更易接受,相对威胁小。例如护士提出“孩子们在医院常觉得害怕或孤独”,接着讨论“其他孩子”的想法以鼓励患儿表达自己的感受。

(5) 三个愿望:此方法可促进与儿童交谈,沟通开始时常提出一个简单的问题:“如果你在这个世界上可有三个愿望,它们是什么呢?”孩子可能回答“我不想生病。”再问其他两个,他可能会回答“如果第一个愿望能实现,我不再要求更多的了。”随后彼此可谈论患病对人的影响。

2. 非语言沟通技巧　非语言沟通较少受意识控制,因而更可靠,小儿往往先用行为而非语言来表达自己的感受,非语言性沟通也是儿童最自然的表达自我的方式。应用以下非语言沟通技巧可促进与小儿的沟通。

(1) 触摸:触摸是含义深刻的沟通之一,特别是在交流感受和态度时。有多种类型的触摸方式,如安抚、抚摸、搂抱等。儿童对触摸传递的信息十分敏感,在应用触摸时,护士应注意部位、强度、持续时间等,特别是面对新生儿时。

(2) 绘画、书写:绘画可以帮助儿童表达其感受,儿童常在画中投射了大量的内在自我。护士应鼓励儿童画画并用自己的语言描述。建议患儿记日记,记下难以表达的想法,或写一些不发出的“信”,从而表达自我的情感发展。

(3) 游戏:儿童生活中重要的、不可缺少的活动是游戏,与儿童最重要、最有效的方式是通过游戏沟通。儿童可以从游戏中学习知识、认识世界、处理周围的关系,适应社会的要求;通过游戏可减轻由于疾病和住院对患儿产生的压力;护士可从儿童的游戏行为的复杂性中认识儿童的身体、智力和社会发展的状况;通过游戏,护士不仅可评估小儿的认知状况,还可进行相关的干预和评价;在治疗性的游戏中,护士可以鼓励、帮助、教育患儿,使之消除因住院和疾病导致的不良情绪。

(四) 与小儿家长的沟通

健康评估不仅需要小儿的参与,还需要家长的配合。通过与家长的沟通可获得有关小儿的大部分信息;相关的健康指导需要家长直接实施,或协助实施。在与家长沟通中,护士可采用适当的沉默、倾听、观察,并配合接受、尊重、移情等方法,充分理解家长,取得家长的配合,以澄清病情,促进家长更好地作好决定。

1. 鼓励交谈　通过与家长的沟通不仅可以了解小儿的健康及发育状况,还可以明确相关的影响因素。护士应注意家长所关注的问题,理解家长的苦恼和焦虑,提出开放性的问题,鼓励交谈,以获得更多信息。

2. 集中主题　在与家长的沟通中既要使其自由表达,又要注意集中主题,可采用提出开放性的问题,随后对主题给予一定的限制,以避免谈话的偏离。

3. 倾听　倾听是有效沟通的重要技巧,在与家长交谈中,应注意语言和非语言沟通的各个方面,理解对方,避免偏见和环境的干扰。

4. 移情　移情是感受他人内心所想,尽量以对方的眼光看待整个世界。移情不等同于同情,后者只是主观地想象他人所想,而移情则是非常有益的支持技巧。

二、住院患儿的健康评估

小儿时期是不断生长发育的动态变化时期,无论在心理,还是在生理方面均不成熟,特别容易受环境影响，使自身功能发生改变。因此，在评估小儿健康状况时，要掌握小儿心身特点，运用多方面知识，以获得全面、正确的主客观资料，为制订护理方案打下良好的基础。

(一) 健康史的采集

健康史由患儿、家长、其他照顾者及有关医护人员的叙述获得，对护理计划的正确制订起着重要的作用。

1. 内容

(1) 一般情况：包括姓名(乳名)、性别、年龄(采用实际年龄，新生儿记录到天数，婴儿记录到月数，1岁以上记录到几岁几个月)、民族、入院日期，以及父母的姓名、年龄、职业、文化程度、通讯地址、联系电话等。

(2) 主诉：用小儿或其父母的语言简要概括主要症状或体征及其持续的时间，如“持续发热3天”。

(3) 现病史：即来院诊治的主要原因及发病经过，包括发病时间、起病过程、主要症状、病情发展、严重程度，以及接受过何种处理等。还有其他系统和全身的伴随症状，以及同时存在的疾病等。

(4) 既往史：以往小儿健康状况，包括出生史、喂养史、生长发育史、免疫接种史、既往健康史、过敏史、日常活动等情况。询问时根据不同年龄及不同健康问题各有侧重。

1) 出生史：第几胎第几产，是否足月顺产，母孕期情况，分娩时情况，出生时体重、身长，出生时有无窒息、产伤、Apgar评分等。对新生儿及小婴儿尤应详细了解。

2) 喂养史：要详细询问婴幼儿及患营养性疾病和消化系统疾病患儿的喂养史。以及母乳还是人工喂养，人工喂养以何种乳品为主、如何配制，喂哺次数及量，添加辅食及断奶情况，近期进食食品的种类、餐次，以及食欲、大小便情况等。对年长儿应了解有无挑食、偏食、吃零食等不良饮食习惯。

3) 生长发育史：了解小儿体格生长指标如体重、身长、头围增长情况；前囟门闭合及乳牙萌出时间、数目；会抬头、翻身、坐、爬、站、走的时间；语言的发展；对新环境的适应性；学龄儿还应询问在校学习情况及与同伴间的关系等。

4) 免疫接种史：接种过何种疫苗，接种次数，接种年龄，接种后有何不良反应。

5) 日常活动：主要活动环境，卫生习惯，睡眠、休息、排泄习惯，是否有特殊行为问题，如吮拇指、咬指甲等。

6) 既往健康史：既往患过何种疾病、患病时间及治疗结果，既往住院史。尤其应了解传染病的患病情况。

7) 过敏史：是否有过敏性疾病，有无对药物、食物或某种特殊物质(如植物、动物或纤维)的过敏史，特别应注意药物过敏反应。

8) 家族史：家族是否有遗传性疾病，如有遗传性疾病，应了解父母是否近亲结婚、同胞的健康情况等。

(5) 心理及社会环境状况：了解患儿性格特征，如是否开朗、活泼、好动或喜静、合群或孤僻、独立或依赖；小儿及其家庭对住院的反应：是否了解住院的原因、对医院环境能否适应、对治疗护理能否配合、对医护人员是否信任。了解患儿父母的年龄、职业、文化程度、健康状况；父母与小儿的互动方式；家庭经济状况，居住环境，有无宗教信仰。学龄儿还应询问在校学习情况及与同伴间的关系等。

2. 注意事项

(1) 收集健康史最常用的方法是交谈、观察。在交谈前，护理人员应明确谈话的目的，安排适当的时间、地点。

(2) 交谈中精神集中，认真听、重点问，态度和蔼亲切、语言通俗易懂，以取得家长和孩子的信任，获得准确的、完整的资料，但避免使用暗示的语气来引导家长或孩子作出主观期望的回答。

(3) 对年长儿可让其补充叙述病情，以取得直接的感受，但要注意分辨真伪。

(4) 病情危急时，应简明扼要，边抢救边询问主要病史，以免耽误救治，详细的询问可在病情稳定后进行。

(二) 体格检查

护理体格检查的目的是通过对身体进行全面检查，对患儿在身心、社会方面的功能进行评估，为制订护理计划提供依据。

1. 小儿体格检查的原则

(1) 环境舒适：体格检查所用的房间应光线充足、温度适中、周围安静。检查用品齐全、适用，根据需要提供玩具、书籍。检查时体位不强求一律，婴幼儿可由父母抱着检查，怕生的孩子可从背部查起。尽量让孩子与亲人在一起，以增加其安全感。

(2) 态度和蔼：开始检查前要与小儿交谈或逗引片刻，用鼓励表扬的语言获得其信任与合作。同时，也可借此观察小儿的精神状态、对外界的反应及智力情况。对年长儿，可说明要检查的部位、有何感觉，使小儿能自觉配合。

(3) 顺序灵活：体格检查的顺序可根据患儿当时的情况灵活掌握。一般趁小儿安静时先进行心肺听诊、腹部触诊和数呼吸、脉搏，因这些检查易受小儿哭闹的影响；皮肤、四肢躯干骨骼、全身淋巴结等容易观察到的部位则随时检查；口腔、咽部和眼结合膜、角膜等对小儿刺激大的检查应放在最后进行；在急诊情况下，首先检查重要生命体征和与疾病损伤有关的部位。

(4) 技术熟练：检查尽可能迅速，动作轻柔。检查过程中既要全面仔细，又要注意保暖，冬天检查者双手及听诊器胸件等应先温暖。

(5) 保护和尊重小儿：小儿免疫力弱，易感染疾病，要注意防止院内感染。对于学龄期小儿和青少年要注意保护隐私。

2. 体格检查的内容和方法

(1) 一般状况：在询问健康史的过程中，趁小儿不注意时就开始观察，以便取得可靠资料。观察小儿发育与营养状况、精神状态、面部表情、对周围事物反应、皮肤颜色、哭声、语言应答、活动能力、体位、行走姿势等，根据这些观察，可初步判断小儿的神志状况、发育营养、病情轻重、亲子关系等。

(2) 一般测量：除测体温、呼吸、脉搏、血压外，还应测量体重、身长、头围、胸围等生长发育指标。

1) 体温测量：测量方法视小儿年龄和病情而定。能配合的年长儿可测口温，37.5℃为正常；小婴儿可测腋温，36～37℃为正常；肛温最准确，但对小儿刺激大，36.5～37.5℃为正常；电子体温计较水银体温计方便和安全。

2) 呼吸、脉搏测量：应在小儿安静时测量。年幼儿以腹式呼吸为主，故可按小腹起伏计数。呼吸过快不易看清者可用听诊器听呼吸音计数，还可用少量棉花纤维粘贴近鼻孔边缘，观察棉花纤维扇动次数。除呼吸频率外，还应注意呼吸节律及深浅。年幼儿腕部脉搏不易扪及，可计数颈动脉或股动脉搏动，也可通过心脏听诊测得。各年龄小儿呼吸、脉搏正常值见表 4-1。

表 4-1 小儿呼吸、脉搏范围(次/分)

年龄	呼吸	脉搏	呼吸∶脉搏
新生儿	40～50	120～140	1∶3
1 岁以下	30～40	110～30	1∶3～1∶4
2～3 岁	25～30	100～120	1∶3～1∶4
4～7 岁	20～25	80～100	1∶4
8～14 岁	18～20	70～90	1∶4

3) 血压测量：根据小儿不同年龄选择不同宽度的袖带，宽度应为上臂长度的 2/3。袖带过宽测出的血压较实际值为低，太窄则测得值较实际值为高。年幼儿血压不易测准确。新生儿及小婴儿可用多普勒超声诊断仪或心电监护仪测定。不同年龄小儿血压正常值可用公式推算：收缩压(mmHg)＝80＋(年龄×2)，舒张压为收缩压的 2/3。

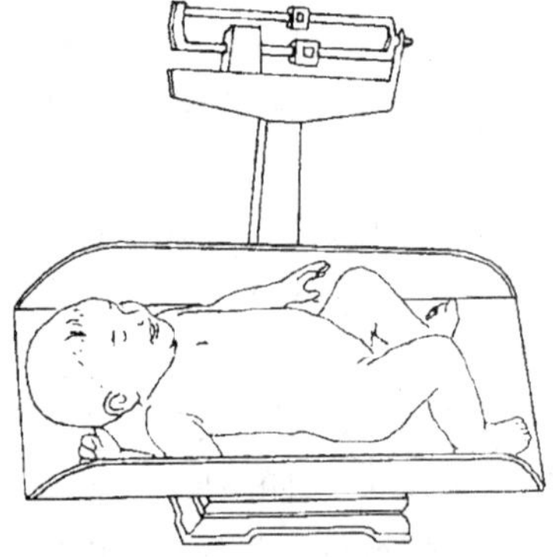

图 4-1 盘式杠杆秤测量体重

4) 体重测量：晨起空腹排尿后或进食后 2 小时称测为佳，称测量时应脱鞋，只穿内衣裤，衣服不能脱去时应除去衣服重量，以求准确测量值。小婴儿用盘式杠杆秤测量(图 4-1)，准确读数至 10 g；1～3 岁的幼儿用坐式杠杆秤测量(图 4-2)，准确读数至 50 g；3 岁以后用站式杠杆秤测量(图 4-3)，准确读数不超过 100 g。称重前必须校正秤。称重量时小儿不可接触其他物体或摇动。

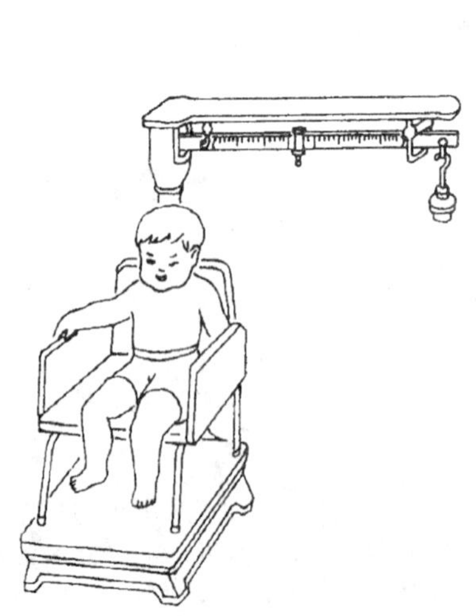

图 4-2 坐式杠杆秤测量体重

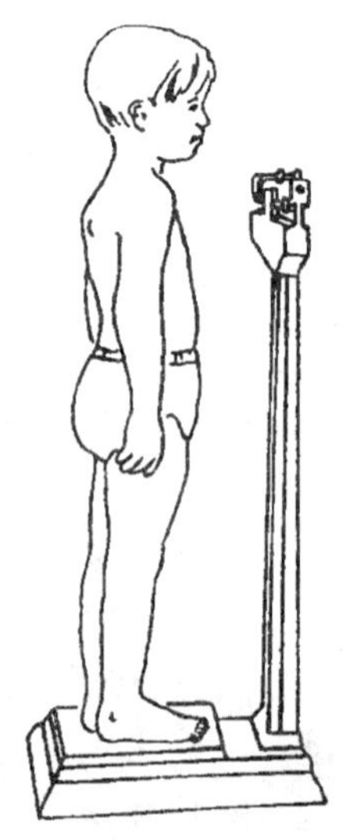

图 4-3 站式杠杆秤测量体重

5）身长(高)测量:身长测量方法随年龄而不同。3岁以下小儿用量板卧位测身长。小儿脱帽、鞋、袜及外衣,仰卧于量板中线上。助手将小儿头扶正,使其头顶接触头板,测量者一手按直小儿膝部,使两下肢伸直紧贴底板;一手移动足板使其紧贴小儿两侧足底并与底板相互垂直,当量板两侧数字相等时读数,记录至小数点后1位数(图4-4)。3岁以上小儿可用身高计或将皮尺钉在平直的墙上测量身高。要求小儿脱鞋、帽,直立,背靠身高计的立柱或墙壁,两眼正视前方,挺胸抬头,腹微收,两臂自然下垂,手指并拢,脚跟靠拢,脚尖分开约60°,使两足后跟、臀部及肩胛间同时接触立柱或墙壁。测量者移动身高计头顶板(或用一木板代替)与小儿头顶接触,板呈水平位时读立柱上数字(cm),记录至小数点后1位数(图4-5)。

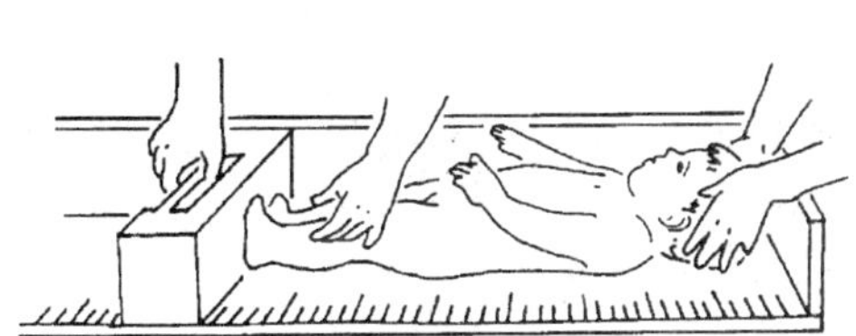

图4-4　<3岁小儿身长测量

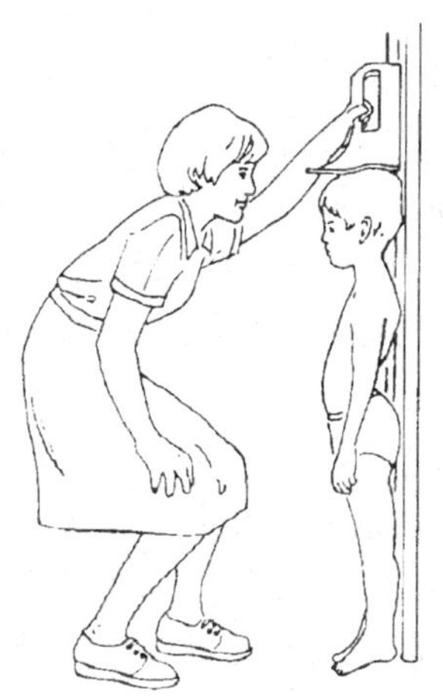

图4-5　>3岁小儿身长测量

6）坐高(顶臀长)测量:3岁以下小儿卧于量板上测顶臀长。测量者一手握住小儿小腿使其膝关节屈曲,骶骨紧贴底板,大腿与底板垂直;一手移动足板紧压臀部,量板两侧刻度相等时读数,记录至小数点后一位数(图4-6)。3岁以上小儿用坐高计测坐高。小儿坐于坐高计凳上,身躯先前倾使骶部紧靠量板,再挺身坐直,大腿靠拢紧贴凳面与躯干成直角,膝关节屈曲成直角,两脚平放于地面;测量者移下头板与头顶接触,记录读数至小数点后1位数(图4-7)。

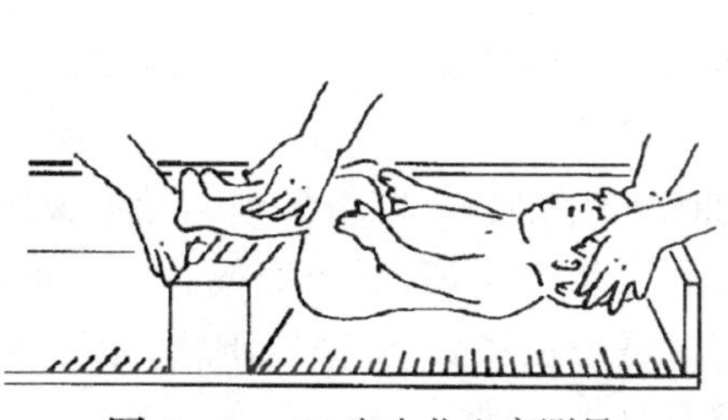

图4-6　<3岁小儿坐高测量

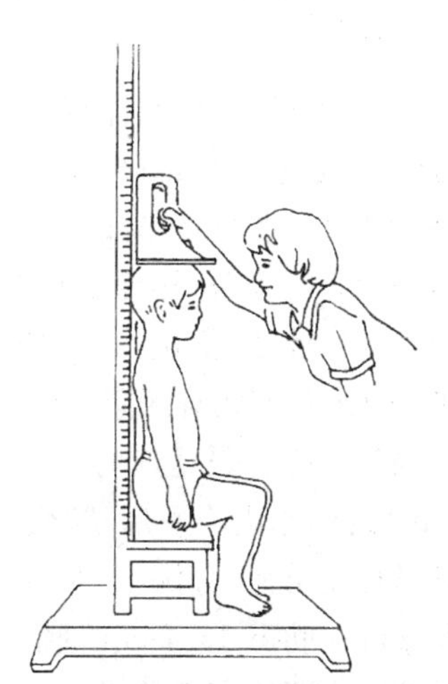

图4-7　>3岁小儿顶臀长测量

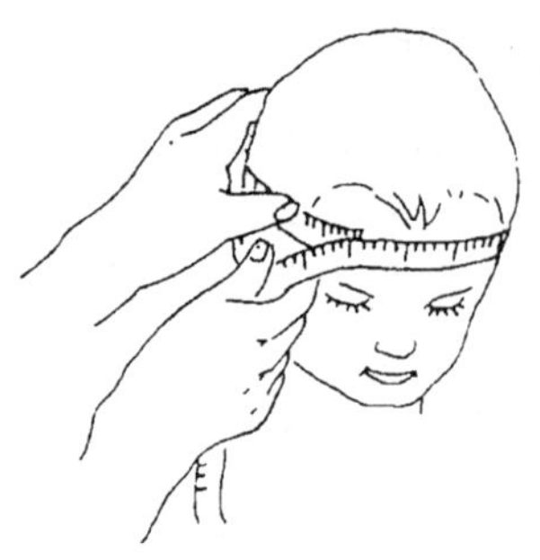

图4-8　头围测量

7）头围测量：头围测量在2岁前最有价值。小儿取立位或坐位，测量者用左手拇指将软尺0点固定于小儿头部右侧眉弓上缘，左手中、示指固定软尺与枕骨粗隆，手掌稳定小儿头部，右手使软尺紧贴头皮（头发过多或有小辫者应将其拨开）绕枕骨结节最高点及左侧眉弓上缘回至0点，读数记录至小数点后1位数（图4-8）。

8）胸围测量：小儿取卧位或立位（3岁以上不可取坐位），两手自然平放或下垂，测量者一手将软尺0点固定于小儿一侧乳头下缘（乳腺已经发育的女孩，固定于胸骨中线第4肋间），一手将软尺紧贴皮肤，经背部两侧肩胛骨下缘回至0点，取平静呼吸时的中间读数，或吸、呼气时的平均数，记录至小数点后1位数。

（3）皮肤和皮下组织：在明亮的自然光线下观察皮肤颜色，注意有无苍白、潮红、黄疸、发绀、皮疹、瘀点、脱屑、色素沉着；观察毛发颜色、光泽，注意有无干枯、易折、脱发；触摸皮肤温度、湿润度、弹性、皮下组织及脂肪厚度，注意有无脱水、水肿等。

（4）淋巴结：检查枕后、颈部、耳后、腋窝、腹股沟等处淋巴结大小、数目、质地、活动度及有无压痛等。

（5）头部

1）头颅：观察头颅大小形状，注意前囟大小和紧张度、是否隆起或凹陷；小婴儿检查有无颅骨软化，枕部有无枕秃；新生儿有无产瘤、血肿等。

2）面部：观察有无特殊面容，眼距大小，双耳大小、形状等。

3）眼、耳、鼻：检查有无眼睑红肿、下垂、闭合不全，眼球突出、斜视，结膜充血、脓性分泌物，角膜混浊、溃疡，巩膜黄染；检查瞳孔大小、对光反应。检查双耳外形，注意有无外耳道分泌物、局部红肿、提耳时疼痛等。观察鼻形，注意有无鼻翼扇动、鼻分泌物性状、鼻塞等。

4）口腔：观察嘴唇有无苍白、发绀、干燥、口角糜烂、疱疹，牙龈、颊黏膜、硬腭有无充血、溃疡、黏膜斑、鹅口疮，腮腺开口处有无红肿及分泌物，牙的数目及排列，有无龋齿等。

（6）颈部：观察有无斜颈、短颈等畸形，以及活动情况；甲状腺有无肿大；气管位置，颈静脉充盈、搏动等。

（7）胸部

1）胸廓：检查外形有无异常，特别注意佝偻病引起的胸廓畸形；胸廓两侧是否对称，有无呼吸运动异常、心前区局部隆起等。

2）肺：望诊呼吸快慢深浅，有无节律异常、呼吸困难、“三凹征”（吸气时胸骨上窝、肋间隙、剑突下凹陷）等表现；触诊语颤有无改变；叩诊有无异常浊音、鼓音或实音；听诊呼吸音是否清，有无啰音（性质、部位）；听诊时，小儿常不配合，可趁啼哭后出现深吸气时进行。

3）心：望诊心前区有无隆起，心尖搏动位置、范围、性质；触诊有无震颤；叩诊心界大小；听诊心率、节律、心音强度，有无杂音。

（8）腹部：望诊大小及形状，腹壁有无静脉曲张，有无脐疝，能否见到蠕动波或肠型，注意新生儿脐部有无出血、分泌物、炎症；触诊腹壁紧张程度如何，有无压痛或肿块。正常婴幼儿有时肝边缘可在肋下1～2 cm处扪及，小婴儿有时可触及脾脏，肝脾均质软、无压痛，6～7岁后不应再摸到。叩诊有无移动性浊音，听诊肠鸣音是否正常。

（9）脊柱和四肢：观察有无畸形，有无脊柱侧弯、强直，四肢活动度是否正常，有无“O”形或“X”形腿，以及手镯、足镯征等佝偻病体征；肌力是否正常；有无杵状指、多指(趾)畸形。

(10) 会阴、肛门及外生殖器：观察有无畸形、肛裂，女孩阴道有无分泌物，男孩有无包皮过长、阴囊鞘膜积液、隐睾、腹股沟疝等。

(11) 神经系统：根据病种、病情、年龄等选择必要的检查。

1) 一般检查包括神志、精神状态、面部表情、前囟饱满度、反应灵敏度，以及动作语言发育，有无异常行为、肢体动作能力等。

2) 脑膜刺激征：一般重点检查颈阻力、肌张力、克氏征及布氏征等。

3) 神经反射：对新生儿应检查某些特有反射是否存在，如吸吮反射、握持反射、拥抱反射等；有些神经反射有其年龄特点，如新生儿和小婴儿腹壁反射、提睾反射较弱或不能引出，但跟腱反射亢进；2岁以下婴幼儿巴氏征可呈阳性，但一侧阳性、一侧阴性则有临床意义。

(三) 家庭评估

家庭评估包括家庭结构评估和家庭功能评估，是小儿健康评估的重要组成部分，因为小儿与其家庭成员的关系是影响其身心健康的重要因素。

家庭结构是指家庭的组成，以及影响小儿及其家庭成员身心健康的有关家庭的社会、文化、宗教和经济特点。其评估范围包括以下几个方面。

1. 家庭结构评估

(1) 家庭组成：家庭组成狭隘的是指目前与小儿共同居住的家庭成员，广义的范围应包括整个家庭支持系统。评估中应涉及父母目前的婚姻状况，是否有分居、离异及死亡情况，同时应了解患儿对家庭危机事件的反应。

(2) 家庭及社区环境：家庭环境包括住房类型、居住面积、房间布局、安全性、居住问题(虫害、卫生条件差等)以及新近的家庭变迁等。社区环境资料包括邻里关系、学校位置、上学交通状况、娱乐空间、环境中潜在危险因素等。

(3) 家庭成员的职业及教育状况：父母的职业包括目前所从事的工作、工作强度、工作地离居住地的距离、工作满意度以及是否暴露于危险环境等，还应涉及家庭的经济、医疗保险状况；父母的教育状况是指教育经历、所掌握的技能等。

(4) 文化及宗教特色：有关家庭文化传统及宗教信仰方面的信息对制定护理计划十分重要，此方面的评估应注重在家庭育儿观念、保健态度、饮食习惯等。

2. 家庭功能评估　家庭功能涉及的是家庭成员之间彼此的影响力以及相互关系的质量，它是决定家庭健康的重要因素。其评估内容包括以下几个方面：

(1) 家庭成员的关系及角色：家庭成员的关系是指他们之间的亲密程度，是否彼此亲近、相互关心，有无偏爱、溺爱、冲突、紧张状态，能否使小儿获得爱与安全；家庭角色是指每个家庭成员在家庭中所处的地位及所承担的责任。

(2) 家庭中的权威及决策方式：育儿中父母的权力分工对家庭健康是十分重要的，因此评估中应包括家庭问题如何决策以及谁具有决策权。

(3) 家庭中的沟通交流：评估问题应包括父母是否鼓励孩子与他们交流思想，孩子是否耐心倾听父母的意见，孩子是否愿意与父母探讨问题并分享感受。家庭是否具有促进小儿生理、心理和社会性成熟的条件，以帮助患儿完成社会化进程；与社会有无联系，能否从中获取支持。

(4) 家庭卫生保健功能：评估家庭成员有无科学育儿的一般知识、家庭用药情况、对患儿疾病的认识、提供疾病期间护理照顾的能力等;同时,了解家庭其他成员的健康状况。

在家庭评估过程中,护理人员要应用沟通技巧,获得家长的信任,涉及隐私的问题要注意保护。根据健康史采集、体格检查及家庭评估的结果进行综合分析,确定患儿的主要健康问题,提出适当的护理诊断,制定切实可行的护理计划。随着患儿情况的变化,随时进行评估和修正、执行和评价,不断提高护理质量,更好地为患儿服务。

三、住院患儿的健康教育

健康教育是护士照护患儿及其家长的重要内容。教育可为非正式的,如护士在常规护理中给予解释;也可为有组织的,如护士计划并贯彻一个正式的教育程序。患儿的教育必须考虑到他们的发育水平和认知的能力。当教育涉及多种感觉(如听、视、触)时,要使患儿更容易接受些。针对家长的教育必须适合他们的理解水平。应选择适当的时间,如果家长和患儿专心于其他的想法或活动,对教育的接受能力会很差。根据现有的信息,有效的教育应该包括认知、心理和情感三个领域。

(一) 教育计划

教育计划应是书面计划,包括教育目标、教育方法、评价方法及时间等。教育计划要求目标明确、方法和教材明确。制订教育计划可以确保教育内容全面准确,并使教育更有效。

患儿的主要照顾者应该参与教育。建立教育计划的第一步是评估患儿或家长的知识、技能和感受,第二步决定应该有什么样的知识、技能或态度的改变,探讨可能的教育方法和途径。可以利用各种信息来源,如书面材料、计算机软件、绘图或录音带、CD、VCD等视听方式等。也可以进行小组教育,两三个家长或患儿在一起学习并分享经验也是很有益的。

(二) 有特殊需要的患儿

有残疾的患儿可能有特殊的学习需要,如果他们有视力的损害或视觉障碍,材料必须以听觉和触觉的方式出现,有听力缺陷的患儿需用视觉的和触觉的材料。有学习障碍的患儿需要缩短教育的时间并反复强化,经常评价他们的理解程度,并按需要进行调整。与家长及患儿的老师一起评价患儿的能力,有助于护士制订教育方式。

四、住院患儿意外和损伤的预防

伤害事故是导致小儿意外死亡的主要原因之一。特别是小儿6个月以后,其动作发育逐渐成熟,运动增加,对环境有强烈的好奇心,因此应对小儿时刻保持警戒、监督。

(一) 常见的意外伤害包括以下类型

1. *异物吞入和窒息*　因异物吸人呼吸道导致机械性窒息是小儿1岁内意外死亡的主要原因。吸入食物或物体的大小、形状、质地是决定窒息程度的重要因素,例如小的圆形、圆柱形、易弯曲的物体往往会导致呼吸道完全阻塞,很多家居小物件对婴儿都可致命。

当小儿能够准确定位口腔后,他们很可能将小物件放进嘴里而导致吸入。例如婴幼儿不慎将有裂缝的摇铃放入嘴里,则其内的小球很可能落入嘴中而不慎吸入;绒毛动物的眼睛或鼻子若被婴幼儿挖落,则也是潜在的危险。地板也应保持干净,不能有如硬币等类的小物件落在地下,以免婴幼儿捡起放入嘴里。

2. *跌倒*　当婴幼儿5个月会翻身后,应时刻注意防止跌落。应注意不要将小儿放在没有护栏的高处，而最安全的平台就是地板。应养成习惯随时将婴儿的床栏拉起，因为即使他们暂时还不会爬出床栏，但总有一天他们会突然能够翻出。婴儿床最好是放在柔软的地毯上而不是硬的地板上。

3. *中毒* 中毒是小儿5岁内意外死亡的主要原因。在2岁左右发生率最高，其次是1岁左右。一旦小儿会爬，中毒的危险时刻存在。

4. *烧伤和烫伤* 热水太烫，日晒过多，被火烧伤，被电线、插座的电击伤，被家中的取暖器烫伤等均可能导致小儿意外死亡和受伤。小儿的皮肤很娇嫩，因此应对各种热源加以严密监控。

5. *溺水* 溺水也是导致小儿意外死亡的主要原因之一。当小儿会走以后，他们能到达那些较危险的地方，如水龙头、水池、水渠等，甚至那些看似安全的地方，如厕所、水桶，对孩子来说也是危险的，当孩子因好奇倾斜身体时，因为他们头大、力量有限、协调能力差，所以很容易溺水。因此盛水容器使用后应马上把水倒掉。小儿的探索欲望和无法识别水的危险性往往使溺水很危险，抢救的机会也较少。

6. *交通事故* 交通事故是1～4岁小儿意外死亡最首要的原因。主要是由于小儿在车中没有系好安全带。同时3岁以后小儿由于动作发育成熟，能自如地走、跑、爬，也具备完好的精细动作技能如开门，所以如果不加监督，他们的行为将是危险的，他们不能意识到危险，不能估计汽车的速度，所以总是容易发生与汽车相撞的事故。

7. *身体伤害* 由于小儿各种技能尚不灵活，所以当手持锋利物品行走或奔跑时很容易被戳伤，某些动物也可能危及小儿安全，对此预防最关键，对学龄前小儿还应教会他们安全防护的知识。同时还应教育小儿注意保护自己，防止大人对自己身体的侵犯。

（二）护士在预防小儿意外伤害中的角色

预防小儿意外伤害首先应考虑到相关环境中存在的潜在危险。儿科护士应明确各年龄阶段的小儿可能的意外隐患，以作出相应的预防，对意外的预防教育应从孕期开始。小儿的意外事故有2/3发生在家里，因此应严格强调在家庭中的安全防范。

预防意外要求护士保护小儿、教育家长。社区和学校护士承担了教育预防意外的重要角色。应告知家长为什么不同年龄阶段的小儿在不同的情形下会发生不同的意外，应强调防范。预防意外的措施应具可操作性。例如教育家长应将清洁剂、化妆品等放在高处，而毛巾、床单等则放在低处。

轻度的意外在某种意义上并非就是坏事，家长不可能一直保护和限制小儿的行为，一次不重的跌倒帮助小儿认识到高处是危险的，触摸热的物体时可趁机告诉小儿热和痛的关系。但家长应意识到小儿并不能预测危险的存在，例如如果让小儿玩弄没有电的电线，会形成一种不良意识，导致他们敢于触摸有电的电线。教育小儿某些东西是危险的同时，重要的是移开这些危险隐患。

当教小儿“不”的含义时，应同时教会他们“是”的含义。当小儿玩安全而适合年龄的玩具时，应加以表扬，以强化其行为，并给予创造性的、娱乐性的玩具。婴幼儿都喜欢撕纸，对可触及的书、杂志、报纸等很感兴趣，因此应给他们玩无法撕开的硬质幼儿书，如果他们喜欢玩锅碗瓢盆，则把一些安全的厨房用品放在他们可触及的地方。

另外，小儿是很好的模仿者，因此家长、护士等应注意自己的行为和言语一致，强调安全防范时，自己也必须首先要做到。

五、出院计划及家庭护理

(一) 评价患儿的出院准备

出院计划早在患儿住院时就应开始。健康教育队伍应包括医生、护士、社会工作者、出院计划者和家长，该小组共同工作保证患儿顺利出院。应评估家庭护理患儿的能力、家庭的环境设置及需要提供的支持。

有多脏器障碍患儿的家庭护理需要专门的设备和人员。早期计划让家庭有时间去研究健康保险、社区服务和出院前的其他需要。

当患儿将出院时，应与学校联系，并制定教育计划，包括学校对患儿的评估，并形成个性化的教育计划。个性化的教育计划包括家庭教师、理疗师、语言训练师的服务，接送有残疾的小儿去学校，在需要时提供特殊的医疗护理。

有些问题会干扰出院计划的制订，包括经济问题、家庭对教育和计划未知、沟通不良和缺乏卫生保健人员的合作等。护士与患儿家长开始接触时就应考虑到这些潜在的问题，并采取相应措施尽快地解决。

(二) 进行居家护理教育

在患儿住院时，护士有很好的机会对家庭进行健康教育。在每日的常规护理中，对洗澡，饭前、便后洗手和清洁口腔等操作进行示范。家庭需要学习如何帮助患儿身体康复，在患儿完全康复前短期的护理是必要的。有些患儿可能终生都需要护理，如测量生命体征、血糖水平。家长应该知道怎样为患儿测体温、准确读温度计，对那些需要长期复杂护理的患儿，家长有必要学习给药、鼻饲、吸氧或通风方法，必须强调给药剂量及用药时间的准确性。应教会家长怎样使用护理患儿所需要的设备，并能正确地演示。他们应能识别衰竭的症状并立即报告给有关的卫生保健人员，应该鼓励家长学习心肺复苏。应对家庭的经济、时间和其他因素作持续的评估并提供支持。在护理患儿方面负担重的家庭需要更多的干预。

第四节　小儿疼痛管理

一、小儿疼痛评估

疼痛评估的目的就是准确地了解疼痛的位置、强度以及对患儿的影响。评估患儿疼痛时应注意几点：①引起疼痛的内在原因：手术、外伤或疾病等；②导致疼痛的外界原因：固定太紧或卧位不舒适等；③疼痛的生理或行为表现；④患儿和父母怎样评价疼痛。

(一) 疼痛的病史

父母可以提供大量有关患儿以往对疼痛反应的信息。

(1) 在患儿语言和行为上疼痛的明显表现。患儿和父母常用同样的表达方式来描述疼痛性质，如：擦痛、刺痛、剧痛、刀割痛、烧灼痛、痒痛、热痛及抽痛等。知道这些描述方式更有利于与患儿的沟通。

(2) 患儿疼痛的经历。

(3) 患儿应对疼痛的方式,有疼痛经验的患儿与无经验的患儿有不同的应对行为表现。

(4) 父母和患儿对使用止痛药的态度。

(二) 文化背景对疼痛的影响

患儿的文化背景和社会环境会影响他们对疼痛的表达。文化传统在患儿的自我控制、应对和寻求帮助等方面起到引导作用。患儿直接或间接地从父母的身上学习应对疼痛。通过对其赞成或反对的态度,父母可告诉患儿疼痛时应怎样表现,如:

(1) 怎样述说疼痛?

(2) 怎样或何时停止述说?

(3) 应去找谁缓解疼痛?

(三) 疼痛的评估量表

患儿对疼痛的反应和理解与患儿的年龄、发育阶段以及其他因素有关。如果患儿不能讲话,疼痛评估就只能依赖于护士的观察。患儿在不同的发展阶段对疼痛的理解不同(表 4-2),其行为和语言反应也不同。目前有多种小儿疼痛评估量表(表 4-3),通过测量患儿生理及行为方面的表现来评估其疼痛。

表 4-2 患儿在不同发展阶段对疼痛的理解

发展阶段	对疼痛的理解
婴儿	
<6 个月	婴儿可以有疼痛的记忆,但不能理解疼痛。在儿科重症监护病房曾经经历过多次疼痛的患儿,当疼痛来临时会有屏气的表现,证明他们对疼痛有记忆
6～12 个月	有过诸如预防接种注射的疼痛经历
幼儿	
1～3 岁	一般会用哭声或"不不"等来表示对疼痛的恐惧
学龄前期	
3～6 岁	疼痛是一种伤害,把疼痛与受伤而不是与疾病联系起来,经常认为疼痛是一种惩罚,不相信注射可以去除疼痛
学龄期	
7～9 岁	能简单的理解疼痛与疾病的关系,但不知道疼痛的原因,能理解因诊断导致的疼痛;认为心理的痛苦与悲伤及感情受伤害有关
10～12 岁	对生理和心理的疼痛有复杂的认识,比如精神上的痛苦或道德困惑
青春期	
13～18 岁	对造成生理和心理疼痛的复杂原因有了理解能力,了解疼痛有质和量的不同,并能理解别人疼痛的经历

表 4-3 疼痛的评估量表

量表名称	适用年龄	评 估	使 用
NIPS(新生儿疼痛评估量表)	出生 6 周以内的早产和足月产儿	观察新生儿面部表情,哭的性质,呼吸模式,四肢的姿势和清醒状态	在评估婴儿疼痛、疼痛前的紧张方面很有用,评估应包括婴儿的状态及环境因素

续 表

量表名称	适用年龄	评　估	使　用
CHEOPS(北美住院儿童疼痛评估量表)	1～7岁	观察患儿的哭,面部表情,躯干姿势,腿的位置,疼痛的面积和口头主诉,在观察5秒之后选择每类的分值	用于术后疼痛的操作性评估,没有特殊的分值表示疼痛需要药物治疗,量表不仅测量疼痛,还能测量非特异性压力
Eland颜色工具	4～9岁	患儿选择一种颜色来表示最疼,再选择另一种颜色表示疼痛较轻一点的,共选择四种颜色表示疼痛的不同程度,让患儿选择一种颜色来表明疼痛的水平	你需要准备6种颜色:黑、紫、兰、红、绿、橙色,没有一种颜色经常被选择代表最疼痛,指所得疼痛信息的信度和效度较低
Oucher量表	3～7岁	患儿们选择和自己疼痛最相似的脸,大一点的患儿可以从0～100的数值中选择	在医院中应用有效,但患儿必须理解高低、多少的概念。这种量表在某些年龄组检验证实有很好的效度和信度

附:Wong-Baker疼痛评估脸谱量表:

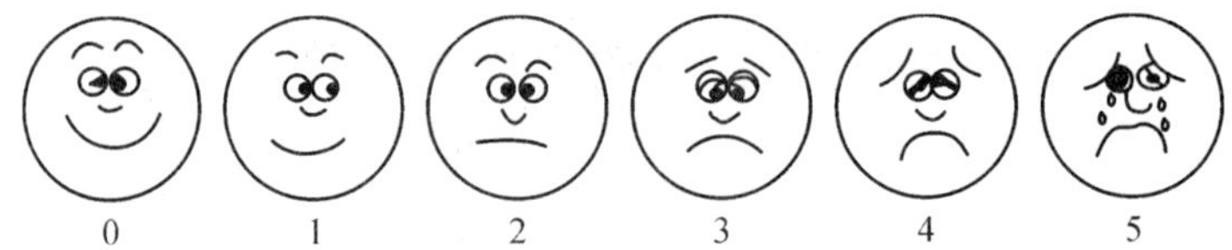

Wong-Baker面部表情量表:0:非常愉快,无疼痛;1:有一点疼痛;2:轻微疼痛;3:疼痛较明显;4:疼痛较严重;5:剧烈疼,但不一定哭泣。

二、小儿疼痛护理

适当的护理不仅可以缓解疼痛的不良反应,还能缩短住院时间、降低花费,所以护士有责任减轻患儿的痛苦。

(一) 有关患儿疼痛的护理诊断

1. *疼痛*　与外伤、手术、侵入性操作、肿瘤压迫神经有关。
2. *慢性疼痛*　与关节损伤、炎症进展有关。
3. *焦虑*　与侵入性操作引起疼痛有关。
4. *睡眠模式的改变*　与疼痛没有有效控制有关。
5. *知识缺乏*　与不了解自控镇痛和非药物性镇痛的方法有关。
6. *潜在的便秘*　与止痛药物的不良反应及活动减少有关。

(二) 药物性干预

(1) 按医生医嘱给止痛药,根据患儿的体重计算剂量,当通过静脉或PCA给阿片药时,应注意滴速和注射部位,备好止痛药的拮抗剂如纳洛酮等以防止并发症发生。

(2) 监测患儿的生命体征及用阿片类药物的反应,如呼吸抑制,观察止痛药的其他不良反应,如镇静、恶心、呕吐、瘙痒、便秘等。

(3) 经常评估患儿的疼痛水平,判断止痛药是否有效,疼痛是否增强。

(4) 提供给医生关于患儿疼痛方面的信息，并向医生询问是否因为耐受可以换药。

(三) 非药物性干预

非药物性干预的方法可以提高止痛药的止痛效果，并减少剂量。

1. *父母参与*　患儿通常认为把疼痛和焦虑告诉他们的父母更安全。

2. *转移注意力*　让患儿沉醉于听音乐、唱歌、看电视、做游戏等各种活动中，以转移其对疼痛和焦虑的注意力。

3. *皮肤刺激*　抚摸可以阻止疼痛的刺激从神经末梢传导到脊髓，可以降低患儿疼痛的感觉。

4. *放松疗法*　肌肉紧张可以加重疼痛，可用放松的技术来减轻肌肉的紧张。方法包括：有规律的呼吸，并将注意力集中在患儿喜欢的事情上。

5. *电子止痛*　是通过电极给皮肤小量的刺激。这种刺激能阻断疼痛由神经末梢向脊髓的传导，常被用来治疗急、慢性疼痛。

6. *联想*　是鼓励患儿将注意力集中在与疼痛无关的自己喜爱的地方、事件、有趣的故事上，这种方法对 6 岁以上的患儿有效。

7. *冷热敷*　热敷可扩张血管、促进血液循环，带走损伤部位坏死脱落的细胞，并使肌肉放松；冷敷可降低疼痛的传导速度，在急性损伤 24 小时内用冷敷。

第五节　小儿用药特点及护理

药物治疗是小儿综合治疗的重要组成部分，合理、正确地用药在治疗中常常起到关键作用。但由于小儿具有许多与成人不相同的解剖生理特点，且小儿病情多变，因此，对小儿用药必须慎重、准确、针对性强，做到合理用药。

一、小儿用药特点

1. *肝、肾功能及某些酶系发育不完善，对药物的代谢及解毒功能较差*　小儿肝脏酶系统发育欠佳，延长了药物的半衰期，加大了药物的血药浓度及毒性作用。如氯霉素在体内可与肝内葡萄糖醛酸结合后排出，但新生儿和未成熟儿肝脏葡萄糖醛酸含量少，使体内呈游离态的氯霉素较多而导致氯霉素中毒，产生“灰婴综合征”。巴比妥、庆大霉素等也可因小儿肾功能不全、排泄缓慢而产生毒副作用。

2. *小儿血脑屏障不完善，药物容易通过血脑屏障到达神经中枢*　药物进入小儿体内后，与血浆蛋白结合较少，游离药物浓度较高，通过血脑屏障容易引起中枢神经系统症状，因此使用中枢神经系统药物应慎重。如小儿对吗啡类药物(可待因等)特别敏感，易产生呼吸中枢抑制。用山梗菜碱可引起婴儿运动性烦躁、不安及一时性呼吸暂停等。

3. *年龄不同，对药物反应不同，药物的毒副作用有所差别*　小儿不同年龄阶段，对药物的反应不一样。3 个月以内的婴儿慎用退烧药，因为可以使小婴儿出现虚脱；8 岁以内的小儿，特别是小婴儿服用四环素容易引起黄斑牙(四环素牙)，还有些外用药如萘甲唑啉用于治疗婴儿鼻炎，可引起昏迷、呼吸暂停。

4. *胎儿、乳儿可受母亲用药的影响*　孕妇用药时，药物通过胎盘屏障，进入胎儿体内循环，对胎儿的影响与胎龄(孕周)及其成熟度有关。用药剂量越大、时间越长，越易通过胎盘的药物,到达胎儿的血药浓度亦越高、越持久,影响亦越大。一般地说,乳母用药后,乳汁中药物浓度不太高,但也有某些药物在乳汁中浓度相当高,可引起乳儿发生毒性反应,如苯巴比妥、地西泮、阿托品需慎用,放射性药物、抗癌药、抗甲状腺激素药物等,哺乳期应禁用。

5. 小儿易发生电解质紊乱　小儿体液占体重的比例较大,对水、电解质的调节功能较差,对影响水、盐代谢和酸碱代谢的药物特别敏感,比成人容易中毒。因此小儿应用利尿剂后极易发生低钠或低钾血症。

二、小儿药物剂量计算及护理

小儿用药剂量较成人更应计算准确,可按下列方法计算。

(一) 按体重计算

按体重计算是最基本的计算方法,多数药物已给出每千克体重、每日或每次需要量,按体重计算总量方便易行,故在临床广泛应用。

每日(次)剂量=患儿体重(kg)×每日(次)每千克体重所需药量。

患儿体重应按实际测得值为准。若计算结果超出成人剂量,则以成人量为限。

(二) 按体表面积计算

由于许多生理过程(如心搏出量、基础代谢)与体表面积关系密切,按体表面积计算药物剂量较其他方法更为准确,但计算过程相对复杂。

每日(次)剂量=患儿体表面积(m^2)×每日(次)每平方米体表面积所需药量。

小儿体表面积可按下列公式计算,也可按"小儿体表面积图或表"求得。

$$<30\text{ kg 小儿体表面积}(m^2) = \text{体重}(kg) \times 0.035 + 0.1$$
$$>30\text{ kg 小儿体表面积}(m^2) = [\text{体重}(kg) - 30] \times 0.02 + 1.05$$

(三) 按年龄计算

方法简单易行,用于剂量幅度大、不需十分精确的药物,如营养类药物。

(四) 按成人剂量折算

仅用于未提供小儿剂量的药物,所得剂量一般偏小,故不常用。

小儿剂量=成人剂量×小儿体重(kg)/50

三、小儿给药方法

小儿给药的方法应以保证用药效果为原则,综合考虑患儿的年龄、疾病、病情,决定适当的剂型、给药途径,以排除各种不利因素,减少患儿的痛苦。

(一) 口服法

口服是最常用的给药方法,对患儿身心的不良影响小,只要条件许可,尽量采用口服给药。婴幼儿通常选用糖浆、水剂或冲剂,也可将药片捣碎加糖水吞服。年长儿可用片剂或药丸。鼓励和训练患儿直接服药,然后喝喜爱的饮料去除苦味。婴儿可用滴管或去掉针头的注射器给药;若用小药匙喂药,则从婴儿的口角处顺口颊方向慢慢倒入药液,待药液咽下后,才将药匙拿开，以防患儿将药液吐出。可用拇指和示指轻轻捏双颊，使之吞咽。

注意不要让婴儿完全平卧或在其哽咽时给药，喂药时最好抱起小儿或抬高其头部，以防呛咳。婴儿喂药应在喂奶前或两次喂奶间进行，以免因服药时呕吐而将奶吐出引起误吸。任何药不应混于奶中哺喂。

（二）注射法

注射法奏效快，但对小儿刺激大，易造成患儿恐惧，且肌肉注射次数过多可造成臀肌挛缩，影响下肢功能，故非病情所必需则不宜采用。对年长儿注射前应作适当解释，注射中给予鼓励。肌肉注射一般选择臀大肌外上方，对不合作、哭闹挣扎的婴幼儿，可采取"三快"的特殊注射技术，即进针、注药及拔针均快，以缩短时间，防止发生意外。静脉推注多用于抢救，在推注时速度要慢，并密切观察，勿使药液外渗。静脉滴注不仅用于给药，还可补充水分及营养、供给能量等，应用中需根据患儿年龄、病情调控滴速，保持静脉的通畅。

（三）外用法

以软膏为多，也可用水剂、混悬剂、粉剂、膏剂等。根据不同的用药部位，可对患儿的手进行适当约束，以免因患儿抓、摸使药物误入眼、口而发生意外。

（四）其他方法

雾化吸入较常应用，但需有人在旁照顾。灌肠给药采用不多，可用缓释栓剂。含剂、漱剂在小儿时期使用不便，但年长儿可用。

第六节　儿科护理技术

一、儿科常用诊疗技术的护理配合

给患儿做诊断性操作时，护士的职责包括以下几个方面：征得患儿和家长同意；向患儿和家长解释操作过程，做好心理上的护理；安排操作的时间；做好身体方面的准备；备好仪器设备；陪伴患儿去治疗室或操作室；在诊查操作的过程中给予支持；评估患儿在操作中的反应并给予护理；操作结束后收集标本。

1. 与操作相关的一般概念　知情同意权指从法律和伦理上而言病人有权了解将要做的处置、处置的危险性、可供选择的处置方式以及不处置的危险性。

2. 操作准备　在住院期间需要做很多操作，从收集尿液、血标本到脊柱穿刺和手术，专业的操作技术可以让患儿理解操作过程并应对相应的情感变化，护士不要认为操作不会给患儿带来损伤，操作前应做好充分的物品准备和患儿身体、心理准备。

（1）心理准备：操作前的心理准备可以减轻患儿的焦虑，促使他们配合、支持其应对技巧，并教给他们新的技巧，以及提高他们在经历潜在的压力事件时的控制能力，例如，较小的患儿喜欢玩东西，而较大患儿喜欢看木偶剧，这种有意的干扰对减轻行为方面的紧张是最有效的，可降低患儿疼痛的水平，减轻生理困扰。

（2）生理准备：大多数操作均不需要特殊的身体准备，然而某些操作却需要，比如在手术前需洗澡、备皮等。为了使药效在操作时达到峰值，一般在操作前给药。

二、约束法

【目的】

1. 限制小儿活动,以利诊疗。

2. 保护躁动不安的小儿,以免发生意外。

【准备】

1. 护士准备　了解患儿病情;做好家长说服、解释工作,以取得合作。

2. 物品准备

(1) 全身约束:大毛巾或床单。

(2) 手或足约束:约束带。

(3) 沙袋约束:2.5 kg沙袋(用便于消毒的橡皮布缝制)、布套。

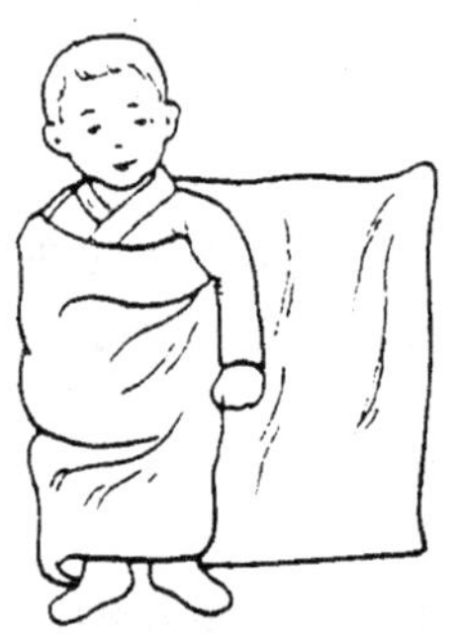
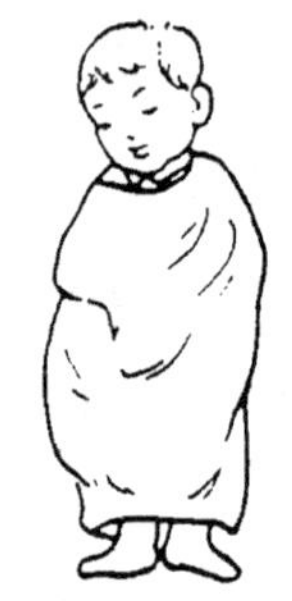

图4-9　全身约束法方法一

【操作步骤】

1. 全身约束法

方法一:见图4-9。

(1) 折叠大毛巾(或床单)达到能盖住小儿由肩至脚跟部的宽度。

(2) 放小儿于大毛巾中间,将大毛巾一边紧裹小儿一侧上肢、躯干和下肢,经胸、腹部至对侧腋窝处,再将大毛巾整齐地压于小儿身下。

(3) 大毛巾另一边紧裹小儿另一侧手臂,经胸压于背下,如小儿活动剧烈,可用布带围绕双臂打活结系好。

方法二:见图4-10。

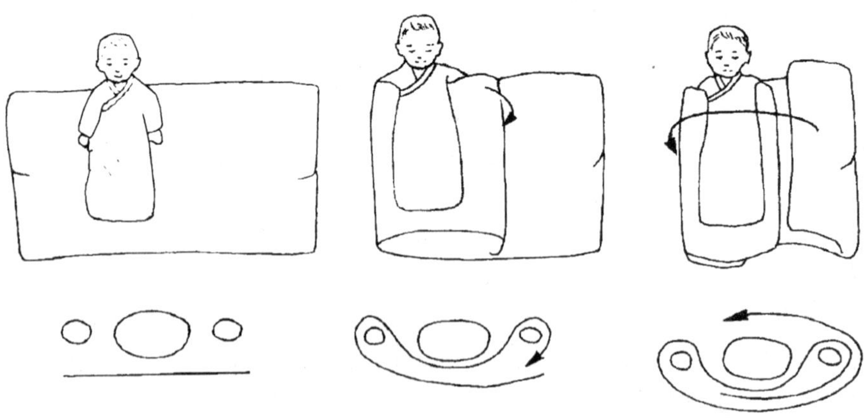

图4-10　全身约束法方法二

(1) 折叠大毛巾(或床单),使宽度能盖住小儿由肩至脚跟部。

(2) 将小儿放在大毛巾中央,将大毛巾一边紧紧包裹小儿手臂并从腋下经后背到达对侧腋下拉出,再包裹对侧手臂,多余部分压至身下。

(3) 大毛巾另一边包裹小儿,经胸压于背下。

2. 手或足约束法

(1) 置小儿手或足于约束带(图 4－11)甲端中间,将乙丙两端绕手腕或踝部对折后系好,松紧度以手或足不易脱出且不影响血液循环为宜。

(2) 将丁端系于床缘上。

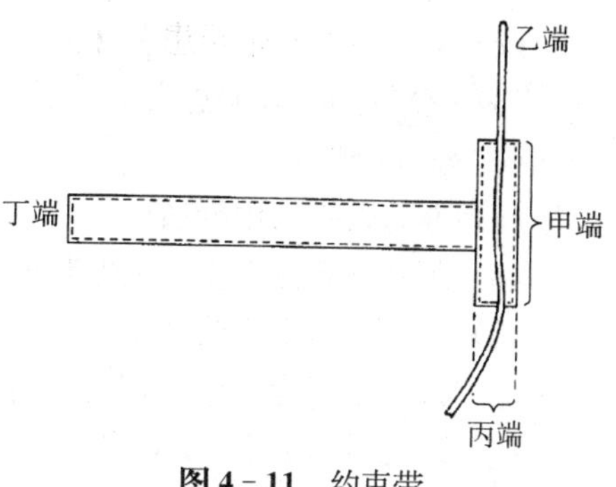

图 4－11　约束带

3. 关节约束法

(1) 伸直需要制动的手臂,将扇形约束袖带的长边向上,短边向下,硬面置于关节处。

(2) 待固定妥当,将约束袖带的左右两边粘合,也可在约束袖带外再加用布条固定。

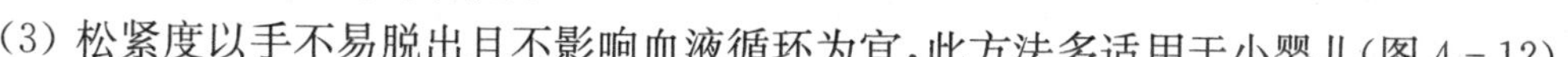
(3) 松紧度以手不易脱出且不影响血液循环为宜,此方法多适用于小婴儿(图 4－12)。

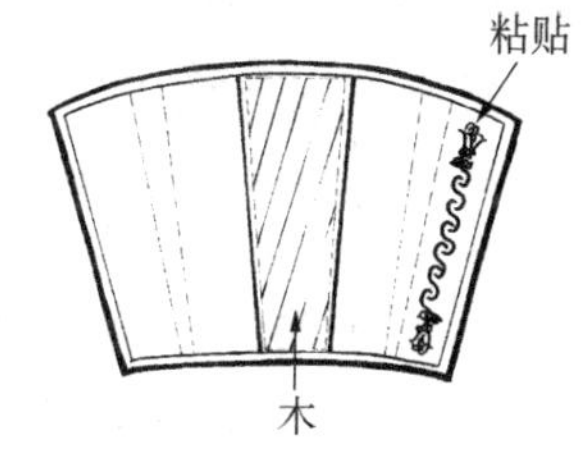

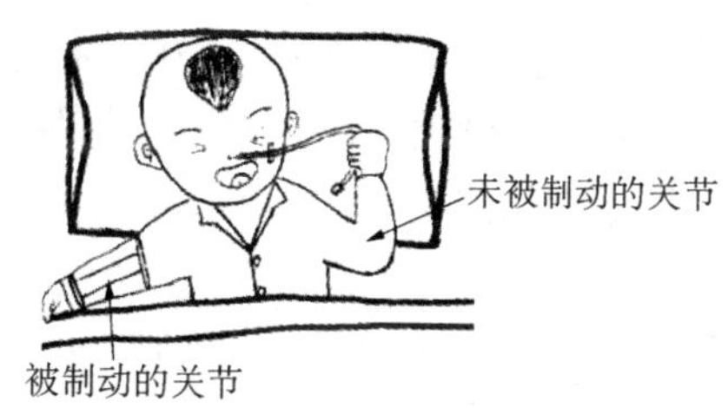

图 4－12　关节约束器

【注意事项】

(1) 结扎或包裹松紧适宜,避免过紧而损伤小儿皮肤、影响血运,但结扎过松则失去约束意义。

(2) 保持小儿姿势舒适,定时给予短时的姿势改变,减少疲劳。

(3) 约束期间,随时注意观察约束部位皮肤颜色、温度,掌握血液循环情况。

三、儿科采血法

【目的】

(1) 检查血液中的各种细胞、血浆、血型、抗原、抗体及血中各种化学成分等变化,作为协助疾病诊断、治疗的参考或依据。

(2) 判定患儿病情进展的程度。

检查血清中药物浓度,作为调整剂量的参考。

【准备】

1. 护士准备　了解患儿病情;做好家长说服、解释工作,以取得合作。

2. 物品准备

(1) 治疗盘(安尔碘、止血带、2～10 ml 针筒、棉球、无菌棉签)。

(2) 试管(依检查项目而定)。

(3) 胶水。

(4) 检验单。

【操作步骤】

(1) 核对医嘱、检验单。

(2) 备齐用物并带至患儿床边。

(3) 核对患儿,并向患儿或家长解释。

(4) 洗手、戴口罩。

(5) 协助患儿采用舒适的姿势,并露出适宜的采血部位。

(6) 在采血部位上 5 cm(新生儿 2～3 cm)左右处扎止血带,并请患儿握拳。

(7) 安尔碘消毒皮肤 2 次,范围 5 cm × 5 cm(新生儿 3 cm × 3 cm)。

(8) 撕开无菌针筒包装,套上无菌针头备用。

(9) 针尖斜面朝上,绷紧皮肤,呈 15°～30°插入静脉,如果针头见到有回血,则固定针栓回抽需要血量(也可采用真空采血器采血)。

(10) 抽完后,放松止血带,以干棉球按压穿刺点,拔出针头。

【注意事项】

(1) 严格执行查对制度和无菌技术操作原则,注意药物配伍禁忌。

(2) 采血部位可以是肘部内侧的头静脉、贵要静脉,也可以是股静脉和颈外静脉。

(3) 肘前窝穿刺时,暴露抽血的手臂;股静脉穿刺时,患儿仰睡,腿呈青蛙式;颈外静脉穿刺时,在患儿肩下垫软枕,将头转向对侧并固定。

(4) 若静脉不明显,可稍轻拍欲抽血处或将手臂放低,也可用温热毛巾敷于局部,帮助扩张静脉。

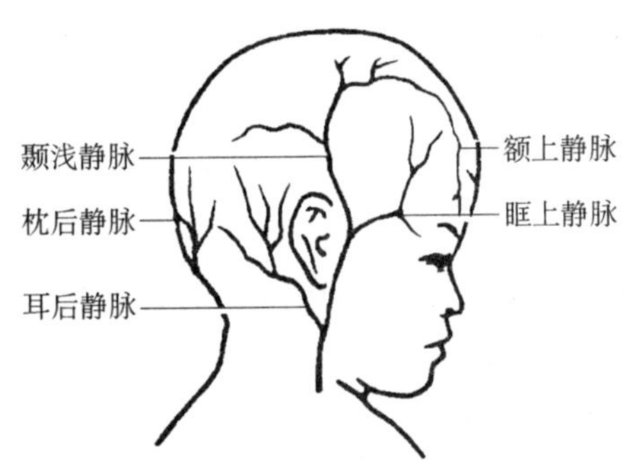

图 4-13 头皮浅静脉示意图

四、头皮静脉输液法

小儿头皮静脉极为丰富,分支甚多,互相沟通交错成网且静脉表浅,易于固定,方便小儿肢体活动。故婴幼儿静脉输液多采用头皮静脉,常选用额上静脉、颞浅静脉及耳后静脉等(图 4-13)。

【目的】

(1) 补充液体、营养,维持体内电解质平衡。

(2) 使药物快速进入体内。

【准备】

1. *护士准备* 了解患儿病情、年龄、意识状态、对输液的认识程度、心理状态,观察穿刺部位的皮肤及血管状况;根据患儿的年龄做好解释工作;操作前洗手、戴口罩。

2. *物品准备*

(1) 输液器、液体及药物。

(2) 治疗盘:内置碘伏、棉签、弯盘、胶布、头皮针、无菌布内放已吸入生理盐水或 10%葡萄糖 10 ml 的注射器。

3. *患儿准备* 为小婴儿更换尿布,协助幼儿排尿,顺头发方向剃净局部毛发。

4. *环境准备* 清洁、宽敞、温馨,注意合适的温度。

【操作步骤】

(1) 在治疗室内核对、检查药液,以及输液器,按医嘱加入药物,并将输液器针头插入输液瓶塞内,关闭调节器。

(2) 携用物至患儿床旁,核对患儿、再次查对药液,将输液瓶挂于输液架上,排尽空气。

(3) 将枕头放在床沿，使患儿横卧于床中央，必要时全身约束法约束患儿。

(4) 如两人操作，则一人固定患儿头部，另一人穿刺。穿刺者立于患儿头端，消毒皮肤后，用注射器接头皮针，驱除气体后，一手绷紧血管两端皮肤，另一只手持针在距静脉最清晰点向后移 0.3 cm 处将针头沿静脉向心方向平行刺入皮肤，然后将针头稍挑起，沿静脉走向徐徐刺入，见回血后推液少许，如无异常，用胶布固定。

(5) 整理用物，记录输液时间、输液量及药物。

【注意事项】

(1) 严格执行查对制度和无菌技术操作原则，注意药物配伍禁忌。

(2) 针头刺入皮肤，如未见回血，可用注射器轻轻抽吸以确定回血；因血管细小或充盈不全而无回血者，可试推入极少量液体，如畅通无阻、皮肤无隆起及变色现象，且点滴顺利，证实穿刺成功。

(3) 穿刺中注意观察患儿的面色和一般情况。

(4) 根据患儿病情、年龄、药物性质调节输液速度，观察输液情况，如速度是否合适，局部有无肿胀，针头有无移动、脱出，瓶内溶液是否滴完，各连接处有无漏液，以及有无输液反应发生。

五、股静脉穿刺法

【目的】

采取血标本。

【准备】

1. 护士准备　了解患儿病情、年龄、意识状态、心理状态；根据患儿的年龄做好解释工作；操作前洗手、戴口罩。

2. 物品准备　5 ml 注射器、碘伏、纱布、胶布。

3. 患儿准备　仰卧位，固定大腿外展成蛙型，以便暴露腹股沟区(图 4－14)。

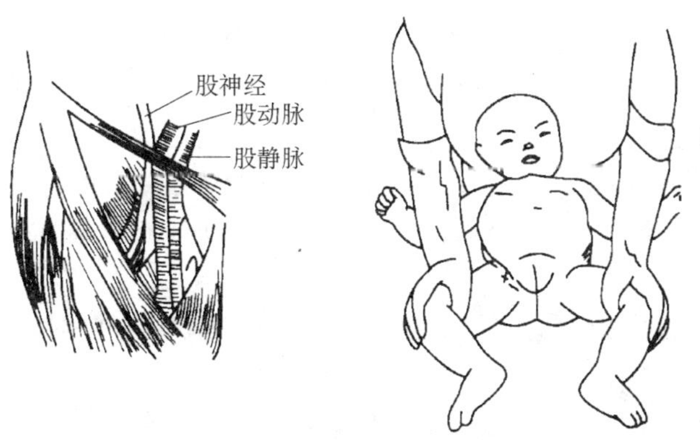

图 4－14　股静脉穿刺示意图

4. 环境准备　清洁、宽敞，操作前半小时停止扫地及更换床单。

【操作步骤】

(1) 碘伏消毒患儿穿刺部位及护士左手示指。

(2) 在患儿腹股沟中、内 1/3 交界处,以左手示指触及股动脉搏动处,右手持注射器在股动脉搏动内侧 0.5 cm 处垂直穿刺,边退针边抽回血。

(3) 见回血后固定针头,抽取所需血量。

(4) 拔针,用纱布压迫穿刺点 5 分钟左右至血止,胶布固定。

【注意事项】

严格无菌操作,注意观察患儿反应。

六、婴幼儿灌肠法

【目的】

刺激肠壁以促进肠蠕动,使婴儿排出粪便;降温。

【准备】

1. 护士准备　了解患儿病情、意识状态、合作程度,测量生命体征,观察肛周皮肤情况;估计常见的护理问题;根据患儿的年龄做好说服、解释工作;操作前洗手、戴口罩。

2. 物品准备

(1) 治疗盘:内置灌肠筒、玻璃接头、肛管、血管钳、大油布、治疗巾、弯盘、棉签、卫生纸、润滑剂、量杯、水温计。

(2) 输液架、便盆、尿布 4 块。冬季准备毛毯用于保暖。

(3) 灌肠液:常用 0.1%～0.2%的肥皂水、生理盐水,溶液温度为 39～41℃,用于降低体温时为 28～32℃。

3. 患儿准备　灌肠前排尿。

4. 环境准备　关闭门窗,屏风遮挡,调节室温。

【操作步骤】

(1) 备齐用物携至床旁,挂灌肠筒于输液架上,灌肠筒底距离床褥为 30～40 cm。

(2) 将枕头竖放,使其厚度与便盆高度相等,下端放便盆。

(3) 将大油布和治疗巾上端盖于枕头上,下端放于便盆之下防止污染枕头及床单。

(4) 用大毛巾包裹约束患儿双臂后使其仰卧于枕头上,臀部放在便盆宽边上。解开尿布,如无大小便则用尿布垫在臀部与便盆之间,两腿各包裹一块尿布分别放在便盆两侧。

(5) 连接肛管并润滑其前端,排尽管内气体,用血管钳夹紧橡胶管,将肛管轻轻插入直肠,婴儿 2.5～4 cm,儿童 5～7.5 cm,然后固定,再用一块尿布覆盖在会阴部之上,以保持床单的清洁。

(6) 松开血管钳,使液体缓缓流入,护士一手始终扶持肛管,同时观察患儿一般状况及灌肠液下降速度。

(7) 灌毕夹紧肛管,用卫生纸包裹后轻轻拔出,放入弯盘内,若需保留灌肠液,可轻轻夹紧小儿两侧臀部数分钟。

(8) 协助排便,擦净臀部,取出便盆,为小婴儿系好尿布并包裹,使其舒适。

(9) 整理用物、床单位,记录溶液量及排便性质。

【注意事项】

(1) 根据小儿年龄选用合适的肛管和决定灌肠液量。常见液量见表 4-4。

表 4－4　不同年龄患儿灌肠液量

年龄	灌肠溶液量(ml)	年龄	灌肠溶液量(ml)
6个月以下	50	1～2岁	200
6个月～1岁	100	2～3岁	300

(2) 灌肠中注意保暖，避免着凉。液体流入速度宜慢，并注意观察小儿情况，如小儿疲乏，可暂停片刻后再继续，以免小儿虚脱；如小儿突然腹痛或腹胀加剧应立即停止灌肠，并与医生联系，给予处理。

七、温箱使用法

【目的】

为婴儿创造一个温度和湿度均相适宜的环境，以保持患儿体温的恒定。

【准备】

1. 护士准备　了解患儿的孕周、出生体重、日龄、生命体征、有无并发症等。估计常见的护理问题，操作前洗手。

2. 物品准备　婴儿温箱(图 4－15)，检查其性能完好，保证安全，用前清洁消毒。

3. 患儿准备　穿单衣，裹尿布。

4. 环境准备　调节室温(高于 23℃)，以减少辐射散热。温箱避免放置在有阳光直射、对流风或取暖设备附近处，以免影响箱内温度。

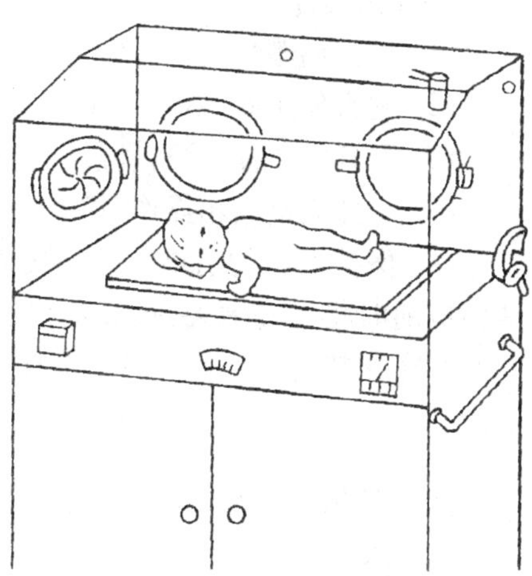

图 4－15　婴儿温箱

【操作步骤】

1. 入箱前准备　使用前应将温箱预热，以达到所需的温、湿度。温箱的温、湿度应根据小儿体重及出生日龄而定(表 4－5)。

表 4－5　不同出生体重早产儿温箱温湿度参数

出生体重(g)	出生天数	温度(℃)	湿度(%)
1 000	＜10	35	55～60
	＞10	34	55～60
	＞20	33	55～60
	＞35	32	55～60
1 500	＜10	34	55～60
	＞10	33	55～60
	＞28	32	55～60
2 000	＜2	34	55～60
	＞2	33	55～60
	＞21	32	55～60
2 500	＜2	33	55～60
	＞2	32	55～60

2. 入箱后护理

(1) 定时测量体温，根据体温调节箱温，并做好记录，在患儿体温未升至正常之前应每小时监测1次，体温正常后可每4小时测1次，注意保持体温在36～37℃之间，并维持相对湿度。

(2) 一切护理操作应尽量在箱内进行，如喂奶、换尿布、清洁皮肤、观察病情及检查等，可从边门或袖孔伸入进行，以免箱内温度波动。

3. 出箱条件

(1) 患儿体重达2 000 g或以上，体温正常。

(2) 在室温24～26℃的情况下，患儿穿衣在不加热的温箱内，能维持正常体温。

(3) 患儿在温箱内生活了1个月以上，体重虽不到2 000 g，但一般情况良好。

【注意事项】

(1) 掌握温箱性能，严格执行操作规程，定期检查有无故障，保证绝对安全。

(2) 观察使用效果，如温箱发出报警信号，应及时查找原因，妥善处理。

(3) 严禁骤然提高温箱温度，以免患儿体温上升造成不良后果。

(4) 工作人员入箱操作、检查、接触患儿前，必须洗手，防止交叉感染。

(5) 保持温箱的清洁：①每天用消毒液及清水擦拭温箱内外，若遇奶渍、葡萄糖液等玷污应随时将污迹擦去，每周更换温箱1次，以便清洁、消毒，定期细菌培养；②机箱下面的空气净化垫每月清洗1次，如有破损，及时更换；③患儿出箱后，温箱应进行终末清洁消毒。

八、光照疗法

【目的】

光照疗法是一种通过荧光照射治疗新生儿高胆红素血症的辅助疗法。主要作用是使未结合胆红素转变为水溶性异构体，易于从胆汁及尿液中排出体外。

【准备】

1. 护士准备　了解患儿诊断、日龄、体重、黄疸的范围和程度、胆红素检查结果、生命体征、精神反应等。操作前戴墨镜、洗手。

2. 物品准备

(1) 光疗箱：一般采用波长425～475 nm的蓝光最为有效，也可用绿光、日光灯或太阳照射，光亮度以单面光160 W，双面光320 W为宜，双面光优于单面光。灯管与患儿皮肤距离33～50 cm。

(2) 遮光眼罩：用不透光的布或纸制成。

3. 患儿准备　患儿入箱前须进行皮肤清洁，禁忌在皮肤上涂粉和油类；剪短指甲；双眼佩戴遮光眼罩，避免光线损伤视网膜；脱去患儿衣裤，全身裸露，只用长条尿布遮盖会阴、肛门部，对男婴注意保护阴囊。

4. 环境准备　光疗最好在空调病室内进行。冬天注意保暖，夏天则要防止过热。

【操作步骤】

1. 光疗前准备　清洁光疗箱，特别注意清除灯管及反射板的灰尘。接通电源，检查线路及灯管亮度。使箱温升至患儿适中温度，相对湿度55%～65%。

2. 入箱　将患儿全身裸露，用尿布遮盖会阴部，佩戴护眼罩，放入已预热好的光疗箱中，记录开始照射时间(图4-16)。

3. 光疗　使患儿皮肤均匀受光，并尽量使身体广泛照射。若使用单面光疗箱一般每2小时更换体位1次，可以仰卧、侧卧、俯卧交替更换。俯卧照射时要有专人巡视，以免口鼻受压影响呼吸。

4. 监测体温和光疗箱变化　光疗时应每小时测体温1次或根据病情、体温情况随时测量，使体温保持在36～37℃，根据体温调节光疗箱温度。若光疗时体温超过38.5℃，要暂停光疗。

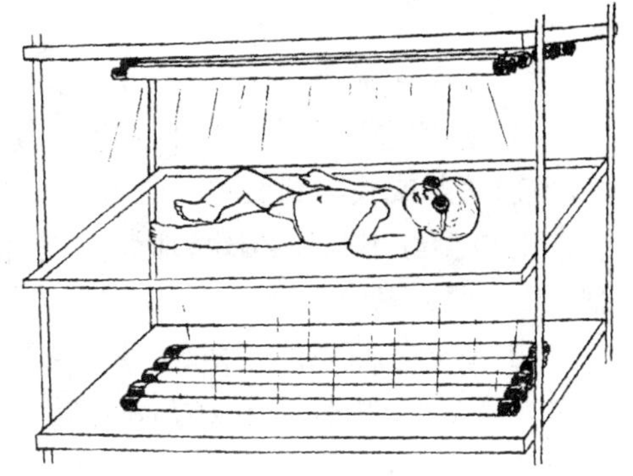

图4-16　婴儿光疗箱

5. 出箱　一般情况下，血清胆红素＜170 μmoL/L(10 mg/dl)时可停止光疗。出箱前，先将患儿衣服预热，再给患儿穿好，切断电源，除去护眼罩，抱回病床，并做好各项记录。

【注意事项】

1. 保证水分及营养供给　光疗过程中，应按医嘱静脉输液，按需喂奶，保证水分及营养供给。记录出入量。

2. 严密观察病情　监测血清胆红素变化，以判断疗效；观察患儿精神反应及生命体征；注意黄疸的部位、程度及其变化，大小便颜色与性状，皮肤有无发红、干燥、皮疹，有无呼吸暂停、烦躁、嗜睡、发热、腹胀、呕吐、惊厥等；注意吸吮能力、哭声变化。若有异常须及时与医师联系，及时进行处理。

3. 保持灯管及反射板清洁，并及时更换灯管　每天清洁灯管及反射板，蓝光灯管使用300小时后其能量输出减弱20%，900小时后减弱35%，因此灯管使用1 000小时则必须更换。

4. 光疗箱的维护与保养　光疗结束后，关好电源，拔出电源插座，将湿化器水箱内水倒尽，作好整机的清洗、消毒工作，有机玻璃制品忌用乙醇擦洗。光疗箱应放置在干净，温、湿度变化较小，无阳光直射的场所。

九、换血疗法

【目的】

换出部分血中游离抗体和致敏红细胞，减轻溶血；换出血中胆红素，防止发生胆红素脑病；纠正溶血导致的贫血，防止缺氧及心功能不全。

【准备】

1. 护士准备

(1) 掌握换血指征：①母婴有ABO血型不合或Rh血型不合，产前已明确诊断，出生时脐血总胆红素＞68 μmol/L(4 mg/dl)，Hb＜120 g/L；伴水肿、肝脾肿大、心力衰竭者；②生后12小时内胆红素每小时上升＞12 μmol/L(0.7 mg/dl)，或总胆红素已达到340 μmol/L(20 mg/dl)者；③不论血清胆红素高低，已有胆红素脑病早期表现者；④早产儿或上一胎溶血严重者，尤其伴有缺氧、酸中毒等时，指征放宽。

(2) 了解病史：明确诊断、出生日龄、体重、生命体征及一般状况。操作前洗手、戴口罩、穿手术衣。

2. 物品准备

(1) 血源选择：Rh 血型不合溶血者，应选用 Rh 血型与母亲相同、ABO 血型与患儿相同的血液，紧急或找不到血源时也可用 O 型血；母 O 型、子 A 或 B 型的 ABO 血型不合溶血者，最好用 O 型红细胞和 AB 型血浆的混合血，也可用抗 A、抗 B 效价不高的 O 型血或患儿同型血。换血量一般为 150～180 ml/kg 体重(约为患儿全血量的 2 倍)，应尽量选用新鲜血。

(2) 药物：10%葡萄糖液 1 瓶、生理盐水 2 瓶、25%葡萄糖液 1 支、10%葡萄糖酸钙 1 支、利多卡因 1 支、肝素 1 支、20%鱼精蛋白 1 支、10%苯巴比妥 1 支、地西泮(安定)1 支，并按需要准备急救药物。

(3) 用品：医用硅胶管 2 根、小手术包 1 个，注射器及针头、静脉压测量管 1 支、三通管 2 个、换药碗及弯盘各 2 个、手套 2～3 对，1 000 ml 搪瓷量杯 1 个、心电监护仪 1 台、远红外线辐射保温床 1 张、干燥试管数支、绷带、夹板、尿袋、碘伏、换血记录单等。

3. 患儿准备　换血前 4 小时禁食或抽空胃内容物，进行静脉输液；术前半小时肌注苯巴比妥；置患儿于辐射式保暖床上仰卧，贴上尿袋，固定四肢。

4. 环境准备　于手术室或消毒处理的环境中进行，维持室温在 26～28℃。

【操作步骤】

(1) 按常规消毒腹部皮肤(上至剑突，下至耻骨联合，两侧至腋中线)，铺治疗巾，将硅胶管插入脐静脉，接上三通管，抽血测定胆红素及进行生化检查，测量静脉压后开始换血。

(2) 开始换血时，以每次 10 ml 等量进行交换，如患儿心功能良好，逐渐增加到每次 20 ml，速度控制在每分钟 2～4 ml/kg，匀速进行，对低体重儿、病情危重者，速度放慢。

(3) 每换血 100 ml，测静脉压 1 次，一般保持静脉压在 0.588～0.785 kPa(6～8 cmH_2O)。

(4) 换血完毕后拔出脐静脉导管，结扎缝合后消毒，用纱布压迫固定。

【注意事项】

(1) 严格执行无菌操作，避免感染。

(2) 插管动作轻柔，避免造成静脉壁及内脏损伤。

(3) 抽血、注血速度均匀；注射器内不能有空气，每次注血时，都要抽回血，防止空气栓塞；换血过程中注射器必须经常用含肝素的生理盐水冲洗，防止凝血。

(4) 换血过程中应注意患儿保暖，密切观察患儿全身情况及反应，注意皮肤颜色，监测生命体征，详细记录每次入量、出量、累积出入量以及心率、呼吸、静脉压等，及时处理意外情况。

(5) 在换血开始前、术中、换血结束时均需抽取血标样本，测定血胆红素，视需要检查生化项目，以判断换血效果及病情变化。

【换血后护理】

(1) 密切观察病情，监测生命体征及血常规、血糖、胆红素等，注意黄疸消退情况，注意伤口有无出血。

(2) 保持伤口局部清洁，大小便后及时更换尿布，伤口未拆线前不宜沐浴。必要时加用抗生素。

(3) 换血后禁食 6 小时，开始试喂糖水，若吸吮正常无呕吐，可进行正常喂养。

(张玉侠)

第五章 新生儿及新生儿疾病患儿的护理

新生儿时期是一生中最重要的发展阶段之一，此期的小儿由宫内生活向宫外生活过渡，生活的方式和环境均发生了巨大变化。此期疾病有其特殊性，医务人员应充分认识新生儿疾病的特点，给予及时正确的治疗和护理，为其一生的健康和发展奠定基础。

第一节 概　　述

从脐带结扎至生后满 28 天称为新生儿期，期间的小儿称为新生儿(neonate)，它是胎儿的延续，又是人类发育的基础阶段。新生儿需完成多方面的生理调整以适应母体外复杂多变的生活环境。

围生期是指围绕分娩前后的一段特定时期，期间的胎儿和新生儿称为围生儿。目前我国将围生期定义为从妊娠 28 周(此时胎儿体重约 1 000 g)至生后 1 周。国际上常以新生儿死亡率和围生期死亡率作为衡量一个国家卫生保健水平的标准。

【新生儿分类】

1. 根据胎龄分类

(1) 足月儿：指胎龄满 37 周至未满 42 周(260～293 天)的新生儿。

(2) 早产儿：指胎龄＜37 周(＜259 天)的新生儿。

(3) 过期产儿：指胎龄≥42 周(≥294 天)的新生儿。

2. 根据出生体重分类

(1) 正常出生体重儿：指出生体重为 2 500～4 000 g 的新生儿。

(2) 低出生体重儿：指出生体重＜2 500 g 者。其中，体重＜1 500 g 者又称极低出生体重儿；体重＜1 000 g 者又称为超低出生体重儿。低出生体重儿一般为早产儿和小于胎龄儿。

(3) 巨大儿：指出生体重＞4 000 g 者，包括正常和有疾病者。

3. 根据出生体重和胎龄关系分类

(1) 适于胎龄儿(appropriate for gestational age, AGA)：指出生体重在同胎龄儿平均体重的第 10～90 百分位者。

(2) 小于胎龄儿(small for gestational age, SGA)：指出生体重在同胎龄儿平均体重的第 10 百分位以下的新生儿。我国习惯上将胎龄已足月而体重在 2 500 g 以下的新生儿称足月小样儿，是小于胎龄儿中最常见的一种，多由于宫内发育迟缓引起。

(3) 大于胎龄儿(large for gestational age, LGA):指出生体重在同胎龄儿平均体重的第90百分位以上的新生儿。

4. 高危儿(high risk neonate) 指已发生或有可能发生危重情况而需要密切观察的新生儿。包括以下几种情况:

(1) 母亲异常妊娠史的新生儿:母亲有糖尿病、妊高征、先兆子痫、阴道流血、感染、吸烟、酗酒史及母亲为Rh阴性血型等;母亲过去有死胎、死产史等。

(2) 异常分娩的新生儿:各种难产如高位产钳、臀位娩出,分娩过程中使用镇静和止痛药物等。

(3) 出生时有异常的新生儿:如出生时Apgar评分低于7分、脐带绕颈、各种先天性畸形等,以及早产儿、小于胎龄儿、巨大儿、多产儿等。

第二节 正常足月儿和早产儿的特点和护理

一、正常足月儿的特点和护理

正常足月儿(normal full-term infant)是指胎龄满37～42周出生,体重在2 500～4 000 g,无任何畸形和疾病的活产婴儿。

【正常足月儿特点】

1. 外观特点 正常新生儿体重在2 500 g以上(约3 000 g),身长在47 cm以上(约50 cm),哭声响亮,肌肉有一定张力,四肢屈曲,皮肤红润,胎毛少,耳壳软骨发育好,指、趾甲达到或超过指、趾端,乳晕清楚,乳头突起,乳房可扪到结节,整个足底有较深的足纹,男婴睾丸下降,女婴大阴唇覆盖小阴唇。

2. 生理特点

(1) 呼吸系统:胎儿在宫内不需要肺的呼吸,但有微弱的呼吸运动。分娩后新生儿在第一次吸气后紧接着啼哭,肺泡张开。由于呼吸中枢发育不成熟,呼吸节律常不规则,频率较快,40次/分左右。由于胸腔较小,肋间肌肉较弱,胸廓运动较浅,主要靠膈肌运动,以腹式呼吸为主。

(2) 循环系统:胎儿出生后血液循环发生巨大变化:①脐带结扎,胎盘-脐血循环终止;②随着呼吸建立和肺膨胀,肺血管阻力降低,肺血流增加;③从肺静脉回流到左心房的血量显著增加,压力增高,使卵圆孔功能性关闭;④由于PaO_2增高,动脉导管收缩,出现功能性关闭,完成胎儿循环向成人循环的转变。新生儿心率波动较大,100～150次/分,平均120～140次/分,血压平均为70/50 mmHg(9.3/6.7 kPa)。

(3) 消化系统:足月儿吞咽功能已经完善,但食管下端括约肌松弛,胃呈水平位,幽门括约肌较发达,易发生溢乳和呕吐。新生儿消化道面积相对较大,有利于吸收。消化道已能分泌大部分消化酶,只是淀粉酶至出生后4个月才能达到成人水平。生后10～12小时开始排胎粪,约2～3天内排完。胎粪由胎儿肠道分泌物、胆汁及咽下的羊水等组成,呈墨绿色,若超过24小时还未见胎粪排出,应检查是否为肛门闭锁及其他消化道畸形。

新生儿肝葡萄糖醛酰基转移酶的活力较低,多数新生儿出现生理性黄疸,同时对某些药物解毒能力低下，易出现药物中毒。

(4) 血液系统：新生儿出生时血液中细胞数较高，血红蛋白中胎儿血红蛋白(HbF)约占70%，后渐被成人血红蛋白(HbA)替代。由于胎儿血红蛋白对氧有较强的亲和力，氧离曲线左移，不易将氧释放到组织，所以新生儿缺氧时紫绀不明显。足月儿刚出生时白细胞较高，第3天开始下降。由于胎儿肝脏维生素K储存量少，凝血因子活性低，故生后常规注射维生素K_1。

(5) 泌尿系统：新生儿一般生后24小时内排尿。如生后48小时无尿，需要检查原因。新生儿肾小球滤过率低，浓缩功能较差，因此排出同样量的溶质需比成人多2～3倍的水分；肾脏的稀释功能尚可而排磷功能较差，因此易导致低钙血症。

(6) 神经系统：新生儿脑相对较大，重达300～400 g，占体重10%～20%(成人仅2%)。脊髓相对较长，大脑皮质兴奋性低，睡眠时间长。新生儿期间视觉、听觉、味觉、触觉、温觉发育良好，痛觉、嗅觉(除对母乳外)相对较差。足月儿出生时已具有原始的神经反射如觅食反射、吸吮反射、握持反射、拥抱反射和交叉伸腿反射。新生儿巴氏征、克氏征、佛斯特征阳性属正常现象。

(7) 免疫系统：胎儿可从母体通过胎盘得到免疫球蛋白IgG，因此新生儿对一些传染病如麻疹有免疫力而不易感染；而免疫球蛋白IgA和IgM则不能通过胎盘传给新生儿，因此新生儿易患呼吸道、消化道感染和大肠埃希菌、金黄色葡萄球菌败血症。新生儿网状内皮系统和白细胞的吞噬作用较弱，血清补体比成人低，白细胞对真菌的杀灭能力也较低，这是新生儿易患感染的另一原因。人乳的初乳中含较高免疫球蛋白IgA，应提倡母乳喂养，提高新生儿抵抗力。

(8) 体温调节：新生儿体温调节功能差，皮下脂肪较薄，体表面积相对较大，容易散热；产热主要依靠棕色脂肪的代谢。室温过高时足月儿能通过皮肤蒸发和出汗散热，但如体内水分不足，血液浓缩而发热称"脱水热"；室温过低时可引起硬肿症。

由于生后环境温度较宫内低，新生儿出生后1小时内体温可降2.5℃，如环境温度适中，体温逐渐回升，并在36～37℃之间波动。"适中温度"(neutral temperature)系指能维持正常体核及皮肤温度的最适宜的环境温度，在此温度下身体耗氧量最少，蒸发散热量最少，新陈代谢最低。新生儿适中温度与胎龄、日龄和出生体重有关。

(9) 能量、水和电解质需要量：新生儿总能量的需要为：出生后第1周每天50～75 kcal/kg(209.2～313.8 kJ/kg)，以后逐渐增至每天100～120 kcal/kg(418.4～502.1 kJ/kg)。新生儿体液总量占体重的70%～80%，每天液体维持量为：第1天60～80 ml/kg，第2天80～100 ml/kg，第3天以后100～140 ml/kg；足月儿每天钠需要量为1～2 mmol/kg，10天后钾的日需要量为1～2 mmol/kg。新生儿患病时易发生酸碱失衡，特别易发生代谢性酸中毒，需及时纠正。

(10) 常见几种特殊生理状态

1) 生理性体重下降：新生儿初生数天内，因丢失水分较多及胎粪排出，出现体重下降，但一般不超过10%，生后10天左右恢复到出生时体重。

2) 生理性黄疸：参见本章第十一节。

3) 乳腺肿大：生后第3～5天，男、女新生儿均可发生乳腺肿大，切勿挤压，以免感染。一般生后2～3周内消退。

4）“马牙”和“螳螂嘴”：新生儿上腭中线和齿龈切缘上常有黄白色小斑点，俗称“马牙”，系上皮细胞堆积或黏液腺分泌物积留所致，于生后数周至数月自行消失。新生儿面颊部有脂肪垫，俗称“螳螂嘴”，对吸乳有利，不应挑割，以免发生感染。

5）假月经：有些女婴生后5～7天阴道可见血性分泌物，可持续1周，称假月经。系因妊娠后期母亲雌激素进入胎儿体内，生后突然中断，形成类似月经的出血，一般不必处理。

6）粟粒疹：新生儿生后3周内，可在鼻尖、鼻翼、面颊部长出细小的、白色或黑色的、突出在皮肤表面的皮疹，系新生儿皮脂腺功能未完全发育成熟所致，多自行消退，一般不必处理。

【常见护理诊断及问题】

1. 有窒息的危险　与呛奶、呕吐有关。

2. 有体温改变的危险　与体温调节中枢发育不完善有关。

3. 有感染的危险　与新生儿免疫功能不足及皮肤、黏膜屏障功能差有关。

【护理措施】

1. 保持呼吸道通畅　新生儿娩出后，一切操作均应在保暖条件下进行。在新生儿开始呼吸前应迅速清除口、鼻部的黏液及羊水，以免引起吸入性肺炎。保持新生儿舒适体位，如仰卧时避免颈部前屈或过度后仰，俯卧时头侧向一侧。由专人看护，经常检查鼻孔是否通畅，清除鼻孔内分泌物，避免物品阻挡新生儿口鼻腔或按压其胸部。

2. 维持体温稳定

(1) 保暖：新生儿出生后应立即擦干身体，用温暖的毛巾包裹，以减少辐射、对流及蒸发散热，并应因地制宜采取不同的保暖措施，使新生儿处于“适中温度”。保暖方法有戴帽、母体胸前怀抱、母亲“袋鼠”式怀抱，应用热水袋、婴儿暖箱和远红外辐射床等。此外，接触新生儿的手、仪器、物品等均应保持温暖。

(2) 新生儿室条件：新生儿室应安置在阳光充足、空气流通的朝南区域。室内最好备有空调和空气净化设备，保持室温在22～24℃、相对湿度在55%～65%。每张床最好拥有2.5 m^2的空间，床间距宜60 cm以上。

3. 预防感染

(1) 严格执行消毒隔离制度：接触新生儿前后勤洗手，避免交叉感染。每季度对工作人员作1次咽拭子培养，对患病或带菌者暂调离新生儿室。

(2) 保持脐部清洁干燥：一般在新生儿分娩后立即结扎脐带，消毒处理好残端。脐带脱落前应注意脐部有无渗血，保持脐部不被污染。脐带脱落后应注意脐窝有无分泌物及肉芽，有分泌物者先用3%的过氧化氢棉签擦拭，再用0.2%～0.5%的碘伏棉签擦拭，并保持干燥。有肉芽组织可用硝酸银烧灼局部。

(3) 做好皮肤护理：体温稳定后，每天沐浴1次，以保持皮肤清洁和促进血液循环。检查脐带、皮肤完整性及有无肛旁脓肿等情况，每次大便后用温水清洗会阴及臀部，以防尿布性皮炎。衣服宽大、质软，不用纽扣。

4. 合理喂养

(1) 喂养：正常足月儿提倡早哺乳，一般生后半小时内即可让母亲怀抱新生儿使其吸吮，以促进乳汁分泌，并可防止低血糖。鼓励按需哺乳。无法母乳喂养者先试喂5%～10%葡萄糖水，如无消化道畸形、吸吮吞咽功能良好者可给予配方乳。人工喂养者，奶具专用并严格消毒，奶汁流速以连续滴入为宜。奶量以奶后安静、不吐、无腹胀和理想的体重增长（15～

30 g/d,生理性体重下降期除外)为标准。

(2) 监测体重:定时、定秤测量。每次测量前均要调节磅秤零点,确保测得体重的精确度,为了解营养状况提供可靠依据。

5. 确保安全　照顾者指甲要短而钝。避免让新生儿处于危险的环境,如高空台面、可能触及到的热源、电源及尖锐物品等。

6. 健康教育

(1) 促进母婴感情建立:提倡母婴同室和母乳喂养。在母婴情况允许下,应尽早将新生儿安放在母亲身旁,进行皮肤接触,鼓励提早吸吮,促进感情交流,利于新生儿身心发育。

(2) 宣传有关育儿保健知识:与家长沟通时,介绍喂养、保暖、皮肤护理、预防接种、添加辅食的原则等知识。

(3) 新生儿筛查:护士应了解有条件对新生儿进行筛查的单位及项目,如先天性甲状腺功能减低症、苯丙酮尿症和半乳糖症等,以便建议可疑者去进行筛查。

二、早产儿的特点和护理

【早产儿特点】

1. 外观特点　早产儿体重大多在 2 500 g 以下,身长不到 47 cm,哭声轻,颈肌软弱,四肢肌张力低下,皮肤红嫩,胎毛多,耳壳软,指、趾甲未达指、趾端,乳晕不清,足底纹少,男婴睾丸未降或未完全下降,女婴大阴唇不能盖住小阴唇。

2. 生理特点

(1) 呼吸系统:早产儿呼吸中枢发育不成熟,呼吸浅表而不规则,常出现呼吸暂停现象。如呼吸停止时间达 15～20 秒,或虽不到 15 秒,但伴有心率减慢(＜100 次/分)并出现紫绀及四肢肌张力的下降称呼吸暂停(apnea)。早产儿的肺发育不成熟,表面活性物质缺乏,易发生肺透明膜病。有宫内窘迫史的早产儿,易发生吸入性肺炎。

(2) 循环系统:早产儿心率快,血压较足月儿低,部分可伴有动脉导管未闭。

(3) 消化系统:早产儿吸吮能力差,吞咽反射弱,容易呛乳而发生乳汁吸入。胃贲门括约肌松、容量小,易发生胃食道反流和溢乳。早产儿各种消化酶不足,尤其是胆酸的分泌较少,对脂肪的消化吸收较差。在缺血、缺氧、喂养不当情况下易发生坏死性小肠炎。此外,由于早产儿的胎粪形成较少和肠蠕动乏力,易发生胎粪延迟排出。

早产儿肝脏不成熟,葡萄糖醛酰转换酶不足,生理性黄疸较重,持续时间长,易引起核黄疸。早产儿肝内储存糖原少,且合成蛋白质的功能不足,易致低血糖和低蛋白血症。同时由于肝功能不完善,肝内维生素 K 依赖凝血因子的合成少,易发生出血症。

(4) 血液系统:早产儿血小板数量较足月儿略低,贫血常见;维生素 K、铁及维生素 D 贮存较足月儿低,更易发生出血、贫血和佝偻病。

(5) 泌尿系统:早产儿肾脏浓缩功能更差,肾小管对醛固酮反应低下,排钠分数高,易产生低钠血症。葡萄糖阈值低,易发生糖尿。碳酸氢根阈值低、肾小管排酸能力差,在用普通牛奶人工喂养时,因为酪蛋白含量较高,可发生晚期代谢性酸中毒。

(6) 神经系统:神经系统的功能和胎龄有密切关系,胎龄越小,反射越差。早产儿易发生缺氧,导致缺氧缺血性脑病。此外,由于早产儿脑室管膜下存在发达的胚胎生发层组织,因而易导致颅内出血。

(7) 免疫系统：早产儿皮肤娇嫩、屏障功能弱，体液及细胞免疫功能均很不完善，IgG 和补体水平较足月儿更低，极易发生各种感染。

(8) 体温调节：早产儿体温调节功能更差，棕色脂肪少，基础代谢低，产热量少，而体表面积相对大，皮下脂肪少，易散热，同时汗腺发育不成熟和缺乏寒冷发抖反应。因此，早产儿的体温易随环境温度变化而变化，且常因寒冷而导致硬肿症的发生。

【常见护理诊断及问题】

1. 体温过低　与体温调节功能差有关。

2. 营养失调　低于机体需要量与吸吮、吞咽、消化功能差有关。

3. 自主呼吸受损　与呼吸中枢不成熟、肺发育不良、呼吸肌无力有关。

4. 有感染的危险　与免疫功能不足及皮肤、黏膜屏障功能差有关。

【护理措施】

1. 维持体温稳定　根据早产儿的体重、成熟度及病情，给予不同的保暖措施，加强体温监测。一般体重<2 000 g 者，应尽早置婴儿暖箱保暖。体重>2 000 g 在箱外保暖者，应给予戴帽保暖，以降低氧耗量和散热量。暴露操作应在远红外辐射床保暖下进行；没有条件者，因地制宜，加强保暖，尽量缩短操作时间。维持室温在 24～26℃，相对湿度在 55%～65%。

2. 合理喂养　尽早开奶，以防止低血糖。提倡母乳喂养，无法母乳喂养者以早产儿配方乳为宜。喂乳量根据早产儿耐受力而定，以不发生胃潴留及呕吐为原则（表 5－1）。吸吮能力差和吞咽不协调者可用间歇鼻饲喂养、持续鼻饲喂养，能量不足者以静脉高营养补充并合理安排，补液与喂养时间交叉，尽可能减少血糖浓度波动。每天详细记录出入量、准确测量体重，以便分析、调整喂养方案，满足能量需求。

表 5－1　早产儿喂乳量与间隔时间

喂乳量与间隔时间	出生体重(g)			
	<1 000	1 000～1 499	1 500～1 999	2 000～2 499
开始量(ml)	1～2	3～4	5～10	10～15
每天隔次增加量(ml)	1	2	5～10	10～15
哺乳间隔时间(h)	1	2	2～3	3

早产儿缺乏维生素 K 依赖凝血因子，出生后应及时补充维生素 K，预防出血症。除此之外，还应补充维生素 A、维生素 C、维生素 D、维生素 E 和铁剂等物质。

3. 维持有效呼吸　保持呼吸道通畅，早产儿仰卧时可在肩下放置小的软枕，避免颈部弯曲、呼吸道梗阻。出现紫绀时应查明原因，同时给予吸氧，吸入氧浓度以维持动脉血氧分压 50～70 mmHg(6.7～9.3 kPa)或经皮血氧饱和度在 85%～93%为宜。一旦症状改善应立即停用，预防氧疗并发症。呼吸暂停者给予拍打足底、托背、刺激皮肤等处理，条件允许放置水囊床垫，并利用水振动减少呼吸暂停的发生。反复发作者可遵嘱给予氨茶碱静脉输注。

4. 密切观察病情　早产儿病情变化快，常出现呼吸暂停等生命体征的改变，除应用监护仪监测体温、脉搏、呼吸等生命体征外，还应注意观察患儿的进食情况、精神反应、哭声、反射、面色、皮肤颜色、肢体末梢的温度等情况。若早产儿摄入量不足或疾病影响需药物治疗及补液时，要加强补液管理。配制液体时，剂量要绝对精确。在输液过程中，最好使用输液泵，严格控制补液速度，定时巡回记录，防止高血糖或低血糖发生。

5. 预防感染　严格执行消毒隔离制度，工作人员相对固定，严格控制入室人数，室内物品定期更换消毒，防止交叉感染。强化洗手意识，每次接触早产儿前后要洗手或用快速消毒液擦拭手部，严格控制医源性感染。

6. 健康教育　生育早产儿的母亲往往会有忧郁和罪恶感，接受早产儿需要特殊照顾的观念常需一段时间。早产儿往往需要较长时间的住院，这使父母无法确切了解孩子的生活，因此应在提供隔离措施的前提下，鼓励父母进入早产儿室，探视和参与照顾患儿的活动，如抱抚、亲自喂奶等。指导父母如何冲调奶粉、如何沐浴、何时预防接种、何时门诊随访等，以使他们得到良好的信息支持和树立照顾患儿的信心。

7. 发展性照顾(developmental care)　是一种适合每个小儿个体需求的护理模式。这种护理模式可以促进早产儿体重增长、减少哭闹和呼吸暂停的次数。此模式的护理目标是使小儿所处的环境与子宫内尽可能相似，并帮助小儿以有限的能力适应宫外的环境。当早产儿承受压力太大时，会发生呼吸暂停、呼吸急促、肤色改变、颤抖、叹气、肌张力降低、手指张开、双眼凝视。护士应尽量减少对小儿的不良刺激，把灯光调暗或者用毯子遮盖暖箱，使小儿侧卧或者用长条的毛巾环绕小儿，提供非营养性吸吮，并保持安静，集中操作，以促进早产儿体格和精神的正常发育。

第三节　小于胎龄儿及大于胎龄儿的护理

一、小于胎龄儿及其护理

小于胎龄儿又称宫内生长迟缓儿或小样儿，是指出生体重低于同胎龄儿平均体重的第10百分位数，或低于同胎龄儿平均体重的2个标准差的新生儿。包括早产小样儿、足月小样儿、过期小样儿，一般以足月小样儿多见。

【常见原因】

小于胎龄儿是由宫内生长发育迟缓引起的，其主要影响因素有以下几方面：

1. 胎盘和脐带因素　胎盘功能不全导致胎儿宫内生长发育迟缓是本病的主要因素。如小胎盘、胎盘血管瘤、胎盘大量梗塞区(过期产)、慢性胎盘早剥、脐动脉或脐带附着部位异常等，均可导致胎儿营养和供氧不足，妨碍胎儿生长发育。

2. 母亲因素　①孕母患妊娠高血压综合征、原发性高血压、晚期糖尿病、慢性肾炎等，导致子宫、胎盘血流减少而影响胎儿生长；②孕母吸烟、吸毒或应用对胎儿有损伤的药物、接触放射线等；③孕母长期营养不良、严重贫血等。

3. 胎儿因素　①双胎和多胎；②遗传性疾病或多发畸形；③宫内感染，如风疹、疱疹、巨细胞病毒感染等。

4. 其他　与父母体型有关，父母矮小者小于胎龄儿的发生率高。

【临床特点】

胎儿初期生长是体细胞数目的增长，后期生长主要是体细胞的体积增大。小于胎龄儿的临床表现与影响因素干扰的早晚有关，如影响因素干扰发生在妊娠的早期，出生时小儿体重、头围和身长都较小，但比较匀称，常伴有先天畸形，称为匀称型；如影响因素干扰发生在妊娠晚期，胎儿已成型，出生时小儿身长和头围正常，但皮下脂肪少，似营养不良儿，称为非匀称型。

1. 产前情况　小于胎龄儿在妊娠期间即可以通过观察子宫底高度增长小于预期值而发现。超声波检查可以确定胎儿的具体情况。而胎儿的非应激试验可以了解胎盘功能。

2. 出生后表现　小儿全身消瘦，通常显得头很大，身体的其他部分脂肪较少而显得瘦小。因为骨骼发育不良，可使颅骨骨缝较大。头发稀疏没有光泽，腹部凹陷，脐带干枯且可能被染成黄色。小儿肝脏较小，这常常导致他们在葡萄糖、蛋白质和胆红素的代谢方面有所异常，易发生低血糖。

3. 常见并发症　小于胎龄儿在宫内常处于慢性缺氧状态，故易并发围生期窒息、胎粪吸入综合征、红细胞增多症等。

【常见护理诊断及问题】

1. 有窒息的危险　与宫内慢性缺氧有关。

2. 体温调节无效　与皮下脂肪缺乏有关。

3. 营养失调　低于机体需要量与宫内营养不良有关。

4. 焦虑(父母)　与患儿的高危状态和因宫内营养不良引起的认知受损有关。

【护理措施】

1. 积极复苏，密切观察呼吸情况　由于宫内缺氧，小于胎龄儿有胎粪吸入、引起窒息的危险，同时胸部肌肉发育不成熟使他们不能像正常新生儿一样维持有效的呼吸。因此，大多数小于胎龄儿在出生时都需要复苏，在他们刚出生的几小时内应该严密观察他们的呼吸频率和特征。

2. 维持体温稳定　调节环境温度至中性温度，加盖棉被或毯子，必要时放入暖箱中，维持体温在正常范围，减少能量消耗。

3. 维持血糖稳定　尽早开奶。小于胎龄儿生后即应测血糖，偏低者可于生后 1～2 小时内喂糖水或静脉滴注葡萄糖溶液。在治疗过程中，应随时监测血糖。

4. 促进亲子关系　小于胎龄儿需要在婴儿期获得适当的刺激来达到正常的生长和发育，应帮助父母树立照顾小儿的信心，鼓励他们多花些时间与孩子在一起，创造良好的物理刺激环境，促进孩子的体格生长和智能发育。

二、大于胎龄儿及其护理

大于胎龄儿是指出生体重大于同胎龄儿平均体重的第 90 百分位数，或高于同胎龄儿平均体重的 2 个标准差的新生儿。凡出生体重＞4 000 g 者称为巨大儿。

【常见原因】

大于胎龄儿可以是生理性的，也有不少是病理性的。

1. 生理性因素　父母体格高大者新生儿也常巨大，但无疾病。有的孕妇在妊娠期食欲好、进食多，胎儿可能巨大，这些是正常巨大儿，属于生理性。

2. 病理性因素　孕母患有糖尿病，胎儿血糖也高，促使胎儿胰岛增生，胰岛素分泌增加，加速胎儿的生长。患有 Beckwith 综合征的新生儿胰岛素分泌也增多，但原因不明。另一个与大于胎龄儿有关的因素是大血管错位。

【临床特点】

1. 产前情况　孕母的子宫大于同孕周正常子宫的大小往往提示大于胎龄儿的可能性。当胎儿以异常的速度生长时，可给予超声检查以确诊。若在妊娠期间没有发现胎儿过大，在分娩时胎儿不能通过正常骨盆也应该怀疑是否为大于胎龄儿。

2. 产时情况　由于体格较大，易发生难产而致窒息、颅内出血或各种产伤。他们可能会有皮肤的大片淤青或锁骨骨折，或阴道分娩时颈丛神经损伤引起的肌肉瘫痪之类的产伤。因为头部过大，在分娩时常会产生过大的压力，从而导致先锋头、头颅血肿或者变形。

3. 出生后表现　糖尿病母亲的婴儿常表现为肥胖，有时面颊潮红，口唇深红；出生后由于从母体进入的血糖中断，而此时血中胰岛素仍高，故易发生低血糖；婴儿虽然巨大，但组织器官并不成熟，肺表面活性物质不足，肺透明膜病的发生率较正常新生儿高；肝功能不成熟使新生儿出现高胆红素血症，黄疸持续时间较长。患 Beckwith 综合征的新生儿表现体型巨大、突眼、舌大、内脏肿大、脐疝等，有时伴有其他先天畸形，如尿道下裂、腭裂等，易发生低血糖。大血管错位者常有气促、紫绀及低氧血症。

【常见护理诊断及问题】

1. 有窒息的危险　与胎儿过大、难产有关。

2. 营养失调　营养低于机体的需要量与糖尿病母亲生出的婴儿易出现低血糖有关。

【护理措施】

1. 维持呼吸功能　由于产伤，有些大于胎龄儿在建立呼吸时有一定困难；由于头部较大，出生时颅内压较高，对呼吸中枢产生压迫，使呼吸功能减弱。胎儿分娩时头部过度屈向一边以利双肩娩出，往往会导致颈部神经损伤，引起膈肌麻痹，膈肌麻痹阻碍了受损一侧的肺部主动运动。剖宫产娩出的患儿，还会有肺液滞积在肺内，影响气体的有效交换。应密切观察呼吸情况，必要时应予吸氧。

2. 喂养　尽早开奶，及时提供营养，防止低血糖。因为患儿体型较大，所以在母乳喂养后应再增加糖水以提供足够的液体和能量。大于胎龄儿仅靠吸吮还不能摄入足够的奶量，应根据血糖情况，补充液体，以维持血糖浓度>765 μmol/L(45 mg/dl)。

3. 健康教育　父母可能会因为孩子的体型较大而低估他们的需要。告诉父母大于胎龄儿的原因及可能的问题，鼓励父母给孩子精心的、温和的照顾，不要因外表的原因而高估了他们的耐受能力。

第四节　新生儿重症监护及气道护理

一、新生儿重症监护

新生儿重症监护室(neonatal intensive care unit, NICU)是治疗新生儿危重疾病的集中病室，是为了对高危新生儿进行病情的连续监护和及时有效的抢救治疗与护理而建立的，其目的是减少新生儿病死率，促进新生儿的生长发育。

【监护对象】

(1) 需要进行呼吸管理的新生儿，如急、慢性呼吸衰竭，需要氧疗、应用辅助通气及拔管后24小时内的患儿。

(2) 病情不稳定、需要急救的新生儿，如重症休克、反复惊厥、重度窒息者。

(3) 胎龄<30周、生后48小时内，或胎龄<28周、出生体重<1 500 g的所有新生儿。

(4) 大手术后，尤其是术后24小时内的患儿，如先天性心脏病、食管气管漏、膈疝等。

(5) 严重器官功能衰竭及需要全胃肠外营养、换血者。

【监护内容】

危重新生儿随时都有生命危险，除须认真细致观察病情外，还应利用各种监护仪器、微量快速的检测手段，进行连续不断的监护，以便及早发现病情变化，给予及时处理。

1. *心脏监护*　持续监测危重儿的心电活动，注意心率、心律及波形改变，如心率急剧增加或下降、各种心律失常等。心电监护仪的传感器是由3根皮肤生物电极组成，多数采用双极胸前导联，正、负、地极一般以不同颜色来区分，正极粘贴于左胸大肌下，负极粘贴于右锁骨下，地极粘贴于大腿或腋中线下胸部。

2. *呼吸监护*　①呼吸运动监护：常用阻抗法监测呼吸频率和呼吸波形，发出呼吸暂停警报等。某些呼吸暂停监护仪带有唤醒装置，在发出呼吸暂停警报的同时冲击婴儿足底，刺激呼吸。②通气量和呼吸力量监护：应用双向流速和压力传感器连接于呼吸机管道，持续监测机械通气患儿的气体流速、气道压力，以便准确指导通气参数的调节，并减少并发症的发生。③经皮氧饱和度、心率、呼吸描记仪：同步描记瞬时心率、呼吸和经皮氧分压曲线，并以数字显示心率和呼吸频率，有报警系统。

3. *血压监护*　包括直接测压法和间接测压法：①直接测压法(创伤性测压法)：是经动脉(脐动脉)插入导管，并接通传感器，由传感器将压力转换为电信号，经处理在荧光屏上连续显示血压波形及血压平均值。此法较为准确，但操作复杂、并发症多，仅在周围灌注不良时应用。②间接测压法(无创伤性测压法)：用传统的气囊袖带束缚上臂，接传感器，经处理显示收缩压；或使用Dinamap血压测定仪，以特制袖带束缚上臂，测出收缩压、舒张压、平均压和心率，能根据需要定时测量，方法简便。

4. *体温监护*　将新生儿置于已预热的远红外辐射台上或暖箱内，以体温监测仪监测患儿体温。体温监测仪通过预设定理想的皮肤温度反馈式地调节抢救台或暖箱的输出功率，以维持患儿的皮肤温度在设定的范围之内。体温监测的探头务必妥善固定，以防发生烫伤。

5. *经皮血气监护*　方法是将氧电极紧贴于皮肤上加温，使局部微循环血管扩张，用微型电极直接测出通过半透膜进入电极内的PO_2和PCO_2，当周围循环灌注正常时，经皮氧分压($TcPO_2$)能基本反映血中的PaO_2水平。注意局部皮肤的护理。

6. *微量血液生化监测*　包括电解质、胆红素、血糖、肌酐等。

7. *影像学检查*　条件较好的NICU可配备移动式X线机、超声仪，以随时监测患儿的心、胸、腹、脑部情况，为治疗方案的制定提供准确的信息。

二、新生儿气道护理

对新生儿加强气道护理的目的在于改善机体供氧，保证生理需要的通气量，减少交叉感染，促进患儿康复。

【环境要求】

理想的室内温度为 22～24℃，相对湿度为 55%～65%。空气过于干燥可引起呼吸道分泌物干稠，不易排出，气道黏膜纤毛功能受损易导致呼吸道不畅。

【体位】

患儿头部应稍后仰，如头部过度后仰或前倾，压迫腭下部的软组织，或在进行操作时随意将物品遮盖于患儿头部或置于其胸部，均可造成患儿气道受压或通气不良。

【胸部物理治疗】

1. *翻身*　适用于有呼吸系统疾患者，目的是预防或治疗肺内分泌物堆积，促进受压部位的肺扩张。一般要求每 2 小时 1 次。

2. *拍击胸背*　适用于肺炎、肺膨胀不全、气管插管及拔管后患儿。但颅内出血、心力衰竭及无炎症者不主张进行。其目的是通过胸壁的震动，促进肺循环，并使小气道内的分泌物松动，易于进入较大的气道，有助于吸痰。方法：半握空拳法或使用拍击器，从外周向肺门轮流反复拍击，使胸部产生相应的震动。拍击的速度与强度视患儿具体情况而定，一般新生儿的拍击速度为 100 次/分。

【气道吸痰】

1. *鼻咽部吸引*

(1) 目的：吸出口、鼻、咽部的分泌物，保持气道通畅；刺激产生反射性咳嗽，使分泌物松动，有利排痰。

(2) 适应证：口、鼻有奶块或呕吐物积聚；胸部物理治疗或雾化后；喉部或肺部听诊有痰鸣音者。

(3) 操作注意点

1) 操作前洗手，戴手套，患儿取侧卧位或头转向一侧。

2) 选择合适的吸引器，调节好吸引器的压力，一般新生儿压力<100 mmHg(13.3 kPa)，以能够吸出分泌物的负压为合适，不宜过高，以免损伤口鼻黏膜。

3) 先吸引口腔，换管后再吸引鼻腔，以免患儿在喘息和哭叫时，将分泌物吸入肺部。

4) 吸引时不要将吸引管的端孔或侧孔贴于口腔黏膜或舌面上，不要将吸引管强行插入鼻孔，待吸引管放置在正确位置后方可开始吸引。每次从吸引管放入、吸引至退出鼻或口腔的总时间<15 秒。

5) 吸引时应观察患儿有无发生哽噎、喘息、呼吸暂停、心率过缓和紫绀等。如发生上述情况应立即停止吸引，给予吸氧等处理。

6) 观察吸引出的分泌物的量、色泽、黏稠度及吸引时发生的病情变化，并记录在护理记录单上。

2. *气管插管内吸引*

(1) 目的：清除气道内的分泌物，保障气道通畅即有效通气的进行。

(2) 适应证：有气管插管和气管切开者。

(3) 操作注意点

1) 以两人协同操作为宜，一人负责吸引，一人负责吸引前后的加压操作及病情观察，以减少呼吸道感染的机会。操作前洗手，戴手套。

2) 选择表面光滑、通过人工气道阻力小、长度足够、柔韧度适度的无菌导管，调节好吸引器的压力，连接好复苏囊。

3）吸引前先提高患儿的吸氧浓度，以提高肺泡储备，预防吸痰时的低氧血症发生；再脱开呼吸机接口，于患儿吸气的同时在气管内滴入 0.5～1 ml 的生理盐水，然后接复苏囊，纯氧通气 5～8 次。

4）插入吸痰管至气管插管内，退回 0.5～1 cm，开始边吸引边螺旋式退出吸痰管，时间不超过 15 秒。吸引后再接复苏囊加压供氧 5～8 个呼吸周期，并根据病情决定是否需要重复吸引。

5）吸引同时进行心电监护，如有心电图改变、心律失常及紫绀等，立即停止操作，给予复苏囊加压供氧或接回机械通气，并严密观察和积极处理。

6）更换吸痰管，吸引口、鼻、咽部分泌物。

7）有条件者可以使用密闭式吸痰系统，吸痰过程中不需中断机械通气，且在操作中不会污染吸痰管，保证整个吸痰系统处于无菌状态，值得在临床推广。

8）在护理记录单上记录分泌物的量、色泽、黏稠度及操作时的病情变化。

第五节　新生儿窒息

新生儿窒息(asphyxia of newborn)是胎儿因缺氧发生宫内窘迫或娩出过程中引起的呼吸、循环障碍，以致生后 1 分钟内无自主呼吸或未能建立规律性呼吸，而导致低氧血症和混合性酸中毒。本病是新生儿伤残和死亡的重要原因之一。国内发病率为 5%～10%。

【病因】

凡能造成胎儿或新生儿缺氧的因素均可引起窒息。

1. *孕母因素*　孕母患有全身性疾病如糖尿病、心脏病、严重贫血及肺部疾患等；孕母妊娠期有妊高征；孕母吸毒、吸烟；孕母年龄>35 岁或<16 岁等。

2. *胎盘和脐带因素*　前置胎盘、胎盘早剥、胎盘老化等；脐带受压、打结、绕颈等。

3. *分娩因素*　难产，手术产如高位产钳；产程中药物(镇静剂、麻醉剂、催产药)使用不当等。

4. *胎儿因素*　早产儿、小于胎龄儿、巨大儿；先天畸形如呼吸道畸形；羊水或胎粪吸入气道；胎儿宫内感染所致神经系统受损等。

【病理生理】

1. *呼吸改变*

(1) 原发性呼吸暂停(primary apnea)：胎儿或新生儿窒息缺氧时，初起 1～2 分钟呼吸深快，如缺氧未及时纠正，旋即转为呼吸抑制和反射性心率减慢，此为原发性呼吸暂停。此时患儿肌张力存在，血管轻微收缩，血压升高，循环尚好，但有紫绀，如及时给氧或予以适当刺激，有时甚至在无外界帮助下仍能恢复呼吸。

(2) 继发性呼吸暂停(secondary apnea)：如缺氧持续存在，则出现喘息样呼吸，心率继续减慢，血压开始下降，肌张力消失，面色苍白，呼吸运动减弱，最终出现一次深度喘息而进入继发性呼吸暂停，如无外界正压呼吸帮助则无法恢复而死亡。

2. *各器官缺血缺氧改变*　窒息开始时，由于低氧血症和酸中毒，引起体内血液重新分布，即各器官间血液分流，肺、肠、肾、肌肉、皮肤等处血管收缩，血流量减少，从而保证生命器官如心、脑、肾上腺等处的供血。如缺氧继续，无氧代谢使酸性产物极度增加，导致重度代谢性酸中毒。此时体内储存糖原耗尽，血流代偿机制丧失，心脏功能受损，心率和动脉压下降，生命器官供血减少，脑损伤发生；身体其他已处于缺血情况下的器官，则因血内含氧量的进一步下降而更易受到缺氧缺血的伤害。

3. 血液生化和代谢改变　缺氧导致血 $PaCO_2$ 升高，pH 和 PaO_2 值降低。在窒息应激状态时，儿茶酚胺及胰高糖素释放增加，使早期血糖正常或增高；当缺氧情况持续，糖原消耗增加、贮存空虚，遂出现低血糖。应激情况下，血游离脂肪酸增加，促进了钙离子与蛋白结合而致低钙血症。此外，窒息酸中毒尚可抑制胆红素与白蛋白的结合，降低肝内酶的活力而致高胆红素血症；亦能引致左心房心钠素分泌增加，造成低钠血症。

【临床表现】

1. 胎儿缺氧(宫内窒息)　早期有胎动增加，胎儿心率增快，≥160 次/分；晚期胎动减少甚至消失，胎心率变慢或不规则，<100 次/分，羊水被胎粪污染呈黄绿或墨绿色。

2. Apgar 评分　是一种简易的临床上评价新生儿窒息程度的方法。内容包括心率、呼吸、对刺激的反应、肌张力和皮肤颜色等 5 项；每项 0～2 分，总共 10 分，8～10 分为正常，4～7 分为轻度窒息，0～3 分为重度窒息。生后 1 分钟评分可区别窒息程度，5 分钟及 10 分钟评分有助于判断复苏效果和预后(表 5－2)。

表 5－2　新生儿 Apgar 评分法

体　征	评分标准		
	0	1	2
皮肤颜色	紫绀或苍白	躯干红、四肢青紫	全身红
心率(次/分)	无	<100	>100
弹足底或插鼻管反应	无反应	有些动作，如皱眉	哭、喷嚏
肌肉张力	松弛	四肢略屈曲	四肢能活动
呼吸	无	慢、不规则	正常，哭声响

3. 各器官受损表现　窒息、缺氧缺血造成多器官性损伤，但发生的频率和程度则常有差异。①心血管系统：轻症时有传导系统和心肌受损；严重者出现心源性休克和心衰。②呼吸系统：易发生羊水或胎粪吸入综合征、肺出血和持续肺动脉高压，低体重儿常见肺透明膜病、呼吸暂停等。③泌尿系统：急性肾衰时有尿少、蛋白尿、血尿素氮及肌酐增高，肾静脉栓塞时可见肉眼血尿。④中枢神经系统：主要是缺氧缺血性脑病和颅内出血。⑤代谢方面：常见低血糖，电解质紊乱如低钠血症和低钙血症等。⑥消化系统：有应激性溃疡和坏死性小肠结肠炎等。缺氧还导致肝葡萄糖醛酸转移酶活力降低，酸中毒更可抑制胆红素与白蛋白结合而使黄疸加重。

【辅助检查】

血气分析可显示呼吸性酸中毒或代谢性酸中毒。当胎儿头皮血 pH≤7.25 时提示胎儿有严重缺氧，需准备各种抢救措施。出生后应多次测 pH、$PaCO_2$ 和 PaO_2，作为应用碱性溶液和供氧的依据。根据病情需要还可选择性测血糖、血电解质、血尿素氮及肌酐等生化指标。

【治疗要点】

1. 防治孕母疾病　预防和积极治疗孕母疾病。

2. 早期预测　估计胎儿娩出后有窒息危险时，应充分做好准备工作，包括人员、仪器、物品等。

3. 及时复苏　按 ABCDE 复苏方案。A(air way)：清理呼吸道；B(breathing)：建立呼吸，增加通气；C(circulation)：维持正常循环，保证足够心搏出量；D(drug)：药物治疗；E(evaluation and environment)：评价和环境(保温)。其中 ABC 三步最为重要，A 是根本，B 是关键，评价和保温贯穿于整个复苏过程。

4. 复苏后处理　评估和监测呼吸、心率、血压、尿量、肤色、经皮氧饱和度及窒息所致的神经系统症状等，注意维持内环境稳定，控制惊厥，治疗脑水肿。

【常见护理诊断及问题】

1. 自主呼吸受损　与羊水、气道分泌物吸入导致低氧血症和高碳酸血症有关。

2. 体温过低　与缺氧有关。

3. 焦虑(家长)　与病情危重及预后不良有关。

【护理措施】

1. 复苏　新生儿窒息的复苏应由产科及儿科医生、护士共同合作进行。

(1) 复苏程序：严格按照下列 A→B→C→D 步骤进行，顺序不能颠倒。

A. 通畅气道(要求在生后 15～20 秒钟内完成)：①新生儿娩出后即置于远红外线或其他方法预热的保暖台上；②用温热干毛巾揩干头部及全身，减少散热；③摆好体位，肩部以布卷垫高 2～2.5 cm，使颈部轻微伸仰；④立即吸净口、咽、鼻黏液，吸引时间不超过 10 秒，先吸口腔，再吸鼻腔黏液。

B. 建立呼吸：①触觉刺激：拍打足底和摩擦婴儿背部来促使呼吸出现。婴儿经触觉刺激后，如出现正常呼吸，心率＞100 次/分，肤色红润或仅手足青紫者可予观察；②正压通气：触觉刺激如无自主呼吸建立或心率＜100 次/分，应立即用复苏器加压给氧；面罩应密闭遮盖下巴尖端、口鼻，但不盖住眼睛；通气频率为 40～60 次/分，吸呼比 1∶2，压力以可见胸动和听诊呼吸音正常为宜。15～30 秒后再评估，如心率＞100 次/分，出现自主呼吸可予以观察；如无规律性呼吸，或心率＜100 次/分，须进行气管插管正压通气。

C. 恢复循环：气管插管正压通气 30 秒后，心率＜60 次/分或心率在 60～80 次/分不再增加，应同时进行胸外心脏按压。可采用双拇指法：操作者双拇指并排或重叠于患儿胸骨体下 1/3 处，其他手指围绕胸廓托在后背；中示指法：操作者一手的中示指按压胸骨体下 1/3 处，另一只手或硬垫支撑患儿背部；按压频率为 120 次/分(每按压 3 次，正压通气 1 次)，压下深度为 1.5～2 cm，按压放松过程中，手指不离开胸壁；按压有效时可摸到股动脉搏动。

D. 药物治疗：①建立有效的静脉通路；②保证药物的应用：胸外心脏按压不能恢复正常循环时，遵医嘱给予 1∶10 000 肾上腺素 0.1～0.3 ml/kg，静脉或气管内注入；如心率仍＜100 次/分，可根据病情酌情用纠酸、扩容剂，有休克症状者可给多巴胺或多巴酚丁胺；对其母在婴儿出生前 6 小时内曾用过麻醉药者，可用纳洛酮静脉或气管内注入。

(2) 复苏后监护：监护主要内容为体温、呼吸、心率、血压、尿量、肤色和窒息所导致的神经系统症状；注意酸碱失衡、电解质紊乱、大小便异常、感染和喂养等问题。认真观察并做好相关记录。

2. 保温　整个治疗护理过程中应注意患儿的保温，可将患儿置于远红外线保暖床上，病情稳定后置暖箱中保暖或热水袋保暖，维持患儿肛温36.5～37℃。

3. 家庭支持　向家长耐心细致地解答病情，告诉他们患儿目前的情况和可能的预后，帮助家长树立信心，促进父母角色的转变。

第六节　新生儿缺氧缺血性脑病

新生儿缺氧缺血性脑病(hypoxic-ischemic encephalopathy, HIE)是由于各种围生期因素引起的缺氧和脑血流减少或暂停而导致胎儿和新生儿的脑损伤，是新生儿窒息后的严重并发症，病情重、病死率高，少数幸存者可产生永久性神经功能缺陷，如智力障碍、癫痫、脑性瘫痪等。

【病因】

1. 缺氧　①围产期窒息；②反复呼吸暂停；③严重的呼吸系统疾病；④右向左分流型先天性心脏病等。其中围产期窒息是引起新生儿缺氧缺血性脑病的主要原因。

2. 缺血　①心跳停止或严重的心动过缓；②重度心力衰竭或周围循环衰竭。

【发病机制】

缺氧缺血性脑病的发病机制与下列因素有关。

1. 脑血流改变　当窒息缺氧为不完全性时，体内出现器官间血液重新分布，以保证脑组织血液供应；如缺氧继续存在，这种代偿机制失败，脑血流灌注下降，遂出现第2次血流重新分布，即供应大脑半球的血流减少，以保证丘脑、脑干和小脑的血灌注量(脑内血液分流)，此时大脑皮质矢状旁区和其下面的白质(大脑前、中、后动脉灌注的边缘带)最易受损。缺氧及酸中毒还可导致脑血管自主调节功能障碍，形成压力被动性脑血流，当血压升高过大时，可造成脑室周围毛细血管破裂出血；而低血压时脑血流量减少，又可引起缺血性损伤。

2. 脑组织生化代谢改变　脑所需的能量来源于葡萄糖的氧化过程，缺氧时无氧糖酵解增加、乳酸堆积，导致低血糖和代谢性酸中毒；ATP产生减少，细胞膜钠泵、钙泵功能不足，使钠钙离子进入细胞内，激活某些受钠钙调节的酶，从而进一步破坏脑细胞膜的完整性。

3. 神经病理学改变　足月儿常见的神经病理学改变是皮质梗死及深部灰质核坏死；早产儿则脑室周围出血和脑室内出血多见，其次是白质病变，包括白质脂类沉着、星形细胞反应性增生和脑室周围白质营养不良，后者发展为囊性改变。

【临床表现】

主要表现为意识改变及肌张力变化，严重者可伴有脑干功能障碍。根据病情不同可分为轻、中、重3度。

1. 轻度　主要表现为兴奋、激惹，肢体及下颏可出现颤动，吸吮反射正常，拥抱反射活跃，肌张力正常，呼吸平稳，前囟平，一般不出现惊厥。上述症状一般在生后24小时内明显，3天内逐渐消失。预后良好。

2. 中度　表现为嗜睡、反应迟钝、肌张力减低、肢体自发动作减少，可出现惊厥。前囟张力正常或稍高，拥抱反射和吸吮反射减弱，瞳孔缩小，对光反应迟钝。足月儿上肢肌张力减退较下肢重，表明病变累及矢状窦旁区；早产儿表现为下肢肌张力减退比上肢重，则是因脑室周围白质软化所致。症状在生后72小时内明显，病情恶化者嗜睡程度加深甚至昏迷，反复抽搐，可留有后遗症。脑电图检查可见癫痫样波或电压改变，诊断常发现异常。

3. 重度　意识不清，常处于昏迷状态，肌张力低下，肢体自发动作消失，惊厥频繁，反复呼吸暂停，前囟张力高，拥抱反射、吸吮反射消失，瞳孔不等大或瞳孔放大，对光反应差，心率减慢。脑电图及影像学诊断明显异常。脑干诱发电位也异常。重度患儿死亡率高，存活者多数留有后遗症。

【治疗要点】

1. 支持方法　①供氧：选择适当的给氧方法，保持 $PaO_2>50\sim70$ mmHg（6.65～9.31 kPa）、$PaCO_2<40$ mmHg（5.32 kPa），但要防止 PaO_2 过高和 $PaCO_2$ 过低；②纠正酸中毒：应改善通气以纠正呼吸性酸中毒，在此基础上使用碳酸氢钠纠正代谢性酸中毒；③维持血压：保证各脏器的血液灌注，可用多巴胺和多巴酚丁胺；④维持血糖在正常范围，但应注意防止高血糖，因为缺氧脑组织血糖过高所造成的组织酸中毒的危害甚至比低血糖更为严重；⑤补液：每日液量控制在60～80 ml/kg。

2. 控制惊厥　首选苯巴比妥钠，负荷量为20 mg/kg，于15～30分钟静脉滴入，若不能控制惊厥，1小时后可加用10 mg/kg；每天维持量为3～5 mg/kg。地西泮（安定）的作用时间短、疗效快。在上述药物疗效不明显时可加用，剂量为0.1～0.3 mg/kg，静脉滴注，两药合用时应注意抑制呼吸的可能性。

3. 治疗脑水肿　出现颅内高压症状可先用呋塞米1 mg/kg，静脉推注；也可用甘露醇，首剂0.5～0.75 g/kg静脉推注，以后可用0.25～0.5 g/kg，每4～6小时1次。

4. 亚低温治疗　采用人工诱导方法将体温下降2～4℃，减少脑组织的基础代谢，保护神经细胞。降温的方式可以采用全身性或选择性头部降温，前者能迅速、稳定地将脑部温度降到预期的温度，但易出现新生儿硬肿症；而后者能避免其缺点，又能发挥脑保护作用。目前亚低温治疗新生儿缺氧缺血性脑病，仅适用于足月儿，对早产儿尚不宜采用。

【常见护理诊断及问题】

1. 低效性呼吸型态　与缺氧缺血致呼吸中枢损害有关。

2. 潜在并发症　颅内压升高、呼吸衰竭。

3. 有废用综合征的危险　与缺氧缺血导致的后遗症有关。

【护理措施】

1. 给氧　及时清除呼吸道分泌物，保持呼吸道通畅。选择合适的给氧方式，根据患儿缺氧情况，可给予鼻导管吸氧或头罩吸氧，如缺氧严重，可考虑气管插管及机械辅助通气。

2. 监护　严密监护患儿的呼吸、血压、心率、血氧饱和度等，注意观察患儿的神志、瞳孔、前囟张力及抽搐等症状，观察药物反应。

3. 亚低温治疗的护理

(1) 降温：亚低温治疗时采用循环水冷却法进行选择性头部降温，起始水温保持10～15℃，直至体温降至35.5℃时开启体部保暖，头部采用覆盖铝箔的塑料板反射热量。脑温下降至34℃时间应控制在30～90分钟，否则将影响效果。

(2) 维持：亚低温治疗是使头颅温度维持在34～35℃，由于头部的降温，体温亦会相应的下降，易引起新生儿硬肿症等并发症，因此在亚低温治疗的同时必须注意保暖，可给予远红外线或热水袋保暖。远红外线保暖时，肤温控制设定在35～35.5℃，肤温探头放置于腹部。

热水袋保暖时，使热水袋的水温维持在50℃左右，冷却后及时更换，防止发生烫伤。在保暖的同时要保证亚低温的温度要求。给予患儿持续的肛温监测，以了解患儿体温波动情况，维持体温在35.5℃左右。

（3）复温：亚低温治疗结束后，必须给予复温。复温宜缓慢，时间＞5小时，保证体温上升速度不高于0.5℃/小时，避免快速复温引起的低血压，因此复温的过程中仍须肛温监测。体温恢复正常后，须每4小时测体温1次。

（4）监测：在进行亚低温治疗的过程中，给予持续的动态心电监护、肛温监测、SpO_2监测、呼吸监测及每小时测量血压，同时观察患儿的面色、反应、末梢循环情况，总结24小时的出入液量，并作好详细记录。在护理过程中应注意心率的变化，如出现心率过缓或心律失常，及时与医生联系是否停止亚低温的治疗。

4. 早期康复干预　对疑有功能障碍者，将其肢体固定于功能位。早期给予患儿动作训练和感知刺激的干预措施，促进脑功能的恢复。向患儿家长耐心细致地解答病情，以取得理解；恢复期指导家长掌握康复干预的措施，以得到家长最佳的配合并坚持定期随访。

第七节　新生儿颅内出血

新生儿颅内出血（intracranial hemorrhage of the newborn）主要因缺氧或产伤引起，早产儿发病率较高，是新生儿早期的重要疾病与死亡原因。预后较差。

【病因和发病机制】

1. 产伤性颅内出血　分娩过程中胎头所受压力过大、局部压力不均或头颅在短时间内变形过速者均可导致大脑镰、小脑幕撕裂而致硬脑膜下出血；脑表面静脉撕裂常伴蛛网膜下隙出血。

2. 缺氧缺血性颅内出血　①缺氧和酸中毒直接损伤毛细血管内皮细胞，使其通透性增加或破裂出血；②缺氧和酸中毒损伤脑血管自主调节功能，形成压力被动性脑血流，当体循环压力升高时，脑血流量增加而致毛细血管破裂。相反，在血压下降时，脑血流量减少而致缺血性改变，缺血坏死区内可有出血灶；③≤32周早产儿在大脑侧脑室和第四脑室周围的室管膜下以及小脑软脑膜下的外颗粒层均留存有胚胎生发层基质，该组织是一个未成熟的毛细血管网，其血管壁仅有一层内皮细胞，缺乏胶原组织支撑，小毛细管脆弱，当动脉压突然升高时即可导致毛细管破裂出血，室管膜下血液向内可穿破室管膜引起脑室内出血，脑室周围纤溶系统活跃，故向外可扩散到白质致脑实质出血。

3. 其他　不适当地输注高渗液体、频繁吸引和气胸等均可使血压急剧上升引致脑血流变化而造成颅内出血。新生儿肝功能不成熟、凝血因子不足，也是引起出血的一个原因。此外，一些出血性疾病也可引起新生儿的颅内出血。

【临床表现】

1. 常见症状　颅内出血的症状和体征与出血部位及出血量有关。一般生后1～2天内出现。常见症状如下：

（1）意识形态改变：如激惹、过度兴奋或表情淡漠、嗜睡、昏迷等。

（2）眼症状：如凝视、斜视、眼球上转困难、眼震颤等。

(3) 颅内压增高表现:如脑性尖叫、前囟隆起、惊厥等。

(4) 呼吸改变:出现增快、减慢、不规则或暂停等。

(5) 肌张力改变:早期增高以后减低。

(6) 瞳孔:不对称,对光反应差。

(7) 其他:黄疸和贫血。

2. 各种类型颅内出血的特点

(1) 硬脑膜下出血(subdural hemorrhage, SDH):多数为产伤所致,天幕、大脑镰撕裂和大脑表浅静脉破裂所造成的急性大量出血,在数分钟或几小时内神经系统症状恶化、呼吸停止而死亡;亚急性者,在出生24小时后出现症状,以惊厥为主,有局灶性脑征,如偏瘫、眼斜向瘫痪侧等;亦有症状在新生儿期不明显,而在出生数月后产生慢性硬脑膜下积液,有惊厥发作、发育迟缓和贫血等。

(2) 原发性蛛网膜下隙出血(primary subarachnoid hemorrhage, SAH):出血起源于蛛网膜下隙内的桥静脉,典型症状是在生后第2天发作惊厥,发作间歇时情况良好,大多数预后良好,个别病例可因粘连而出现脑积水后遗症。少量出血者可无症状;大量出血者常于短期内死亡。

(3) 脑室周围-脑室内出血(periventricular-intraventricular hemorrhage, PVH-IVH):多见于早产儿。根据头颅CT图像分为4级:Ⅰ级:脑室管膜下出血;Ⅱ级:脑室内出血,无脑室扩大;Ⅲ级:脑室内出血伴脑室扩大;Ⅳ级:脑室内出血伴脑实质出血。大部分在出生3天内发病,最常见症状为拥抱反射消失,肌张力低下,精神淡漠及呼吸暂停。小量Ⅰ、Ⅱ级出血可无症状,预后较好;Ⅲ、Ⅳ级出血则神经系统症状进展快,在数分钟到数小时内意识状态从迟钝转为昏迷,瞳孔固定,对光反应消失,惊厥及去大脑强直状态,血压下降,心动过缓,呼吸停止而死亡。部分患儿在病程中有好转间隙,有的患儿病情不再加重。有的经过稳定期后,出现新的症状,存活者常留有脑积水和其他神经系统后遗症。

(4) 小脑出血(intracerebellar hemorrhage, ICH):多发生于胎龄<32周的早产儿,常合并肺透明膜病、肺出血,临床症状不典型,大多数有频繁呼吸暂停、心动过缓,最后因呼吸衰竭而死亡。

【辅助检查】

脑脊液检查、影像学检查、CT和B超等有助于诊断和判断预后。

【治疗要点】

1. 止血　可选择使用维生素K_1、酚磺乙胺(止血敏)、卡巴克络(安络血)和巴曲酶(立止血)等。

2. 镇静、止痉　选用地西泮、苯巴比妥等。

3. 降低颅内压　有颅内高压者可选用呋塞米。如有瞳孔不等大、呼吸节律不整、叹息样呼吸或双吸气等,可使用甘露醇,剂量根据病情决定。

4. 应用脑代谢激活剂　出血停止后,可给予胞磷胆碱、脑活素静脉滴注,10~14天为1个疗程。恢复期可给予吡拉西坦(脑复康)。

5. 外科处理　足月儿有症状的硬脑膜下出血,可用腰穿针从前囟边缘进针吸出积血。脑积水早期有症状者可行侧脑室穿刺引流,进行性加重者行脑室-腹腔分流。

【常见护理诊断及问题】

1. 潜在并发症　颅内压升高。

2. 低效性呼吸型态　与呼吸中枢受损有关。

3. 有窒息的危险　与惊厥、昏迷有关。

4. 体温调节无效　与体温调节中枢受损有关。

【护理措施】

1. 密切观察病情，降低颅内压

(1) 严密观察病情，注意生命体征、神态、瞳孔变化。密切观察呼吸型态，及时清除呼吸道分泌物，并避免外界因素阻碍患儿气道的通畅。仔细耐心观察惊厥发生的时间、性质，及时记录阳性体征，并与医生取得联系。

(2) 保持绝对静卧，抬高头部，减少噪音，一切必要的治疗及护理操作要轻、稳、准，尽量减少对患儿移动和刺激，减少反复穿刺，防止加重颅内出血。

2. 合理用氧　根据缺氧程度给予用氧，注意用氧的方式和浓度，维持血氧饱和度在85%～95%即可，防止氧浓度过高或用氧时间过长导致的氧中毒症状。呼吸衰竭或严重的呼吸暂停时需气管插管、机械通气，并做好相关护理。

3. 维持体温稳定　体温过高时应予物理降温，体温过低时用远红外线床、暖箱或热水袋保暖。

4. 健康教育　向家长解答病情、减轻紧张情绪；如有后遗症，鼓励坚持治疗和随访，教会家长给患儿功能训练的技术，增强战胜疾病的信心。

第八节　新生儿肺透明膜病

新生儿肺透明膜病(hyaline membrane disease of the newborn, HMD)又称新生儿呼吸窘迫综合征(neonatal respiratory distress syndrome, NRDS)。多见于早产儿，由于缺乏肺表面活性物质(pulmonary surfactant, PS)所致，是新生儿期重要的呼吸系统疾病。临床表现为出生后不久出现进行性加重的呼吸窘迫和呼吸衰竭。肺病理特征为外观暗红、肺泡壁至终末细支气管壁上附有嗜伊红透明膜和肺不张。

【病因和发病机制】

PS由肺泡Ⅱ型上皮细胞合成和分泌，主要成分为磷脂。生理活性为降低肺泡表面张力，保持功能残气量，防止呼气末肺泡萎陷，稳定肺泡内压和减少液体自毛细血管向肺泡渗出。PS在孕18～20周开始产生，缓慢增加，35～36周迅速增加，故本病在胎龄<35周的早产儿更为多见。此外，糖尿病孕母的新生儿由于血中高浓度胰岛素能拮抗肾上腺皮质激素对PS合成的促进作用，故NRDS发生率比正常增加5～6倍。PS的合成还受体液pH值、体温和肺血流量的影响，因此，围产期窒息、低体温，以及各种原因所致的胎儿血流量减少，均可诱发NRDS。

PS的缺乏使肺泡壁表面张力增高、肺顺应性降低。呼气时功能残气量明显降低，肺泡易于萎陷，吸气时肺泡难以充分扩张，潮气量和肺泡通气量减少，导致缺氧和CO_2潴留。由于肺泡通气量较少，而肺泡逐渐萎陷，导致通气不良，出现缺氧、紫绀。缺氧、酸中毒引起肺血管痉挛、阻力增加，导致在动脉导管、卵圆孔水平亦发生右向左分流，青紫加重，缺氧明显，形成恶性循环。同时也可导致肺动脉高压。

【临床表现】

出生时可以正常，也可无窒息表现。在生后2～6小时内出现呼吸困难，呈进行性加重，表现青紫，呼气性呻吟，呼吸浅表、节律不整，吸气时胸廓凹陷，出现鼻翼扇动、肌张力低下、呼吸暂停，甚至出现呼吸衰竭。听诊两肺呼吸音降低，早期无啰音，以后可听到细小水泡音，心音减弱，胸骨左缘可闻及收缩期杂音。生后第2、3天病情严重，72小时后明显好转。

【辅助检查】

1. 血气分析　示 PaO_2 下降，$PaCO_2$ 升高，pH降低。

2. 分娩前抽取羊水测定　磷脂(PL)和鞘磷脂(S)的比值，如低于2∶1，提示胎儿肺发育不成熟。

3. X线检查　有特征性表现，早期两肺野普遍透明度降低，内有散在的细小颗粒和网状阴影；以后出现支气管充气征；重者可整个肺野不充气呈"白肺"。应随访X线的改变。

4. 胃液振荡试验　胃液1 ml加95%酒精1 ml，振荡15秒后静止15分钟，如果沿管壁有多层泡沫为阳性。阳性者可排除本病。

【治疗要点】

1. 纠正缺氧　根据患儿情况可予头罩吸氧、鼻塞持续气道正压(CPAP)吸氧、气管插管、机械呼吸。

2. 替代治疗　表面活性物质制剂有3种：天然制剂、人工制剂、混合制剂。天然制剂从羊水或牛、猪肺灌洗液中提取，效果较好。将制剂先溶于生理盐水中，然后从气管中滴入(取仰卧，左侧、右侧和再仰卧位，左侧、右侧各1/4量缓慢注入)。

3. 维持酸碱平衡　呼吸性酸中毒以改善通气为主；代谢性酸中毒用5%碳酸氢钠治疗。剂量根据酸中毒情况而定。

4. 支持治疗　保证液体和营养供给，但补液量不宜过多，以防止动脉导管开放。动脉导管开放发生心力衰竭时，可应用地高辛、呋塞米(速尿)或吲朵美辛(消炎痛)。

【常见护理诊断及问题】

1. 自主呼吸受损　与PS缺乏导致的肺不张、呼吸困难有关。

2. 气体交换受损　与肺泡缺乏PS、肺泡萎陷及肺透明膜形成有关。

3. 营养失调　低于机体需要量与摄入量不足有关。

4. 有感染的危险　与抵抗力降低有关。

【护理措施】

1. 保持呼吸道通畅　体位正确，头稍后仰，使气道伸直。及时清除口、鼻、咽部分泌物，分泌物黏稠时可给予雾化吸入后吸痰。

2. 供氧　使 PaO_2 维持在50～70 mmHg (6.67～9.3 kPa)，SaO_2 维持在87%～95%之间。注意避免氧中毒。①头罩用氧应选择与患儿大小相适应的头罩型号，头罩过小不利于 CO_2 排出，头罩过大，氧气易外溢，二者均降低实际吸入氧浓度。用氧流量不少于5 L/min，以防止 CO_2 积聚头罩内。②CPAP辅助呼吸，使有自主呼吸的患儿在整个呼吸周期都能接受高于大气压的气体，以增加功能残气量，防止肺泡萎陷。早期可用呼吸机CPAP吸氧(鼻塞接呼吸机行CPAP通气)或用简易鼻塞瓶装法，即鼻塞一端接氧气，另一端接水封瓶长管，长管深入水面下的深度即为呼气末正压的数值，一般为4～6 cmH_2O (0.49～0.98 kPa)，早产儿从2～3 cmH_2O 开始。操作时水封瓶稳固放在低于患儿水平位30～50 cm处。③气管插管用氧：如用 CPAP 后，病情仍无好转者，采用间隙正压通气（IPPV）及呼气末正压呼吸（PEEP）。

3. 保暖　环境温度维持在 22～24℃，皮肤温度在 36～36.5℃，相对湿度在 55%～65%，减少水分损耗。

4. 喂养　保证营养供给，不能吸乳、吞咽者可用鼻饲法或静脉补充营养。

5. 预防感染　因为 NRDS 的患儿多为早产儿，住院时间较长，抵抗力较差，极易发生院内感染，做好各项消毒隔离工作至关重要。

6. 健康教育　让家属了解治疗过程和进展，取得最佳配合，教会父母居家照顾的相关知识，为患儿出院后得到良好的照顾打下基础。

第九节　胎粪吸入综合征

胎粪吸入综合征（meconium aspiration syndrome，MAS）是指胎儿在宫内或娩出过程中吸入被胎粪污染的羊水，导致呼吸道与肺泡机械性阻塞和化学性炎症，由于胎儿缺氧，出生后常伴缺氧缺血性脑病、颅内出血等多系统损害。足月儿和过期产儿多见。

【病因和发病机制】

胎儿在宫内或分娩过程中发生窒息和急性或慢性低氧血症时，血流重新分布，肠道与皮肤血流量减少，致使肠壁缺血痉挛、肛门括约肌松弛而排出胎粪。活产儿中胎粪污染羊水的发生率为 12%～21.9%。缺氧对胎儿呼吸中枢的刺激使呼吸运动由不规则而逐渐发生强有力的喘息，将胎粪吸入鼻咽及气管内；而胎儿娩出后的有效呼吸，更使上呼吸道内的胎粪吸入肺内。气道内的黏稠胎粪造成机械性梗阻，引起阻塞性肺气肿和肺不张，导致肺泡通气-血流灌注平衡失调；小气道内的活瓣性阻塞更易导致气胸、间质性肺气肿或纵隔气肿，加重通气障碍，产生急性呼吸衰竭。胎粪内胆酸、胆盐、胆绿素、胰酶、肠酸等的刺激作用，以及随后的继发感染均可引起肺组织化学性、感染性炎症反应，产生低氧血症和酸中毒。重症病例由于严重缺氧和酸中毒可导致新生儿持续肺动脉高压。

【临床表现】

患儿病情轻重差异很大。羊水吸入较少者出生时可无症状或症状较轻；胎粪大量吸入者可致死胎或生后不久死亡。分娩时可见羊水中混有胎粪。多数患儿在生后数小时出现呼吸急促（呼吸频率＞60 次/分）、呼吸困难、鼻翼扇动、呻吟、三凹征、胸廓饱满、紫绀。两肺先有鼾音、粗湿啰音，以后出现中、细湿啰音。如临床症状突然恶化则应怀疑气胸的发生，胸部摄片可确诊。严重胎粪吸入和急性缺氧患儿常有意识障碍、颅压增高、惊厥等中枢神经系统症状以及红细胞增多症、低血糖、低钙血症和肺出血等表现。持续性肺动脉高压因有大量右向左分流，除引起严重青紫外，还可出现心脏扩大、肝大等心衰表现。

【治疗要点】

1. 尽快清除吸入物，保持呼吸道通畅　胎儿娩出立即用喉镜进行气管内插管，并通过气管内导管进行吸引。

2. 给氧，保暖，对症处理　维持 PaO_2 在 60～80 mmHg（7.9～10.6 kPa）。用 $NaHCO_3$ 纠正酸中毒，保持动脉血 pH＞7.4，特别是并发肺动脉高压的新生儿。维持正常血糖与血钙水平。如患儿出现低血压或灌注不良，应予以扩容并静脉点滴多巴胺。对并发脑水肿、肺水肿或心力衰竭者，应限制液体入量。必要时机械通气。有继发细菌感染时应用抗生素；并发气胸时作胸腔闭式引流，紧急状态下直接穿刺抽吸。

【常见护理诊断及问题】

1. 清理呼吸道无效　与胎粪吸入有关。

2. 气体交换受损　与气道阻塞、通气障碍有关。

【护理措施】

1. 保持呼吸道通畅　及时有效清除吸入物，维持正常通气功能。

2. 合理用氧　选择与病情相适应的用氧方式，维持有效吸氧，改善呼吸功能。

3. 保暖和喂养　注意保温，细心喂养，供给足够的能量。

4. 密切观察病情　如患儿出现烦躁不安、心率加快、呼吸急促、肝脏在短时间内迅速增大时，提示可能合并心力衰竭，应立即吸氧，遵医嘱给予强心、利尿药物，控制补液量和补液速度；如患儿突然出现气促、呼吸困难、紫绀加重时，有合并气胸或纵隔气肿的可能，应立即做好胸腔穿刺及胸腔闭式引流准备。

5. 健康教育　向家长讲述疾病的有关知识和护理要点，及时让家长了解患儿的病情，做好家长的心理护理。

第十节　新生儿感染性疾病

一、感染性肺炎

新生儿感染性肺炎(neonatal infectious pneumonia)是新生儿常见疾病，是新生儿死亡的重要原因之一。病原体的侵入可发生在出生前、出生时及出生后。

【病因】

细菌、病毒、衣原体等都可引起新生儿感染性肺炎。

1. 出生前感染　胎儿在宫内吸入污染的羊水，或胎膜早破时孕母阴道细菌上行导致感染，或母孕期受病毒、细菌等感染，病原体通过胎盘达胎儿血循环至肺部引起感染。

2. 出生时感染　因分娩过程中吸入污染的产道分泌物或断脐消毒不严发生血行感染。

3. 出生后感染　由上呼吸道下行感染肺部或病原体通过血循环直接引起肺部感染。

【临床表现】

出生前感染的新生儿出生时常有窒息史，症状出现较早，多在12～24小时之内出现；产时感染性肺炎要经过一定的潜伏期；产后感染性肺炎则多在生后5～7天内发病。患儿一般症状不典型，主要表现为反应差、哭声弱、拒奶、口吐白沫、呼吸浅促、紫绀、呼吸不规则、体温不稳定，病情严重者出现点头样呼吸或呼吸暂停；肺部体征不明显，有的表现为双肺呼吸音粗。金黄色葡萄球菌肺炎易并发气胸、脓胸、脓气胸等，病情常较严重。

【辅助检查】

1. 血液检查　细菌感染者白细胞总数升高；病毒感染者、体弱儿及早产儿白细胞总数多降低。

2. X线检查　胸片可显示肺纹理增粗，有点状、片状阴影，有的融合成片；可有肺不张、肺气肿。

3. 病原学检查　取血液、脓液、气管分泌物做细菌培养、病毒分离；免疫学的方法监测细菌抗原、血清检测病毒抗体及衣原体特异性的 IgM 等有助诊断。

【治疗要点】

1. 控制感染　针对病原菌选择合适的抗生素，如巨细胞病毒性肺炎可用阿昔洛韦；衣原体肺炎可选用红霉素。

2. 一般处理　保持呼吸道通畅，注意保暖、合理喂养和氧疗。

【常见护理诊断及问题】

1. 清理呼吸道无效　与呼吸急促、患儿咳嗽反射功能不良及无力排痰有关。

2. 气体交换受损　与肺部炎症有关。

3. 体温调节无效　与感染后机体免疫反应有关。

4. 营养失调　低于机体需要量与摄入困难、消耗增加有关。

【护理措施】

1. 保持呼吸道通畅　及时有效清除呼吸道分泌物，分泌物黏稠者应采用雾化吸入，以湿化气道，促进分泌物排出。加强呼吸道管理，定时翻身、拍背，并体位引流。

2. 合理用氧，改善呼吸功能　根据病情和血氧监测情况采用鼻导管、面罩、头罩等方法给氧，使 PaO_2 维持在 60～80 mmHg (7.9～10.6 kPa)；重症并发呼吸衰竭者，给予正压通气。保持室内空气新鲜，温湿度适宜。

3. 维持体温正常　体温过高时给予降温，体温过低时给予保暖。遵医嘱应用抗生素、抗病毒药物，并密切观察药物的作用。

4. 供给足够的能量及水分　少量多餐，细心喂养，喂奶时防止窒息。重者予以鼻饲或由静脉补充营养物质及液体。

5. 密切观察病情　注意患儿的反应、呼吸、心率等的变化，做好急救准备。

二、新生儿败血症

新生儿败血症(neonatal septicemia)指细菌侵入血循环并生长繁殖、产生毒素而造成的全身感染。

【病因和发病机制】

1. 自身因素　新生儿免疫系统功能不完善，屏障功能差，血中补体少，白细胞在应激状态下杀菌力下降，T细胞对特异性抗原反应差，细菌一旦侵入易致全身感染。

2. 病原菌　随地区不同而不同，我国仍以葡萄球菌、大肠埃希菌为主，近年由于极低体重儿的存活率提高和血管导管、气管插管技术的广泛使用，表皮葡萄球菌、克雷白杆菌、铜绿假单胞菌等条件致病菌败血症增多。

3. 感染途径　新生儿败血症感染可以发生在产前、产时或产后。产前感染与孕妇有明显的感染有关，尤其是羊膜腔的感染更易引起发病；产时感染与胎儿通过产道时被细菌感染有关，如胎膜早破、产程延长等；产后感染往往与细菌从脐部、皮肤黏膜损伤处及呼吸道、消化道等侵入有关。近年来医源性感染有增多趋势。

【临床表现】

无特征性表现。出生后7天内出现症状者称为早发型败血症;7天以后出现者称为迟发型败血症。早期表现为精神不佳、食欲不佳、哭声弱、体温异常等,转而发展为精神萎靡、嗜睡、不吃、不哭、不动,以及面色欠佳和出现病理性黄疸、呼吸异常。少数严重者很快发展为循环衰竭、呼吸衰竭、DIC、中毒性肠麻痹、酸碱平衡紊乱和胆红素脑病。常并发化脓性脑膜炎。

【辅助检查】

外周血检测、血培养、直接涂片找细菌、病原菌抗体检测、急相蛋白和血沉检查等有助于明确诊断。

【治疗要点】

1. 选用合适的抗菌药物　早期、联合、足量、静脉应用抗生素,疗程要足,一般应用10～14天。病原菌已明确者可按药敏试验用药;病原菌尚未明确前,结合当地菌种流行病学特点和耐药菌株情况选择两种抗生素联合使用。

2. 对症、支持治疗　保暖、供氧、纠正酸中毒及电解质紊乱;及时处理脐炎、脓疱疮等局部病灶;保证能量及水的供给;必要时输注新鲜血、粒细胞、血小板,早产儿可静注免疫球蛋白。

【常见护理诊断及问题】

1. 体温调节无效　与感染有关。

2. 皮肤完整性受损　与脐炎、脓疱疮等感染性病灶有关。

3. 营养失调,低于机体需要量　与吸吮无力、纳差及摄入不足有关。

【护理措施】

1. 维持体温稳定　患儿体温易波动,除感染因素外,还易受环境因素影响。当体温低或体温不升时,及时予以保暖措施;当体温过高时,予以物理降温及多喂开水,一般不给予降温药物。

2. 抗菌药物　保证抗菌药物有效进入体内,注意药物毒副作用。

3. 及时处理局部病灶　如脐炎、鹅口疮、脓疱疮、皮肤破损等,促进皮肤早日愈合,防止感染继续蔓延扩散。

4. 保证营养供给　除经口喂养外,结合病情考虑静脉内营养。

5. 观察病情　加强巡视,如患儿出现面色青灰、呕吐、脑性尖叫、前囟饱满、两眼凝视提示有脑膜炎的可能;如患儿面色青灰、皮肤发花、四肢厥冷、脉搏细弱、皮肤有出血点等应考虑感染性休克或DIC,并应立即与医生联系,积极处理。必要时专人守护。

6. 健康教育　指导家长正确喂养和护理患儿,保持皮肤的清洁。

三、新生儿破伤风

新生儿破伤风(neonatal tetanus)是因破伤风梭状杆菌经脐部侵入引起的一种急性严重感染,常在生后七天左右发病。临床上以全身骨骼肌强直性痉挛和牙关紧闭为特征,故有"脐风"、"七日风"、"锁口风"之称。新中国成立后由于无菌接生的推广和医疗护理质量提高,其发病率和死亡率明显下降,但尚未完全消灭。

【病因和发病机制】

破伤风梭状杆菌为革兰阳性厌氧菌,广泛分布于土壤、尘埃和人畜粪便中。其芽孢抵抗力极强，能耐煮沸15～60分钟；需高压消毒、碘酒或双氧乙烷才能将其杀灭。

接生时用未消毒的剪刀、线绳来断脐，结扎或包裹脐端时消毒不严，使破伤风梭状杆菌侵入脐部。坏死的脐残端及其上面的覆盖物可使该处氧化还原电势降低，有利于破伤风梭状杆菌繁殖并产生破伤风痉挛毒素。此毒素沿神经轴逆行至脊髓前角细胞和脑干运动神经核，也可经淋巴、血液至中枢神经系统，与神经苷脂结合，使后者不能释放甘氨酸等抑制性传递介质，导致全身肌肉强烈痉挛。活动频繁的咀嚼肌首先受累，使牙关紧闭而呈苦笑面容；腹背肌肉痉挛，因背肌较强呈角弓反张。此外，毒素可兴奋交感神经，导致心动过速、高血压、出汗等。

【临床表现】

潜伏期大多为4～8天(3～14天)，发病越早、发作期越短、预后越差。起病时，患儿神志清醒，往往哭吵不安，因咀嚼肌首先受累，患儿口张不大，吸吮困难，随后牙关紧闭、面肌痉挛，出现苦笑面容；双拳紧握、上肢过度屈曲、下肢伸直，呈角弓反张。强直性痉挛阵阵发作，间歇期肌强直继续存在，轻微刺激可引起痉挛发作。咽肌痉挛使唾液充满口腔；呼吸肌、喉肌痉挛引起呼吸困难、青紫、窒息；膀胱、直肠括约肌痉挛导致尿潴留和便秘。患儿早期多不发热，以后发热因肌肉痉挛或肺部继发感染所致。

【治疗要点】

1. 中和毒素　破伤风抗毒素1万单位立即肌注或静滴，中和未与神经组织结合的毒素。

2. 控制痉挛　常需较大剂量药物始能生效。首选地西泮，其次苯巴比妥，10%水合氯醛等。各药可以交替、联合使用。

3. 控制感染　选用青霉素、甲硝唑能杀灭破伤风梭状杆菌的抗生素。

4. 保证营养　根据病情予静脉营养和鼻饲喂养。

5. 对症治疗　处理脐部、给氧、人工呼吸等。

【常见护理诊断及问题】

1. 有窒息的危险　与呼吸肌、喉肌痉挛有关。

2. 喂养困难　与面肌痉挛、张口困难有关。

3. 有受伤的危险　与反复抽搐有关。

4. 体温过高　与骨骼肌强直性痉挛产热增加、感染有关。

【护理措施】

1. 控制痉挛，保持呼吸道通畅

(1) 药物应用：遵医嘱注射破伤风抗毒素(用前须做皮试)、镇静剂等。

(2) 建立静脉通路：尽可能应用留置针，避免反复穿刺给患儿造成不良刺激而加剧痉挛，保证止痉药物顺利进入体内。

(3) 病室环境：患儿应单独安置、专人看护。病室要求避光、隔音。给患儿戴避光眼镜，减少不必要的刺激；必要的操作最好在使用止痉剂后有条理地集中完成。

(4) 用氧：有缺氧、紫绀者间歇用氧，但避免鼻导管给氧(鼻导管的插入和氧气直接刺激鼻黏膜可使患儿不断受到不良刺激，加剧骨骼肌痉挛)，可选用头罩给氧，氧流量至少5 L/min，避免流量过低引起头罩内 CO_2 潴留。当病情好转、缺氧改善后，应及时停止用氧，避免氧疗并发症。

(5) 密切观察病情变化：除专人护理外，应加强监护；详细记录病情变化，尤其是用止痉药后第一次抽搐发生时间、强度、持续时间和间隔时间，抽搐发生时患儿面色、心率、呼吸及氧饱和度改变，一旦发现异常，及时组织抢救。

2. 脐部护理

(1) 用消毒剪刀剪去残留脐带的远端并重新结扎，近端用3%过氧化氢或1∶4 000高锰酸钾液清洗后涂以碘酒。保持脐部清洁、干燥。

(2) 遵医嘱用破伤风抗毒素3 000单位做脐周封闭，以中和未进入血流的游离毒素。

3. 保证营养　早期给予静脉营养以保证能量供给。病情允许情况下，给予鼻饲喂养。病情好转后，以奶瓶喂养来训练患儿吸吮力及吞咽功能，最后撤离鼻饲。

4. 防止继发感染和损伤

(1) 口腔护理：患儿唾液未能吞咽而外溢，病情需要处于禁食或鼻饲管喂养期，肌肉痉挛产热增加致体温升高，这些因素都可能使患儿口唇干裂易破，应及时清除分泌物，做好口腔清洁，涂液状石蜡等保护口唇。

(2) 皮肤护理：由于患儿处于骨骼肌痉挛状态，易发热、出汗，因此应适当松包降温、及时擦干汗渍以保持患儿皮肤干燥。可在患儿手心放一纱布卷，既可保护掌心皮肤不受损伤，又可保持掌心干燥。定时翻身，预防坠积性肺炎。

5. 健康教育　对患儿家长讲授有关育儿知识，指导家长做好脐部护理。

四、新生儿梅毒

新生儿梅毒(neonatal syphilis)又称先天性梅毒(congenital syphilis)、胎传梅毒，是梅毒螺旋体由母体经胎盘进入胎儿血液循环所致的感染。受累胎儿约50%发生早产、流产、死胎或死产。存活婴儿发病年龄不一，2岁以内发病者为早期梅毒，2岁以后为晚期梅毒，晚期梅毒也有20年后才发病者。近年来，我国新生儿梅毒发病率已有明显上升趋势。

【临床表现】

大多数早期梅毒患儿出生时无症状，生后2～3周逐渐出现。如母亲在妊娠早期感染梅毒又未及时治疗，则新生儿发病时间早且病情重。

1. 一般症状　发育差、营养差，皮肤萎缩貌似老人，低热，黄疸，贫血，低血糖，哭声嘶哑，易激惹等。

2. 皮肤黏膜损害　皮疹常于生后2～3周出现，为多形性，可表现为全身散在斑丘疹、梅毒性天疱疮，最常见于口周、鼻翼和肛周，皮损数月后呈放射状裂痕。梅毒性鼻炎表现为鼻塞、脓血样分泌物，即"涕溢"，含有大量病原体，极具传染性，鼻黏膜溃疡累及鼻软骨时形成"鞍鼻"，累及喉部引起声音嘶哑。

3. 骨损害　约占90%，多发生于生后数周，因剧痛而形成"假瘫"，X线可见对称性长骨骨骺端横行透亮带。

4. 肝、脾、全身淋巴结肿大　几乎所有患儿均有肝肿大，可出现黄疸、肝功能受损。滑车上淋巴结肿大有诊断价值。

5. 中枢神经系统症状　新生儿罕见，多在生后3～6个月时出现急性化脓性脑膜炎样症状，脑脊液中细胞数增加以淋巴为主，糖正常。

6. 其他　尚可见视网膜脉络膜炎、胰腺炎、肺炎、心肌炎、肾小球病变等。

【辅助检查】

出生时胎盘大而苍白是宫内感染的指征。性病研究实验室试验可作为筛查试验，荧光螺旋体抗体吸附试验则有助于确诊。

【治疗要点】

1. *早期诊断和治疗*　强调早期诊断、及时治疗，防止发展至晚期。

2. *抗梅毒治疗*　首选青霉素，每次 5 万 U/kg，静脉滴注，12 小时 1 次，7 天后改为 8 小时 1 次，再用 2 周。神经梅毒者：240 万 $U/kg \cdot d^{-1}$，静脉滴注，治疗 3 周。先天性梅毒常规采用水剂青霉素治疗，青霉素治疗浓度为 0.03 U/ml，才能确保血液和脑脊液中的螺旋体被杀灭。青霉素过敏者可用红霉素。

【常见护理诊断及问题】

1. *皮肤完整性受损*　与梅毒螺旋体损伤皮肤黏膜有关。

2. *疼痛*　与骨损害有关。

3. *焦虑(家长)*　与对治疗、预后知识缺乏有关。

【护理措施】

1. *心理护理*　治疗新生儿梅毒首先要取得家长的配合。要针对产妇及配偶做好心理护理，大多数产妇及配偶缺乏本病基本知识，多数产妇都有反复流产、早产、死胎等不良生育史，入院后一旦确诊此病即表示怀疑、不能接受事实，因此产生了恐惧、焦虑、急躁、悲观失望的情绪；另一方面担心治疗效果及预后对孩子将来健康状况等的影响，而产生自责的心理，处于一种复杂的心态中。因此做好心理护理取得配合极为重要。多数产妇要求对患儿的病情予以保密，护士应给予理解支持，同时根据家长不同的文化程度，进行有关本病的健康教育，解除其思想顾虑。

2. *消毒隔离*　做好消毒隔离工作，防止交叉感染。认真做好床边隔离，治疗及护理操作应集中进行。在行静脉穿刺时，要注意避开皮肤斑丘疹的部位，动作轻柔，不要碰破皮疹处的皮肤，严格执行无菌操作技术，以免发生交叉感染。患儿所用过的衣被、褥套等物品要经过消毒处理后才能进行清洗，暖箱、蓝光箱用后要严格消毒。护士注意自我保护性隔离，操作时戴一次性手套，操作前后均要及时进行手的消毒。患儿用过的一次性物品要集中焚烧处理，其他物品均要做好终末消毒工作。

3. *皮肤护理*　新生儿梅毒的皮肤护理至关重要，必要时置暖箱、穿单衣以便护理操作。在所有斑丘疹处涂红霉素软膏，之后用单层纱布覆盖创面，每天换药 1 次，注意头发内斑丘疹的搽药。患儿躁动时易擦伤足跟部，要用纱布加以包扎。加强臀部护理，保持全身皮肤清洁干燥，防止皮肤感染。

4. *梅毒假性麻痹护理*　90%的患儿有不同程度的骨损害，较严重的出现梅毒假性麻痹，这些患儿四肢呈弯曲状态，张力大，不能自然放松伸直，牵拉时患儿出现尖叫，提示有剧烈的疼痛。因此在治疗护理操作时动作轻柔，不采取强行体位，尽量减轻患儿的疼痛和不必要的刺激。梅毒假性麻痹的患儿常常出现哭闹、烦躁不安，护士必须检查全身情况，发现异常及时处理。

5. *健康教育*　经治疗患儿全身症状好转，皮肤斑丘疹完全消失，体检后予以接种乙肝疫苗和卡介苗。指导定期复查，进行追踪观察血清学试验，以保证患儿得到正确的、全程的、彻底的治疗。治疗后 1、2、3、6、12 个月时应进行随访，治疗成功时快速血浆反应素试验(RPR)在 3 个月时滴度下降，6～12 个月时转阴。若 1 岁时滴度仍未降低或升高，应再次进行正规治疗(10～14 天)。神经梅毒患儿应每 6 个月进行脑脊液(CSF)检查直至细胞数正常、VDRL 阴性。6 个月时 CSF 中 VDRL 阳性和(或)持续异常细胞数或蛋白至 2 岁，应再次治疗。

第十一节　新 生 儿 黄 疸

一、概述

新生儿黄疸(neonatal jaundice)是胆红素(大部分为未结合胆红素)在体内积聚而引起，其原因很多，有生理性和病理性之分。重者可致中枢神经系统受损，产生胆红素脑病，引起死亡或严重后遗症，故应加强对新生儿黄疸的临床观察，尽快找出原因，及时治疗，加强护理。

【新生儿胆红素代谢特点】

1. *胆红素生成较多*　新生儿每日生成胆红素约 8.8 mg/kg，而成人仅为 3.8 mg/kg。其原因是：①胎儿期处于氧分压偏低的环境，故生成的红细胞数较多，出生后环境氧分压提高，红细胞相对过多、破坏亦多；②胎儿血红蛋白半衰期短，新生儿红细胞寿命比成人短 20～40 天，形成胆红素的周期缩短；③其他来源的胆红素生成较多，如来自肝脏等器官的血红素蛋白(过氧化氢酶、细胞色素 P450 等)和骨髓中无效造血(红细胞成熟过程中有少量被破坏)的胆红素前体较多。

2. *运转胆红素的能力不足*　刚娩出的新生儿常有不同程度的酸中毒，影响血中胆红素与白蛋白的联结，早产儿白蛋白的数量较足月儿为低，均使运送胆红素的能力不足。

3. *肝功能发育未完善*　①新生儿肝细胞内摄取胆红素必需的 Y、Z 蛋白含量低，5～10 天后才达成人水平；②形成结合胆红素的功能差，即肝细胞内脲苷二磷酸葡萄糖醛酸基转移酶(UDPGT)的含量低且活力不足(仅为正常的 0～30%)，不能有效地将脂溶性未结合胆红素(间接胆红素)与葡萄糖醛酸结合成水溶性结合胆红素(直接胆红素)，此酶活性在一周后逐渐正常；③排泄结合胆红素的能力差，易致胆汁郁积。

4. *肠肝循环的特性*　初生婴儿的肠道内细菌量少，不能将肠道内的胆红素还原成粪胆原、尿胆原；肠腔内葡萄糖醛酸酶活性较高，能将结合胆红素水解成葡萄糖醛酸及未结合胆红素，后者又被肠吸收经门脉而达肝脏。

由于上述特点，新生儿摄取、结合、排泄胆红素的能力仅为成人的 1%～2%，因此极易出现黄疸，尤其当新生儿处于饥饿、缺氧、胎粪排出延迟、脱水、酸中毒、头颅血肿或颅内出血等状态时黄疸加重。

【新生儿黄疸的分类】

1. *生理性黄疸*(physiological jaundice)　由于新生儿胆红素代谢特点，有 50%～60%的足月儿与>80%的早产儿于生后 2～3 天内出现黄疸，4～5 天达高峰；一般情况良好，足月儿在 2 周内消退，早产儿可延到 3～4 周。足月儿<205.2 μmol/L(12 mg/dl)和早产儿<257 μmol/L(15 mg/dl)。

2. *病理性黄疸*(pathologic jaundice)　常有以下特点：①黄疸在出生后 24 小时内出现；②黄疸程度重，血清胆红素>205.2～256.5 μmol/L(12～15 mg/dl)，或每日上升超过 85 μmol/L(5 mg/dl)；③黄疸持续时间长(足月儿>2 周，早产儿>4 周)；④黄疸退而复现；⑤血清结合胆红素>26 μmol/L(1.5 mg/dl)。对病理性黄疸应积极查找病因，引起病理性黄疸的主要原因有以下两方面。

(1) 感染性

1) 新生儿肝炎：大多为胎儿在宫内由病毒感染所致，以巨细胞病毒最常见，其他为乙型肝炎、风疹、单纯疱疹、梅毒螺旋体、弓形体等。感染可经胎盘传给胎儿或在通过产道分娩时被感染。常在生后1～3周或更晚出现黄疸，病重时粪便色浅或灰白，尿色深黄，患儿可有厌食、呕吐，肝轻至中度增大。

2) 新生儿败血症及其他感染：由于细菌毒素的侵入加快红细胞破坏、损坏干细胞所致。

(2) 非感染性

1) 新生儿溶血症。

2) 胆道闭锁：目前已证实本症多数是由于宫内病毒感染所导致的生后进行性胆管炎、胆管纤维化和胆管闭锁。多在出生后2周始显黄疸并呈进行性加重；粪色由浅黄转为白色，肝进行性增大，边硬而光滑；肝功能改变以结合胆红素增高为主。3个月后可逐渐发展为肝硬化。

3) 母乳性黄疸：大约1%母乳喂养的婴儿可发生母乳性黄疸，其特点是非溶血性未结合胆红素增高，常与生理性黄疸重叠且持续不退，血清胆红素可高达342 μmol/L(20 mg/dl)，婴儿一般状态良好，黄疸于4～12周后下降，无引起黄疸的其他病因可发现。停止母乳喂养后3天，如黄疸下降即可确定诊断。目前认为是因为此种母乳内β-葡萄糖醛酸酶活性过高，使胆红素在肠道内重吸收增加而引起黄疸；已有学者认为是此种母乳喂养患儿肠道内能使胆红素转变为尿、粪胆原的细菌过少所造成。

4) 遗传性疾病：红细胞6-磷酸葡萄糖脱氢酶(G6PD)缺陷在我国南方多见，核黄疸发生率较高；其他如红细胞丙酮酸激酶缺陷病、球形红细胞增多症、半乳糖血症、α1-抗胰蛋白酶缺乏症、囊性纤维病等。

5) 药物性黄疸：如由维生素 K_3、维生素 K_4、新生霉素等药物引起者。

【治疗要点】

(1) 找出引起病理性黄疸的原因，采取相应的措施，治疗基础疾病。

(2) 降低血清胆红素，给予蓝光疗法；提早喂养诱导正常菌群的建立，减少肠肝循环；保持大便通畅，减少肠壁对胆红素的再吸收。

(3) 保护肝脏，不用对肝脏有损害及可能引起溶血、黄疸的药物。

(4) 控制感染、注意保暖、供给营养，及时纠正酸中毒和缺氧。

(5) 适当用酶诱导剂、输血浆和白蛋白，降低游离胆红素。

二、新生儿溶血病

新生儿溶血病(hemolytic disease of the newborn)是指母婴血型不合，母血中血型抗体通过胎盘进入胎儿循环，发生同种免疫反应导致胎儿、新生儿红细胞破坏而引起的溶血。

【病因和发病机制】

目前已知血型抗原有160多种，但新生儿溶血病以ABO血型系统不合最为多见，其次是Rh血型系统不合。主要是由于母体存在着与胎儿血型不相容的血型抗体(IgG)，这种

IgG 血型抗体可经胎盘进入胎儿循环后，引起胎儿红细胞破坏，出现溶血。

1. ABO 血型不合　多为母亲 O 型，婴儿 A 型或 B 型。如母为 AB 型或婴儿为 O 型则均不会发生溶血。由于自然界中广泛存在 A、B 血型物质，因此，O 型血妇女通常在孕前已接触过 A、B 血型物质的抗原物质刺激，其血清中产生了相应的抗 A、抗 B 的 IgG，妊娠时经胎盘进入胎儿血循环引起溶血，故 ABO 血型不合者约 50%在第一胎即可发病。

2. Rh 血型不合　Rh 血型有 6 种抗原(C、c；D、d；E、e)，其中 D 抗原最早被发现且抗原性最强，临床上把凡具 D 抗原者称 Rh 阳性，反之为阴性。我国汉族人大多为 Rh 阳性，仅 0.34%为 Rh 阴性。当胎儿红细胞的 Rh 血型和母亲不合时，若胎儿红细胞所具有的抗原为母体所缺少，一旦胎儿红细胞经胎盘进入母体循环，母体产生相应的血型抗体，由于初次致敏，免疫反应发展缓慢且产生的是不能通过胎盘的 IgM 弱抗体，到以后产生 IgG 时胎儿已经娩出，因此 Rh 溶血病一般不会在第一胎发生。再次怀孕时，即使经胎盘进入母体的胎儿血量很少(0.01～0.1 ml)，亦能很快地发生次发免疫反应，产生大量 IgG，通过胎盘进入胎儿体内引起溶血。因此 Rh 溶血病症状随胎次增多而越来越严重。极少数未输过血的母亲，其第一胎发生 Rh 溶血病，这可能与产妇是 Rh 阴性而产妇的母亲为 Rh 阳性有关。

Rh 血型不合溶血病主要发生在 Rh 阴性孕妇和 Rh 阳性胎儿，但也可发生在母婴均为阳性时，这主要是由抗 E，抗 C 或抗 e、c 等引起，其中以抗 E 较多见。

【临床表现】

症状的轻重和母亲产生的 IgG 抗体量、抗体与胎儿红细胞结合程度及胎儿代偿能力有关。Rh 溶血症常比 ABO 溶血者严重。

1. 黄疸　Rh 溶血者大多在 24 小时内出现黄疸并迅速加重，而 ABO 溶血大多在出生后 2～3 天出现，血清胆红素以未结合型为主。

2. 贫血　Rh 溶血者一般贫血出现早且重；ABO 溶血者贫血少，一般到新生儿后期才出现。重症贫血者出生时全身水肿，皮肤苍白，常有胸、腹腔积液，肝脾肿大及贫血性心衰。

3. 肝、脾肿大　Rh 溶血病患儿多有不同程度的肝、脾肿大，是由于髓外造血活跃所致。ABO 溶血病患儿则不明显。

4. 胆红素脑病(bilirubin encephalopathy)(核黄疸)　一般发生在生后 2～7 天，早产儿尤易发生。典型临床表现包括警告期、痉挛期、恢复期及后遗症期(表 5-3)。

表 5-3　胆红素脑病典型表现

分期	表　现	持续时间
警告期	反应低下，肌张力下降，吸吮力弱	0.5～1.5 天
痉挛期	肌张力增高，发热，抽搐，呼吸不规则	0.5～1.5 天
恢复期	肌张力恢复，体温正常，抽搐减少	2 周
后遗症期	听力下降，眼球运动障碍，手足徐动，牙釉质发育不良，智力落后	终身

【辅助检查】

血型检测可见母子血型不合；红细胞、血红蛋白降低及网织红细胞、有核红细胞增多；血清胆红素增高，3 项试验（①改良直接抗人球蛋白试验，即改良 Coombs' test 试验；②患儿红细胞抗体释放试验；③患儿血清中游离抗体试验）阳性。

【治疗要点】

1. 产前治疗　可采用孕妇血浆置换术、宫内输血。

2. 新生儿治疗　包括换血疗法、光照疗法、纠正贫血及对症治疗（可输血浆、白蛋白，纠正酸中毒、缺氧，加强保暖，避免快速输入高渗性药物）。

三、新生儿黄疸的护理

【护理评估】

1. 健康史　了解患儿胎龄、分娩方式、Apgar 评分、母婴血型、体重、喂养及保暖情况；询问患儿体温变化及大便颜色、药物服用情况，有无诱发物接触等。

2. 身体状况　观察患儿的反应、精神状态、吸吮力、肌张力等情况，监测体温、呼吸、患儿皮肤黄染的部位和范围，注意有无感染灶、有无抽搐等。了解胆红素变化。

3. 心理和社会状况　了解患儿家长心理状况，对本病病因、性质、护理、预后的认识程度，尤其是胆红素脑病患儿家长的心理状况和有无焦虑。

【常见护理诊断及问题】

1. 潜在并发症　胆红素脑病。

2. 知识缺乏（家长）　缺乏黄疸护理的有关知识。

【预期目标】

(1) 患儿胆红素脑病的早期征象得到及时发现、及时处理。

(2) 患儿家长能根据黄疸的原因，出院后给予正确的护理。

【护理措施】

1. 观察病情，做好相关护理

(1) 密切观察病情：注意皮肤黏膜、巩膜的色泽，根据患儿皮肤黄染的部位和范围，估计血清胆红素的近似值，评价进展情况。注意神经系统的表现，如患儿出现拒食嗜睡、肌张力减退等胆红素脑病的早期表现，立即通知医生，做好抢救准备。观察大小便次数、量及性质，如存在胎粪延迟排出，应予灌肠处理，促进粪便及胆红素排出。

(2) 喂养：黄疸期间常表现为吸吮无力、纳差，应耐心喂养，按需调整喂养方式，如少量多次、间歇喂养等，保证奶量摄入。

2. 针对病因护理，预防核黄疸的发生

(1) 实施光照疗法和换血疗法，并做好相应护理。

(2) 遵医嘱给予白蛋白和酶诱导剂。纠正酸中毒，以利于胆红素和白蛋白的结合，减少胆红素脑病的发生。

(3) 合理安排补液计划，根据不同补液内容调节相应的速度，切忌快速输入高渗性药物，以免血脑屏障暂时开放，使已与白蛋白联结的胆红素也进入脑组织。

3. 健康教育　使家长了解病情，取得家长的配合；若为母乳性黄疸，嘱可继续母乳喂养，如吃母乳后仍出现黄疸，可改为隔次母乳喂养逐步过渡到正常母乳喂养。若黄疸严重，患儿一般情况差，可考虑暂停母乳喂养，黄疸消退后再恢复母乳喂养；若为红细胞 G6PD 缺陷者，需忌食蚕豆及其制品，患儿衣物保管时勿放樟脑丸，并注意药物的选用，以免诱发溶血。发生胆红素脑病者，注意后遗症的出现，给予康复治疗和护理。

【护理评价】

评价患儿黄疸是否消退；患儿家长能否给予患儿正确的照护。

第十二节　新生儿寒冷损伤综合征

新生儿寒冷损伤综合征（neonatal cold injure syndrome）简称新生儿冷伤，主要由受寒引起，其临床特征是低体温和多器官功能损伤，严重者出现皮肤和皮下脂肪变硬和水肿，此时又称新生儿硬肿症（sclerema neonatorum, SN）。

【病因和发病机制】

寒冷、早产、感染和窒息为主要病因。

1. *新生儿体温调节与皮下脂肪组成特点*　新生儿体温调节功能不足：①体温调节中枢发育不成熟。②皮肤表面积相对较大，血流丰富，易于失热。③能量贮备少，产热不足，尤以早产儿、低出生体重儿和小于胎龄儿为明显。④以棕色脂肪组织的化学产热方式为主，缺乏寒战等物理产热方式。因此，新生儿期易发生低体温。⑤新生儿皮下脂肪组织的饱和脂肪酸比未饱和脂肪酸多，前者熔点高，当受寒或其他原因引起体温降低时，皮脂容易发生硬化，出现硬肿症。

2. *寒冷损伤*　寒冷环境或保温不当可使新生儿失热增加，当产热不抵失热时，体温随即下降，继而引起外周小血管收缩，皮肤血流量减少，出现肢端发冷和微循环障碍，更进一步引起心功能低下表现。低体温和低环境温度导致缺氧、各种能量代谢紊乱和代谢性酸中毒，严重时发生多器官功能损坏。

3. *其他*　新生儿严重感染（肺炎、败血症、化脓性脑膜炎等）、早产、颅内出血和红细胞增多症等时也易发生体温调节和能量代谢紊乱，出现低体温和硬肿。

【临床表现】

本病多发生在冬、春寒冷季节，以出生 3 日内或早产新生儿多见。发病初期表现体温降低、吮乳差或拒乳、哭声弱等症状；病情加重时发生硬肿和多器官损害体征。

1. *低体温*　体核温度（肛门内 5 cm 处温度）常降至 35℃以下，重症<30℃。新生儿由于腋窝下含有较多棕色脂肪，寒冷时氧化产热，使局部温度升高，此时腋温高于或等于肛温（核心温度）。因此，腋温-肛温差值（腋-肛温差，T_{A-R}）可作为判断棕色脂肪产热状态的指标。正常状态下，棕色脂肪不产热，$T_{A-R}<0$℃；重症硬肿症，因棕色脂肪耗尽，故 T_{A-R} 也<0℃；新生儿硬肿症初期，棕色脂肪代偿产热增加，则 $T_{A-R}\geq 0$℃。

2. *硬肿*　由皮脂硬化和水肿所形成，其特点为皮肤硬肿，紧贴皮下组织，不能移动，有水肿者压之有轻度凹陷。硬肿发生顺序是：小腿→大腿外侧→整个下肢→臀部→面颊→上肢→全身。硬肿范围可按：头颈部 20%，双上肢 18%，前胸及腹部 14%，背及腰骶部 14%，臀部 8%，双下肢 26%计算。

3. *多器官功能损害*　早期常有心音低钝、心率缓慢、微循环障碍表现；严重时可呈现休克、DIC、急性肾衰竭和肺出血等多器官衰竭（MOF）表现。

4. *病情分度*　根据临床表现，病情可分为轻、中和重三度（表 5-4）。

表 5－4　新生儿寒冷损伤综合征的病情分度

分度	肛温	腋-肛温差	硬肿范围	全身情况及器官功能改变
轻度	≥35℃	>0	<20%	无明显改变
中度	<35℃	≤0	25%～50%	反应差，功能明显低下
重度	<30℃	<0	>50%	休克，DIC，肺出血，急性肾衰竭

【治疗要点】

1. *复温*　是低体温患儿治疗的关键。复温原则是逐步复温，循序渐进。

2. *支持疗法*　足够的热量有利于体温恢复，根据患儿情况选择经口喂养或静脉营养，但应注意严格控制输液量及速度。

3. *合理用药*　有感染者选用抗生素。纠正代谢紊乱；有出血倾向者用止血药，高凝状态时考虑用肝素，但 DIC 已发生出血时不宜用肝素。休克时除扩容纠酸外，可用多巴胺。

【常见护理诊断及问题】

1. *体温过低*　与新生儿体温调节功能低下、寒冷、早产、感染、窒息等有关。

2. *营养失调*　低于机体需要量与吸吮无力、热量摄入不足有关。

3. *有感染的危险*　与免疫、皮肤、黏膜屏障功能低下有关。

4. *皮肤完整性受损*　与皮肤硬肿、水肿有关。

5. *潜在并发症*　肺出血、DIC。

6. *知识缺乏(家长)*　缺乏正确保暖及育儿知识。

【护理措施】

1. *复温*　目的是在体内产热不足的情况下，通过提高环境温度(减少散热或外加热)，以恢复和保持正常体温。

(1) 若肛温>30℃，T_{A-R}≥0，提示体温虽低，但棕色脂肪产热较好，此时可通过减少散热使体温回升。将患儿置于以预热至中性温度的暖箱中，一般在 6～12 小时内恢复正常体温。

(2) 当肛温<30℃时，多数患儿 T_{A-R}<0，提示体温很低，棕色脂肪被耗尽，虽少数患儿 T_{A-R}≥0，但体温过低，靠棕色脂肪自身产热难以恢复正常体温，且易造成多器官损害，所以只要肛温<30℃，一般均应将患儿置于比肛温高 1～2℃的暖箱中进行外加热。每小时提高箱温 1～1.5℃，箱温不超过 34℃，在 12～24 小时内恢复正常体温。然后根据患儿体温调整暖箱温度。在肛温>30℃、T_{A-R}<0 时，仍提示棕色脂肪不产热，故此时也应采用外加温使体温回升。

(3) 如无上述条件者，可采用温水浴、热水袋、电热毯或母亲怀抱等方式复温，但要防止烫伤。

2. *合理喂养*　轻者能吸吮者可经口喂养；吸吮无力者用滴管、鼻饲或静脉营养保证能量供给。

3. *保证液体供给，严格控制补液速度*　应用输液泵控制，无条件者应加强手控滴速。建立输液记录卡，每小时记录输入量及速度，根据病情加以调节，以防止输液速度过快而引起心衰和肺出血。

4. *预防感染*　做好消毒隔离，加强皮肤护理，经常更换体位，防止体位性水肿和坠积性肺炎，尽量减少肌肉注射，防止皮肤破损而引起感染。

5. 观察病情　注意体温、脉搏、呼吸、硬肿范围及程度、尿量、有无出血症状等，详细记录护理单，备好抢救药物和设备（氧气、吸引器、复苏囊、呼吸器等仪器），一旦发生病情突变，能分秒必争组织有效地抢救。

6. 健康教育　介绍有关硬肿症的疾病知识，指导患儿家长加强护理，注意保暖，保持适宜的环境温度和湿度，鼓励母乳喂养，保证足够的热量。

第十三节　新生儿坏死性小肠结肠炎

新生儿坏死性小肠结肠炎（neonatal necrotizing enterocolitis, NEC）是围生期的多种致病因素导致的肠道疾病，多在出生后2周内发病，严重威胁新生儿的生命。近年来发病率有所增加，常见于未成熟儿。临床上以腹胀、呕吐、便血为主要表现，腹部X线平片以肠道充气、肠壁囊样积气为特点。随着对该病认识的加深及静脉营养的应用，死亡率有所下降。

【病因和发病机制】

发病原因至今尚未明了，可能与下列因素有关。

1. 肠道缺血和缺氧　新生儿窒息、缺氧、呼吸窘迫、先天性心脏病、低体温、换血、严重感染、腹泻、血液浓缩以及呼吸衰竭等引起低氧血症或低血容量休克，使血压下降，心搏出量减少。机体为保证脑、心等重要器官的供血，体内血液重新分配，致肠道、皮肤、肾脏供血减少。由于肠道缺血，肠道分泌保护性黏液减少而引起肠黏膜损伤，使肠道内细菌侵入而坏死。

2. 喂养因素　本病多发生于人工喂养的早产儿。由于免疫球蛋白A（1 gA）主要来自母乳，因此人工喂养儿肠道黏膜缺乏IgA的保护，利于病菌生长与繁殖。另一方面，人工喂养儿奶配方渗透压高于460 mOsm/L时，大量的液体必由血循环转入肠腔，影响血容量和肠系膜的灌注，导致肠道缺血，引起肠黏膜的损伤。

3. 感染　坏死性肠炎与感染有关，病原多为细菌，以产气埃希菌、大肠埃希菌、沙门菌、链球菌、金黄色葡萄球菌等为主。另一方面，临床上也有部分病例在患流行性腹泻时或无任何诱因下发生本病。

【临床表现】

多见于早产儿和小于胎龄儿，常有窒息史。于生后4～10天发病，早期出现反应差、拒食、呕吐、腹胀、腹泻和便血等表现。轻症仅有中度腹胀，可无呕吐，大便2～3次/天，稀薄，颜色深或带血，隐血试验阳性。重症腹胀明显，可见肠型，大便如果酱样或柏油样，或带鲜血有腥臭味，若不积极治疗，病情急剧恶化，患儿面色苍白、四肢发凉、体温不升、代谢性酸中毒、黄疸加深、呼吸不规则、心率减慢。严重者出现休克、DIC、肠穿孔、腹膜炎等。

【辅助检查】

X线显示肠道充气，有多个液平面，具有特征性的肠壁囊样积气，肠壁炎症、局限性坏死。可见多个小气泡或线状气体阴影沿肠管排列。严重病例者门静脉有气体阴影。肠穿孔时可见膈下游离气体形成气腹。

【治疗要点】

1. 禁食　一经确诊立即禁食，同时进行胃肠减压，定期抽出胃液。轻者禁食5～7天，重者10～14天。当腹胀消失、大便隐血试验阴性可试进食。

2. 静脉供给液体和高营养液　禁食或进食不足时，应补充液体和其他营养液。有条件者可输全血、血浆或白蛋白。根据日龄和失水量补充。热量每日 50～100 kcal/kg(209.2～418.4kJ/kg)。在长期补液过程中，根据需要补充钾、钠、氯、钙等电解质。

3. 抗生素　根据细菌培养和药敏试验选择。

4. 对合并症治疗　合并休克、DIC 时，给予相应治疗。

5. 手术治疗　经内科治疗无效，或有肠穿孔、腹膜炎、明显肠梗阻时，应做手术治疗。

【常见护理诊断及问题】

1. 体温过高　与细菌毒素有关。

2. 腹胀　与肠壁组织坏死有关。

3. 腹泻　与肠道炎症有关。

4. 体液不足　与液体丢失过多及补充不足有关。

【护理措施】

1. 监测体温　根据监测的体温结果给予相应的物理降温或药物降温。

2. 减轻腹胀、腹痛，控制腹泻

(1) 立即禁食，肠胀气明显者行胃肠减压，观察腹胀消退情况及引流物色、质、量。观察有无呕吐，呕吐时应头侧向一侧，及时清除呕吐物，保持皮肤及床单元清洁。记录呕吐物的色、质及量。做好口腔护理。

(2) 遵医嘱给予抗生素控制感染。

3. 密切观察病情

(1) 当患儿表现为脉搏细数、血压下降、末梢循环衰竭等中毒性休克时，立即通知医生组织抢救。迅速补充有效循环量，改善微循环，纠正脱水、电解质紊乱及酸中毒，补充能量及营养。

(2) 仔细观察、记录大便的次数、性质、颜色及量，了解大便变化过程。及时、正确留取大便标本送检。每次便后用温水洗净臀部涂油膏等，减少大便对皮肤刺激，保持臀部皮肤的完整性。

4. 补充液体，维持营养

(1) 恢复喂养：禁食期间以静脉维持能量及水、电解质平衡。腹胀消失、大便潜血转阴后逐渐恢复饮食。恢复喂养从水开始，开始只喂开水或 5% 葡萄糖水。喂 2～3 次后，如无呕吐或腹胀，再喂乳汁，以母乳为佳，若喂牛乳，从 1∶1 浓度开始，初为 3～5 ml，以后每次递增 2 ml，逐渐增加浓度及奶量。在调整饮食期间继续观察腹胀及大便情况，发现异常立即与医生取得联系。

(2) 补液护理：建立良好的静脉通路，合理安排滴速；准确记录 24 小时出入量。

5. 健康教育　帮助家长掌握有关饮食的控制、皮肤和口腔卫生等的护理知识，并使家长了解病情，取得他们的理解和配合。

第十四节　新生儿糖代谢紊乱

糖代谢紊乱包括低血糖症和高血糖症，在新生儿期极为常见。

一、新生儿低血糖

新生儿低血糖(neonatal hypoglycemia)一般指：足月儿出生 3 天内全血血糖

<1.67 mmol/L(30 mg/dl)，3 天后<2.2 mmol/L(40 mg/dl)；低体重儿出生 3 天内<1.1 mmol/L(20 mg/dl)，1 周后<2.2 mmol/L(40 mg/dl)。目前认为凡全血血糖<2.2 mmol/L(40 mg/dl)都诊断为新生儿低血糖。

【病因和发病机制】

1. 葡萄糖产生过少和需要量增加　①早产儿、小于胎龄儿，主要与肝糖原、脂肪、蛋白贮存不足和糖原异生功能低下有关；②败血症、寒冷损伤、先天性心脏病，主要由于能量摄入不足、代谢率高，而糖的需要量增加、糖原异生作用低下所致；③先天性内分泌和代谢缺陷病常出现持续顽固的低血糖。

2. 葡萄糖消耗增加　多见于糖尿病母亲婴儿、Rh 溶血病、Beckwith 综合征、窒息缺氧及婴儿胰岛细胞增生症等，均有高胰岛素血症所致。

【临床表现】

无症状或无特异性症状，表现为反应差或烦躁、喂养困难、哭声异常、肌张力低、激惹、惊厥、呼吸暂停等。经补充葡萄糖后症状消失、血糖恢复正常。如反复发作需考虑糖原累积症、先天性垂体功能不全和胰高糖素缺乏症等。

【辅助检查】

常用微量纸片法测定血糖，异常者采静脉血测定血糖以明确诊断。对可能发生低血糖者可在生后进行持续血糖检测。对持续顽固性低血糖者，进一步作血胰岛素、胰高糖素、T_4、TSH、生长激素及皮质醇等检查，以明确是否患有先天性内分泌疾病或代谢性缺陷病。

【治疗要点】

无症状低血糖可给予进食葡萄糖，如无效改为静脉输注葡萄糖。对有症状患儿都应静脉输注葡萄糖。对持续或反复低血糖者除静脉输注葡萄糖外，结合病情予以氢化可的松静脉点滴、胰高糖素肌注或泼尼松(强的松)口服。

【常见护理诊断及问题】

1. 营养失调　低于机体需要量与摄入不足、消耗增加有关。

2. 潜在并发症　呼吸暂停。

【护理措施】

1. 喂养　生后能进食者尽早喂养，根据病情给予 10%葡萄糖或吸吮母乳。早产儿或窒息儿尽快建立静脉通路，保证葡萄糖输入。

2. 监测　定期监测血糖，静脉输注葡萄糖时应及时调整输注量和速度，用输液泵控制并每小时观察记录 1 次。

3. 观察　观察病情变化，注意有无震颤、多汗、呼吸暂停等，有呼吸暂停者及时处理。

二、新生儿高血糖

新生儿高血糖(neonatal hyperglycemia)指全血血糖>7.0 mmol/L(125 mg/dl)或血浆糖>8.12～8.40 mmol/L(145～150 mg/dl)。

【病因和发病机制】

1. 医源性高血糖　发生率高，常见于早产儿和极低体重儿。由于输注葡萄糖浓度过高、速率过快或机体不能耐受所致。

2. 用药影响　治疗呼吸暂停使用氨茶碱时激活了肝糖原分解，抑制糖原合成。

3. 疾病影响 在窒息、感染、寒冷等应急状态下，肾上腺能受体兴奋，儿茶酚胺释放增加及胰岛反应差均可导致高血糖症。

4. 真性糖尿病 新生儿期少见。

【临床表现】

轻者可无症状，血糖显著增高者表现为口渴、烦躁、糖尿、多尿、体重下降、惊厥等症状。

【治疗要点】

减少葡萄糖用量和减慢葡萄糖输注速度；治疗原发病，纠正脱水及电解质紊乱；高血糖不易控制者可考虑用胰岛素输注并作血糖监测。

【常见护理诊断及问题】

1. 有体液不足的危险 与多尿有关。

2. 有皮肤完整性受损的危险 与多尿、糖尿有关。

【护理措施】

1. 维持血糖稳定 严格控制输注葡萄糖的量及速度，监测血糖变化。

2. 观察病情 注意体重和尿量的变化，遵医嘱及时补充电解质溶液，以纠正电解质紊乱。

3. 做好臀部及会阴部护理 勤换尿布，保持会阴部清洁干燥。

（张玉侠）

第六章 营养障碍性疾病患儿的护理

第一节 小儿能量与营养的需求

营养(nutrition)是保证小儿生长发育的基本要素，只有摄入充足合理的营养，才能保证机体组织与细胞的增生和修复，以及维持各种正常的生理功能。小儿新陈代谢旺盛，对各种营养物质需求量大，但此时消化与吸收功能尚不完善，容易发生营养紊乱，造成小儿生长发育障碍和营养性疾病。因此掌握小儿各个时期的营养需求，给予准确合理的指导尤为重要。

【小儿能量需要】

小儿能量需要包括以下 5 个方面：

1. *基础代谢* 较成人高，所需能量按每日每千克体重计算，1 岁以内约需 230 kJ (55 kcal)，7 岁 184.2 kJ(44 kcal)，12 岁时与成人相近约 126 kJ(30 kcal)。

2. *生长所需* 这是小儿时期所特有的热能消耗，所需热量与生长速度成正比，若所供给的热量不足，生长发育会迟缓或停滞。婴儿此项热量需要约占总热量的 25%～30%，6 个月的婴儿达 167～209 kJ(40～50 kcal/kg・d^{-1})，1 岁时为 63 kJ(15 kcal/kg・d^{-1})。

3. *活动所需* 与活动量的大小和活动时间有关，活动量越大，活动时间越长，消耗能量越多。婴儿为 63～84 kJ(15～20 kcal/kg・d^{-1})，12 岁时约为 126 kJ(30 kcal/kg・d^{-1})。

4. *食物特殊动力作用* 指用于摄入和消化吸收食物所需的能量，其中蛋白质的特殊动力最大。婴儿因摄入的蛋白质较高，故此项能量占总需能量的 7%～8%，年长儿约占 5%，与成人相近。

5. *排泄损耗* 每天摄入的食物不能完全吸收，一部分食物未经消化吸收即排泄于体外，此项热量损失一般不超过总摄入量的 10%。

综上所述，婴儿用以维持安静状态所需热量(包括基础代谢与食物特殊动力作用)，约占总热量的 50%，生长发育约占 25%，活动需要约占 25%。按单位体表面积计算，能量需要量以婴儿为最高。如总热量长期供给不足可致消瘦、发育迟缓、体重不增、抵抗力降低而易患疾病，但总热量长期供给过多时，又可发生肥胖。

实际应用时，主要依据年龄、体重来估计总热量的需要。每千克体重每天所需热量为：新生儿 120 kcal，<1 岁 110 kcal，以后每 3 岁减去 10 kcal，至 15 岁时为 60 kcal 左右，成人为 30 kcal 左右。

【营养素的需要】

人体必需的营养素包括水、蛋白质、脂肪、糖、维生素、矿物质及微量元素等。

1. 水　水是机体的重要组成部分，是人类赖以生存的重要条件。小儿新陈代谢旺盛、热量需要大，因此所需水分相对地较多。婴儿需水 150 ml/kg・d^{-1}，3～7 岁时 90～110 ml/kg・d^{-1}，10 岁时 70～85 ml/kg・d^{-1}，14 岁时 40～60 ml/kg・d^{-1}。

2. 蛋白质　是构成人体细胞和组织的基本成分。由于小儿生长发育要求正氮平衡，故蛋白质按体重计算需要量高于成人。婴儿饮食中蛋白质含量约占总热量的 15%，母乳喂养每日需蛋白质 2 g/kg，牛乳喂养为每日 3.5 g/kg，混合喂养为每日 3.0 g/kg。1 岁以后供给量逐渐减少，直到成人的每日 1.1 g/kg。除了蛋白质的供应量外，蛋白质的氨基酸构成也很重要。在儿童食物中适量添加限制性氨基酸——赖氨酸可以提高蛋白质的吸收利用率。

3. 脂肪　是供给热能的重要物质，同时还具有提供必需脂肪酸、帮助脂溶性维生素吸收、防止散热及达到机械保护的功能。主要来源于乳类、肉类、植物油。婴幼儿饮食中脂肪供给占总热量的 35%，每日需 4～6 g/kg，随着年龄的增长，其比例逐渐下降，但仍占总热量的 25%～30%，必需脂肪酸占总热量的 1%～3%。

4. 碳水化合物　是供给热量的主要来源，其供热量约占总热量的 50%，婴儿每日需10～12 g/kg，儿童每日需 8～12 g/kg。摄入过多时，发酵过盛刺激肠蠕动可引起腹泻。

5. 维生素　是维持正常生长及生理功能所必需的营养素，与酶关系密切，是构成许多辅酶的成分。维生素种类很多，水溶性包括维生素 B_1、B_2、B_6、C 等，在烹饪过程中易损失，体内不能贮存。脂溶性包括维生素 A、D、E、K，吸收后可在体内贮存，过量则易蓄积中毒。造成维生素缺乏的原因除膳食摄入不足外，还包括消化吸收障碍、分解破坏增强、生理需要量增加以及肠道细菌合成障碍等。其中，维生素 A、B_1、B_2、C、D、B_{12}和叶酸常由于膳食中含量不足而引起缺乏。

6. 矿物质和微量元素　离子化元素如钙、磷是正常凝血和神经肌肉功能所必需。由于它们是骨骼的重要组成部分，故又称大元素。必需微量元素具有重要的营养作用和生理功能，包括铜、铁、锌、锰、硒、碘、铬等，缺乏后产生特征性生化紊乱、病理改变，引发疾病。儿童易因微量元素代谢不平衡而致病，如肠病性肢端皮炎是遗传性缺锌病，钢发综合征是遗传性缺铜症，缺碘引起克汀病，缺硒引起克山病，缺铁引起贫血。

7. 膳食纤维　膳食纤维是植物性食物中的一组多糖类碳水化合物，主要来源于植物的细胞壁，人类肠道没有分解这类碳水化合物的酶，所以常以原形排出体外。具有生理功能的膳食纤维有：①纤维素：能吸收水分，增加粪便体积；②半纤维素：能与铁、锌、钙等阳离子和磷结合，减少胆酸吸收；③木质素：能吸附胆酸、减少胆酸重吸收，故有利于降低血清胆固醇浓度；④果胶：吸水后可形成凝胶，降低食物中糖的密度，减轻食饵性胰岛素的分泌。

第二节　小儿喂养与膳食

一、婴儿喂养

婴儿期的生长发育是出生后最迅速的阶段，因此，喂养不当导致的影响也最明显和严重。同时正确掌握婴儿喂养的技术和方法是至关重要的。

婴儿喂养分为母乳喂养(breast-feeding)、人工喂养(bottle-feeding)、混合喂养(mixture-feeding)三种形式。

【母乳喂养】

母乳喂养是婴儿最合理、最自然的喂养方式。母乳不仅营养丰富、易被婴儿消化吸收,而且含有多种免疫成分,故母乳喂养的患儿患病率较低。婴儿出生后应在2小时内用母乳按需哺喂,一般健康母亲的乳汁分泌量常可满足4～6个月以内婴儿的营养需要,因此应大力提倡母乳喂养。

1. *母乳喂养的定义* 生后4～6个月的婴儿,除了吃自己母亲的奶,不给其他食物或饮料,称母乳喂养。

2. *母乳的成分* 世界卫生组织定义:产后4天内的乳汁称初乳;5～10天为过渡乳;11天～9个月的乳汁为成熟乳;10个月以后的乳汁为晚乳。

初乳量少,质略稠而带黄色,比重较高(1.030～1.060),含脂肪较少而蛋白质较多,同时含有比较丰富的微量元素、条件性必需氨基酸和活性物质,非常适合新生儿的需要,应尽量让小儿得到初乳喂养,不要因量少而放弃。过渡乳总量有所增多,含脂肪最高,蛋白质与矿物质逐渐减少。成熟乳蛋白质含量更低,但每日泌乳总量多达700～1 000 ml。晚乳的总量和营养成分都较少。各期乳汁中乳糖的含量变化不大。

(1) 蛋白质:人乳含有的蛋白质中必需氨基酸很丰富,营养价值高,酪蛋白与乳清蛋白的比例为4∶6,与牛乳(4∶1)有明显差别。乳白蛋白在胃内形成凝块小,有利于消化和吸收。母乳中的蛋白质含量较低,但质量高、利用率高,且免疫物质丰富,对新生儿尤为重要。

(2) 脂肪:含不饱和脂肪酸以及解脂酶较多,易于消化吸收。

(3) 维生素:人乳中维生素A、C、E含量较高,而维生素B_1、B_2、B_6、B_{12}、K、叶酸含量较少,但基本能满足生理需要。维生素D在人乳及牛乳中的含量均较低。

(4) 矿物质:人乳矿物质含量约为牛乳的1/3。人乳钙、磷含量(33∶15)比牛乳(125∶99)低,但钙、磷比例适宜(人乳为2∶1,牛乳为1.2∶1)使钙的吸收良好。铁在人乳和牛乳中含量均低,但人乳中铁的吸收率明显高于牛乳。婴儿尤其是人工喂养儿如不及时添加辅食和补充含铁食品,易出现缺铁性贫血。人初乳中锌含量较高,有利于生长发育。

(5) 碳水化合物:人乳中的碳水化合物主要是乙型乳糖,占总量的90%以上,能促进双歧杆菌的生长、抑制大肠埃希菌的生长,故母乳喂养儿消化不良的发生率较低。

(6) 酶:人乳含有较多的淀粉酶和脂肪酶,有助于消化。

(7) 免疫成分:人乳中含有多种抗细菌、抗病毒和抗真菌感染的物质,对预防新生儿和婴儿感染有着重要意义。

1) 体液免疫成分:人乳中含有多种免疫成分,包括IgG、IgA、IgM和补体成分C_3、C_4等,初乳中含量最丰富,其中分泌型IgA(SIgA)是所有外分泌液中含量最高者,随泌乳期延长,IgG和IgM含量显著下降。SIgA在成熟乳(产后2～9个月的乳汁)中的含量也有明显下降,但由于成熟乳的泌乳量增加,婴儿摄入SIgA的总量并无明显减少。人乳中的IgA抗体分布在婴儿的咽部、鼻咽部和胃肠道局部黏膜表面,有防止病原体侵入人体外,还可凝集病原体及中和病原体产生的毒素,乳铁蛋白在人乳中含量丰富,明显高于牛乳,能与细菌竞争结合乳汁中的元素铁,阻碍细菌的代谢和分裂繁殖,达到抑菌效果。

2）细胞成分：人乳中含大量免疫活性细胞，包括巨噬细胞、中性粒细胞和淋巴细胞。这些细胞具有吞噬和杀灭葡萄球菌、致病性大肠埃希菌和酵母菌的能力，在预防疾病方面有重要意义。

3）其他因子：双歧因子在母乳中含量高而稳定，可促进肠道内乳酸杆菌生长，从而抑制大肠埃希菌、痢疾杆菌的生长繁殖。人乳中溶菌酶含量较高，能杀伤细菌。

3．母乳喂养的优点

（1）营养丰富，各种营养素比例合适，易于消化和吸收。尤其以最初4～6个月最为适宜。

（2）富含多种免疫成分，能预防肠道和全身感染。

（3）可直接喂哺，温度适宜，经济方便，乳量随小儿生长而增加。

（4）哺乳可增进母子感情，并可密切观察小儿微细变化。

（5）促进子宫收缩并加速其复原，减少患乳腺癌和卵巢癌的概率。

4．母乳哺喂的方法

（1）开奶时间：产后即可哺喂，可防止新生儿低血糖，也可促进乳汁的分泌和排出。

（2）哺乳次数：根据婴儿饥饱和吸吮情况，不宜严格规定间隔时间和次数，通过吸吮刺激催乳素及催产素的分泌，以促进泌乳及产乳反射的建立。

（3）哺乳时间和方法：起初2～3天，每次每侧乳房哺喂2～4分钟，以后延长至10分钟左右，一般最初5分钟内已吸出大半乳量，10分钟后乳汁几乎吸空，故每次最长喂乳时间不超过15～20分钟。乳房持续充盈可导致乳汁分泌减少，故每次喂乳应使两侧乳房中的乳汁完全吸完。喂哺时，应抱起婴儿呈半坐姿势躺在母亲怀里，保持呼吸道通畅。喂乳完毕后用食指轻压婴儿下颏，将乳头轻轻拔出，强行拉出易致乳头受伤。婴儿吃奶后常有溢乳发生，为避免溢乳，应将婴儿抱起，头靠在母亲肩上，轻拍其背部以帮助其嗳出胃内气体防止吐奶后窒息，再取右侧卧位数分钟，以利于乳汁进入十二指肠。

（4）断奶应逐渐进行，在正常添加辅助食品的条件下，9～12个月断奶最合适。一般先从6～8个月起每日先减少一次哺乳，用辅助食品代替，以后逐渐减少哺乳次数直至断奶。在炎热夏季或婴儿患病时不宜断奶，可延至秋凉时进行，以免发生腹泻等消化紊乱，但最迟不超过1岁半。

5．影响乳汁分泌及成分的因素　乳母膳食均衡、营养充足，所分泌的乳量及成分的差异不大，一般能保证婴儿的营养需要。但乳母饮食量少或营养较差，总泌乳量常常减少，实际也影响了婴儿对蛋白质和其他营养物质的摄入量。因此，乳母在哺乳期应保持充足的营养，以保证充足的泌乳量。焦虑、愤怒、抑郁、疲劳、怕痛等都可减少或抑制催乳素分泌，阻止射乳反射的建立，使泌乳量减少。此外，乳母饮酒、疾病、怀孕等均影响泌乳。

【混合喂养】

因母乳不足或乳母因故不能按时提供母乳喂养时，加喂乳制品、代乳品等其他食品称为混合喂养。分为补授法及代授法两种。

1．补授法　每次哺乳完毕后，再添加牛乳或其他食品，至婴儿饱足。这种方法因不减少吸吮次数，对刺激母乳分泌有利。

2．代授法　乳母因故不能给小儿喂奶，以牛奶或其他代乳品哺喂，代替一次或数次母乳。这种方法有利于母亲工作，但可导致乳汁分泌减少。故采用代授法时，应嘱乳母按时挤出或用吸奶器排空乳汁，以免影响乳汁分泌。

【人工喂养】

由于各种原因使得母亲不能亲自以母乳喂养小儿，只能采用动物乳类(如牛、羊、马等)，以及乳制品或其他代乳品喂养小儿，称为人工喂养。

1. 人工喂养适用对象

(1) 母亲没有乳汁分泌，无法哺喂的婴儿。

(2) 母亲患有较严重的器质性疾病，如心、肺、肾脏、内分泌病，或患有慢性传染病如肝炎、肺结核等，均不宜哺喂婴儿。

(3) 患有苯丙酮尿病、半乳糖血症等遗传代谢性疾病的婴儿。

2. 人工喂养的婴儿食品

(1) 鲜牛乳：牛乳与母乳相比，二者所供热能虽然大致相等，但营养成分的差异较大。鲜牛乳中蛋白质含量高于母乳，主要为酪蛋白，遇胃酸所形成的凝块较大，不易消化；牛乳中脂肪球较大，不易被婴儿消化和吸收；钙、磷比值不适宜，不利于钙的吸收；矿物质含量偏高，加重了肾溶质负荷。用牛奶喂养新生儿时需加水稀释，使蛋白质、无机盐的含量降低。

(2) 牛乳制品：①配方乳：在全脂奶粉的基础上，采用多种调制方法使之更接近母乳的品质，又称为母乳化奶粉。其主要特点是：调整牛奶中某些成分，如酪蛋白、无机盐等，使之适合于婴儿的消化能力和肾功能；添加一些重要的营养素，如乳清蛋白、不饱和脂肪酸、乳糖，强化婴儿生长时所需要的微量营养素如核苷酸、维生素和微量元素铁、锌等，使其营养成分更接近于母乳，更利于婴儿生长。②全脂奶粉：是用鲜牛奶经喷雾干燥制成的粉剂，也是较好的代乳食品，便于携带和保存，在加工过程中酪蛋白颗粒变细，故较鲜牛奶易于消化。冲调可按重量1∶8(1 g奶粉加8 g水)或按体积1∶4(1匙奶粉加4匙水)。③脱脂奶粉：将牛乳中脂肪几乎全部脱去或部分脱去，即成为全脱脂或半脱脂奶粉。此种奶粉为治疗性奶粉，适用于消化功能低下或腹泻儿童，不宜长期喂养小儿，以免造成营养不良。④酸乳：在鲜牛乳中加入乳酸或枸橼酸或橘汁制成。酸乳易消化。

(3) 鲜羊奶：羊乳中蛋白质、矿物质的含量较高，叶酸含量极低，维生素 B_{12} 含量也较低，长期饮用羊奶的婴儿，因红细胞制造和成熟受影响，易引起营养不良性贫血。所以在饮用羊乳时，应注意及早给婴儿补充蛋黄及其他辅助食品，以避免贫血的发生。

(4) 不含奶的代乳品：一些不易获得动物奶与奶制品的地区，常选用大豆、大米、小麦或其他谷类磨粉煮成糊状，加糖喂养婴儿。由于各种谷类的主要营养素为淀粉，蛋白质含量较低，必需氨基酸含量不足，婴儿长期食用会因蛋白质缺乏而产生营养不良症。此外，出生后2个月内的婴儿体内尚无淀粉酶，不能将这些代乳品中的淀粉分解。故此类代乳品存在较多缺陷，不能满足婴儿的生长发育需要。

[附]鲜奶稀释调配方法

新生儿2周内应按2∶1(2份鲜牛奶加1份温开水)的比例稀释，3周内3∶1，4周内4∶1，满月后可不稀释。加水稀释可使牛奶中蛋白质的浓度与人乳相近，但由于稀释，牛乳中的碳水化合物与脂肪较人乳含量少，热能含量会大大降低，所以应在稀释的牛乳中加入白糖，以提高热能的含量。一般应在100 ml鲜牛奶中加白糖8 g(约1汤匙)，使牛乳的热能含量基本接近人乳的热能含量。

3. 奶量计算方法　按乳儿每日所需的总能量和总液量来计算奶量。婴儿需热量为每日

110 kcal/kg,需水量为每日 150 ml/kg;100 ml 牛乳含热量 660 kcal,含蛋白质 33 g,8%糖牛乳 100 ml 含热量约为 100 kcal。

举例:4 个月婴儿体重 6 kg

每日需要总热量:6×110 kcal $= 660$ kcal

每日需总水量:$6 \times 150 = 900$ ml

每日需 8%糖牛乳:660 ml

每日需糖量:$660 \times 8\% = 52.8$ g

牛乳以外的需水量:$900 - 660 = 240$ ml

4. *人工喂养方法*　选用大口玻璃奶瓶,易于清洗,便于煮沸消毒;先为患儿更换尿布,洗净双手,然后喂奶。喂哺时婴儿半卧位于母亲怀中,取舒适位置。哺喂前,先将乳液滴于喂食者手腕掌侧测试乳温,无烫灼感方可哺喂。奶瓶置斜位,使乳液充满奶头,以免小儿吸奶无效或吸入过多空气造成溢乳;哺喂后轻拍背部,排出空气以防止吐奶。禁忌无人式的授奶方法。

5. *人工喂养注意事项*

(1) 选择适合婴儿年龄的乳品及代乳品。

(2) 乳品与代乳品的量和浓度应按小儿年龄和体重计算,不可过稀或过浓。

(3) 根据出生月龄、病情、奶液性质选择合适的奶瓶和奶头。奶头软硬度和奶头孔的大小应适宜,倒置时液体呈连续滴出为宜。

(4) 按需哺乳:根据婴儿食欲、体重、粪便性质而随时增减奶量。正确喂养结果应是小儿发育良好,大便正常,喂奶后安静。

【辅助食品的添加】

对于>4 个月的婴儿,无论母乳、混合或人工喂养都不能满足其生长发育的需要,也不能单纯依靠增加乳量来满足婴儿的营养;当每日奶量达 1 000 ml 及每次达 200 ml 以上时,即宜添加辅助食品,以保证婴儿的生长,为断奶做准备。

1. *辅助食品添加原则*

(1) 由稀到稠:以谷类食物为例,应先从米汤、米粉、稀粥、稠粥逐步过渡到米饭。

(2) 由少到多:如加鸡蛋黄时,开始先吃 1/4 个,1 周后大便消化及食欲情况良好,可加到半个,然后逐步加到 1 个。

(3) 由细到粗:如添加蔬菜,应从菜汁、菜泥、碎菜到菜块。

(4) 由一种到多种:遵照循序渐进的原则,根据婴儿胃肠道的消化、吸收能力和营养需要量逐步添加。习惯一种食物后再加另一种,不能同时添加几种。

(5) 患病期间不添加新的食品。

2. *辅助食品添加顺序*

(1) 1～3 个月可添加菜汤、水果汁,开始时应冲稀,逐渐加浓,在两次喂乳之间进行。鱼肝油从 1 滴开始,每月增加 1 滴,观察有无腹泻,直至 4 个月后维持每天 5 滴,以补充维生素 A 和维生素 D。

(2) 4～6 个月可添加米糊、奶糕、稀粥、蛋黄、鱼泥、菜泥、水果泥、豆腐等,以补充热能,使小儿逐渐适应从流质过渡到半流质食物。

(3) 7～9 个月可添加粥、面条、碎菜、蛋、肝泥、肉末、鱼泥、豆制品、饼干、馒头、熟土豆等,以补充足够的热量和蛋白质,由半流质过渡到固体食物。

(4) 10～12 个月即可进食软饭、挂面、蛋糕、带馅食品、碎肉等直至断奶。

二、小儿、少年的膳食安排

【幼儿膳食】

1. 幼儿膳食特点　1～3 岁幼儿,乳牙陆续萌出,咀嚼能力和消化能力都逐渐增强,并且活动量增大,脑的发育加快,因此食物中应注意供给足够的能量和优质蛋白质。此期小儿户外活动增加,面对各种小食品、饮料,难以抵御,多吃零食会导致小儿厌食和消化道功能紊乱,故应正确引导,控制零食,保证主食。

2. 幼儿膳食安排要点

(1) 供给足够的能量和优质蛋白质,同时注意三种营养素的比例,其中碳水化合物占总能量的 50%～60%,蛋白质占 12%～15%,脂肪占 25%～30%为宜,并且幼儿的膳食中含有适量的脂肪也有助于增加食欲。同时优质蛋白的供应量占总量的 1/3～1/2。

(2) 食物种类多样化:注意肉、蛋、鱼、豆制品、蔬菜、水果的供给。在进食各类食物的基础上,保证摄入牛奶 500 ml 左右,分两次,也可用豆制代乳品替代。

(3) 食物制作要求:注意细、软、碎、烂,烹调时应低盐,不放味精、花椒、辣椒等刺激性调味品。

(4) 增加进餐次数:幼儿胃容量小,但对能量的需要相对比成人多,为了满足体格生长发育,每日的进餐可为三次正餐再加 1 次或 2 次点心。

(5) 创造良好的进餐环境:环境要清洁整齐,最好能与大人共同进餐,培养小儿自己进餐,正确使用餐具,不挑食和偏食。

【儿童与少年膳食】

此期膳食已基本接近成人水平,主食可用普通米饭、面食和馒头等,菜肴同成人,但仍要避免过于坚硬、油腻或酸辣的食物,不宜吃过甜、过酸、过咸和过于细腻的食物。饮食要注意多样化、荤素搭配、杂粮细粮交替应用,保证食物的营养和均衡,以利于生长发育。保证牛奶和水果的供给,避免摄入过多的饮料与零食。膳食的安排要注意以下几点:

(1) 食物品种多样化:主食是米面类,配备富含优质蛋白质的蛋、肉、鱼、虾等,加上大量绿叶蔬菜,注意荤素搭配均衡,在保证营养的基础上经常变换花样,以提高食欲。

(2) 三餐一点最合适:上午的学习和活动体力消耗大,早餐营养尤为重要,除保证主食米面、馒头、糕点的摄入外,还应添加牛奶、肉蛋类和水果、蔬菜等。

(3) 养成良好的饮食习惯:不偏食和挑食,注意饮食卫生,进食时不看书和电视,集中精神,每餐后漱口,保持口腔卫生。

第三节　营 养 不 良

儿童的营养状况是衡量儿童健康水平的重要指标。蛋白质-热能营养不良(protein-energy malnutrition, PEM)是由于缺乏能量和(或)蛋白质所致的一种营养缺乏症,主要见于<3 岁婴幼儿。主要表现为体重明显减轻、皮下脂肪减少和皮下水肿,常伴有各种器官不同程度的功能紊乱。临床上分为:以能量供应不足为主的消瘦型,小儿矮小、消瘦、皮下脂肪消失,皮肤弹性减

低，头发干燥易脱落，体弱乏力、萎靡不振；以蛋白质供应不足为主的水肿型，表现为周身水肿，眼睑和身体低垂部水肿，皮肤干燥萎缩，角化脱屑，或有色素沉着，头发脆弱易断和脱落，指甲脆弱有横沟，无食欲，肝大，常有腹泻和水样便；介于消瘦型和水肿型之间的为消瘦-水肿型。

【病因】

1. 长期摄入不足 小儿处于不断生长发育的阶段，对营养素的需要相对较多，摄入量不足常见于母乳不足而未及时添加其他乳品；奶粉配制过稀；突然停奶而未及时添加辅食；长期以淀粉类食品(粥、奶糕)为主；不良的饮食习惯，如偏食、挑食、吃零食过多或早餐过于简单；学校午餐摄入不足等。

2. 消化吸收障碍 消化系统解剖或功能上的异常，如裂唇、裂腭、幽门梗阻、迁延性腹泻、过敏性肠炎、肠吸收不良综合征等均可影响食物的消化。

3. 需要量增多 急、慢性传染病(如麻疹、伤寒、肝炎、结核)后的恢复期、双胎早产、生长发育快速阶段等均可因需要量增多而造成相对缺乏。

4. 消耗量过大 糖尿病、大量蛋白尿、急性发热性疾病、甲状腺功能亢进、恶性肿瘤等均可使营养素的消耗量增多。

上述因素的单独作用或共同组合作用均可引起蛋白质-热能营养不良。

【病理生理】

1. 新陈代谢异常

(1) 蛋白质：由于蛋白质摄入不足，使体内蛋白质代谢处于负平衡。当血清总蛋白浓度<40 g/L、白蛋白<20 g/L 时便可发生低蛋白性水肿。

(2) 脂肪：肌体动员脂肪以维持必要的能量消耗，故血清胆固醇浓度降低；由于脂肪代谢主要在肝内进行，当体内脂肪消耗过多，超过肝脏的代谢能力时，可造成肝脏脂肪浸润及变性。

(3) 碳水化合物：由于食物不足和消耗增多，故血糖偏低，轻度时症状并不明显，重者可引起昏迷甚至猝死。

(4) 水、盐代谢：由于消耗大量脂肪，故细胞外液容量增加，低蛋白血症可进一步加剧而呈现水肿；PEM 时 ATP 合成减少可影响细胞膜上钠泵的运转，使钠在细胞内储留。故 PEM 患儿细胞外液一般为低渗状态，易出现低渗性脱水、酸中毒、低血钾、低血钙和低血镁。约有 3/4 患儿伴有缺锌。

(5) 体温调节：体温偏低，可能与：①热能摄入不足；②皮下脂肪较薄，散热快；③血糖降低；④氧耗量、脉率和周围血循环量减少等有关。

2. 各系统功能低下

(1) 消化系统：由于消化液和酶的分泌减少，酶活力降低，蠕动减弱，菌群失调，易致消化功能低下和腹泻。

(2) 循环系统：心脏收缩力减弱，心搏出量减少，血压偏低，脉搏细弱。

(3) 泌尿系统：肾小管重吸收功能减低，尿量增多而比重下降。

(4) 神经系统：精神抑制但时有烦躁不安、表情淡漠、反应迟钝、记忆力减退、条件反射不易建立。

(5) 免疫功能：非特异性(如皮肤、黏膜屏障功能、白细胞吞噬功能、补体功能)和特异性免疫功能均明显降低。患儿 OT、PHA 等皮肤试验阴性；IgG2 和(或)IgG4 缺陷和 T 细胞亚群改变等常见。由于免疫功能全面下降，故极易并发各种感染。

【临床表现】

体重不增是最早出现的症状，随即体重下降，久之身高也低于正常。皮下脂肪逐渐减少以至消失，首先累及腹部，其次为躯干、臀部、四肢，最后为面颊部；腹部皮下脂肪层是判断营养不良程度的重要指标之一。随着病程的进展，各种临床症状也逐步加重，初起仅表现为体重减轻、皮下脂肪变薄、皮肤干燥，但身高无影响，精神状态正常；继之，体重和皮下脂肪进一步减少，身高停止增长，皮肤干燥、苍白、肌肉松弛；病情进一步加剧时体重明显减轻，皮下脂肪消失，额部出现皱纹状如老人，身高明显低于同龄儿，皮肤苍白、干燥、无弹性，肌肉萎缩，精神萎靡、反应差，体温偏低，脉细无力，食欲低下，常腹泻、便秘交替，部分小儿可因血浆白蛋白明显下降而出现水肿。重度营养不良可有重要脏器功能损害，如心功能下降等。

体格测量是评估营养不良最可靠的指标，目前国际上对评价营养不良的测量指标有较大变更，它包括以下三部分：

1. *体重低下* 儿童的年龄别体重与同年龄、同性别参照人群标准相比，低于中位数减 2 个标准差，但高于或等于中位数减 3 个标准差，为中度体重低下；如低于参照人群的中位数减 3 个标准差为重度体重低下，此指标反映儿童过去和(或)现在有慢性和(或)急性营养不良。单凭此指标不能区分属急性还是慢性营养不良。

2. *生长迟缓* 儿童的年龄性别身高与同年龄、同性别参照人群标准相比，低于中位数减 2 个标准差，但高于或等于中位数减 3 个标准差，为中度生长迟缓；如低于参照人群的中位数减 3 个标准差为重度生长迟缓。此指标主要反映过去或长期慢性营养不良。

3. *消瘦* 儿童的身高和体重与同年龄、同性别参照人群标准相比，低于中位数减 2 个标准差，但高于或等于中位数减 3 个标准差，为中度消瘦；如低于参照人群的中位数减 3 个标准差为重度消瘦。此指标反映儿童近期急性营养不良。

【并发症】

1. *营养性小细胞性贫血* 最为常见，与缺乏铁、叶酸、维生素 B_{12}、蛋白质等造血原料有关。

2. *各种维生素缺乏* 常见为维生素 A 缺乏，有时也有维生素 B、维生素 C、维生素 D 的不足。

3. *感染* 由于免疫功能低下，故易患各种感染，如上呼吸道感染、鹅口疮、肺炎、结核病、中耳炎、尿路感染等；特别是婴儿腹泻，常迁延不愈，加重营养不良，从而造成恶性循环。

4. *自发性低血糖* 患儿面色灰白、神志不清、脉搏减慢、呼吸暂停、体温不升，但无抽搐，若未及时诊治可因呼吸麻痹而死亡。

针对以上营养不良病因，首先要预防为主，对父母亲开展健康教育，大力提倡母乳喂养，及时添加辅助食品，确保小儿有充足的热能摄入。其次在饮食中多给小儿豆制品和蛋类摄入，定期测量身高、体重，以便及时发现营养不良，积极治疗疾病，增强小儿的抵抗力，使小儿健康地成长。

【辅助检查】

最突出的表现是血清白蛋白浓度降低，但由于其半衰期较长(19～21 天)故不够灵敏。胰岛素样生长因子-Ⅰ(IGF-Ⅰ)水平下降，其不仅反应灵敏且受其他因素影响较少，被认为是诊断 PEM 的较好指标。此外，多种血清酶活性降低，经治疗后可迅速恢复正常；血浆胆固醇、各种电解质及微量元素浓度皆可下降;生长激素分泌反有增多。

【治疗要点】

营养不良的治疗原则是祛除病因、调整饮食、促进消化和治疗合并症。

1. 祛除病因　在查明病因的基础上,积极治疗原发病,如纠正消化道畸形、控制感染性疾病、根治各种消耗性疾病等。

2. 调整饮食　此病患儿的消化道已适应低营养的摄入,一旦摄食稍多便可出现消化不良、腹泻,故饮食调整应根据实际的消化能力和病情逐步增加,不能操之过急。食品除乳制品外,可给予豆浆、蛋类、肝泥、肉末、鱼粉等高蛋白食物,也可给予酪蛋白水解物、氨基酸混合液或要素饮食。

3. 促进消化　主要依靠药物来帮助消化,可补充B族维生素和胃蛋白酶、胰酶等。苯丙酸诺龙是蛋白质同化类固醇制剂,能促进蛋白质合成、增加食欲,每次肌注0.5～1.0 mg/kg,每周1～2次,连续2～3周,用药期间应供给充足的热量和蛋白质。胰岛素注射可降低血糖,增加饥饿感提高食欲,通常每日一次皮下注射正规胰岛素2～3单位,注射前先服葡萄糖20～30 g,1～2周为一疗程。锌制可提高味觉敏感度、增加食欲,每日口服锌0.5～1 mg/kg。

【常见护理诊断及问题】

1. 营养失调低于机体需要量　与能量、蛋白质收入不足和(或)需要、消耗过多有关。

2. 有感染的危险　与机体免疫功能低下有关。

3. 生长发育迟缓　与营养物质缺乏、不能满足生长发育的需要有关。

4. 知识缺乏　患儿家长缺乏营养知识及育儿知识。

5. 潜在并发症　低血糖。

【护理措施】

1. 营养不良的护理

(1) 找出致病因素,如喂养不当、疾病、经济困难等,通过护理并与医疗或社区工作者的合作予以消除。

(2) 调整饮食:要由少到多、由稀到稠,循序渐进,以免出现腹泻,加重胃肠功能紊乱。选择易消化吸收、高热能、高蛋白质的食物。饮食调整的方法:①轻度营养不良患儿不应过快地改变原有食物,应在原有的基础上增加热卡,开始每日60～80 (kcal/kg),以后逐渐增加到140 kcal/kg,待体重接近正常时再恢复到供给正常需要量;②中、重度营养不良患儿消化吸收功能紊乱,对食物的耐受差,能量供给应从少量45～55 kcal/kg开始,逐渐少量增加,待食欲和消化功能恢复,供给高于正常生理需要量的热卡120～170 kcal/kg,直至体重接近正常再恢复至正常生理需要量;蛋白质的供给从每日1.5～2.0 g/kg开始,逐步增加到3.5～4.5 g/kg,如过早给予高蛋白食物,可引起腹胀和肝肿大。补充维生素及微量元素,如给菜泥、果泥、肉泥等富含营养的食物。

(3) 按医嘱给予助消化药物,如胃蛋白酶、胰酶。必要时给予苯丙酸诺龙肌肉注射,促进蛋白质合成。病情重者少量输血浆、白蛋白、静脉高营养液。在输液时速度宜慢,补液量不宜多。

2. 预防感染的护理　预防呼吸道感染,室内保持适宜的温、湿度;注意防寒保暖,少去公共场所;加强口腔、皮肤护理;对重度营养不良患儿可按医嘱输新鲜血浆或白蛋白,以增强机体抵抗力。

3. 预防低血糖的护理　不能进食者可按医嘱静脉输入葡萄糖溶液；密切观察病情，特别在夜间或清晨时，患儿易发生低血糖而出现头晕、出冷汗、面色苍白、神志不清等，应立即按医嘱静脉给予葡萄糖溶液。

4. 预防

(1) 合理喂养尤其重要。大力提倡母乳喂养，对母乳不足或不宜母乳喂养者应采取合理的部分母乳喂养或人工哺养，并及时添加辅食品；戒绝偏食、挑食、吃零食的不良习惯，小学生早餐要吃，中餐应保证供给足够的能量和蛋白质。

(2) 合理安排生活作息制度，适当安排户外活动及锻炼身体，保证充足睡眠。

(3) 防治传染病和先天畸形，按时进行预防接种，对患有裂唇、裂腭及囟门狭窄等先天畸形者应及时手术治疗。

(4) 推广应用生长发育监测图，定期测量体重，并将体重值标在生长发育监测图上，如发现体重增长缓慢、不增，便应尽快查明原因，及时给予纠正。

【健康教育】

向患儿家长解释导致营养不良的原因，介绍科学育儿知识，大力提倡母乳喂养，指导婴儿喂养的具体执行方法；指导患儿养成良好的饮食习惯，帮助患儿建立合理生活作息；预防感染，按时进行预防接种等。

第四节　小儿肥胖症

肥胖症(obesity)是由于能量摄入长期超过人体的消耗，导致体内脂肪过度积聚、体重超过一定范围的一种营养障碍性疾病。一般认为，体重超过按身长计算的平均标准体重20%，或超过按年龄计算的平均标准体重加两个标准差以上，即为肥胖症。由于人民生活水平提高、膳食结构发生改变，儿童肥胖症呈增多的趋势，目前发生率为5%～8%。肥胖不仅影响小儿的健康，还将成为成年期高血压、糖尿病、冠心病、胆石症、痛风等疾病和猝死的诱因，因此对本病的防治应引起社会及家庭的重视。

【病因】

1. 单纯性肥胖　占肥胖症的95%～97%，患儿不伴有明显的内分泌、代谢性疾病，其发病与下列因素有关。

(1) 营养素摄入过多：摄入的营养超过机体代谢需要，多余的能量便转化为脂肪贮存体内而导致肥胖。人体脂肪细胞数量的增多主要在婴儿出生前3个月、生后第一年和11～13岁三个阶段，若在这三个时期内摄入营养过多，即可引起脂肪细胞数目增多且体积增大，治疗较困难且易复发；不在脂肪细胞增殖时期发生的肥胖仅出现脂肪细胞体积增大，数目增多不明显，治疗较易奏效。

(2) 活动量过少：缺乏适当的活动和体育锻炼也是发生肥胖症的重要因素，即使摄入不多但如活动过少，也可引起肥胖。有些疾病需要减少活动，在病期或病后即易出现肥胖；肥胖儿童大多不喜爱运动，形成恶性循环。

(3) 遗传因素：肥胖有高度的遗传性，目前认为肥胖与多基因遗传有关。父母都肥胖的后代肥胖率高达70%～80%；双亲之一肥胖者，后代肥胖发生率40%～50%；双亲正常的后代发生肥胖者仅10%～14%。

(4) 其他：如调节饱食感及饥饿感的中枢失去平衡以致多食；精神创伤(如亲人病故或学习成绩低下)以及心理异常等因素亦可致儿童过食。

2. 继发性肥胖　有3%～5%的肥胖症小儿继发于各种内分泌代谢病和遗传综合征，他们不仅体脂的分布特殊，且常伴有肢体或智能异常。

【临床表现】

肥胖可发生于任何年龄，但最常见于婴儿期、5～6岁和青春期。患儿食欲旺盛且喜吃甜食和高脂肪食物。明显肥胖的儿童常有疲劳感，用力时气短或腿痛。严重肥胖者由于脂肪的过度堆积限制了胸扩展和膈肌运动，使肺换气量减少，造成缺氧、气急、紫绀、红细胞增多，心脏扩大或出现充血性心力衰竭甚至死亡，称肥胖-换氧不良综合征(Pickwickian syn.)。

体格检查可见患儿皮下脂肪丰满，但分布均匀，腹部膨隆下垂，严重肥胖者可因皮下脂肪过多，使胸膜、臀部及大腿皮肤出现白纹或紫纹；因体重过重、走路时两下肢负荷过度可致膝外翻和扁平足。女孩胸部脂肪过多应与乳房发育相鉴别，后者可触到乳腺组织的硬结。男性患儿因大腿内侧和会阴部脂肪过多，阴茎可隐匿在脂肪组织中而被误诊为阴茎发育不良。

肥胖小儿性发育常较早，故最终身高常略低于正常小儿。由于怕被别人讥笑而不愿与其他小儿交往，故常有心理上的障碍，如自卑、胆怯、孤独等。

【诊断】

小儿体重超过同性别、同身高正常儿均值20%以上者便可诊断为肥胖症；超过均值20%～29%者为轻度肥胖；超过30%～49%者为中度肥胖；超过50%～59%者为重度肥胖；超过60%以上者为极度肥胖。

【辅助检查】

血清三酰甘油(甘油三酯)、胆固醇大多增高；严重患儿血清β脂蛋白也增高；常有高胰岛素血症、血生长激素水平减低等。

【治疗要点】

控制饮食，加强运动，消除心理障碍，配合药物治疗。减少热能性食物的摄入，增加机体对热能的消耗，减少体内的过剩脂肪，使体重逐步减轻。一般不鼓励药物疗法，必要时可选择苯丙胺类和氯苯咪吲哚类等食欲抑制剂或甲状腺素等增加消耗的药物，仅可短期疗程谨慎使用。

【常见护理诊断及问题】

1. 营养失调　高于机体需要量与摄入热量过高、缺乏运动有关。

2. 自我形象紊乱　与肥胖造成自身形体改变有关。

3. 社交障碍　与肥胖造成心理障碍、不愿与人交往有关。

4. 知识缺乏　缺乏儿童合理营养的相关知识。

5. 焦虑　与子女过分肥胖有关。

【护理措施】

1. 合理控制饮食　结合小儿的基本营养和生长发育需要合理限制食量，使体重逐步减轻；设法满足小儿食欲，避免饥饿感。多采用低脂肪、低碳水化合物和高蛋白质食谱；蛋白质食物的供应量不宜低于2 g/kg·d^{-1}；碳水化合物有助于脂肪和蛋白质的代谢，可作为主食，但应限制糖量；限制脂肪，避免各种甜食和高脂肪食物；视个体情况相应减少总热量摄入；保证维生素及矿物质的供给。鼓励患儿选择体积较大、饱腹感明显而热量低的蔬菜类食品，其纤维可减轻糖类的吸收和胰岛素的分泌，并能阻止胆盐的肠肝循环，促进胆固醇排泄，且有一定的通便作用，如青菜、萝卜、黄瓜、番茄、竹笋、苹果、柑橘等。

2. 建立良好的饮食习惯　少量多餐，不吃宵夜和零食，避免过食。

3. 加强运动　选择多样化、有效且易坚持的活动，提高对运动的兴趣，每日运动 1 小时左右，逐渐增加。运动量根据患儿的耐受力而定，以运动后轻松愉快、不感到疲劳为宜。不宜剧烈运动，以免刺激食欲。

4. 心理护理　引导患儿正确认识自身体态的改变，消除自卑心理，鼓励患儿积极参加各种活动。提高患儿坚持饮食和运动疗法的兴趣，帮助其对改变自身形象建立信心，保证身心健康发展。

【健康教育】

指导科学喂养的知识，培养儿童良好的饮食习惯，避免营养过剩。创造条件和机会增加患儿的运动量。要宣传肥胖儿不是健康儿的观点，介绍监测儿童生长发育的方法及定期门诊随访的重要性。

第五节　维生素营养障碍

一、维生素 D 缺乏性佝偻病

维生素 D 缺乏性佝偻病(vitamin D deficiency rickets)简称佝偻病，是一种小儿常见的慢性营养性疾病，主要见于 3 个月～2 岁婴幼儿。本病是由于体内维生素 D 不足引起全身性钙、磷代谢失常，以致钙盐不能正常沉着在骨骼的生长部分，使正在生长的骨骺端软骨板不能正常钙化，造成骨骼病变。主要表现为正处于生长中的骨骼的病变、肌肉松弛和神经兴奋性的改变。重症佝偻病患儿还可有消化和心肺功能障碍，并可影响智能发育和免疫功能。我国佝偻病的发病率北方高于南方，随着社会经济文化水平的提高，其发病率已逐年降低且多数患儿病情较轻。

【维生素 D 的来源、转化和生理功能】

1. 来源　维生素 D 是一组具有生物活性的脂溶性类固醇衍生物，其来源包括内源性和外源性两种途径。人或动物皮肤中的 7 -脱氢胆固醇经日光中紫外线的光化学作用转变成内源性的维生素 D_3(胆骨化醇)，是人类维生素 D 的主要来源；食物，如肝脏、牛奶、蛋黄等，以及鱼肝油等维生素制剂提供外源性维生素 D。植物食物(植物油、酵母)中含有丰富的麦角固醇经紫外线照射后变为维生素 D_2(麦角骨化醇)。

2. 转化　维生素 D_3 和维生素 D_2 在人体内都没有生物活性，需与维生素 D 结合蛋白结合，被转运后贮存于肝脏、脂肪和肌肉等组织内，经过 2 次羟化作用后生成 1,25 -二羟胆骨化醇【1,25 -$(OH)_2D$】才能发挥生物效应。

3. 生理功能　1,25 -$(OH)_2D$ 是维持钙、磷代谢平衡的主要激素之一，它通过对肠、肾、骨等靶器官的作用发挥其生理功能，包括：促进小肠黏膜合成钙结合蛋白(CaBP)，增加肠道对钙的吸收；促进成骨细胞的增殖和碱性磷酸酶的合成，促进骨钙素的合成，使之与羟磷灰石分子牢固结合构成骨实质，同时促进间叶细胞向成熟破骨细胞分化，发挥其骨质重吸收效应；增加肾小管对钙、磷的重吸收，提高血钙、血磷浓度。

【病因】

1. 日照不足　日光中紫外线的光化学作用促进维生素 D_3 的生成，婴幼儿缺乏户外活动即可导致内源性维生素 D 生成不足。此外，高大建筑阻挡日光照射；大气污染如烟雾、尘埃亦会吸收部分紫外线；冬季日照短、紫外线较弱，均易造成维生素 D 缺乏。

2. 摄入不足　天然食物中含维生素 D 较少，不能满足小儿需要，若不及时补充鱼肝油、蛋黄、肝泥等富含维生素 D 的辅食，易发生佝偻病。

3. 钙、磷比例不当　人乳中钙、磷比例为 2∶1，比例适宜易于吸收；牛奶含钙、磷多，但磷的含量过高，吸收较差，故人工喂养较母乳喂养的患儿佝偻病发病率高。

4. 生长过速　早产或双胎婴儿体内钙、磷储备不足，出生后生长速度较足月儿快，若不及时补充维生素 D 和钙则极易发生佝偻病。

5. 疾病因素　慢性呼吸道感染、胃肠道疾病和肝、胆、胰、肾疾病均可影响维生素 D 吸收及钙、磷代谢。

6. 药物影响　长期服用抗惊厥药物(如巴比妥、苯妥英钠)可加速维生素 D 分解为无活性的代谢产物，使体内维生素 D 不足；糖皮质激素可对抗维生素 D 转运钙的作用。

【发病机制】

维生素 D 缺乏造成肠道对钙、磷的吸收减少和低钙血症，刺激甲状旁腺功能代偿性亢进，甲状旁腺素分泌的增加促使骨钙释出，从而维持血清钙浓度的正常水平。但同时，甲状旁腺素抑制肾小管重吸收磷，导致尿磷排出增加、血磷降低，钙、磷乘积降低。骨样组织的钙化过程受阻，成骨细胞代偿增生，骨样组织局部堆积，碱性磷酸酶分泌增加，从而表现出一系列佝偻病症状和血液生化改变(图 6-1)。

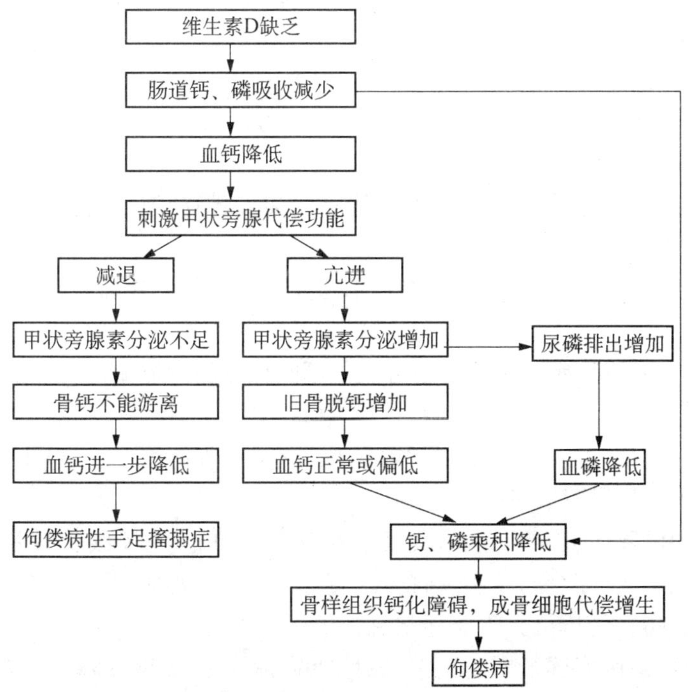

图 6-1　维生素 D 缺乏性佝偻病和维生素 D 缺乏性手足搐搦症的发病机制

【临床表现】

本病多见于3个月至2岁小儿。主要表现为正处于生长中的骨骼的病变、肌肉松弛和神经兴奋性的改变。佝偻病的骨骼改变常在维生素D缺乏后数月出现，患有骨软化症孕妇的母乳喂养儿可在出生后2个月内出现佝偻病症状。重症佝偻病患儿还可有消化和心、肺功能障碍，并可影响智能发育和免疫功能。本病在临床上可分期如下：

1. *初期*　多见于6个月以内，特别是<3个月的婴儿，主要表现为神经兴奋性增高，如易激惹、烦恼、夜间啼哭、睡眠不安、汗多刺激头皮而摇头、出现枕秃等。这些非特异性症状可作为临床早期诊断的参考依据。

2. *激期(活动期)*　维生素D缺乏的婴儿如不经治疗，症状会继续加重，出现甲状腺功能亢进，钙、磷代谢失常和典型的骨骼改变。

(1) 骨骼病变体征

1) 头部：<6个月的佝偻病婴儿以颅骨改变为主，颅骨薄、前囟边缘较软，检查者用指尖轻轻压迫枕骨或顶骨的后部，可有压乒乓球样的感觉；6个月以后，尽管病情仍在进展，但颅骨软化逐渐消失、额骨和顶骨双侧骨样组织增生呈对称性隆起，至7～8个月时变成"方盒样"头型即方颅，严重时呈鞍状或十字状颅形，头围也较正常增大。

2) 胸部：胸廓骨骼改变多见于1岁左右患儿，肋骨骨骺端因骨样组织堆积而膨大，肋骨与肋软骨交界处可扪及圆形隆起。以第7～10肋骨最明显，从上至下如串珠样突起，称佝偻病串珠(rachitic rosary)；肋骨骺部内陷，胸骨向前突起，形成鸡胸样畸形，如胸骨剑突部向内凹陷，即成漏斗胸；膈肌附着处的肋骨受牵拉而内陷，形成一道横沟，称为郝氏沟(Harrison groove)，这些胸廓病变都会影响呼吸功能。

3) 四肢：手腕、足踝部亦可形成钝圆形环状隆起，称佝偻病手、足镯；由于骨质软化与肌肉关节松弛，小儿双下肢在开始站立与行走后因负重可出现股骨、胫骨、腓骨弯曲，形成严重膝内翻("O"型)或膝外翻("X"型)畸形。

(2) 运动功能发育迟缓：患儿在会坐和站立后，因韧带松弛可致脊柱畸形。严重低血磷导致肌肉糖代谢障碍，使全身肌肉松弛、乏力，肌张力降低，坐、立、行等运动功能发育落后，腹肌张力低下致腹部膨隆如蛙腹。

(3) 神经、精神发育迟缓：重症患儿脑发育亦受累，表情淡漠，语言发育迟缓，条件反射形成缓慢；免疫力低下，容易感染，贫血常见。

3. *恢复期*　患儿经治疗和日光照射后，临床症状和体征会逐渐减轻、消失，精神活泼，肌张力恢复。

4. *后遗症期*　婴幼儿期重症佝偻病可残留不同程度的骨骼畸形，多见于>2岁的儿童。

【辅助检查】

初期常无骨骼病变，X线骨片可正常或钙化带稍模糊；血清25-(OH)D_3下降，PTH升高，血钙、血磷降低，碱性磷酸酶正常或稍高。

激期血生化检测除血清钙稍低外，其余指标改变更加显著；X线长骨片显示骨髓端钙化带消失，呈杯口状、毛刷样改变，骨骺软骨带增宽(>2 mm)，骨质稀疏，骨皮质变薄，可有骨干弯曲变形或青枝骨折。骨折可无临床症状。

恢复期血清钙、磷浓度逐渐恢复正常，碱性磷酸酶需1～2个月降至正常水平；骨骺X线影像在治疗2～3周后有所改善；出现不规则的钙化线，以后钙化带致密增厚，骨质密度逐渐恢复正常。

后遗症期血生化正常，X线检查其骨骺干骺端活动性病变消失。

【治疗】

治疗目的在于控制病情活动，防止骨骼畸形。

1. *一般治疗*　合理喂养，及时添加辅食；坚持户外活动，多晒太阳。

2. *维生素D治疗*　以口服维生素D为主，剂量为每日50～100 μg(2 000～4 000 IU)，或$1,25(OH)_2D_3$(骨化三醇)0.5～2.0 μg，视临床和X线骨片改善情况于2～4周后改为维生素D预防量，每日10 μg(400 IU)。对于出现并发症或无法口服者可肌肉注射维生素D_3，治疗1个月后复查效果。

3. *矫形*　对已有严重骨骼畸形的后遗症期患儿可考虑外科手术矫治。

【常见护理诊断及问题】

1. *营养失调*　低于机体需要量，与维生素D摄入不足、吸收利用障碍和缺乏户外运动、日光照射不足有关。

2. *有感染的危险*　与机体免疫力低下有关。

3. *潜在并发症*　骨骼畸形。

4. *知识缺乏*　缺乏佝偻病的病因、预防等相关知识。

5. *焦虑*　与患儿骨骼畸形、活动形态异常有关。

【护理措施】

1. *补充维生素D制剂*　遵医嘱供给维生素D制剂。口服维生素D制剂可直接滴于舌上或食物上以保证用量。肌肉注射维生素D时，注射部位要深，并经常更换注射部位，以利于吸收。大量维生素D治疗时易使血钙降低，应补充钙剂，注意观察有无手足抽搐。用药后加强观察，若患儿出现恶心、呕吐、食欲减退、腹泻等，为维生素D过量中毒表现，应立即停药。

2. *增加饮食中维生素D的含量*　年长儿可多进食海水鱼、肝、蛋黄及鱼肝油制剂等。加强婴幼儿合理喂养，鼓励母乳喂养，按时添加辅食；人工喂养者，可选用维生素A、D强化奶，及时添加鱼肝油制剂。

3. *接受日光照射*　一般来说户外活动越早越好，新生儿1～2个月就可以到户外接受日光照射，根据不同年龄、地区、季节选择户外活动时间和日光照射方法。活动时间根据年龄逐渐增加，从数分钟到1小时，夏季避免阳光直接照射，冬季可在室内，但要注意开窗，让紫外线能够透过。照射时注意保暖，尽量暴露皮肤。

4. *加强体格锻炼*　胸廓畸形可作俯卧位抬头展胸运动进行矫正；下肢畸形可作肌肉按摩，“O”型腿按摩外侧肌，“X”型腿按摩内侧肌；行外科手术矫治者，应指导其正确使用矫形器具。

5. *预防骨骼畸形*　患儿骨骼软化，应避免久坐，防止脊柱后突畸形；避免久站、久走，防止下肢弯曲“X”或“O”形腿，避免重压和强力牵拉造成骨折。严重骨骼畸形者，可于4岁后外科手术纠正。

6. *预防感染*　保持室内空气清新，温、湿度适宜。阳光充足，避免交叉感染。

【健康教育】

加强疾病预防、护理知识、恢复期锻炼等知识的宣教。指导家长选择富含维生素D、钙、磷和蛋白质的食物，提倡母乳喂养，尽早开始户外活动；新生儿出生 2 周后每日给予维生素 D 400～800 IU。告知家长患儿所用药物的作用、不良反应、剂量和方法，指导其遵医嘱正确用药。向家长示范按摩肌肉矫正畸形的方法，鼓励尽早开始户外活动，指导正确合理地进行日光浴和补充维生素 D。

二、维生素 D 缺乏性手足搐搦症

维生素 D 缺乏性手足搐搦症(tetany of vitamin D deficiency)，多发病于 6 个月以下的婴儿，主要由于维生素 D 缺乏导致血清钙降低、神经肌肉兴奋性增强、出现惊厥和手足抽搐等症状。随着近年来预防维生素 D 缺乏工作的开展，本病已较少发生。

【病因和发病机制】

病因与佝偻病相同，本病多伴有轻度佝偻病，但其骨骼病变不严重，血钙降低，血磷基本正常，碱性磷酸酶增高。维生素 D 缺乏、血清钙离子浓度降低是直接病因，当伴有甲状旁腺代偿性分泌不足时，低血钙无法恢复，血清总钙量降至 1.75～1.88 mmol/L，或钙离子降至 1 mmol/L以下即可出现抽搐症状。

血钙降低可与下列因素有关：

(1) 维生素 D 缺乏症初期，若甲状旁腺未能代偿其血钙的降低，以至血磷正常而血钙降低，临床上出现低血钙症的表现而骨骼变化不显著。

(2) 春夏季户外活动增多，使体内维生素 D 合成骤增，或用维生素 D 治疗之初，均使未钙化的骨骼加速钙化，血钙大量沉着于骨骼，骨骼钙化加速，旧骨脱钙减少，肠道钙吸收又相对不足，使血钙下降。

(3) 感染、发热、饥饿时，由于组织分解，磷从细胞内释出，血磷升高，使血钙下降。

(4) 6 个月以内婴儿，生长发育最快，需要钙质较多，若饮食中供应不足，再加上维生素 D 缺乏则易发病。

(5) 长期腹泻或梗阻性黄疸，使维生素 D 与钙的吸收减少，致血钙降低。

(6) 当血液 pH 升高时，如过度换气所致的呼吸性碱中毒、碱性溶液注射过量或酸中毒被纠正时，可加速钙离子在骨中沉积，致血钙降低。

【临床表现】

典型表现为手足抽搐、喉痉挛和惊厥，部分患儿有程度不等的佝偻病活动期的表现。

1. 隐性症状

(1) 面神经征，即佛斯特征(Chvostek sign)，又称击面神经试验，以指尖或叩诊锤轻击患儿颧弓与口角间的面神经穿出处，引起眼睑和口角抽动者为阳性。

(2) 腓反射：叩诊锤骤击膝外侧的腓神经，足部向外侧收缩为阳性。

(3) 陶瑟征(Trousseau's sign)：即人工手痉挛征，以血压计袖带包裹上臂，使血压维持在收缩压与舒张压之间，阳性者在 5 分钟内可见手抽搐痉挛。

2. 显性症状

(1) 惊厥：多见于小婴儿，特点为患儿无发热，无其他原因而突然发生的惊厥，大多丧失知觉，手足节律性抽动，面部肌肉痉挛，眼球上翻，大小便失禁。发作时间从数秒钟至半小时不等；发作次数可数日 1 次或 1 日数次，甚至多至 1 日数十次。不发作时，患儿多神情正常。

(2) 手足抽搐：为本病的特殊症状，多见于较大婴幼儿，表现为突发的手足强直痉挛，双手腕部屈曲，手指伸直，拇指内收向掌心；足部踝关节伸直，足趾同时向下弯曲，呈弓状（图 6－2、图 6－3）。

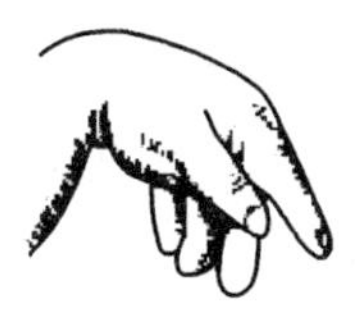

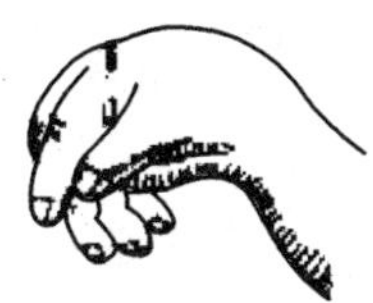

图 6－2　手足搐搦症的手痉挛

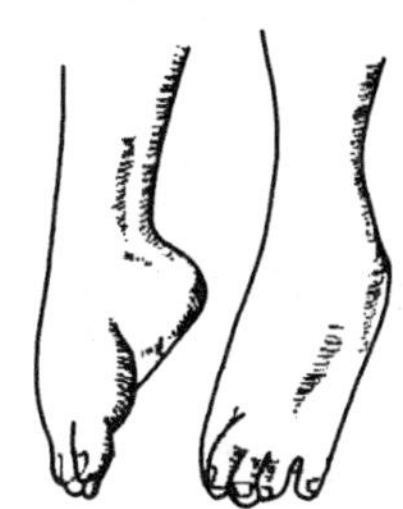

图 6－3　手足搐搦的足痉挛

（3）喉痉挛：主要见于 2 岁以下婴儿，喉痉挛致使呼吸困难，吸气延长可闻及哮鸣音，可突然发生窒息、严重缺氧甚至死亡。

（4）其他：常有睡眠不安、易惊醒、多汗等神经兴奋现象。

【治疗要点】

1. *急救*　惊厥期应立即吸氧，喉痉挛者将舌拉出口外，口对口呼吸或加压给氧，必要时行气管插管。迅速控制症状，10%水合氯醛保留灌肠，地西泮（安定）肌肉或静脉注射。

2. *钙剂治疗*　尽快提高血钙浓度，10%葡萄糖酸钙加入葡萄糖液稀释后缓慢静脉注射。

3. *维生素 D 治疗*　控制症状后，按维生素 D 缺乏性佝偻病补充维生素 D。

【预后】

及时诊断治疗者，多数能在 1～2 天内停止惊厥。重症喉痉挛可因呼吸困难而猝死，重症惊厥也可能造成生命危险。同时并发严重感染或腹泻者，可加重本病或导致迁延不愈。

【常见护理诊断及问题】

1. *营养失调*　低于机体需要量，与维生素 D 摄入不足、吸收利用障碍有关。

2. *有窒息的危险*　与惊厥、喉痉挛发作有关。

3. *潜在并发症*　惊厥发作。

4. *知识缺乏*　缺乏疾病的发病、治疗、预防等相关知识。

5. *恐惧*　与患儿惊厥反复发作有关。

【护理措施】

（1）合理喂养，补充维生素 D，适量补钙，增加户外活动，加强体格锻炼。

（2）控制惊厥、喉痉挛发作，做好抢救配合。应用钙剂注意：①口服钙剂首选 10%氯化钙，服用时需用糖水稀释 3～5 倍，两餐间服，不可茶水同服；②静脉注射 10%葡萄糖酸钙需用 10%～25%的葡萄糖液稀释 1～3 倍，缓慢推注（10 分钟以上），注射时选择较粗的血管，避免使用头皮静脉，注意观察，避免钙剂外溢造成组织坏死。

（3）防止窒息，将患儿头偏向一侧，保持呼吸道通畅，衣领松开，清除呼吸道分泌物，必要时将患儿舌体拉出口外。已出牙的幼儿应使用牙垫，防止咬伤舌头。加强观察监测，做好气管插管或气管切开的准备。

【健康教育】

（1）向家长介绍维生素 D 缺乏性手足抽搐的病因、诱因、治疗过程及预后情况。

（2）指导家长患儿惊厥发作时的初步处理措施，如使患儿平卧，解松衣领，颈部伸直，头后仰，防止窒息，同时呼叫医护人员。

(3) 指导家长合理喂养，合理安排小儿日常生活，坚持每天有一定时间的户外活动，指导合理补钙。

第六节 微量元素障碍

一、锌缺乏

锌缺乏症是指各种原因造成体内锌缺乏所导致的疾病，以食欲不振、生长发育迟缓、免疫力减退、性成熟障碍为主要表现。

【锌的生理功能】

锌是人体必需的微量元素之一，作为多种酶的组成成分或酶的激活剂广泛参与各种代谢活动，在核酸和蛋白质代谢中发挥重要作用，影响生长发育、生殖器官、皮肤、胃肠道功能及免疫功能。锌的来源广泛，以牡蛎中含量最高，其次为畜禽肉及肝脏、蛋类、鱼和其他海产品，蔬菜、水果中含量较低。锌的主要生理功能为促进生长发育与组织再生、促进食欲、促进维生素 A 代谢和生理作用、增强机体免疫力。

【病因】

1. *摄入不足* 是引起小儿锌缺乏的主要原因。谷类等植物性食物含锌少，母乳及牛乳中的含锌量均不能满足婴儿的需要，故长期单纯乳类或谷物喂养的婴儿易缺锌。年长儿多因偏食、挑食形成锌摄入不足。

2. *需要增加* 生长发育期、营养不良恢复期、发热、感染均可致锌需求量增高。

3. *吸收障碍* 慢性腹泻如吸收不良综合征、脂肪泻等可造成锌的吸收减少；谷类食物中的植酸盐和粗纤维妨碍锌的吸收。

4. *丢失过多* 反复失血、溶血、长期多汗、大面积灼伤、蛋白尿以及长期服用青霉胺等均可使锌过多丢失，导致锌缺乏。

【临床表现】

1. *消化功能减退* 缺锌时舌黏膜增生、角化不全，以致味觉敏感度下降，发生食欲缺乏、厌食、异嗜癖等症状。

2. *生长发育落后* 缺锌直接影响核酸与蛋白质合成和细胞分裂，并妨碍生长激素轴功能以及性腺轴的成熟，故生长发育停滞、体格矮小、性发育延迟。

3. *免疫功能降低* 缺锌会严重损害细胞免疫功能而容易发生感染。

4. *智能发育延迟* 缺锌可使脑 DNA 和蛋白质合成障碍，谷氨酸浓度降低，从而引起智能发育迟缓。

5. *其他* 如地图舌、反复口腔溃疡、创伤愈合迟缓、影响维生素 A 代谢而出现夜盲症等。

【辅助检查】

测定血清、全血、头发、白细胞、尿、组织中锌的含量，其中血清锌低于正常低限 11.47 μmol/L；餐后血清锌浓度反应试验 PICR＞15％。

【治疗要点】

1. *病因* 针对病因治疗原发病。

2. 饮食治疗　给予富含锌的动物性食物。

3. 补充锌剂　口服锌制剂，较常用的为葡萄糖酸锌。

【常见护理诊断及问题】

1. 营养失调　低于机体需要量，与锌摄入不足、吸收利用障碍有关。

2. 有感染的危险　与机体免疫力低下有关。

3. 生长发育改变　与锌缺乏、蛋白质合成障碍、生长激素分泌减少有关。

4. 知识缺乏　缺乏营养知识及儿童喂养知识。

5. 焦虑　与患儿生长发育异常有关。

【护理措施】

1. 改善饮食　通过膳食补充锌，鼓励母乳喂养，尽早补充葡萄糖酸锌制剂，及时添加辅食。年长儿要建立良好的饮食习惯，不挑食、偏食，多补充含锌丰富的食品如牡蛎、畜禽肉及肝脏、蛋类、鱼和其他海产品等。

2. 预防感染　注意保护性隔离，保持室内空气新鲜，预防呼吸道感染。

3. 监测　定时监测身高、体重及智力发育。

【健康教育】

介绍小儿缺锌的主要原因、治疗过程、预防措施、家庭护理等基本知识。指导家长正确监测小儿身高、体重及智力发育的方法。

二、碘缺乏

碘缺乏是一种分布极为广泛的地方病，除了挪威、冰岛等少数国家外，世界各国都曾有不同程度受到过缺碘的威胁。

【病因和发病机制】

食物和饮水中缺碘是其根本原因。碘的主要功能是合成甲状腺素，缺碘使甲状腺素合成障碍，从而影响生长发育。

【临床表现】

临床表现的轻重取决于缺碘的程度、持续时间以及患病的年龄。胎儿期缺碘可致死胎、早产及先天畸形；新生儿期则表现为甲状腺功能低下；儿童和青春期则引起地方性甲状腺肿、地方性甲状腺功能减低症以及单纯性聋哑。长期轻度缺碘则可出现亚临床型甲状腺功能减低症，表现为轻度智能迟缓，或轻度听力障碍，常伴有体格生长落后。

【辅助检查】

血 T3、T4 降低，TSH 升高；尿碘降低；X 线骨片示骨龄延迟。

【治疗要点】

1. 碘剂　主要用于缺碘所引起的弥漫型重度甲状腺肿大且病程短者。复方碘溶液每日 1～2 滴(约含碘 3.5 mg)；碘化钾(钠)每日 10～15 mg，连服 2 周为 1 个疗程，2 个疗程之间停药 3 个月，反复治疗 1 年。长期大量应用需注意甲亢的发生。

2. 甲状腺素制剂

【常见护理诊断及问题】

1. 营养失调　低于机体需要量，与碘摄入不足有关。

2. 生长发育改变　与碘缺乏影响甲状腺素合成有关。

3. 知识缺乏　缺乏营养知识及儿童喂养知识。

4. 焦虑　与患儿生长发育异常有关。

【护理措施】

1. 改善饮食　食用海带、海藻和海鱼等海产品以补充碘。在缺碘的地区可采用加碘盐。

2. 补充碘剂、甲状腺素制剂　遵医嘱给予复方碘溶液和碘化钾及甲状腺素制剂。

【健康教育】

让家长了解导致患儿缺碘的原因，正确选择含碘丰富的食物，预防碘缺乏。指导碘剂补充方法。

（王　燕　钱培芬）

第七章 呼吸系统疾病患儿的护理

小儿呼吸系统疾病一般是指感染性呼吸道疾病，其中上呼吸道感染、支气管炎、肺炎、支气管哮喘最为常见。小儿呼吸系统疾病发病率高，病情较严重，与小儿呼吸系统解剖生理及病理生理特点有关。因此，必须了解这些特点，对小儿进行适当护理、锻炼、预防和治疗。

第一节 小儿呼吸系统解剖生理特点

【解剖特点】

临床上以喉部环状软骨下为界分为上、下呼吸道。上呼吸道包括鼻、鼻窦、鼻泪管、鼻咽部、咽、咽鼓管、会厌及喉；下呼吸道指气管、支气管、毛细支气管、肺，此外尚包括肺门、纵隔、胸膜、胸廓等。

1. 上呼吸道

(1) 鼻和鼻窦：由于面部颅骨发育不足，小儿鼻腔相对短小。新生儿几乎没有下鼻道。此后随面部颅骨的发育，鼻道逐渐加长加宽，到 4 岁时下鼻道才完全形成。婴幼儿没有鼻毛，鼻黏膜柔弱，血管丰富，易发生感染，感染后鼻黏膜易充血、肿胀而发生鼻塞，甚至出现呛咳与呼吸困难，婴儿可能会导致吃奶困难，出现拒绝吃奶及烦躁不安的症状。婴儿期鼻黏膜下层缺乏海绵组织，以后逐渐发育，所以在婴儿期很少发生鼻出血，6～7 岁后鼻出血才多见。

(2) 鼻咽部和咽部：婴儿鼻咽及咽部相对地狭小，而且较垂直。扁桃体虽有一定的防御功能，但当细菌藏于腺窝深处时，容易成为慢性感染灶。年幼儿的咽鼓管，短而直，呈水平位，故鼻咽炎易并发中耳炎。

(3) 喉：小儿喉腔相对较狭窄，初呈漏斗状，以后呈圆柱形，软骨柔软细弱。假声带及黏膜薄弱，且富于血管及淋巴组织，因此有轻微炎症即可致喉头肿胀、喉腔狭窄，出现声音嘶哑和吸气性呼吸困难。

2. 下呼吸道

(1) 气管、支气管：新生儿气管长度 4 cm，气管分叉相当于新生儿第 3～4 胸椎水平，以后随年龄增长而逐渐下降，12 岁时气管分叉降至第 5～6 胸椎水平。右侧气管和支气管较直，气管插管常易滑人右侧，气管异物也多见于右侧。

(2) 肺与肺门：小儿肺脏结构特点是弹力组织发育差，血管丰富，毛细血管及淋巴间隙较成人宽，整个肺脏含血多而含气少，间质发育旺盛，肺泡数量少而易被黏液堵塞，故易发生肺炎、肺不张、肺气肿。肺门包括大支气管、血管和大量的淋巴结,肺门淋巴结与肺脏其他部位的淋巴结互相联系,因此,肺部各种炎症均可引起肺门淋巴结的反应。

(3) 胸廓及膈:婴幼儿胸廓较短呈桶状,肋骨水平位,膈肌位置较高,胸部呼吸肌不发达,主要靠膈肌呼吸,易受腹胀等因素影响,肺的扩张受限制,通气和换气易受影响,出现呼吸困难。

(4) 胸膜及纵隔:新生儿及婴儿期胸膜腔相对宽大。壁层胸膜固定不够坚密,易于伸展,胸膜薄且较易移动。小儿纵隔较成人相对大,柔软而富于弹力。当胸膜腔大量积液时,易引起纵隔器官的移位。

【生理特点】

1. 呼吸频率与节律　小儿因代谢旺盛,需氧量高,但因解剖特点使呼吸道受到一定的限制,只能增加呼吸频率来满足机体代谢的需要。年龄越小,呼吸频率越快,但小儿因呼吸中枢发育不完善,容易出现节律不齐,尤以早产儿、新生儿最为显著。各年龄段的呼吸频率见表 7-1。

表 7-1　各年龄段小儿呼吸和脉搏频率(次/分)

年龄	呼吸	脉搏	呼吸:脉搏
新生儿	40～45	120～140	1:3
>1 岁	30～40	110～130	1:3～1:4
2～3 岁	25～30	100～120	1:3～1:4
4～7 岁	20～25	80～100	1:4
8～14 岁	18～20	70～90	1:4

2. 呼吸型　婴幼儿呼吸肌发育不完全,呼吸时胸廓活动范围小而膈肌活动明显,呈腹膈式呼吸;随年龄增长,呼吸肌逐渐发育成熟,小儿开始行走时,膈肌和腹腔脏器逐渐下降,肋骨由水平逐渐倾斜,于是出现胸腹式呼吸。

3. 呼吸功能的特点

(1) 肺活量(VC):系指一次深吸气后的最大呼气量,它受呼吸肌强弱、气道通畅程度及肺组织与胸廓弹性的影响,也和身材大小、性别及年龄等因素有关。小儿为 50～70 ml/kg。安静时年长儿仅用肺活量的 12.5%来呼吸;婴幼儿则需用 30%左右。说明其呼吸潜在力较差。

(2) 潮气量(VT):系指安静呼吸时每次吸入或呼出的气量。年龄越小,潮气量越小。小儿潮气量约为 6 ml/kg,仅为成人的 1/2。

(3) 每分钟通气量:即潮气量乘以呼吸频率。正常婴幼儿由于呼吸频率较快,每分钟通气量如按体表面积计算与成人相近。

(4) 功能残气量(FRC):为平静呼气后残留在肺内的气量。肺脏体积与肺弹性回缩力的改变是影响功能残气量的重要因素。

(5) 气体弥散量:CO_2 的排出主要靠弥散作用,CO_2 弥散速率较氧大,故比 O_2 易于弥散。小儿肺脏小,肺泡毛细血管总面积与总容量均比成人小,故气体弥散量亦小。但以单位肺容积计算则与成人相近。

(6) 气道阻力：气道阻力的大小取决于管径大小和气体流速等，管道气流阻力与管腔半径的4次方呈反比。小儿气道阻力大于成人，气管管径随发育而增大，阻力随年龄增大而递减。

以上呼吸功能特点显示，各项呼吸功能的储备能力较低。当患呼吸系统疾病时，较易发生呼吸衰竭。

4. 血气分析　在无心血管及血液疾病的情况下，通过血液气体分析来检查肺功能更为准确实用。临床上已普遍开展小儿微量动脉化血进行测定，对诊断治疗均有重要意义。血气分析项目主要是血氧饱和度(SaO_2)，二氧化碳分压($PaCO_2$)和pH值。

(1) SaO_2：是指单位血红蛋白含氧的百分数，正常值为95%(91%～97.7%)。它反映氧分压的水平，小儿SaO_2值与成人相差不多。在一般情况下当SaO_2降至80%以下时，临床上可出现紫绀。

(2) $PaCO_2$：是指血液中溶解的CO_2分子所产生的压力或张力，正常值为35～45 mmHg(平均40 mmHg)。小儿的$PaCO_2$较成人为低，这是因为婴幼儿时期肾功能较差，酸性代谢产物的排出需消耗体内较多的钠离子，使血液HCO_3^-处于较低水平，机体为了维持pH值在正常范围，使$PaCO_2$代偿处于较低水平。

(3) 动脉血的pH值：它代表血中氢离子浓度。小儿多用动脉化耳血测定。pH值超过正常值提示碱中毒；低于正常值提示酸中毒。若CO_2难于排出时，pH值降至7.2以下，则产生呼吸性酸中毒，可干扰细胞代谢及心、脑功能。

【免疫特点】

小儿呼吸道的非特异性和特异性免疫功能均较差。新生儿、婴幼儿的咳嗽反射和气道平滑肌收缩功能差，纤毛运动功能亦差，难以有效地清除吸入的尘埃及异物颗粒。婴幼儿的SIgA、IgA、IgG和IgC亚类含量较低，而且肺泡巨噬细胞功能不足，乳铁蛋白、溶菌酶、干扰素、补体等的数量和活性不足，故易患呼吸道感染。

第二节　急性上呼吸道感染

急性上呼吸道感染(acute upper respiratory infection, AURI)是小儿最常见的疾病，简称上感，俗称“感冒”，主要侵犯鼻、鼻咽和咽部，常诊断为“急性鼻咽炎”、“急性咽炎”、“急性扁桃体炎”等。鼻咽感染常可出现并发症，涉及邻近器官如喉、气管、肺、口腔、鼻窦、中耳、眼以及颈淋巴结等，而其并发症可迁延或加重，故应早期诊断，早期治疗。

【病因】

1. 病原体　以病毒为主，可占原发上呼吸道感染的90%。支原体和细菌少见，有时以病毒感染后上呼吸道黏膜失去抵抗力、细菌乘虚而入并发化脓性感染。常见病毒有鼻病毒、腺病毒、柯萨奇病毒、流感病毒、副流感病毒、呼吸道合胞病毒等。侵入上呼吸道的继发性细菌感染大多属于β溶血性链球菌A组、肺炎球菌、嗜血流感杆菌及葡萄球菌，其中链球菌往往引起原发性咽炎。

2. 诱发因素　营养不良和缺乏锻炼的过敏体质的小儿，身体防御能力降低，容易发生上呼吸道感染，特别是消化不良、佝偻病等以及原发免疫缺陷病，或后天获得性免疫功能低下患儿，并发这类感染时，往往出现严重症状。卫生习惯及生活条件不良，如住处拥挤、通风不良、阴暗潮湿、阳光不足、家长吸烟、护理不当致冷暖失调等易诱发。

【流行病学】

(1) 在症状出现前数小时到症状出现后 1～2 天左右才有传染力。

(2) 传播途径为飞沫传染。

(3) 潜伏期 12～72 小时(平均 24 小时)。

(4) 易发生在 6 个月大以后的小孩。

(5) 婴幼儿对上呼吸道感染较敏感，可视年龄、营养状况、疲倦、身体受凉程度，而有轻重之别。

【临床表现】

一般年长儿症状较轻，以局部症状为主，无全身症状或全身症状轻；婴幼儿时期则症状较重，常伴有全身症状。

1. 一般类型的上呼吸道感染

(1) 3 个月以下婴儿：发热轻微或无发热。因鼻阻及鼻阻所致的症状较突出。如哭闹不安、张口呼吸、吸吮困难、拒奶，有时伴有呕吐、腹泻。

(2) 婴幼儿表现：①全身中毒症状较重，病初突然高热 39.5～40℃，持续 1～2 天，个别达数日，部分患儿在高热的同时伴有惊厥；②一般鼻塞、流涕、咳嗽或咽痛等症状较重；③常伴有拒食、呕吐、腹泻或便秘等消化道症状；④体检除发现咽部充血外无其他异常体征。

(3) 3 岁以上患儿多不发热或有低热，个别亦有高热，伴畏寒、头痛、全身酸痛、食欲减退，一般上呼吸道的其他症状明显，有鼻塞、流涕、喷嚏、声音嘶哑及咽炎等。部分患儿可合并脐周及右下腹疼痛，这种腹痛可能与肠蠕动增强、肠系膜淋巴结炎及肠蛔虫骚动等有关。

2. 两种特殊类型的上呼吸道感染

(1) 疱疹性咽峡炎：常由柯萨奇病毒 A 引起，多于夏季发作。临床特点：多见于婴幼儿。婴儿、高热流涎增多，吞咽不适，表现为拒奶、烦躁、爱哭闹。幼儿可诉咽痛，咽部有特征性病变，初为散在性红疹、旋即变为疱疹，直径 2～4 mm，破溃后成为黄白色浅溃疡，周围有红晕，数目多少不定，主要分布于咽腭弓、软腭、扁桃体及悬雍垂上；发热在 2～4 天后下降，溃疡一般持续 4～10 天；实验室检查呈白细胞偏低，早期中性粒细胞稍增高；合并细菌感染时白细胞总数及中性粒细胞均可增高。

(2) 咽结膜热：主要由腺病毒引起。多在春夏季发病，可在托儿所及幼儿园造成流行，其临床特点，以 2～3 岁幼儿多见。常有高热，热型不定，咽痛，单侧或双侧眼睑红肿及眼结合膜充血，两侧轻重不等(无化脓)；耳后、双侧颈及颌下淋巴结肿大，咽充血，偶有腹泻；病程 3～5 天，亦有长达 7 天，偶有延至 2～3 周者。

3. 并发症　上呼吸道感染若不及时治疗，炎症可波及其他器官而发生相应症状，全身症状亦会加重。常见的并发症可有鼻窦炎、中耳炎、眼结合膜炎、颈淋巴结炎及咽后(或侧)壁脓肿。并发急性中耳炎者，多高热不退，因耳痛哭闹不安、摇头、抓耳，早期鼓膜充血、膨隆，以后穿孔流出浆液或脓液，治疗不及时可影响听力，咽壁脓肿时可出现拒食、吞咽困难、言语不清、头向后仰、张口呼吸等症状，检查可见咽部充血、肿胀，咽壁呈半圆形突起，将软腭及同侧咽腭弓向前推移。年幼及体弱患儿，上呼吸道感染易向下发展，引起支气管炎及肺炎。并发肠系膜淋巴结炎时，有脐周阵发性腹痛，无固定压痛点及肌紧张。少数合并有细菌感染时对体弱儿尚可引起全身及其他部位的并发症如败血症、脑膜炎以及肾炎。

儿童患链球菌感染引起的上呼吸道感染时，常常并发急性肾小球肾炎、风湿热等变态反应性疾病。

【辅助检查】

病毒感染一般白细胞偏低或在正常范围内，早期白细胞总数和中性粒细胞百分数较高，细菌感染则白细胞总数大多增高。对病因的确定诊断需依靠病毒学与细菌学检查。

【治疗要点】

应充分休息、解表、清热、饮水，重点以预防并发症为主，应注重一般护理和对症处理。

1. *药物疗法*　分为去因疗法和对症处理。去因疗法对病毒感染多采用中药和抗病毒药物治疗。细菌感染则用青霉素或其他抗生素。高热时除用物理降温外可用药物，如适量阿司匹林或用对乙酰氨基酚，根据病情可 4～6 小时重复 1 次，忌用量过大以免体温骤降、多汗发生虚脱。

2. *局部治疗*　如有鼻炎，为保持呼吸道通畅可用滴鼻药 4～6 次/天，年长儿可用复方硼酸溶液和淡盐水漱口。

3. *中医治疗*　常用解表法，以辛温解表治风寒型，以辛凉解表治风热型。

【常见护理诊断及问题】

1. *舒适的改变*　与咽痛、鼻塞等有关。

2. *体温过高*　与上呼吸道炎症有关。

3. *有惊厥的危险*　与高热有关。

【护理措施】

1. *观察生命体征*　密切观察病情变化，警惕高热惊厥的发生。在护理患儿时应经常检查口腔黏膜及皮肤有无皮疹，注意咳嗽的性质及神经系统症状等，以便能早期发现麻疹、猩红热、百日咳及流行性脑脊髓膜炎等急性传染病。在疑有咽后壁脓肿时，应及时报告医师，同时要注意防止脓肿破溃后脓液流入气管引起窒息。

2. *高热护理*　卧床休息，密切监测体温变化，体温 38.5℃以上时应对症治疗，采用正确、合理的降温措施，如头部冷湿敷、枕冰袋，在颈部、腋下及腹股沟处放置冰袋，或用乙醇擦浴，冷盐水灌肠。也可以用 25%安乃近溶液滴鼻或口服退热剂。注意保证患儿摄入充足的水分。及时更换汗湿衣服，保持口腔及皮肤清洁。

3. *提高患儿舒适度*　各种治疗护理操作尽量集中完成。保证患儿有足够的休息时间。及时清除鼻腔及咽喉部分泌物，保证呼吸道通畅。要注意通风，保持室内空气清新，提高病室湿度，使其维持在 50%～60%，可改善血液循环，对减轻呼吸道症状有明显效果。鼻塞严重时应先清除鼻腔分泌物后用 0.5%麻黄碱液滴鼻，每天 2～3 次，每次 1～2 滴，对因鼻塞而妨碍吸吮的婴儿，宜在哺乳前 15 分钟滴鼻，使鼻腔通畅，保证吸吮。注意观察咽部充血、水肿、化脓情况，及时发现病情变化。咽部不适时可给予润喉含片或雾化吸入。

4. *保证水分与营养摄入*　鼓励患儿多饮水，一般高热时宜给予清淡的易消化、高营养半流质和流质饮食，必要时静脉补充营养和水分。

5. *用药护理*　应用解热剂后应注意多饮水，以免大量出汗出现虚脱；高热惊厥患儿使用镇静剂时应注意观察止惊的效果及药物的不良反应；使用青霉素等抗生素时，应注意观察有无过敏反应的发生，注意控制药液滴速。

【健康教育】

指导家长掌握上呼吸道感染的预防知识，并懂得应对技巧。

(1) 居住环境要注意清洁、安静、光线充足，室温应保持在 20～22℃，相对湿度为 55%～60%，定时开窗换气(每天 2～3 次，每次 30 分钟)，避免对流风直接吹患儿。

(2) 对反复发生上呼吸道感染的患儿应注意加强体格锻炼，合理安排户外活动，以适应环境和气候的变化。

(3) 小儿衣着适宜，随气候变化及时增减，防止受凉或过热。

(4) 合理喂养，及时添加辅食，加强营养，积极防治营养不良、贫血及佝偻病等。

(5) 在上感高发季节，避免去人多拥挤及通风不良的场所；如有流行趋势，可用食醋熏蒸法将居室空气进行消毒；注意呼吸道隔离，以防止交叉感染。

第三节 急性支气管炎

急性支气管炎(acute bronchitis)为小儿时期常见的呼吸道疾病，因气管常同时受累，故又称为急性气管支气管炎。婴幼儿期多继发于上呼吸道感染或为麻疹、百日咳、白喉、伤寒及其他急性传染病的一种临床表现。毛细支气管可同时受累。

【病因】

多由病毒与细菌混合感染。凡能引起上呼吸道感染的病原体皆可引起支气管炎。根据流行病学的调查，主要为鼻病毒、合胞病毒、流感病毒及风疹病毒等。较常见的细菌为肺炎球菌、溶血性链球菌、葡萄球菌、流感杆菌、沙门菌属和白喉杆菌等。此外，气温突变、空气污浊、小儿呼吸道解剖及生理特点、过敏因素，以及免疫功能低下，均为本病诱因。

急性刺激性支气管炎的致病因素可能有各种矿物质或植物粉尘；强酸，氨，某些挥发性有机溶剂，氯，硫化氢，二氧化硫或溴化物的气味；环境刺激物臭氧和二氧化氮或烟草制品。

【流行病学】

(1) 多见于婴幼儿，小儿也可发病。

(2) 常发生在冬季、春季。

(3) 经飞沫传染。

【临床表现】

1. 急性气管、支气管炎　常见于 6 个月以上的婴幼儿，多为呼吸道病毒所致，发病可急可缓，早期表现有上呼吸道感染病状，如流涕、干咳。剧烈咳嗽的出现通常是支气管炎出现的信号，开始时干咳无痰，但几小时或几天后出现少量黏痰，稍后出现较多的黏液或黏液脓性痰，明显的脓痰提示多重细菌感染。发热可有可无，热度高低不等。儿童可诉有头痛、胸痛、疲乏，以及食欲缺乏、睡眠不安。婴幼儿常有呕吐、腹泻。病程 5～10 天，也有持续 3 周左右。

肺部体征：早期呼吸音可正常。如以气管病变为主，仅呼吸音粗糙；如以支气管病变为主，则在胸背中下部可听到干性及中粗湿啰音，且随体位及咳嗽而改变。有时也可听到呼气音延长及高音调哮鸣音，为分泌物增多，管腔黏膜充血、水肿，使气管变窄之故。

2. 喘息性支气管炎(asthmatic brouchitis)　婴幼儿可发生一种特殊类型的支气管炎，除了上述一般支气管炎的症状外，还有类似哮喘的症状。其临床特点：①起病急，发热常为低、中度，主要表现为呼气性呼吸困难，听诊两肺布满喘鸣音，呼气时相延长及少量中粗湿啰音，不固定；②多见于3岁以下的婴幼儿，常有湿疹及其他过敏史；③哭闹、烦躁时呼吸困难加重，可有鼻翼扇动及三凹征，严重者出现紫绀；④有一定的复发性，大都与病毒感染有关。大多数预后良好，随着年龄增长复发次数减少，于4～5岁前痊愈，少数可发展为支气管哮喘。

【辅助检查】

急性支气管感染时，周围血白细胞总数正常或偏低，由细菌引起或合并细菌感染时白细胞总数升高、中性粒细胞增多。胸部X线检查：肺纹理增粗或正常，偶有肺门阴影增浓。

【治疗要点】

主要是控制感染和对症治疗。

1. 控制感染　由于病原体多为病毒，一般不用抗生素；年幼体弱儿或有发热、痰多而黄、考虑为细菌感染时使用抗生素，如青霉素、大环内酯类等。

2. 祛痰、止咳　若痰黏稠不易吸出，可用雾化吸入及选用10%氯化铵合剂、溴己新、小儿祛痰灵等。一般不用镇咳剂，以免抑制咳嗽反射，影响痰液咳出。频繁干咳影响睡眠及休息，可服少量镇咳药物，如异丙嗪及氯丙嗪每次0.5～1 mg/kg，每天2～3次，应注意避免用药过量及时间过长，影响纤毛的生理性活力，使分泌物不易排出。

3. 止喘　喘息者可进行超声雾化吸入，口服氨茶碱、沙丁胺醇。喘息严重时可加用全身激素。

【常见护理诊断及问题】

1. 体温过高　与支气管黏膜感染有关。

2. 清理呼吸道无效　与支气管内分泌物增多及年幼体弱不能主动排痰有关。

3. 气体交换受损　与痰多、咳嗽无力有关。

4. 缺乏疾病相关知识　与缺乏特定知识来源有关。

【护理措施】

1. 环境与休息　患儿应注意卧床休息，室内保持适宜温湿度。避免剧烈的活动或游戏，以防咳嗽加重。卧床时经常更换体位，使呼吸道分泌物易于排出。

2. 保证营养及水分　鼓励患儿进食，给予营养丰富易消化食物，发热期间进食流质或半流质，少量多餐，以免因咳嗽引起呕吐。婴儿喂奶后给予侧卧位。

3. 保持口腔清洁　由于患儿发热、咳嗽、痰多，咳嗽剧烈时可引起呕吐，故要注意保持口腔清洁，以增加舒适感，增进食欲。婴幼儿在进食后喂适量白开水，以清洁口腔。年长儿在晨起、餐后、睡前漱口。

4. 对症护理　咳嗽严重患儿应适当用镇静剂及止咳平喘药。体温>38.5℃可采取物理降温和药物降温措施，防止发生惊厥。病情较重患儿，炎症所致黏液腺分泌增多，纤毛上皮遭到不同程度的损伤或破坏，使痰液排出困难，潴留于支气管内影响通气时采取超声雾化吸入，拍背吸痰，保持呼吸道通畅。咳喘症状显著者给予氧气吸入。

5. 用药护理　使用青霉素、红霉素等抗生素时，应注意观察药物的疗效及不良反应，静脉用药注意控制药液滴速。口服止咳糖浆后不要立即饮水，以免影响药物疗效。

【健康教育】

(1) 向父母解释急性支气管炎的病因、治疗过程的基本原理和结果。

(2) 告知所使用药物的作用、不良反应、剂量和方法，以及患儿高热和咳嗽时的护理方法。

(3) 告知父母对此病的预防事项，同预防上呼吸道感染。

第四节　小 儿 肺 炎

肺炎(pneumonia)是儿科常见的疾病,尤其多见于婴幼儿,四季均易发生,以冬春季节及气候骤变时多见。它是由不同病原体或其他因素(如吸入羊水、动植物油及变态反应等)所引起的肺部炎症,以发热、咳嗽、气促、呼吸困难及肺部固定湿啰音为共同临床表现,婴幼儿以急性支气管肺炎为多见。发展中国家小儿肺炎的发病率明显高于发达国家,死亡率更高于发达国家。与其他发展中国家相似,小儿肺炎是威胁我国儿童健康的严重疾病,无论是发病率还是病死率均居首位。

目前临床常以病理、病原、病情及病程分类:①病理分类主要包括大叶性肺炎、支气管肺炎、间质性肺炎、毛细支气管性肺炎,其中支气管肺炎最多见;②病原体分类主要包括细菌性肺炎、病毒性肺炎、支原体性肺炎、衣原体性肺炎、真菌性肺炎、原虫性肺炎及非感染因素引起的肺炎;③按病程,肺炎可分为急性肺炎(病程 1 个月内)、迁延性肺炎(病程在 1～3 个月)或慢性肺炎(病程超过 3 个月);④按病情分为轻症肺炎(以呼吸系统症状为主)、重症肺炎(除呼吸系统严重受累外,其他系统也受累,全身重度症状明显)。

本节重点讨论支气管肺炎。

一、支气管肺炎

支气管肺炎(bronchopneumonia)又称小叶性肺炎,为小儿最常见的肺炎。以 3 岁以下婴幼儿最多见。起病急,四季均可发病,冬春季节较多,有些华南地区反而在夏天发病较多。小儿可因居住拥挤、通风不良、空气混浊易患本病外,营养不良、维生素缺乏、先天性心脏病等也使肺炎发病率增高,且病情更趋严重。

【病因】

1. 内在因素　小儿呼吸道生理解剖因素,鼻咽、气管及支气管狭窄,黏液分泌少,纤毛运动差,肺组织分化不全、弹力纤维不发达、代偿能力差,肺泡少而间质发育旺盛,故含气少而血多,这些特点在婴儿期表现更为突出。加之免疫功能尚未充分发育,因此,容易患支气管肺炎。

2. 疾病影响　机体本身的健康状况,与肺炎的发生有密切的关系。特别是营养不良、佝偻病、贫血、先天性心脏病、脑发育不全、免疫力低下的情况容易发病。

3. 环境因素　如气候骤变,居室通风不良、空气污浊等。

4. 病原体　以细菌和病毒为主,前者以肺炎球菌多见,其次为金葡菌、溶血性链球菌、流感杆菌等;后者以腺病毒、呼吸道合胞病毒等多见。近年来,支原体肺炎有增多趋势。

【病理生理】

肺炎的病理变化以肺组织充血、水肿、炎性浸润为主。

1. 呼吸功能不全　主要表现为低氧血症,严重者可有二氧化碳潴留。肺炎时由于炎症,一方面肺泡毛细血管扩张充血,肺泡壁水肿、增厚,弥散阻力增加,使炎症通过肺泡间通道和细支气管向邻近组织蔓延,呈小片状的灶性炎症,小病灶可互相融合扩大。另一方面,支气管黏膜充血、水肿及分泌物潴留,使小儿原已相对狭窄的管腔变得更窄,甚至堵塞,致肺部发生阻塞性肺气肿或局限性肺不张。其结果导致通气和换气功能严重障碍,机体缺氧与二氧化碳潴留。在疾病早期患儿可通过增加呼吸频率和呼吸深度来增加每分钟通气量,虽然二氧化碳弥散能力比氧大,但此时往往仅有轻度缺氧而尚无明显的二氧化碳潴留。当病变进展,严重妨碍有效的气体交换,动脉血氧分压(PaO_2)及血氧饱和度(SaO_2)明显下降而发生低氧血症。若 SaO_2 下降至 0.85 以下,还原血红蛋白达 50 g 以上时即可见紫绀。当肺通气严重降低,影响到二氧化碳排出时,则在 PaO_2 降低的同时动脉血二氧化碳分压($PaCO_2$)增高。当 $PaO_2 \leqslant 60$ mmHg,$PaCO_2 \geqslant 50$ mmHg,$SaO_2 \leqslant 0.85$,即可发生呼吸衰竭。

2. *毒血症* 由于病原体作用,重症肺炎常伴有毒血症,引起不同程度的感染中毒症状,如高热、嗜睡、惊厥等。缺氧和二氧化碳潴留及毒血症不仅影响呼吸功能,同时也使全身代谢与重要器官功能发生障碍。

(1) 水、电解质及酸碱平衡失调:缺氧时体内有氧代谢发生障碍,酸性代谢产物发生堆积,加上高热、饥饿、脱水、吐泻等因素,常伴有代谢性酸中毒。此外,二氧化碳潴留、$PaCO_2$ 增高、H_2CO_3 增加、pH 值下降,从而导致呼吸性酸中毒。由于缺氧及二氧化碳潴留,致肾小动脉痉挛而引起水、钠潴留,缺氧致 ADH 分泌增加造成稀释性低钠血症。因酸中毒时 H^+ 进入细胞内,K^+ 向细胞外转移,血 K^+ 增高或正常。伴有腹泻或营养不良者血 Cl^- 由于代偿性呼吸性酸中毒有偏低倾向;少数患儿早期因呼吸增快、通气过度,可能出现呼吸性碱中毒。重症肺炎时,常出现混合性酸中毒。

(2) 循环系统:缺氧与二氧化碳潴留可引起肺血管反射性痉挛,肺循环压力增高,导致肺动脉高压。肺部病变广泛也使肺循环阻力增加,致右心负荷加重。心肌受病原体毒素损害,易出现中毒性心肌炎。上述因素可导致心功能不全。少数病例因严重毒血症和低氧血症而发生微循环障碍。

(3) 中枢神经系统:缺氧可影响脑细胞膜上的钠泵功能,使细胞内 Na^+ 增多并吸收水分,加之缺氧可使毛细血管扩张,血脑屏障通透性增加而致脑水肿,严重时可致中枢性呼吸衰竭。病原体毒素作用可致中毒性脑病。

(4) 消化系统:胃肠道在缺氧和毒素的作用下易发生功能紊乱,严重病例可发生中毒性肠麻痹。胃肠道毛细血管通透性增加可致胃肠道出血。

【临床表现】

1. *一般症状* 起病急骤或迟缓。在发病前可先有轻度上呼吸道感染数日,骤发者常有发热,早期体温在 38～39℃之间,亦可高达 40℃,多为弛张热或不规则热。体弱婴儿大都起病迟缓,发热不明显或体温低于正常。

2. *呼吸系统症状* 咳嗽较频,早期呈刺激性干咳,极期咳嗽反而略为减轻,恢复期转为湿咳。剧烈咳嗽常引起呕吐。呼吸急促,呼吸频率每分钟可达 40～80 次。重症患儿可出现口周、鼻唇沟、指趾端紫绀、鼻翼扇动及三凹征。

肺部体征早期不明显,可有呼吸音粗糙或减弱,以后可听到中细湿啰音,以两肺底及脊柱旁较多,于深吸气末更明显。由于多为散在性小病灶,叩诊一般正常,当病灶融合扩大,累及部分或整个肺叶时,可出现相应的实变体征。如发现一侧肺有叩诊浊音及(或)呼吸音减弱,应考虑胸腔积液或脓胸。

3. *循环系统症状* 轻者心率稍增快,重症者可出现不同程度的心功能不全或心肌炎。合并心衰者可参考以下诊断标准:①心率突然超过 180 次/分;②呼吸突然加快,超过 60 次/

分；③突然极度烦躁不安，明显紫绀，面色苍灰，指(趾)甲微循环再充盈时间延长；④肝脏迅速增大；⑤心音低钝，或有奔马律，颈静脉怒张；⑥尿少或无尿，颜面、眼睑或下肢水肿，若出现这5项者即可诊断为心力衰竭。

若并发心肌炎者，则表现为面色苍白、心动过速、心音低钝、心律不齐，心电图表现为ST段下移和T波低平、双向和倒置。

重症患儿可发生播散性血管内凝血，表现为血压下降，四肢凉，皮肤、黏膜出血等。

4. 神经系统症状　常出现嗜睡、烦躁不安，或两者交替出现。重症者可出现抽搐、昏迷或反复惊厥等中毒性脑病的表现。

5. 消化系统症状　可出现食欲缺乏、呕吐、腹泻、腹胀等。重症肺炎常发生中毒性肠麻痹，出现明显腹胀，以致膈肌升高进一步加重呼吸困难。胃肠道出血可吐出咖啡样物、有便血或柏油样便。

【并发症】

重症肺炎、体弱儿或治疗不当时常出现并发症，如心力衰竭、呼吸衰竭、中毒性脑病、感染性休克、败血症、水电解质紊乱等。如病原体致病力强或治疗不当者，还可引起脓胸、脓气胸、肺大泡等并发症。

【预后】

小儿肺炎预后受多种因素影响。年长儿患肺炎并发症较少，预后好，婴幼儿则病死率较高。在营养不良、佝偻病、先天性心脏病、结核病、麻疹、百日咳的基础上并发肺炎，则预后较差。病原体方面，肺炎双球菌对青霉素敏感，此类型肺炎预后良好；而金黄色葡萄球菌肺炎并发症多，病程迁延，预后较差。腺病毒肺炎病情较重，病死率也较高。支原体肺炎病情轻重不一，自然病程虽较长，但多能自然痊愈。重症肺炎预后亦较差。

【辅助检查】

1. 白细胞检查　细胞性肺炎时，白细胞总数增高，为$15\sim20\times10^9/L$。中性粒细胞增高可有核左移及胞质内中毒颗粒，碱性磷酸酶活性测定阳性率及积分均增高。但重症金黄色葡萄球菌肺炎和流感杆菌肺炎，有时白细胞总数反而减少。病毒性肺炎的白细胞数正常或减少，淋巴细胞数比例增加，中性粒细胞数无增高。

2. C反应蛋白试验(CRP)　在细菌性感染、败血症等此值上升，升高与感染的严重程度呈正比。当治疗有效时下降，治疗无效时继续上升。病毒及支原体感染时不增高。

3. 实验室病原学检查

(1) 细菌培养：对肺炎病原学诊断有一定意义，并可根据药敏试验选用抗生素。

(2) 病毒病原学检查：传统的诊断方法是从鼻咽分泌物或其他标本中分离病毒及检测双份血清特异性抗体，仅能作回顾性诊断。近年国内外研究呼吸道病毒感染的快速诊断方法已取得较大进展，国内已研制出腺病毒、合胞病毒、流感病毒、副流感病毒等检测试剂盒，可用间接免疫荧光法、A-PAAP法、ELISA法等直接检测鼻咽分泌物中病毒抗原或检测急性期血清中特异性IgM，取得了较好的结果。

4. 胸部X线　早期不明显，仅有肺纹理增粗，以后出现大小不等的斑块状阴影，可融合成片，以双肺下野、中内带多见。

【治疗要点】

主要是积极控制感染，保持呼吸道通畅，纠正缺氧，防治并发症，增强机体抵抗力以促进康复。

1. 控制感染　根据年龄、病情轻重，以往用药情况，参考药物敏感试验，选择适当的抗感染药物。轻症者选用青霉素肌肉注射，或选用磺胺类药物口服；对重症肺炎选择 2 种广谱抗生素联合用药，并做到早期、足量、足疗程、静脉给药。

(1) 肺部革兰阳性球菌感染：肺炎链球菌肺炎，青霉素仍为首选。一般用大剂量青霉素静滴，对青霉素过敏者改滴红霉素。葡萄球菌肺炎，首选耐酶（β-内酰胺酶）药物，如新的青霉素Ⅱ、先锋霉素Ⅰ或头孢菌素三代静滴。厌氧菌肺炎用氟哌嗪青霉素及甲硝唑有效。

(2) 肺部革兰阴性杆菌感染，一般可用氨苄西林或氨基糖苷类抗生素。绿脓假单胞菌肺炎可用头孢他啶、头孢曲松等。

(3) 支原体肺炎多采用红霉素，疗程 2 周为宜。

抗生素一般用至体温正常后 5～7 天，临床症状基本消失后 3 天。葡萄球菌肺炎在体温正常后继续用药 2 周，总疗程 6 周。支原体肺炎至少用药 2～3 周。

病毒感染者可选用抗病毒药物，如利巴韦林、干扰素等。

2. 对症治疗

(1) 氧气疗法：是纠正低氧血症，防止呼吸衰竭和肺、脑水肿的主要疗法之一。因此，有缺氧表现时应及时给氧。最常用鼻前庭导管持续吸氧，直至缺氧消失方可停止。新生儿或鼻腔分泌物多者，以及经鼻导管给氧后缺氧症状不缓解者，可用口罩、鼻塞、头罩或氧帐给氧。

(2) 退热与镇静：一般先用物理降温，如枕部冷敷、温水擦浴，若体温不下降可给药物，对个别病例可用氯丙嗪与异丙嗪静注或肌注，使体温维持在 38℃以下。

(3) 祛痰止咳平喘：一般痰稠不易咯出，可口服少儿氯化铵合剂、溴已新。痰稠咳嗽剧烈可采用超声雾化吸入，喘憋严重者可使用支气管解痉剂。

3. 心衰的治疗　除吸氧、祛痰止咳和使用镇静剂外，应给予强心苷类药，必要时加用利尿剂。

4. 肺炎合并呼吸衰竭的治疗　关键在于治疗原发病和诱发因素（如中毒、肺水肿等），重点在于改善呼吸道功能，提高 PaO_2 及 SaO_2，改善通气降低 $PaCO_2$。有呼吸道梗阻或呼吸衰竭时及早做气管切开和使用呼吸机。

5. 减轻脑水肿、降低颅内压　可使用甘露醇、利尿剂（如呋噻米）；应用血管扩张剂缓解脑血管痉挛，改善脑微循环，从而减轻脑水肿并保证高渗性脱水剂能够达到脑组织而发挥作用。常用药有：654 2、东莨菪碱；促进脑细胞恢复的常用药物有三磷腺苷（ATP）、辅酶 A（CUA）、细胞色素 C 等。胞磷胆碱对改善意识、调整脑血管张力和促进病人苏醒，有良好作用。

6. 中毒性肠麻痹的治疗　重症肺炎易致腹胀，多见于婴幼儿。主要改善肠道微循环，促进肠蠕动。患儿应禁食、胃肠减压、注射新斯的明等。过度腹胀者采用胃肠减压抽出胃肠内容物及气体。对低血钾所致的腹胀，可口服 10%氯化钾溶液。

7. 肾上腺皮质激素的应用　一般肺炎不需要使用肾上腺皮质激素。对重症肺炎伴有高热、中毒性脑病、休克或喘憋严重、胸膜渗出等症状病例，在应用足量有效抗生素的同时，可短期加用肾上腺皮质激素，应注意其应激性胃肠出血和降低机体抗菌能力等不良反应。

8. 并发症的治疗　并发脓胸、脓气胸者应及时抽脓抽气，遇到下列情况宜考虑胸腔闭式引流：①年龄小，中毒症状重；②脓液黏稠，经反复穿刺抽脓不畅者；③张力性气胸。

【常见护理诊断及问题】

1. 气体交换受损　与肺部炎症有关。

2. 清理呼吸道无效　与呼吸道分泌物过多、痰液黏稠和年幼体弱无力排痰有关。

3. 体温过高　与感染有关。

4. 低效性呼吸型态　与呼吸道分泌物增多，支气管黏膜充血、水肿有关。

5. 潜在并发症

(1) 心力衰竭：与肺动脉高压和中毒性心肌炎有关。

(2) 中毒性脑病：与缺氧和二氧化碳潴留及病原体毒素有关。

(3) 中毒性肠麻痹：与毒血症和严重缺氧有关。

(4) 脓胸、脓气胸、肺大泡：与化脓菌的侵袭有关。

(5) 知识缺乏：缺乏疾病相关知识，与缺乏特定知识来源有关。

【护理措施】

1. 休息和环境　保持环境清洁、舒适、宁静，空气新鲜，室温 18～22℃、湿度 55%～60% 为宜，使患儿能安静卧床休息，以减少氧气消耗，减轻缺氧。

2. 氧气疗法　气促、紫绀的患儿应给予鼻导管或面罩供养，有助于改善低氧血症；呼吸衰竭的患儿，在面罩和鼻导管给氧仍不能纠正低氧血症时，可考虑给予机械通气。定时评估治疗效果并记录。高浓度(>60%)长时间给氧可损害脑、心、肺、肾等，在肺部可引起肺泡间质水肿、肺泡上皮增生、肺透明膜形成、肺出血等；引起早产儿、新生儿眼晶体后纤维增生症，影响视力，吸氧时应注意防止氧中毒。

3. 生命体征和呼吸窘迫程度　密切监测生命体征和呼吸窘迫程度，以了解疾病的发展情况。按医嘱使用抗生素治疗，重症一般采取静脉给药，注意观察治疗效果和有无不良反应。

4. 保持呼吸道通畅　帮助患儿取合适的体位，抬高床头，以利于呼吸运动和上呼吸道分泌物的排出；帮助清除呼吸道分泌物，指导和鼓励患儿进行有效的咳嗽，排痰前协助转换体位作体位引流。可五指并拢、稍向内合掌成空心状，由下而上、由外向内的轻叩背部，边拍边鼓励患儿咳嗽，以促使肺泡和呼吸道的分泌物借助重力和震动而易于排出；还可采用超声雾化吸入疗法使痰液变稀薄而利于咳出。

5. 患儿发热时　每 2～4 小时监测 1 次体温，除按医嘱给予口服退热药外，可给予温水擦浴或者头置冰枕以降低体温。

6. 营养和水分的补充　供给患儿高热量、高蛋白、高维生素而又较清淡、易消化的半流质、流质，防止蛋白质和热量不足而影响疾病的恢复，要多饮水，摄入足够的水分可防止发热导致的脱水，并保证呼吸道黏膜的湿润和黏膜病变的修复，增加纤毛运动的能力，避免分泌物干结影响痰液排出。另一方面，静脉输液时应严格控制液体滴注速度，保持匀速滴入，防止加重心脏负担，诱发心力衰竭，对重症患儿应记录出入水量。

7. 警惕并发症发生　严密观察患儿，及时发现病情变化，并协助医师共同处理并发症。

如果患儿出现烦躁不安、面色苍白、气喘加剧并有心率加速(>160～180 次/分)，以及肝脏在短时间内急剧增大，此为心力衰竭的表现，应及时报告医师，并限制输液速度，准备强心、利尿药物，以便及时应用。若患儿口吐粉红色泡沫痰，则为肺水肿的表现，可给患儿吸入经 20%～30%酒精湿化的氧气，酒精能降低泡沫的表面张力，使泡沫破裂消散，以改善肺泡气体交换，迅速减轻缺氧症状。但每次吸入不宜超过 20 分钟。

应密切观察神志情况、瞳孔的变化和肌张力等，若有烦躁和嗜睡、惊厥、昏迷、呼吸不规则、肌张力增高等颅内高压表现时应考虑中毒性脑病的可能，需立即与医师一同进行抢救。

观察腹胀、肠鸣音是否减弱或消失，是否有便血，以便及时发现中毒性肠麻痹，必要时给予禁食、胃肠减压，或使用新斯的明皮下注射。

注意有无突然憋气、呼吸困难加重，检查气管是否居中、两侧胸廓运动是否对称、胸壁有无皮下气肿，叩诊是否为过清音或浊音，呼吸音有无降低或消失，如疑为气胸、脓胸，应及时通知医师进行相应处理。

【健康教育】

(1) 向父母解释肺炎的病原体、治疗过程的基本原理和结果。

(2) 告知父母所使用药物的作用、不良反应、剂量和方法。

(3) 让父母参与协助患儿多休息及提供护理和舒适的措施。

(4) 指导家长加强患儿营养、增强体质的知识，开展户外活动，进行体格锻炼。教育患儿养成良好的个人卫生习惯。易患呼吸道感染的患儿，在寒冷季节或气候骤变外出时，应注意保暖，避免着凉；少到人多的公共场合，避免交叉感染；患有营养不良、佝偻病、营养性贫血及先天性心脏病的患儿应及时进行相应治疗，有利于增强抵抗力、减少呼吸道感染的发病。

二、几种常见不同病原体所致支气管肺炎的特点

【金黄色葡萄球菌肺炎】

金黄色葡萄球菌肺炎(staphylococcal pneumonia)简称金葡菌肺炎，多见于新生儿及婴幼儿，且常为原发的金葡菌肺部感染。年长儿则多继发于金葡菌性败血症。

病理改变以肺组织广泛的出血坏死及多发性小脓肿为特点。胸膜下小脓肿如破裂，则可形成脓胸或脓气胸。有时可侵蚀支气管而形成支气管胸膜瘘。若继发于败血症之后，则除肺脓肿外，常引起其他器官的迁徙性化脓病灶。

起病急，病情笃重，发展快。一般先有数天的上呼吸道感染症状，然后突起高热，多呈弛张热型。咳嗽，痰呈黏液脓性，不易咳出。呼吸困难，缺氧明显，可见鼻翼扇动，青紫及三凹征。中毒症状显著，可出现面色苍白、发灰、皮肤发花、肢端冰凉或心音低钝、心率快、血压下降等休克表现。肺部体征出现早，早期即有呼吸音减弱和中细湿啰音。病变进展迅速，极易发展成肺脓肿、脓胸、脓气胸、肺大泡等。皮肤可出现红色丘疹、猩红热样或荨麻疹样皮疹。周围血白细胞总数及中性粒细胞增高，有核左移现象。少数病例白细胞明显降低，但中性粒细胞百分比仍高。X线检查早期可见肺纹理增粗或小片状浸润影，病变发展很快，可在数小时内出现脓胸、脓气胸、肺大泡等相应的征象。

【腺病毒肺炎】

腺病毒肺炎(adenovirus pneumonia)由腺病毒引起，我国以3，7型腺病毒为婴幼儿肺炎的主要病原，多见于6个月至2岁的小儿，病死率高。

病理改变为病灶性或融合性坏死性肺浸润和支气管及肺泡间质炎。气管、支气管广泛坏死，坏死组织和炎症浸润物充满支气管腔内，引起支气管管腔堵塞。

起病急骤，往往1～2天内突然发热达39℃，多为稽留热，偶呈不规则高热。热程较长，不受抗生素影响，轻症7～10天开始退热，重症可持续2～3周，神经系统症状明显。不论病情轻重，早期即有嗜睡、精神萎靡、烦躁不安，重者可出现昏睡或昏迷，甚至反复惊厥、颈项强

直等中毒性脑病或脑炎的表现。多数起病时即有频发的阵咳，有白色黏稠痰，不易咳出。发病 4～6 天后出现呼吸困难，面色苍白或发灰，且逐渐加重，表现为喘憋，青紫，鼻、翼扇动及三凹征。肺部体征早期不明显，一般在发热 4～5 天后才听到少许湿性啰音，并逐渐增多。病变融合后可出现肺实变体征。病程中常合并胸膜反应和少量胸腔积液，无继发感染者渗出液为草黄色，不混浊，有继发感染时则有混浊，患儿易发生中毒性心肌炎、心力衰竭。半数以上的病例有腹泻、呕吐、腹胀。少数有中毒性肝炎、肝脾肿大。

白细胞数早期大都正常或减少，少数病例可在 10×10^9/L 以上，分类以淋巴细胞为主。

X 线肺部改变较肺部体征出现早，呈现大小不等的片状阴影，分布较广，可互相融合成大病灶，以肺下野及右肺多见，亦可见肺气肿。病灶吸收缓慢，2～4 周才完全吸收，少数病例可有胸膜改变。

【呼吸道合胞病毒肺炎】

呼吸道合胞病毒肺炎（respiratory syncytial virus pneumonia）系由呼吸道合胞病毒引起，多见于 3 岁以下的婴幼儿，尤以 6 个月以内的婴儿多见。

病理改变可为脱落性坏死性支气管炎、毛细支气管炎、支气管肺炎及间质性肺炎。毛细支气管的黏膜大部分脱落，混以黏液、炎症渗出物堵塞管腔，继发肺气肿或肺不张。支气管周围肺泡及肺间质亦有渗出物。

起病急骤，常在上呼吸道感染以后 2～3 天出现持续性干咳，突然喘憋，呼吸明显加快，每分钟可达 60～80 次，偶可超过 100 次。呼气延长伴呼气呻吟、呼吸困难、鼻翼扇动、口周青紫及三凹征明显，心率增快。发热不高，一般不超过 38℃，热程短，仅持续 1～4 天，甚至可不发热。肺部叩诊呈过清音。呼吸音减弱，当毛细支气管接近完全梗阻时，呼吸音微弱甚至听不清。喘憋发作时往往听不到啰音。喘憋稍有缓解时可听到哮鸣音及中细湿啰音。由于过度换气引起不显性失水量增加和液体摄入量不足，患儿可出现明显的脱水征。因喘憋、呼吸困难，出现低氧血症及高碳酸血症，易致呼吸性酸中毒。

X 线呈全肺梗阻性肺气肿，肺纹理增粗，间质性肺炎、肺气肿，也可有小点片状淡薄阴影。

【肺炎支原体肺炎】

肺炎支原体肺炎（mycoplasma pneumoniae pneumonia）由肺炎支原体引起，多见于5～15岁的儿童，但近年来婴幼儿感染的报道日渐增多，可散发流行。

病理改变以下呼吸道的气管、支气管、毛细支气管壁充血、水肿、变厚，单核细胞及浆细胞浸润，分泌物及脱屑可堵塞气道为其特点。肺间质亦有单核细胞浸润。

发病缓慢，病初可有全身不适、乏力、头痛、低热或中度发热，热程 1～2 周。以刺激性干咳为突出表现，初为干咳，后转为顽固性剧咳，有时似百日咳样咳嗽，咯出黏液稠痰，甚至带血丝。咳嗽持续时间长，可达 1～4 周，常伴有胸痛。婴幼儿以喘憋症状较突出，有时不易与呼吸道合胞病毒肺炎区别。肺部体征较轻，有 1/3 左右病例在整个病程中无任何阳性体征。一般可在肺局部听到少许干、湿啰音，呼吸音减弱。部分病例可并发胸膜炎，胸水多为浆液性，偶为血性。

白细胞计数正常或偏高，中性粒细胞增多。血沉增快。血清冷凝集试验阳性对诊断有帮助。

X 线检查有以下 4 种改变：①以肺门阴影增浓较突出；②支气管肺炎改变，以右肺中下野为多；③间质性肺炎改变，呈网状或条索状由肺门向中外带放射，周围有小片薄影或粟粒状阴影；④部分病例出现大片阴影，密度不均匀，呈节段状分布。少数为大叶性阴影，多在下叶。往往一处旧病灶吸收，另处新病灶又出现。

第五节　支气管哮喘

支气管哮喘(bronchial asthma)简称哮喘，是由多种细胞(如嗜酸性粒细胞、肥大细胞、T细胞、中性粒细胞及气道细胞等)共同参与的气道慢性炎症性疾患。这种慢性炎症导致气道高反应性，当接触多种刺激因素时，气道发生阻塞和气流受限，出现反复发作的喘息、气促、胸闷、咳嗽等症状，常在夜间和(或)清晨发作或加剧，多数患儿可经治疗缓解或自行缓解。

【病因与诱发因素】

致病因素是多方面的，包括患儿的特异性体质和引起变态反应的致敏原。常见致病因素有以下几种。

1. 致敏原

(1) 呼吸道感染：主要是病毒感染，如合胞病毒、腺病毒、流感病毒、副流感病毒等。此外，还可见支原体、衣原体及细菌感染。

(2) 接触或吸入物：如花粉、灰尘、尘螨、烟雾、真菌等。

(3) 食物：异类蛋白的摄入，如鱼、虾、蛋、奶等。

2. 过敏体质　一般认为本病属多基因遗传，在特应性家族的成员中，其气道高反应性普遍增加，父母有气道高反应性的，则子女哮喘发病率明显增高。患儿多有其他过敏病史，如湿疹、过敏性鼻炎、荨麻疹、血管神经性水肿等。

3. 其他　冷空气刺激、强烈气味的化学剂、情绪激动、运动、某些药物如阿司匹林均可诱发哮喘。

【发病机制】

目前认为它的发病机制较为复杂，是一种多因素、多种细胞相互作用的慢性炎症性疾病，患儿的气道反应性增高许多倍，轻微的刺激因素既可引起强烈的广泛的支气管收缩而引起哮喘。

1. 免疫因素　抗原(变应原)初次进入人体后，作用于B细胞，使之成为浆细胞而产生IgE，IgE吸附于肥大细胞或嗜碱性粒细胞上，其Fc段与细胞膜表面的特异性受体结合，使IgE牢固吸附于细胞膜上，致使机体处于致敏状态。当相应抗原再次进入致敏机体时，即吸附在肥大细胞及嗜碱细胞膜上与IgE结合，导致细胞膜脱颗粒，释放一系列化学介质包括组胺、慢反应物质、缓激肽、5-羟色胺和前列腺素等，这些生物活性物质可导致毛细血管扩张、通透性增强、平滑肌痉挛和腺体分泌亢进等生物效应作用，引起支气管哮喘。

近年来许多研究表明，IgE的增高还与细胞免疫功能紊乱有关，大量研究证明T细胞不但有量的改变，还可能存在功能缺陷。此外高IgE还可能与抑制性T细胞成熟延迟有关。

2. 神经、精神因素　已知支气管平滑肌受交感神经和副交感神经双重支配，并在大脑-下丘脑-垂体的调节下保持着动态平衡。正常人支气管平滑肌张力取决于胆碱能受体的兴奋状态，而哮喘病儿则不同，其副交感神经张力增高，α肾上腺素能神经活动增强，β肾上腺素能神经功能低下或被部分阻滞，由于这些异常，哮喘患儿气道反应性的亢进，是哮喘发作的病理生理基础之一。

3. 内分泌因素　有些儿童哮喘在青春发育期内分泌完全消失，在月经期加剧，机制尚不清楚。

【病理生理】

在哮喘发作时，黏液性分泌物增多，并形成黏液栓子加上呼吸道黏膜苍白、水肿；小支气管和毛细支气管的平滑肌发生痉挛，使管腔变小，气道阻力增加出现哮喘。近年来观察到在哮喘发作时，肺动脉压力增高，伴有血管狭窄，可能与肺内微循环障碍有关。

【临床表现】

起病或急或缓，婴幼儿哮喘发病前往往有1～2天的上呼吸道感染症状，包括鼻痒、喷嚏、流清涕、揉眼睛、揉鼻子等表现，并可有明显的咳嗽、喘息。年长儿起病往往较突然，常在接触过敏原后发作，以一阵阵咳嗽为开始，继而出现喘息、呼吸困难等。

1. 急性发作时症状　急性发作时，患儿烦躁不安，端坐呼吸，耸肩喘息，以呼气性困难更为显著，面色苍白，鼻翼扇动，口唇及指甲紫绀，全身冒冷汗，辅助呼吸肌收缩，自诉胸闷、气短，甚至说话时字词不能连续。经过适当处理，如果咳嗽后能排出白色黏稠痰液，症状可稍为减轻。婴幼儿以腹式呼吸为主，因其胸廓柔软，常不出现端坐呼吸，但常喜家长抱着，头部俯贴于家长肩上，情绪不安、烦躁等。吸气时出现"三凹征"，即胸骨上窝、锁骨上窝、肋弓下部呈现凹陷，而在呼气时因胸腔内压增高，胸骨上下部反见凸出。年长儿可见颈静脉怒张。听诊可有哮鸣音或干湿啰音，有时呼吸音可被其掩盖，如气道梗阻严重，呼吸音可明显减弱。心率常加快，出现肺气肿时肝、脾于肋下可触及，严重病例可并发心力衰竭。

2. 发作间歇期症状　在此期患儿常自觉胸闷不适，肺部听诊呼吸音减弱，无哮鸣音，但多数患儿症状和体征全部消失。

3. 咳嗽变异型哮喘的症状　气道高反应性是支气管哮喘发病的基础，由于气道高反应性的程度不同，临床上出现的症状也就不一样，少数患儿只表现为呼吸道过敏的症状，如反复咳嗽、定时的阵咳及刺激后的痉咳。这些患儿可以没有喘息，甚至没有干湿性啰音，但可能有变应性疾病病史，如湿疹、过敏性鼻炎或荨麻疹。其血清IgE可能升高，抗过敏药或平喘药有效。如果进行气道反应性测定(过去称支气管激发试验)，可能会出现异常。这种以咳嗽为主要表现的哮喘，也称咳嗽变异型哮喘，往往起病较早，多在3岁前就有表现，如未经特殊处理，可以发展为典型哮喘，也可以一直表现为咳嗽变异型哮喘。

反复的哮喘发作经过一段长的时期，可能会导致肺气肿，这时胸廓前后径加深呈桶形胸。严重者发育受阻，其身材瘦弱矮小，这些患儿常伴有过敏性鼻炎及鼻窦炎。以上变化在儿童期若能获得有效的治疗，大部分都会恢复。

【辅助检查】

1. 血常规检查　发作时嗜酸性粒细胞可增高，如并发感染则白细胞可增高。

2. 痰液检查　可见较多嗜酸性粒细胞。

3. 血气分析　哮喘发作时，如有缺氧，可有氧分压降低；但二氧化碳分压在轻度或中度哮喘时，由于过度通气，使二氧化碳分压下降，pH值上升，表现为呼吸性碱中毒。如哮喘持续状态，气道阻塞严重，可使二氧化碳潴留，二氧化碳分压上升，表现为呼吸性酸中毒。

4. 肺功能测定　在哮喘发作时呼气流速峰值及一秒末用力呼气量显著下降，在缓解期可逐渐恢复。在使用支气管扩张剂后，上述指标均有好转，而且指标好转的程序与疾病严重程度有关。残气量增加。

5. 胸部X线检查　早期在哮喘时可见两肺透亮度增加，呈过度充气状态，在缓解期无明显异常。

6. 过敏原试验　用可疑的抗原做皮肤试验有助于明确过敏原。

【诊断】

1. 婴幼儿哮喘诊断标准(计分法)

(1) 计分法：凡年龄<3岁，喘息反复发作者计分原则：①喘息发作≥3次(3分)；②肺部出现喘鸣音(2分)；③喘息突然发作(1分)；④其他特异性病史(1分)；⑤一、二级亲属中有哮喘病史(1分)。

(2) 评分原则

1) 总分≥5分者诊断婴幼儿哮喘。

2) 喘息发作只2次或总分≤4分者初步诊断为可疑哮喘(喘息性支气管炎)，如肺部有喘鸣音可作以下任意一试验：①0.1%肾上腺素每次0.01 ml/kg皮下注射，15～20分钟后喘息缓解或喘鸣音明显减少者加2分；②以舒喘灵气雾剂或舒喘灵溶液雾化吸入，观察喘息或喘鸣音改变情况，如减少明显者可加2分。

2. 3岁以上儿童哮喘诊断标准

(1) 喘息呈反复发作者(或可追溯与某种变应原或刺激因素有关)。

(2) 发作时肺部闻及喘鸣音。

(3) 平喘药有明显疗效，疑似病例可选用0.1%肾上腺素皮下注射0.01 ml/kg，最大量不大于0.3 ml/次，或以舒喘灵气雾剂或溶液雾化吸入15分钟，观察有无明显疗效。

3. 咳嗽变异型哮喘(cough variant asthma)　①持续咳嗽>1个月，常在夜间和(或)清晨发作，运动、遇冷空气或嗅到特殊气味后加重，痰少，临床上无感染征象，或经较长时间抗生素治疗无效；②支气管舒张剂诊断性治疗可使咳嗽发作缓解(基本诊断条件)；③有个人或家族过敏史、家族哮喘病史，过敏原(变应原)检测阳性可作辅助诊断；④排除其他原因引起的慢性咳嗽。

【治疗要点】

治疗应越早越好，要坚持长期、持续、规范、个体化治疗原则，治疗包括发作期快速缓解症状，抗炎，平喘；缓解期防止症状加重或反复，抗炎，降低气道高反应性，防止气道重塑，避免触发因素，做好自我管理。

1. 去除病因　避免接触过敏原，去除各种诱发因素，积极治疗和清除感染病灶。

2. 控制发作　解痉和抗感染治疗，用药物缓解支气管痉挛，减轻气道黏膜水肿和炎症，减少黏痰分泌。

(1) 支气管扩张剂

1) β肾上腺素能受体兴奋剂：可刺激β肾上腺素能受体，诱发cAMP的产生，使支气管平滑肌松弛和肥大细胞膜稳定。常用药物有沙丁胺醇(salbutamol，舒喘灵)、特布他林(terbutaline，喘康速)、克仑特罗(clenbuterol，氨哮素)。可采用吸入、口服等方法给药，其中吸入治疗具有用量少、起效快、不良反应轻等优点，是首选的药物治疗方法。

2) 茶碱类药物：具有解除支气管痉挛、抗炎、抑制肥大细胞和嗜碱细胞脱颗粒及刺激儿茶酚胺释放等作用，常用氨茶碱、缓释茶碱等。茶碱类的不良反应包括恶心、呕吐、心动过速、心律失常、血压下降，重者可抽搐乃至突然死亡。

3）抗胆碱药物：抑制迷走神经释放乙酰胆碱，使呼吸道平滑肌松弛。常用异丙托溴铵（ipratropine）。

（2）肾上腺皮质激素：能增加 cAMP 的合成，阻止白三烯等介质的释放，预防和抑制气道炎症反应，降低气道反应性，是目前治疗哮喘最有效的药物。因长期使用可产生众多不良反应，故应尽可能用吸入疗法，对重症，或持续发作，或其他平喘药物难以控制的反复发作的患儿，可给予泼尼松口服，症状缓解后即停药。

（3）抗生素：疑伴呼吸道细菌感染时，同时选用抗生素。

3. 处理哮喘持续状态

（1）吸氧、补液、纠正酸中毒：氧浓度以 40％为宜；可用低张含钠液纠正失水，防止痰液过粘成栓；用碳酸氢钠纠正酸中毒。

（2）静脉滴注糖皮质激素：早期、较大剂量应用氯化可的松或地塞米松等静脉滴注。

（3）应用支气管扩张剂：可用沙丁胺雾化吸入，氨茶碱静脉滴注，无效时给予沙丁胺静脉注射。

（4）静脉滴注异丙肾上腺素：经上述治疗无效时，试用异丙肾上腺素静脉滴注，直至 PaO_2 及通气功能改善，或心率达 180～200 次/分时停用。

（5）机械呼吸：指征为①严重的持续呼吸困难；②呼吸音减弱，随之呼吸鸣音消失；③呼吸肌过度疲劳而使胸部活动受限；④意识障碍，甚至昏迷；⑤吸入 40％氧气而紫绀仍无改善，$PaCO_2 \geq 8.6$ kPa（≥65 mmHg）。

【预后】

哮喘的转归和预后与疾病的严重程度有关，更重要的是与正确的治疗方案有关。多数患儿经过积极系统的治疗后，能够达到长期稳定。尤其是儿童哮喘，通过积极而规范的治疗后，临床控制率可达 95％。青春期后超过 50％的患者完全缓解，无需用药治疗。个别病情重、气道反应性增高明显，或合并有支气管扩张等疾病，治疗相对困难。个别患儿长期反复发作，易发展为肺气肿、肺原性心脏病，最终导致呼吸衰竭。从临床的角度来看，不规范和不积极的治疗，使哮喘长期反复发作是影响预后的重要因素。

【常见护理诊断及问题】

1. 低效性呼吸型态　与气道梗阻、支气管痉挛有关。
2. 活动无耐力　与缺氧有关。
3. 有体液不足的危险　与过度换气、肺蒸发水分过多和大量出汗有关。
4. 知识缺乏　缺乏疾病相关知识，与缺乏特定知识来源有关。
5. 焦虑　与担心本病预后有关。

【护理措施】

1. 消除呼吸困难和维持气道通畅　患儿多有氧气吸入不足，发作时应给予吸氧，以减少无氧代谢，预防酸中毒。因给氧时间较长，氧气浓度以不超过 40％为宜，用面罩雾化吸入氧气更为合适。有条件时应监测动脉血气分析，作为治疗效果的评价依据。可采取半卧位或坐位，使肺部扩张。还可采取体位引流以协助患儿排痰。

2. 药物治疗的护理　药物治疗对缓解呼吸困难和缺氧有重要意义，常使用支气管扩张剂，如拟肾上腺素类、茶碱类和抗胆碱类药物。可采用吸入疗法，吸入治疗用量少、起效快、不良反应轻，是首选的治疗方法。吸入治疗时可嘱患儿在按压喷药于咽喉部的同时深吸气，然后闭口屏气10秒钟可获较好效果。也可采用口服、皮下注射和静脉滴注等方式给药。使用肾上腺素 β_2 受体激动剂时注意有无恶心、呕吐、心率加快等不良反应。使用氨茶碱应注意有无心悸、惊厥、血压剧降等严重反应。

3. 哮喘持续状态的护理　哮喘持续状态危险性极大，应积极配合医生做好治疗工作。及时给予吸氧，保证液体入量，纠正酸碱平衡，还应迅速解除支气管平滑肌痉挛，可静脉给予肾上腺皮质激素、氨茶碱，β_2 受体激动剂吸入困难者静脉给药，如沙丁胺醇。若无有关药可给予异丙肾上腺素，稀释后以初速每分钟 0.1 μg/kg 滴入，每 15～20 分钟加倍，直到每分钟 6 μg/kg，症状仍不缓解时，则可考虑气管切开机械通气。

4. 保证休息　过度的呼吸运动和低氧血症使患儿感到极度的疲乏，应保证病室安静、舒适清洁，尽可能集中进行护理以利于休息。哮喘发作时患儿会出现焦虑不安，护士应关心、安慰患儿，并给予心理支持，尽量避免情绪激动。及时执行治疗措施，以缓解症状，解除恐惧心理，确保患儿安全、放松。护士应协助患儿的日常生活，患儿活动时如有气促、心率加快，应让其卧床休息并给予持续吸氧。根据患儿逐渐增加活动量。

5. 密切观察病情　观察患儿的哮喘情况，如呼气性呼吸困难程度、呼吸加快和哮鸣音的情况，有无大量出汗、疲倦、紫绀；患儿是否有烦躁不安、气喘加剧、心率加快、肝脏在短时间内急剧增大等情况，警惕心力衰竭和呼吸骤停等并发症的发生，还应警惕发生哮喘持续状态，若发生应立即吸氧并给予半卧位，协助医师共同抢救。

6. 哮喘间歇期的护理　协助医生制定和实施个体化治疗方案，通过各种方式宣教哮喘的基本知识，提高患儿经常就诊的自觉性及坚持长期治疗的依从性，从而减少严重哮喘的发生。

【健康教育】

(1) 向患儿父母解释哮喘的病原体、治疗过程的基本原理和结果。

(2) 指导患儿学会呼吸运动，用鼻吸气、用嘴呼气的技巧，以强化膈肌功能。

(3) 正确指导气雾疗法：①嘱患儿把气吐出；②在开始深吸气的同时把药物吸入；③吸气后屏气数分钟；④再把气慢慢地呼出。

(4) 告知患儿平时多锻炼增强体质，避免精神过度紧张，减少发作。让父母参与协助患儿多休息及提供护理和舒适的措施。

(5) 指导家长做好家庭内治疗管理和监测，选用长期预防与快速缓解的药物，正确、安全用药。学会使用峰速仪。

(6) 让患儿父母同时注意患儿的生活环境，避免接触过敏原或触发因素。如尘螨、蟑螂、动物皮屑及羽毛等都会诱发气道变应性炎症，因此需要经常打扫环境，清洗被褥并暴晒，避免用羽毛制成的衣被等。

（王　燕　钱培芬）

第八章 循环系统疾病患儿的护理

小儿心血管系统疾病大致分为两种，即先天性心脏病和获得性心脏病。先天性心脏病患儿出生时即伴有解剖上畸形而导致心功能不全。获得性心脏病是发生于小儿出生后的心脏疾病，可以累及正常心脏或伴有先天性心脏畸形的小儿。

第一节 小儿循环系统解剖生理特点

【心脏的胚胎发育】

心血管系统是胎儿时期第一个形成并开始有功能的系统。在胚胎第12～14天由中胚层形成原始心管。由于遗传基因的作用，心管逐渐扭曲生长，从下到上构成静脉窦(以后发育成上、下腔静脉和冠状窦)、共同心房、共同心室、心球(以后形成心室的流出道)和动脉总干。至胎儿第3周，由于心管和心包膜的发育不平衡，心管扭曲成"S"形，并发生了收缩环。心房转至心室的后上方，心室向前向左旋转。原始心脏于胎儿第4周开始有循环作用，但此时房室是共腔的。

在胚胎第4周末开始左右心房的划分，首先在心房腔的背部向心内膜垫长出一镰状隔，称第一房间隔，在尚未与心内膜垫融合之前，其间留下的孔道称第1房间孔。第1房间孔闭合时，第1房隔的上部组织吸收而形成第2房间孔，左右心房仍保持相通。同期，第1房间隔右侧长出第2房间隔，此隔向心内膜延伸过程中，其游离缘留下一个孔道为卵圆孔。随着生长两个房间隔逐渐接近黏合，房间孔被掩盖闭合，而第1房间隔成为卵圆孔的帘膜，阻止血液从左心房流入右心房。

室间隔的划分起始于胚胎第4～8周，由原始心室底部向上生长形成室间隔的肌部，以及由心内膜垫向下生长形成室间隔的膜部。

原始心脏的出口是一根动脉总干，接近胚胎第28天，在总干的内层对侧各长出一纵嵴，两者在中央轴相连，将总干划分为主动脉及肺动脉。

【胎儿循环】

胎儿时期的营养和气体代谢是通过脐血管和胎盘与母体之间以弥散的方式进行交换的。胎儿的肺呈压缩状态，肺血管的阻力相当高，肺脏并不承担气体交换的功能。有3个结构在胎儿循环中起着关键性作用，即：静脉导管、卵圆孔和动脉导管(图8-1)。

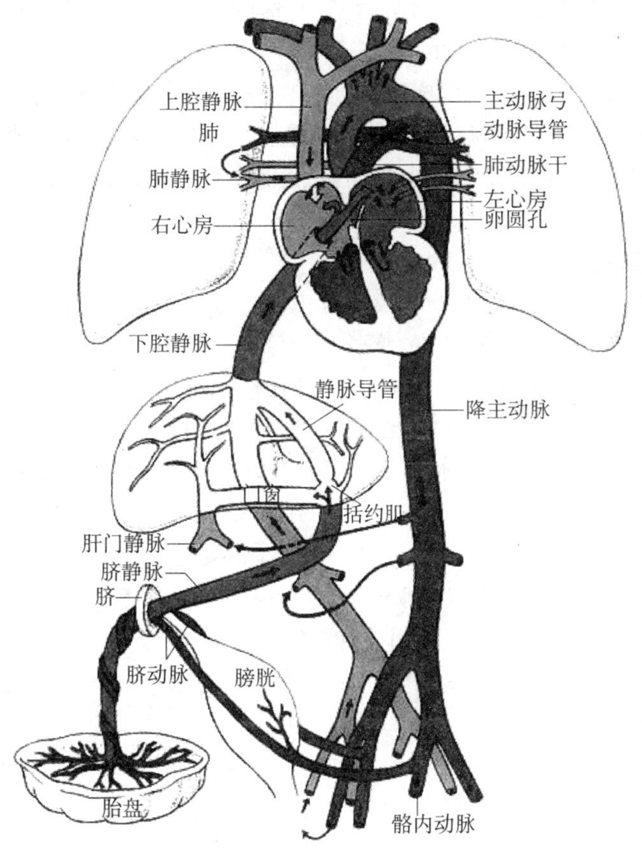

图 8-1　心脏的静脉导管、卵圆孔和动脉导管三个结构

氧和血通过胎盘经脐血管到达胎儿体内，在肝脏下缘分成两支：一支进入肝脏与门静脉汇合后经肝静脉进入下腔静脉；另一支经静脉导管直接流入下腔静脉，与来自下半身的含氧量极低的静脉血混合后流入右心房。此混合血(以动脉血为主)约 1/3 通过卵圆孔进入左心房，再进入左心室并流入升主动脉，主要供应心、脑及上肢所需的血液。从上腔静脉回流的、来自上半身的静脉血，进入右心房后绝大部分流入右心室，与来自下腔静脉的血液一起进入肺动脉，由于胎儿的肺呈压缩状态，因此仅有 10%流入肺，而大部分的血液经过动脉导管与来自升主动脉的血混合后进入降主动脉(以静脉血为主)，供应腹腔脏器以及下肢所需的血液，最后通过两条脐动脉回流至胎盘。因此胎儿时期供应胎儿上肢(包括冠脉系统、脑血管及上肢末梢)的血氧分压远高于供应下半身的血氧分压，肝脏的血氧含量最丰富，腹腔脏器及下肢血氧含量最低。

综上所述，胎儿血液循环有以下特点：①胎儿通过脐血管和胎盘以弥散的方式与母体进行营养、气体以及代谢物质的交换；②左右心室均供血，肺呈压缩状态，因此只有体循环而无肺循环；③静脉导管、卵圆孔以及动脉导管持续开放；④除脐静脉外，胎儿全身均为混合血，且上肢血氧含量高于下肢。

【出生后的循环改变】

胎儿出生时，脐带结扎，脐-胎循环终止。随着自主呼吸的建立，肺泡扩张，肺小动脉管壁肌层逐渐退化，肺循环阻力迅速下降，从右心经肺动脉流入肺的血流增多。当右心室的血完全流入肺循环，使肺静脉回流入左房的血增多，左房的压力增高。当左心房的压力超过右心房时，卵圆孔首先在功能上关闭，到生后5～7个月，在解剖上关闭。由于肺循环的阻力低于体循环，流经动脉导管的血液渐渐变成由左向右。另外因流经动脉导管的血氧含量升高，使导管壁收缩，故导管逐渐闭塞，最后退化为动脉韧带。胎盘循环的终止使静脉导管也渐渐闭塞形成韧带。在胎儿出生后的几天内完成了从胎儿时期的并行循环到成人双套循环的完全转变。

【正常小儿心脏特点】

1. *心脏重量* 新生儿心脏重20～25 g，占体重的0.8%，1～2岁达60 g，占体重的0.5%；心脏重量与体重的比值随年龄的增长而下降，左右心室的增长不平衡。

2. *心脏容积* 小儿心脏容积较成人大，心胸比率(心脏最大横径与右膈最高点水平胸廓内径之比)可用于估计心脏大小。年长儿应<50%，婴幼儿<55%。出生时心脏容积为20～22 ml，1岁时增加至2倍，7岁时增加至5倍，为100～200 ml；其后增长缓慢，至成人为240～250 ml。

3. *心脏位置* 新生儿的心脏位置较高呈横位，心尖搏动位于左侧锁骨中线第4肋间的外侧；2岁以后随着小儿开始行走以及胸廓的发育逐渐转为斜位，心尖搏动位于左侧锁骨中线第5肋间；7岁以后心尖搏动逐渐移到锁骨中线以内0.5～1 cm。

4. *心率* 小儿的新陈代谢旺盛和交感神经兴奋性较高，故心率较快。不同年龄段的小儿心率分别为：新生儿120～140次/分，1岁以内110～130次/分，2～3岁为100～120次/分，4～7岁为80～100次/分，8～14岁为70～90次/分。进食、活动、哭闹、发热等因素均会影响小儿的心率，因此小儿的心率和脉搏应在其安静状态下测量。

5. *动脉血压* 由于小儿心排血量较少，动脉壁弹性较好，血管口径相对较大，故血压偏低。新生儿收缩压为60～70 mmHg(8.0～9.3 kPa)，1岁时70～80 mmHg(9.3～10.7 kPa)。2岁以后可采用以下公式计算：收缩压＝年龄×2＋80 mmHg(或年龄×0.26＋10.7 kPa)，舒张压为收缩压的2/3。正常情况下，下肢血压比上肢血压高20 mmHg。

第二节　先天性心脏病概述

先天性心脏病(congenital heart disease, CHD)是胎儿时期心脏以及大血管发育异常而致的先天畸形，发病率为0.7%～0.8%。在过去的40～50年中，由于心导管及心血管造影技术广泛应用于临床，体外循环心内直视手术及术后监护技术的快速发展，使先天性心脏病的诊断、治疗等都有了很大的进步。因此，先天性心脏病的预后已经有了很大的改观。

【病因】

在心脏胚胎发育期，任何因素的影响导致心脏的某一部分发育停顿或异常，均可造成先天性心脏病的发生。心血管畸形的发生主要由遗传因素和环境因素共同作用所致。与先天性心脏畸形的发生高度相关的环境因素包括母亲孕期感染风疹、孕母酗酒、孕母年龄超过40岁、孕母患Ⅰ型糖尿病或孕母接受过量放射线。遗传因素主要为单基因或多基因的突变或染色体的异常，如唐氏综合征(21-三体综合征)患儿往往伴有间隔类缺损型的先天性心脏畸形；第22号染色体的部分丢失可能导致大血管病变类的先天性心脏畸形如法洛四联症、动脉单干和大血管转位、室间隔缺损。

【先天性心脏病的血流动力学改变】

血液因为体内的压力梯度以及心脏的搏动而流动。血流的速度与压力梯度直接相关(如压力梯度越高，血流速度越快)，并与阻力呈负相关(如阻力越大，血流速度越慢)。正常情况下右半心的压力低于左半心，肺循环的阻力低于体循环，肺动脉的压力低于主动脉。因此，如果心腔之间存在异常连接如间隔缺损、左半心压力高、右半心压力低，血液可以从压力高(左半心)的一侧流向压力低(右半心)的一侧，这种血流称为左向右分流。

血液通过上下腔静脉回流入心脏，该部分的血氧含量最低，右心房、右心室和肺动脉内的血氧饱和度相等。从肺部通过肺静脉回流至左心房的血液是饱和的，是全身血氧含量最高的部分，整个左半心的血氧含量相等。根据心脏畸形类型的不同，氧饱和血与非饱和血有不同程度的混合。混合血到达全身的量导致不同程度的低氧血症和青紫。

【分类】

先天性心脏病的种类很多，临床上根据分流方向和是否存在紫绀将先天性心脏病分为以下 3 类。

1. *左向右分流型(潜伏紫绀型)* 通常这种类型的先天性心脏病是心脏内部或循环途径中存在的异常通道，使血液从动脉系统向静脉系统分流。正常情况下，体循环的压力高于肺循环，血液从左向右分流而临床上不出现青紫。当患儿屏气或剧烈哭闹，肺动脉的压力增高并超过体循环的压力，这时分流的方向可以改变为由右向左。这些改变可导致心脏泵血无效，患儿将出现充血性心力衰竭。常见的有室间隔缺损、房间隔缺损和动脉导管未闭。

2. *右向左分流型(紫绀型)* 由于畸形的存在导致右心压力高于左心，使血液经常从右向左分流；或因大动脉起源异常，使含氧量低的静脉血通过右心流入主动脉进入体循环，临床上可导致持续的紫绀。常见的有法洛四联症和大动脉转位。

3. *无分流型* 即主动脉缩窄和肺动脉狭窄，使心脏左右两侧或动静脉之间无异常通路或分流。

第三节 临床常见的几种先天性心脏病

一、室间隔缺损

室间隔缺损(ventricular septal defect, VSD)是先天性心脏病中最常见的类型，占整个先天性心脏病发病率的 25%。缺损可发生在室间隔的任何部位。根据缺损位置的不同，可分为以下 4 种类型：①缺损位于室上嵴上方，肺动脉瓣或主动脉瓣下，又称干下型；②缺损位于室上嵴下方；③缺损位于三尖瓣后方；④缺损位于室间隔中部或顶端肌部，可单发或多发。其中②、③两型合称室间隔膜部缺损。根据缺损的大小分为：①小型缺损：缺损的直径＜5 mm；②中型缺损：缺损直径 5～15 mm；③大型缺损：缺损直径＞15 mm。

【病理生理】

室间隔缺损是左右心室之间的室间隔上存在的异常通道。缺损的大小是决定分流量大小的主要因素但并不是唯一的因素。由于左心室的压力高于右心室，血液通过室间隔缺损

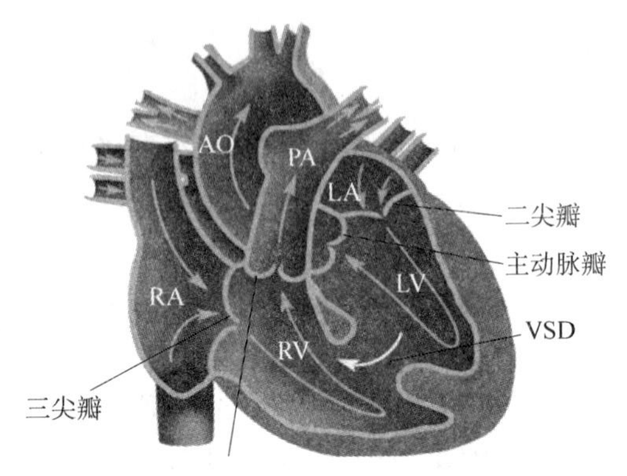

图 8－2 室间隔缺损(VSD)

由左向右分流。分流增加的血流量进入肺循环，最终会导致肺血管阻力增加。左向右分流的结果使右心室的压力增加及肺动脉的阻力增加，使心室肌肥厚。如果右心室无法承受增加的心脏负荷，则使右心房扩张以容纳增加的容量负荷，减轻右心室的压力。随着病程进展，由于肺循环量持续增加，并以相当高的压力冲向肺循环，导致肺血管阻力性病变进一步发展。当体肺循环阻力之比达到 1∶1 时，分流方向变为双向或反向分流，患儿出现紫绀，即称为艾森曼格(Eisenmenger)综合征(图 8－2)。

【临床表现】

临床表现取决于缺损的大小以及肺动脉的血流和压力。小型缺损仅有少量的左向右分流且肺动脉压力正常。临床上可无明显症状，仅仅在常规体格检查中发现在胸骨左缘第 3、4 肋间听到特征性的响亮粗糙的全收缩期杂音，并广泛传导。大型室间隔缺损左向右分流多，肺动脉压力增高使患儿呼吸困难。由于体循环量的减少影响生长发育，患儿多消瘦、多汗，活动耐力差。婴幼儿喂养困难，体格发育落后于同年龄正常儿童，易患肺部感染，在此时期就可发生心力衰竭。有些患儿可因扩大的肺动脉压迫喉返神经引起声音嘶哑。体格检查同样可闻及类似于小型缺损的全收缩期杂音，并可于杂音最响处触及收缩期震颤。肺动脉瓣第二音增强则提示有肺动脉高压，此时通常出现紫绀。

室间隔缺损的自然进程取决于缺损的大小。30%～50%的小型缺损可以自然闭合，通常发生于 4 岁以下，特别是 1 岁以内。大多数小型室间隔缺损患儿无任何临床症状，无心脏增大和肺动脉压力的增高及阻力的增加，仅可能远期发生感染性心内膜炎。大型的室间隔缺损自然闭合的发生率很小，完全闭合的可能性几乎不存在。患儿极易反复感染支气管炎、支气管肺炎、充血性心力衰竭和亚急性心内膜炎。

【辅助检查】

室间隔缺损的诊断依赖于 X 线检查、超声心动图和心导管检查。

1. *X 线检查* 小型室间隔缺损患儿的 X 线检查大都正常；中型及大型室间隔缺损可有心脏外形增大、双心室增大、肺动脉段突出，左心房往往也增大。肺血管影增粗，肺门血管充血。

2. *心电图(EKG)检查* 提示右心室肥大明显。

3. *超声心动图(ECHO)检查* 可明确缺损的大小和位置，并可测量心脏各个腔的大小，同样可以估测分流的方向和大小，估计右心室的压力，从而帮助判断患儿是否存在发生肺动脉高压的危险。

4. *心导管检查* 由于氧合血通过室间隔缺损进入右心室，因此右心室的血氧含量高于正常，可测出肺动脉的压力高于正常。

【治疗】

小型室间隔的患儿可等待自然闭合的时机，中型及大型室间隔缺损的患儿宜在学龄前期手术治疗。手术方法采用在体外循环心内直视下将室间隔缺损缝闭，或大型的缺损用补片进行缝合。如果大型缺损在婴幼儿期即症状明显，可考虑手术将肺动脉环缩来减少肺血流。此外，通过心导管用堵闭器来关闭室间隔缺损是近年来开展的治疗室间隔缺损的一种新的方法。

二、房间隔缺损

房间隔缺损（atrial septal defect，ASD）占先天性心脏病发病总数的20%～30%，女孩较男孩更为多见。根据解剖病变的不同分为以下3种类型：①原发孔型房间隔缺损，发生在房间隔底部，可能合并有瓣膜畸形；②继发孔型房间隔缺损，位于房间隔中央；③静脉窦型房间隔缺损，发生在靠近上腔静脉回流至右房的开口处。

【病理生理】

房间隔缺损是左右心房之间的异常通道。由于左心房的压力略高于右心房，因此血液由左向右分流。右心房除了接受上下腔静脉回流的血还同时接受由左房分流过来的血，导致右半心容量负荷增加、右心室肥大，以及肺循环的血量增加而体循环的血量减少、肺动脉压力增高。当右心房的压力大于左心房，便出现右向左分流，临床上可出现持续性紫绀，称为艾森曼格（Eisenmenger）综合征（图8-3）。

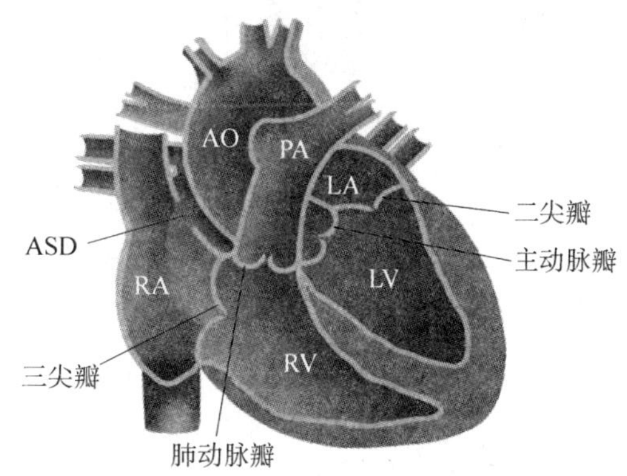

图8-3　房间隔缺损（ASD）

【临床表现】

临床表现取决于房间隔缺损的大小，轻者可以全无症状，仅在体格检查时发现胸骨左缘2、3肋间Ⅱ～Ⅲ级收缩期杂音，系因右心室排血量增多引起右心室流出道相对性狭窄所致；肺动脉瓣区第二音亢进和固定分裂，系因右心室排血量增多导致肺动脉关闭迟于主动脉瓣关闭所致。该特征性心音的存在对于房间隔缺损具有诊断意义。大型的房间隔缺损由于体循环量的减少导致患儿生长发育的落后、喂养困难、乏力多汗及呼吸困难。

【辅助检查】

1. X线检查　心脏外形扩大以右心房和右心室为主，肺动脉段突出，肺血管影增粗，肺野充血。

2. 心电图（EKG）　提示右心室容量负荷过重，表现为电轴右偏和不完全性右束支传导阻滞。

3. 超声心动图（ECHO）　可显示房间隔缺损的位置和大小，彩色多普勒血液显像可观察到分流的位置、方向和估测分流的大小。

4. 心导管检查　可发现右心房的血氧含量高于上下腔静脉平均血氧含量；导管可由右心房经房间隔缺损进入左心房。

【治疗】

大型的房间隔缺损宜在学龄前期予以手术修补。在体外循环心内直视下缝合缺损。如果缺损较大，可用补片进行修补房间隔缺损。房间隔缺损的预后良好，女性患儿的缺损修补则显得更为重要，因为房间隔缺损可在怀孕期间引起血栓。缺损亦可通过导管用微型伞关闭房缺。

三、动脉导管未闭

动脉导管未闭(patent ductus arteriosus, PDA)是小儿先天性心脏病中常见的类型之一,占先天性心脏病发病总数的15%～20%,女性较多见。动脉导管是胎儿时期的一个附属结构,连接肺动脉和主动脉。出生后动脉导管未在规定的时间内关闭(动脉导管的关闭应在出生后第一次呼吸的建立,部分婴儿在生后3个月内),持续开放,血液自主动脉分流入肺动脉而产生病理生理的改变,即称动脉导管未闭。

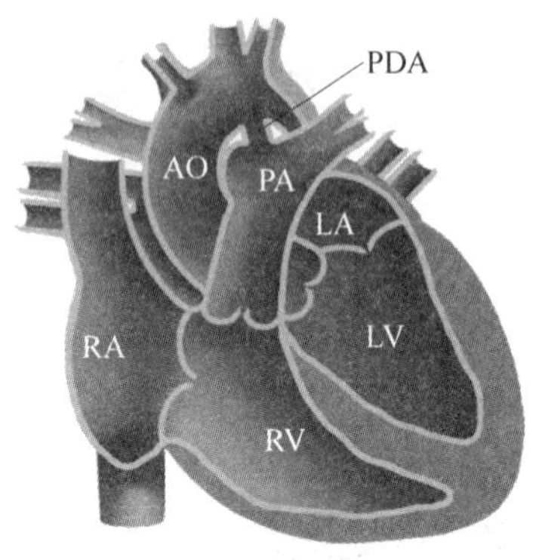

图8-4 动脉导管未闭(PDA)

【病理生理】

动脉导管未闭的病理生理程度取决于动脉导管的粗细及肺血管的阻力大小。通常由于主动脉的压力较肺动脉高,因此无论在收缩期或舒张期,血液均自主动脉向肺动脉分流,增加了左心室舒张期的负荷,因而出现左心室扩大。当肺动脉的压力超过主动脉,血液将自肺动脉向主动脉分流,造成下半身紫绀,称差异性紫绀(图8-4)。

【临床表现】

临床表现取决于动脉导管的粗细。导管较细者临床可无症状,仅在体格检查时发现心脏杂音。导管粗大者的临床表现类似一个大型室间隔缺损的患儿,生长发育的落后是大分流患儿最突出的表现,可有呼吸困难、喂养困难、生长发育落后及乏力、多汗。心脏听诊发现胸骨左缘第2肋间或年长儿的左锁骨下闻及粗糙响亮的连续性机器样杂音,占整个收缩期与舒张期。血液分流使动脉舒张压降低,周围毛细血管阻力降低,脉压增宽,出现周围血管体征,如水冲脉、毛细血管搏动及股动脉枪击音。

【辅助检查】

1. *X线检查* 通常有肺动脉段突出、肺血管影增粗。分流量大者有左心室及左心房增大,伴有肺动脉高压者还有右心室增大。

2. *心电图(EKG)* 分流量小者可表现为正常心电图,分流量大者可有左心室或双心室肥大。

3. *超声心动图(ECHO)* 导管细小者心腔大小正常。导管粗大者,左房及左室的内径均增宽。胸骨上窝的切面显像可直接看到导管,彩色多普勒血流显像可看到自主动脉至肺动脉的血流方向。

4. *心导管检查* 在合并有其他心脏畸形时则需要心导管检查。可发现肺动脉的血氧含量较右心室为高,说明肺动脉部位由左向右分流。部分患儿导管可通过未闭的动脉导管进入降主动脉。

【治疗】

药物治疗动脉导管未闭包括口服或静脉注射前列腺素抑制剂如吲哚美辛(消炎痛)来促使动脉导管的关闭,亦可手术结扎导管。通过心导管用微型折伞来关闭动脉导管是近年来发展迅速的一种方法。

四、法洛四联症

法洛四联症(tetralogy of Fallot, TOF)是存活婴儿中最常见的青紫型先天性心脏病,其发生率占各类先天性心脏病的10%，是一组复合畸形。包括四种病理变化：肺动脉狭窄、室间隔缺损、主动脉骑跨和右心室肥厚。

【病理生理】

血流动力学的变化主要取决于肺动脉狭窄的程度。由于肺动脉狭窄，血液进入肺循环受阻，引起右心室压力相对性增高，使血液自右心室向左心室及主动脉分流，静脉血进入体循环，出现青紫。右心室须克服更高的压力通过狭窄的肺动脉泵血，引起室壁代偿性肥厚。由于主动脉骑跨于两心室之上，主动脉同时接受来自左右心室的血，混合血向全身的输送使临床上出现青紫；同时因肺动脉的狭窄，进入肺循环进行气体交换的血流减少，回流至左房的氧合血减少，更加重了青紫的程度(图8-5)。

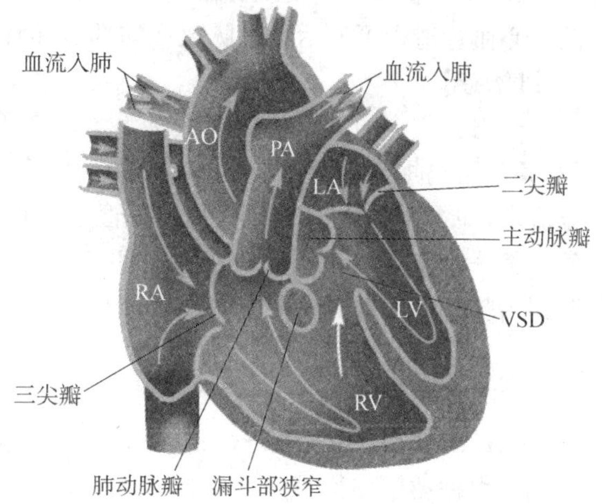

图8-5　法洛四联症(TOF)

【临床表现】

临床表现取决于肺动脉狭窄的程度。青紫为法洛四联症患儿主要的症状，通常出生时并不出现，但随着生长发育及右心室肥厚漏斗部狭窄程度的加重，可在1岁内出现青紫。青紫大多见于毛细血管丰富的浅表部位，如口唇、指(趾)甲床、口腔黏膜等，在喂养、啼哭、行走、活动后加重。由于缺氧，致使指、趾末端毛细血管扩张增生，随后指、趾末端膨大如鼓槌，称杵状指。

患儿通常生长发育落后，伴有呼吸困难。多有主动蹲距症状和休息时的膝胸卧位，不会行走的患儿常喜欢大人抱起时双下肢呈屈曲状。蹲距时下肢屈曲，使静脉回心血量减少，减轻了心脏负荷，同时下肢动脉受压、体循环阻力增加，从而右向左分流量减少，缺氧症状暂时缓解。

患儿常在长时间哭闹和用力屏气后发生昏厥、缺氧发作，智力发育落后也与此有关。昏厥的发生是在肺动脉狭窄、肺血流减少的基础上，肺动脉痉挛梗阻使脑缺氧加重所致，长时间的昏厥可造成严重的组织缺氧和代谢性酸中毒。

红细胞增多症是患儿机体缺氧的一种代偿机制，它通过增加血液内红细胞数量来增加携氧量以满足全身各部分的需要。其潜在危险性是红细胞的增加使血液黏稠度增高、血流变慢，则易形成血栓性静脉炎、栓塞或脑血管意外。

体检可在胸骨左缘3、4肋间闻及粗糙响亮的收缩期杂音，并向四周广泛传导，在左锁骨区同样可听到肺动脉第二音减弱或消失。

【辅助检查】

法洛四联症的诊断依赖于过去史和体格检查，以及X线、心电图、超声心动图和心导管检查。实验室检查同样也可提示红细胞增多和血氧饱和度的降低。

1. X线检查　提示右心室肥大，肺动脉段缩小凹陷，肺野纹理减少，透亮度增加。心脏影类似于"靴形"。因肺动脉狭窄肺血流减少，肺门血管影缩小。

2. 心电图(EKG)　由右心室肥大导致的右束支传导阻滞。

3. 超声心动图(ECHO)　可见主动脉骑跨的程度、右心室流出道梗阻的程度、左右肺动脉分支的大小以及主动脉弓的位置。

4. 心导管检查　发现右心室压力增高接近体循环的压力，当导管进入肺动脉时压力降低。心血管造影可显示肺动脉狭窄的部位和程度以及室间隔缺损的大小和位置。

【治疗】

法洛四联症的治疗依赖于外科手术。在等待手术期间有缺氧发作，应立即给予膝胸卧位，并使用吗啡或普萘洛尔(心得安)以解除右心室流出道梗阻。姑息性的手术方法称 B-T 分流术，即在主肺动脉之间用人造血管或其他材料连接，形成人为的左向右分流，使主动脉的一部分血流入肺动脉以增加肺循环血量。根治术包括解除肺动脉狭窄、修补室间隔缺损及纠治骑跨的主动脉。现主张尽早进行根治术，减少缺氧发生的危险。

五、肺动脉狭窄

肺动脉狭窄(pulmonary stenosis，PS)的发病率占先天性心脏病发病总数的 10%～20%。根据狭窄部位不同可分为肺动脉瓣狭窄、肺动脉狭窄及远端肺动脉狭窄。

【病理生理】

由于肺动脉狭窄，右心室排血受阻，收缩期负荷加重，压力增高，导致右心室肥大。久后右室代偿失调、右房压力也增高，可以促使卵圆孔的再次开放，非氧合血分流入左房，造成青紫。如果肺动脉狭窄严重，可发生充血性心力衰竭，并出现静脉床淤血。

【临床表现】

轻度及中度的肺动脉狭窄一般无症状，生长发育大多正常。若肺动脉狭窄严重，则表现为右心衰竭和体力下降。胸骨左缘闻及Ⅳ～Ⅴ级典型的喷射性收缩期杂音，在胸骨左缘上部最响，向胸骨上窝传导，并在该处可扪及震颤。肺动脉第二音因肺动脉瓣关闭的延迟而显著分裂。在严重的肺动脉瓣狭窄患儿，可有肝肿大、周围组织水肿等右心衰竭的表现。

【辅助检查】

1. X线检查　心脏影正常或轻度增大，右心室增大；肺血管影正常或减少，肺动脉瓣狭窄者的肺动脉段可有狭窄后的扩张，使肺动脉膨出。

2. 心电图(EKG)　右心室有不同程度的肥大，有时 P 波高尖提示有右心房增大。

3. 超声心动图(ECHO)　肺动脉瓣增厚、收缩期运动限制，右心房、右心室内径增大，彩色多普勒显像可估测跨瓣压力阶差。

4. 心导管检查　用于明确狭窄的程度以及有无伴发畸形。

【治疗】

肺动脉狭窄的治疗取决于狭窄严重的程度及患儿的年龄。经球囊导管扩张术可用于治疗肺动脉狭窄。严重的狭窄需要在婴幼儿期手术解除；狭窄较轻的可以等至 4～5 岁，以减少手术风险。

第四节　先天性心脏病患儿的护理

【护理评估】

1. 健康史　包括要了解母亲的妊娠史，特别是妊娠初期有无感染史，如弓形体病、巨细胞病毒感染或风疹病毒感染。询问孕母的营养状况及有无放射线接触史。询问父母和患儿的活动耐力，患儿睡觉时通常采用的体位；受感染的频率，有无多汗、水肿、尿量等情况。

2. 一般表现　检查患儿的手指及脚趾是否有杵状指、颜色是否正常。检查口腔黏膜颜色是否正常，以证明患儿是否有青紫表现。观察患儿有无呼吸急促或异常身体姿势，有无反映心功能不全的特殊症状。检查胸部可发现胸廓有无畸形，观察心脏在胸壁有无明显运动。

3. 杂音　心脏听诊到的任何杂音应当描述它在心脏周期中所处的位置、持续的时间、性质、程度、强度、最佳听诊位置、是否伴有震颤，以及运动后或改变体位后杂音的变化。

4. 诊断性检查　包括实验室检查、X线胸片、心电图、超声心动图等，部分患儿需要进行心导管造影检查、核磁共振成像以及CT检查。

【护理诊断】

1. 活动无耐力　与心功能不全有关。

2. 营养失调　低于机体需要量，与喂养困难有关。

3. 生长发育改变　与体循环量减少有关。

4. 有感染的危险　与肺循环血量增加有关。

5. 潜在并发症　充血性心力衰竭、感染性心内膜炎、脑血栓。

6. 焦虑　与缺乏先天性心脏病的相关知识有关。

【护理措施】

1. 建立合理的生活制度　合理安排患儿的作息时间，减少氧消耗。保持居家环境的舒适、安静、温湿度适宜。住院治疗的患儿需保证其睡眠充足，治疗及护理应相对集中，尽量避免婴幼儿长时间剧烈的哭闹，年长儿避免其情绪过度激动。

2. 合理喂养　提供足够的能量，小婴儿需要补充含铁制剂，以防缺铁性贫血。由于先心病患儿吸吮费力，应当耐心喂养、少量多餐，避免呛咳。如果患儿自身无法摄入足够的能量，应改用高能量的配方奶粉或经鼻饲管喂养。心功能不全有水、钠潴留的患儿，应根据病情限制钠盐的摄入。青紫型先心患儿其血粘度增高，尤其在发热、腹泻或其他体内水分大量丧失的情况下，应注意补充水分，避免血栓形成而发生脑血管意外。

3. 预防感染和并发症

(1) 预防感染：注意气温变化，避免呼吸道感染。尽量少去人群密集的公共场所，避免与感染性疾病接触。注意保持患儿的皮肤清洁。各种口腔内小手术如拔牙之前应预防性使用抗生素，积极治疗感染以防感染性心内膜炎的发生；先天性心脏病患儿还应接受常规的计划免疫。

(2) 注意观察呼吸、脉搏、心率、心律的变化：出现呼吸困难、端坐呼吸、心率增快、水肿等心衰症状时应及时报告医生，按心衰护理常规。

(3) 观察缺氧发作情况，及时评估缺氧程度：制定适宜的活动计划，给予合适卧位，进食前后可给予吸氧等措施，可防止法洛四联症患儿的缺氧发作；一旦发生应立即给予膝胸卧位、吸氧、镇静、纠正酸中毒及给予去氧肾上腺素(新福林)提高动脉血压；可皮下注射普萘洛尔(心得安)或吗啡减轻右心室流出道梗阻。

4. 健康教育　指导父母掌握先天性心脏病的日常护理，帮助患儿建立正常的社会行为方式；制定随访计划；教会父母紧急情况下的心肺复苏技能。

第五节　充血性心力衰竭

充血性心力衰竭(congestive heart failure, CHF)是指由于心脏泵功能下降,不能把足够的血泵入体循环,心排血量相对或绝对不足,从而无法满足全身组织的代谢需求的一种病理状态。

【病因】

1. 心源性　以先天性心脏病引起者最多见。其他病因如心肌炎、心包炎、心内膜弹力纤维增生症、风湿性心脏病、心糖原累积病等。

2. 肺源性　支气管肺炎、毛细支气管炎及哮喘持续状态。

3. 肾源性　急性肾炎所致的急性期严重循环充血。

4. 其他　克山病、重度贫血、甲状腺功能亢进、电解质紊乱等均可引起心力衰竭。

【病理生理】

心脏功能从正常发展到心力衰竭,中间经过代偿过程,通过心室的扩张和心肌的肥厚以及兴奋交感神经系统。心肌肥厚和心肌纤维的长度增加使心肌收缩力增强,从而提高心排血量。如果病因持续存在,心肌肥厚会导致心脏顺应性下降,肌纤维数量的增加使心肌能量消耗增加,心肌收缩力反而下降出现心力衰竭。此外,当心脏输出量开始下降时,交感神经系统的兴奋性增高,心肌收缩力和收缩频率增加,表现为心率增快;长时间兴奋会使心室舒张期缩短,心动过速使心肌耗氧量增加,心脏舒张期缩短,冠状动脉的灌注减少,心肌收缩速度减慢和收缩力减弱。心排血量通过代偿不能满足身体代谢需要时,即出现心力衰竭。

【临床表现】

儿童的充血性心力衰竭的症状和体征与成人相似,包括心脏增大、乏力、烦躁、厌食、腹痛和咳嗽,以及呼吸浅表增速、颈静脉怒张、肝肿大、肝颈反流试验阳性。病情较重者有呼吸困难、端坐呼吸和肺底部可听到湿啰音,并出现水肿。心脏听诊除原有疾病产生的心脏杂音和异常心音外,常可听到心尖部奔马律。

婴儿的充血性心力衰竭较难鉴别,常见症状包括面色苍白,鼻翼三角区紫绀,可见吸气三凹;呼吸急促可达50～100次/分;喂养困难,体重不增,过度出汗,易激惹,哭声微弱,吵闹,肝脏增大。心脏增大及心动过速多能听到奔马律。

心衰的临床诊断指标:①安静时心率增快,婴儿>180次/分,幼儿>160次/分,不能用发热或缺氧解释;②呼吸困难:青紫突然加重,安静时呼吸>60次/分;③肝脏重大可达肋下3 cm以上,或在短时间内较前明显增大,不能以横膈下降来解释;④心音低顿或出现奔马律;⑤突然出现烦躁不安、面色苍白或发灰;⑥尿少,下肢水肿,除外营养不良等。以上前四项为主要的诊断指征,亦可结合其他几项以及一二项辅助检查进行综合分析。

儿童心功能的分级:通常根据患儿的病史、临床表现及劳动耐力的程度将心脏病患儿心功能状态分为四级:①Ⅰ级:仅有心脏病体征,无症状,活动不受限,心功能代偿;②Ⅱ级:活动量较大时出现症状,活动轻度受限;③Ⅲ级:活动显著受限,仅可做轻微活动,只有休息时才感到舒适;④Ⅳ级:活动严重受限制,即使休息时也有症状。

婴儿心功能评价按以下分级:①0级:无心衰表现。②Ⅰ级:即轻度心衰,其指征为每次哺乳量＜90 ml，或哺乳时间需＞40 分钟，呼吸＞60 次/分，呼吸型式异常，心率＞160 次/分，肝大肋下 2～3 cm，有奔马律。③Ⅱ级：即重度心衰，其指征每次哺乳量＜75 ml，或哺乳时间需＞40 分钟，呼吸＞60 次/分，呼吸型式异常，心率＞170 次/分，有奔马律，肝大肋下＞3 cm，并有末梢灌注不良。

【辅助检查】

1. X 线检查　心影呈普遍性扩大，搏动减弱，肺纹理增多，肺门或肺门附近阴影增加，肺淤血。

2. 心电图(EKG)　对心律失常及心肌缺血引起的心力衰竭有诊断意义。

3. 超声心动图(ECHO)　可估测出心室和心房扩大的直径、心室射血分数。

【治疗原则】

充血性心力衰竭的治疗目标是：①提高心脏功能（增加收缩力和降低后负荷）；②减少水、钠潴留（降低前负荷）；③减轻心脏负担；④增加血氧含量和降低氧耗。

1. 一般治疗　卧床休息，吸氧，镇静，限制钠盐及液体入量。

2. 增强心肌收缩力　洋地黄类药物的应用。洋地黄的药理作用为提高心肌收缩力（正性肌力作用）减慢心率（负性频率），最终达到疗效的指标为增加心排血量、心脏缩小、静脉压降低和减轻水肿。患儿常用的洋地黄制剂为地高辛，亦可使用毛花苷 C 进行快速的洋地黄化。洋地黄化量即指通过静脉或口服在 24 小时内分次给药，使体内血药浓度达到洋地黄化。用法为首剂用总量的 1/2，余量分 2 次，间隔 6～8 小时给予。洋地黄化后 12 小时开始给予维持量，按 1/5 洋地黄化量分两次口服。静脉用量为口服用量的 1/2～1/3。具体剂量及用法见表 8－1。

表 8－1　常用洋地黄制剂的剂量及用法

药名	给药途径	年龄(岁)	负荷量(mg/kg)	维持量(mg/kg)
地高辛	口服	＜2	0.05～0.06	1/5 的负荷量 分 2 次，间隔 12 小时
		＞2	0.03～0.05	
	静脉		口服量的 1/2～1/3	
毛花苷 C	静脉	＜2	0.03～0.04	—
		＞2	0.02～0.03	—

3. 减轻水、钠潴留　利尿剂的应用。合理应用利尿剂是排除体内多余水分及钠盐的主要措施。常用的药物有呋噻米（速尿）和噻嗪类利尿剂，两者都可导致钾的丧失。慢性心衰一般联合使用噻嗪类和保钾利尿剂，防止电解质紊乱。

4. 降低心脏前后负荷　血管扩张剂的应用。扩张小静脉和小动脉，从而增加心搏出量。常用的药物包括依那普利、硝普钠以及酚妥拉明。

【护理评估】

1. 健康史　详细询问患儿的病史及发病过程。有无呼吸困难、咳嗽、气喘、胸闷、水肿、紫绀等；有无心脏杂音及其他心脏疾病的既往史。

2. 生理状况　测量患儿的生命体征，观察四肢末梢及循环情况，了解心率、心律、心音、呼吸节律及形态，以及肝脏大小、尿量等情况；了解各项辅助检查结果，判断心功能分级。

3. 心理和社会状况　患儿及其家庭的心理状况、经济情况以及社会支持等。

【护理诊断】

1. 组织灌注改变　与心功能不全有关。

2. 心排血量减少　与心肌收缩力下降有关。

3. 呼吸功能不全　与肺循环淤血有关。

4. 体液过多　与体液潴留有关。

5. 活动无耐力　与氧的供需失衡有关。

6. 有感染的危险　与机体抵抗力下降、肺充血有关。

7. 家庭功能改变　与患儿生命受威胁有关。

【护理措施】

1. 减轻心脏负荷

(1) 休息：婴幼儿应充分休息以储存能量便于喂养，各种护理操作应集中，减少对患儿的干扰。鼓励家长陪伴在患儿身边，经常抱抱摇摇患儿，使他们安稳入睡。尽量避免婴幼儿长时间烦躁哭闹，必要时遵医嘱使用镇静剂。合理安排年长儿的日常生活，休息原则以心力衰竭程度而定，Ⅱ级心功能可起床活动，增加休息时间；Ⅲ级心功能患儿应当限制活动、延长卧床休息时间；Ⅳ级心功能应绝对卧床休息。

(2) 营养与喂养：合理安排患儿饮食，进宜消化、清淡饮食；婴幼儿按需喂养，因喂养时患儿容易疲劳，可每 3 小时少量喂养；必要时鼻饲喂养以增加能量的摄入。控制水盐摄入，根据心衰程度给予低盐饮食或无盐饮食，婴幼儿可选用低钠配方奶粉。

(3) 保持大便通畅：鼓励患儿多进食蔬菜、水果，避免用力大便，必要时给予开塞露通便。

(4) 向年长儿解释心电监护、氧疗和药物治疗等治疗措施，以减少因疾病和一些治疗引起的焦虑，保持其情绪稳定。

2. 氧疗护理　呼吸困难、紫绀、低氧血症者遵医嘱给予吸氧；急性肺水肿发生时湿化瓶内加入 20%～30%乙醇，每次 10～20 分钟，间歇吸入。

3. 用药护理

(1) 洋地黄制剂

1) 用药前需了解患儿心、肾功能，是否使用过利尿剂，有无电解质紊乱，了解患儿 2～3 周内洋地黄使用情况。

2) 按剂量按时给药，使用前测脉搏决定是否用药，当新生儿心率<120 次/分；婴儿心率<100 次/分；幼儿心率<80 次/分，学龄儿心率<60 次/分时，或心率较上次给药时有明显下降，应暂停给药，并通知医生。

3) 钙剂与洋地黄有协同作用，应避免同时使用；必须使用时，两者应间隔 4～6 小时。

4) 记录强心药物记录单，包括用药时间、剂量，患儿用药时的心率、心律、呼吸，以及反应和全身情况，观察有无洋地黄毒性反应，如出现应先停服洋地黄并及时通知医生采取相应措施。

5) 注意观察洋地黄的疗效：心率减慢，气促改善，肝脏缩小，尿量增加，安静、情绪稳定，表明有效。若心衰症状无减轻反而加重，应与医生联系。

(2) 利尿剂

1) 掌握用药时间，尽量在早晨及上午给药，避免夜间尿量过多而影响休息。

2) 观察药物疗效：注意水肿体征的变化，每日测量体重，记录出入液量；长期使用利尿剂的患儿应注意心率、心律及电解质变化，尤其是低钾表现。

3）用药期间鼓励患儿进食含钾丰富的食物如牛奶、豆类、柑橘等。

4．监测体温变化　高温是感染的信号，应及时向医生汇报，以便及时处理；低温可采用加盖毯子或使用远红外加热器。

5．皮肤　应经常变换水肿患儿的体位或使用气垫床，避免患儿皮肤破损。骶尾部的皮肤要特别注意有无因受压而导致的发红，避免压疮发生。

6．防止感染　呼吸道感染可加重心衰，应谢绝有呼吸道感染的人员接触，并将患儿置于非感染房间。各项操作前后勤洗手，严格执行无菌操作，防止院内交叉感染。

7．健康教育　向患儿及家长介绍有关心衰的知识、诱发因素及防治措施；帮助制订合理的生活作息制度、选择合理的饮食，减轻其焦虑和恐惧；教会家长及年长儿自我监测脉搏的方法；使家长掌握患儿所用药物的名称、剂量、给药时间、方法，以及常见的不良反应。

第六节　病毒性心肌炎

病毒性心肌炎(viral myocarditis)是病毒侵犯心脏所致的以心肌炎性病变为主要表现的疾病，有的可伴有全身症状。病毒性心肌炎可伴有心包炎或心内膜炎症改变。心律失常通常是首发症状，严重者可发生猝死，此外还可发生心力衰竭。

【病因和发病机制】

引起心肌炎的病毒主要有柯萨奇病毒、埃可病毒、脊髓灰质炎病毒、腺病毒、传染性肝炎病毒、流感和副流感病毒、麻疹病毒、单纯疱疹病毒以及流行性腮腺炎病毒等。其中以柯萨奇病毒乙组(1～6型)和腺病毒最为常见。肌炎的发病率并不十分明确，因为许多轻度的患儿并不易被发现。病毒性心肌炎呈典型的散发但偶尔也会流行。它的症状在某种程度上与年龄有关：小婴儿常常呈爆发性；在蹒跚学步的幼儿呈急性发作；病毒性心肌炎在年长儿和成人症状不典型。本病的发病机制尚不明确，根据分子病毒学、分子免疫学揭示，可能是病毒感染后引起人体自身免疫反应导致心肌损伤和病毒对心肌细胞的直接损害所致。

【临床表现】

临床表现取决于患儿的年龄和感染的急性程度。典型病例患儿病前数日或1～3周有发热、咽痛、腹泻等前驱症状，可有心前区不适、胸闷、心悸、头晕、乏力等。新生儿表现为发热、严重的心力衰竭、呼吸窘迫以及青紫，心脏听诊可发现心音低弱、奔马律，心搏异常，心动过速而不能用发热来解释。严重者有酸中毒及休克现象，最严重的病例可在1～7天内死亡。急性病毒性心肌炎的典型症状为心律失常、发热及心脏增大。急性病毒性心肌炎在年长儿同样可表现为急性充血性心力衰竭，但更多地表现为逐步发展的心功能不全或突发的室性心律失常。在这些患儿，前期急性感染的过程通常被忽视。

【辅助检查】

1．实验室检查　血沉增快，早期血清磷酸激酶(CPK)及其同工酶、乳酸脱氢酶(LDH)多增高，尤其血清肌酸激酶同工酶(CK－MB)或心肌肌钙蛋白(cTnI或cTnT)的增高是心肌炎诊断依据之一。50％～60％的急性病毒性心肌炎患儿柯萨奇病毒抗体IgM阳性。

2．超声心动图　可显示心室功能不全，通常伴有心包渗出、二尖瓣反流，并可发现其他心脏畸形。

3. X线检查　疾病初期X线表现为心影扩大明显及肺水肿。

4. 心电图检查　提示窦性心动过速、QRS波幅减低，以及ST段T波异常。心律失常以室性早搏为最常见。

【治疗原则】

(1) 保证患儿充分休息，以减轻心脏负担。

(2) 对于急重症病例，常用泼尼松每日1～1.5 mg/kg，以减轻心肌炎症反应，改善心肌功能。

(3) 控制心力衰竭，由于心肌炎患儿对任何一种强心剂比较敏感，容易中毒，因此应密切观察，且剂量偏小。地高辛一般用有效剂量的2/3即可。加用利尿剂治疗的患儿应注意电解质平衡情况，以免引起心律失常。

(4) 严重病例有心排血量明显不足，不能维持血压的可使用多巴胺或肾上腺素。婴幼儿伴心源性休克的可考虑体外膜肺(ECMO)治疗。

(5) 改善心肌营养：1,6-二磷酸果糖(FDP)常用剂量为100～250 mg/kg静脉注射，疗程为10～14天；同时可选用维生素C、辅酶Q_{10}及中药参脉注射液、黄芪口服液等。

【护理诊断】

1. 活动无耐力　与心肌收缩力下降、组织供氧不足有关。

2. 潜在并发症　心律失常、心力衰竭及心源性休克。

3. 知识缺乏　患儿和家长缺乏对本病的护理知识。

【护理措施】

1. 卧床休息，减轻心脏负荷　一般急性期卧床休息直至热退后3～4周；有心力衰竭的患儿应绝对卧床休息至心衰控制、心功能好转、心脏大小恢复正常后再逐渐开始活动，以不出现心悸为宜，总休息时间不少于3～6个月。

2. 严密观察病情，及时发现并处理并发症　应给予心电监护，密切观察并记录心率、心律的变化，注意患儿的神志、皮肤颜色、精神状态及其他生命体征；发现有心动过速、心动过缓、频发室性期前收缩、完全性房室传导阻滞等心律失常时应及时通知医生并采取相应措施。气急、胸闷时应给予合适的体位并吸氧以减轻呼吸窘迫；对烦躁的患儿可遵医嘱给予镇静剂；对心衰及心源性休克的患儿注意静脉补液速度和液量。应用洋地黄制剂时注意观察其毒性反应。

3. 健康教育　对患儿及家长应介绍疾病相关知识和目前的治疗，指导患儿及其家长用药；出院后嘱其避免过度劳累，并预约门诊随访时间；给予患儿及其家属精神支持。

(顾　莺)

第九章 消化系统疾病患儿的护理

消化系统疾病是小儿最常见的疾病之一，此类疾病往往对营养物质的摄取、消化和吸收造成影响。由于小儿的消化功能尚不完善，极易发生消化紊乱和水、电解质以及酸碱平衡紊乱，从而造成慢性营养障碍甚至影响小儿的生长发育，也造成机体抵抗力下降而易致感染，应全面评估消化系统疾病对消化系统功能以及小儿身心方面的影响。

第一节 小儿消化系统解剖生理特点

(一) 口腔

足月新生儿出生时已具有较好的吸吮吞咽功能，两颊脂肪垫发育良好，有助于吸吮活动，早产儿则吸吮和吞咽功能均较差。新生儿及婴幼儿口腔黏膜薄嫩、血管丰富，唾液腺不够发达，口腔黏膜干燥，易受损伤和发生局部感染。3 个月以下小儿唾液中淀粉酶含量低，不宜喂淀粉类食物，5～6 个月时唾液分泌明显增多。由于婴儿口底浅，不能及时吞咽所分泌的全部唾液，常发生生理性流涎。

(二) 食管、胃

新生儿和婴儿的食管呈漏斗状，黏膜纤弱、腺体缺乏、弹力组织及肌层尚不发达，其下端贲门括约肌发育不成熟，控制能力差，常发生胃食管反流，绝大多数在 8～10 个月时症状消失；婴儿胃呈水平位，幽门括约肌发育良好而贲门括约肌发育不成熟，加上吸奶时常吞咽过多空气，易发生溢奶和呕吐；虽然胃黏膜有丰富的血管，但腺体和杯状细胞较少，盐酸和各种酶的分泌均比成人少且酶活力低，消化功能差。新生儿胃容量 30～60 ml，1～3 个月 90～150 ml，1 岁时 250～300 ml，5 岁时为 700～850 ml，而成人约为 2 000 ml。因婴儿哺乳不久幽门开放，胃内容物逐渐流入十二指肠，故实际哺乳量常超过上述胃容量。胃排空时间因食物种类不同而异：稠厚含乳凝块的乳汁排空慢；水的排空时间为 1.5～2 小时；母乳 2～3 小时；牛乳为 3～4 小时。早产儿胃排空更慢，易发生胃潴留。

(三) 肠

小儿肠管相对成人长，一般为身长的 5～7 倍，黏膜血管丰富，有利于消化吸收；但因肠系膜相对较长且柔软，黏膜下组织松弛，升结肠与后壁固定差，肠活动度大，易发生肠套叠和肠扭转。早产儿肠蠕动协调能力差，易发生粪便滞留，胎粪延迟排出，甚至发生功能性肠梗阻；

肠乳糖酶活性低，易发生乳糖吸收不良。婴幼儿尤其是未成熟儿肠壁薄、通透性高，肠黏膜屏障作用差，肠内毒素、过敏原及消化不全产物可经肠黏膜吸收进入人体，引起全身性感染和变态反应性疾病。

（四）肝

年龄越小，肝相对越大。小儿肝血管丰富，肝细胞再生能力强，不易发生肝硬化，但肝细胞发育尚不完善，肝功能亦不成熟，易受各种不利因素的影响，在感染、缺氧、中毒等情况下易使肝细胞发生肿胀、脂肪浸润、变性坏死、纤维增生而肿大，影响其正常生理功能。婴儿期胆汁分泌较少，对脂肪的消化、吸收功能较差。

（五）胰腺

胰腺分泌胰岛素和胰液。胰岛素调节糖代谢；胰液内含各种消化酶，与胆汁及小肠的分泌物相互作用，共同参与对蛋白质、脂肪和碳水化合物的消化。婴儿出生时胰液分泌量少，3～4 个月时增多；婴幼儿时期胰液及其内含消化酶的分泌易受气候和疾病的影响而受抑制，导致发生消化不良，6 个月以内小儿的胰淀粉酶活性较低，1 岁后始接近成人。新生儿及婴幼儿胰脂肪酶和胰蛋白酶的活性均较低，对脂肪和蛋白质的消化和吸收功能较差。

（六）肠道细菌

胎儿消化道内无细菌，出生后数小时细菌侵入至胃肠道，主要分布在结肠和直肠。单纯母乳喂养儿以双歧杆菌占绝对优势；人工喂养儿和混合喂养儿肠内的大肠埃希菌、嗜酸杆菌、双歧杆菌及肠球菌所占比例几乎相等。正常肠道菌群对侵入肠道的致病菌有一定的拮抗作用。消化道功能紊乱时，肠道细菌大量繁殖可进入小肠甚至胃内而致病。婴幼儿肠道正常菌群脆弱，易受许多内外界因素影响而致菌群失调，引起消化功能紊乱。

（七）健康小儿粪便

小儿大脑皮质功能发育不完善，进食时常引起胃-结肠反射，产生便意，排便次数多于成人，每天 1～7 次；大便的颜色和密度亦存在个体差异。

1. 人乳喂养儿粪便　呈黄色或金黄色，多为均匀糊状，偶有细小乳凝块，或呈绿色，较稀薄，不臭，有酸味（pH 4.7～5.1）。每天排便 2～4 次。一般在添加辅食后次数减少，1 周岁后减至 1～2 次/天。

2. 人工喂养儿粪便　呈淡黄色或灰黄色，较干稠，含白色酪蛋白乳凝块较多、较大，呈碱性或中性反应（pH 6～8），量多，较臭，每天 1～2 次，易发生便秘。

3. 混合喂养儿粪便　人乳加牛乳喂养儿的粪便与单纯牛乳喂养儿相似，但较软、黄。添加谷类、蛋、肉、蔬菜、水果等辅食后，粪便性状逐渐接近成人。便次每天 1 次左右。

第二节　口　炎

口腔黏膜的炎症称口炎（stomatitis），如病变仅局限于舌、齿龈、口角亦可称为舌炎、齿龈炎或口角炎。大多数由病毒、细菌、真菌或螺旋体引起。本病多见于婴幼儿。可单独发病或继发于急性感染、腹泻、营养不良、维生素 B 或维生素 C 缺乏等全身性疾病。食具消毒不严、口腔不卫生或由于各种疾病导致机体抵抗力下降等因素均有利口炎的发生。

一、鹅口疮

鹅口疮(thrush, oral candidiasis)又名雪口病，为白色念珠菌感染所致。多见于新生儿、营养不良、腹泻、长期应用广谱抗生素或激素的患儿。使用污染的奶具、哺乳时乳头不洁可致新生儿感染，亦可经产道感染。

【临床表现】

本病特征是在口腔黏膜表面出现白色或灰白色乳凝块状物，略高于黏膜表面，粗糙无光，最常见于颊黏膜，其次是舌、齿龈、上腭，甚至蔓延到咽部。起初呈点状和小片状，可逐渐融合成片，形似乳凝块，不易拭去，强行擦拭剥离时，局部黏膜潮红、粗糙，亦可伴有溢血。患处不痛、不流涎，一般无全身症状，不影响进食。重症则整个口腔均被白色斑膜覆盖，甚至可蔓延到咽、喉头、食管、气管、肺等处，可伴低热、拒食、吞咽困难。

【治疗要点】

1. 保持口腔清洁　哺乳前后用2%碳酸氢钠溶液清洁口腔。

2. 局部用药　局部涂抹10万～20万U/ml制霉菌素鱼肝油混悬溶液，每天2～3次。

二、疱疹性口炎

疱疹性口炎(herpetic stomatitis)由单纯疱疹病毒感染引起，全年可发病，1～3岁小儿多见，传染性强，在卫生条件差的家庭和集体托幼机构感染容易传播。

【临床表现】

起病时发热，体温达38～40℃，齿龈红肿(齿龈炎)，触之易出血，在齿龈、舌、唇内和颊黏膜等口腔黏膜上可见单个、一簇或几簇小疱疹，疱疹迅速破裂后形成浅表溃疡，上面覆盖黄白色纤维素性分泌物。多个小溃疡可融合成不规则的较大溃疡，周围黏膜充血，有时累及上腭及咽部。口角及唇周皮肤可有疱疹，局部疼痛，出现流涎、拒食、烦躁，颌下淋巴结常肿大。病程1～2周，体温在3～5天后恢复正常，淋巴结肿大2～3周后消退。本病须与疱疹性咽峡炎鉴别，后者多由柯萨奇病毒引起，常发生于夏秋季，疱疹主要在咽部和软腭，有时可见于舌，但不累及齿龈和颊黏膜。

【治疗要点】

1. 重视口腔卫生　多饮水，禁用刺激性药物和食物。

2. 局部处理　局部可涂碘苷(疱疹净)抑制病毒，亦可喷西瓜霜、锡类散等中药；疼痛重者进食前在局部涂2%利多卡因。为预防继发感染可涂2.5%～5%金霉素鱼肝油。

3. 对症处理　发热者用退热剂，补充足够的营养和液体；使用有效抗生素控制继发感染。

三、溃疡性口炎

溃疡性口炎(ulcerative stomatitis)主要是由链球菌、金黄色葡萄球菌、肺炎链球菌、绿假单胞杆菌或大肠埃希菌等感染引起的口腔炎症，多见于婴幼儿。常发生于急性感染、长期腹泻等机体抵抗力降低时，口腔不洁更利于细菌繁殖而致病。

【临床表现】

口腔各部位均可发生，常见于舌、唇内及颊黏膜处，可蔓延到唇及咽喉部。开始时口腔黏膜充血、水肿，随后形成大小不等的糜烂或溃疡，上有纤维素性炎性分泌物形成的假膜，呈灰白色或黄色，边界清楚，易拭去，露出溢血的创面，但不久又被假膜覆盖，涂片染色可见大量细菌。局部疼痛、流涎、拒食、烦躁，常有发热，可达 39～40℃，局部淋巴结肿大，白细胞总数和中性粒细胞增多。全身症状轻者约 1 周体温恢复正常，溃疡逐渐痊愈；严重者可出现脱水和酸中毒。

【治疗要点】

(1) 控制感染，选用有效抗生素。

(2) 做好口腔清洁及局部处理，溃疡面涂 5%金霉素鱼肝油、锡类散等。

(3) 注意水分和营养的补充。

四、口炎护理

【常见护理诊断及问题】

1. *口腔黏膜改变*(altered oral mucous memberane)　与感染有关。

2. *疼痛*　与口腔黏膜炎症有关。

3. *体温过高*　与感染有关。

【护理措施】

1. *口腔护理*　溃疡性口炎用 3%过氧化氢溶液或 0.1%依沙吖啶溶液清洗溃疡面，年长儿可用含漱剂。鼓励多饮水，进食后漱口，保持口腔黏膜湿润和清洁，减少口腔细菌繁殖。对流涎者，及时清除流出物，保持皮肤干燥、清洁，避免引起皮肤湿疹及糜烂。

2. *正确涂药*　为了确保局部用药达到目的，涂药前应先将纱布或干棉球放在颊黏膜腮腺管口处或舌系带两侧，以隔断唾液；再用干棉球将病变部黏膜表面吸干净后方能涂药。涂药后嘱患儿闭口 10 分钟，然后取出纱布或棉球，不可立即漱口、饮水或进食。

3. *饮食护理*　以高能量、高蛋白、含丰富维生素的温凉流质或半流质为宜，因口腔黏膜糜烂、溃疡引起疼痛影响进食者，于进食前局部涂 2%利多卡因，同时避免摄入刺激性食物。对不能进食者，应给予肠道外营养，以确保能量与水分的供给。

4. *食具专用*　患儿使用的食具应煮沸消毒或压力灭菌消毒。

5. *监测体温*　体温超过 38.5℃时，予以松解衣服，置冷水袋、冰袋等物理降温，必要时给予药物降温。同时做好皮肤护理。

6. *健康教育*　向家长讲解口炎发生的原因、影响因素及护理。指导食具专用，做好清洁消毒工作。纠正小儿吮指、不刷牙等不良习惯，培养其进食后漱口的卫生习惯。宣传均衡营养对提高机体抵抗力的重要性，避免偏食、挑食，培养良好的饮食习惯。

第三节　胃食管反流

胃食管反流(gastroesophageal reflux, GER)是指胃内容物，包括从十二指肠流入胃的胆盐和胰酶反流入食管。由于小婴儿食管下端括约肌(lower esophageal, LES)发育不成熟或神经肌肉协调功能差而出现的反流称为生理性反流，往往出现于日间餐时或餐后，又称“溢乳”；由于 LES 的功能障碍和(或)与其功能有关的组织结构异常，以致 LES 压力低下而出现的反流称为病理性反流，常常发生于睡眠、仰卧位及空腹时，引起一系列临床症状和并发症，即胃食管反流病。随着直立体位时间和固体饮食的增多，60%患儿到2岁时症状可自行缓解，部分患儿症状可持续到4岁以后。脑瘫、21-三体综合征以及其他原因所致的发育迟缓患儿，有较高的GER发生率。

【病因和发病机制】

1. 抗反流屏障功能低下 ①LES压力降低，因某种因素使LES正常功能发生紊乱，LES短暂性松弛导致胃内容物反流入食管，是引起GER的主要原因；②LES周围组织作用减弱，如缺少腹腔段食管致腹压升高时不能将其传导至LES使之收缩，达到抗反流作用；小婴儿食管角较大（由食管和胃贲门形成的夹角，即His角，正常为300～500），膈肌食管裂孔钳夹作用减弱；膈食管韧带和食管下端黏膜瓣解剖结构存在器质性或功能性病变；胃内压、腹内压增高等，均可破坏正常的抗反流功能。

2. 食管廓清能力降低 当食管蠕动减弱、消失或出现病理性蠕动时，食管的推动性蠕动、唾液的冲洗、对酸的中和作用、食丸的重力和食管黏膜细胞分泌的碳酸氢盐等多种因素清除反流物的能力下降，延长了有害的反流物质在食管内的停留时间，增加了对黏膜的损伤。

3. 食管黏膜的屏障功能破坏 反流物中的某些物质，如胃酸、胃蛋白酶以及十二指肠反流入胃的胆盐和胰酶使食管黏膜的屏障功能受损，引起食管黏膜炎症。

4. 胃、十二指肠功能失常 胃排空能力低下，使胃内容物及其压力增加，当胃内压增高超过LES压力时可使LES开放。胃容量增加又导致胃扩张，致使贲门食管段缩短，使其抗反流屏障功能降低。十二指肠病变时，幽门括约肌关闭不全则导致十二指肠胃反流。

【临床表现】

食管上皮细胞暴露于反流的胃内容物是产生症状和体征的主要原因。

1. 呕吐 新生儿和婴幼儿最常见的症状是反复呕吐。85%于生后第1周即出现呕吐，另有10%于生后6周内出现。呕吐程度轻重不一，多数发生于进食后，有时在夜间或空腹时，可表现为溢乳、反刍或吐泡沫，严重者呈喷射状呕吐。呕吐物为胃内容物，有时含少量胆汁。年长儿以反胃、反酸、嗳气等症状多见。

2. 反流性食管炎 常见症状：①胃灼，见于有表达能力的年长儿，位于胸骨下端，饮用酸性饮料可加重，服用抗酸剂症状减轻；②咽下疼痛，婴幼儿表现为喂奶困难、烦躁、拒食。年长儿诉咽下疼痛，如并发食管狭窄则出现严重呕吐和持续性咽下困难；③呕血和便血，食管炎严重者可发生糜烂或溃疡，出现呕血或黑便症状。严重的反流性食管炎可发生缺铁性贫血。

3. Barrette食管 由于慢性GER，食管下端的鳞状上皮被增生的柱状上皮所替代，抗酸能力增强，但更易发生食管溃疡、狭窄和腺癌。溃疡较深者可发生食管气管瘘。

4. 其他全身症状

(1) 呼吸系统表现：反流物可直接引发反复呼吸道感染、吸入性肺炎、难治性哮喘、早产儿窒息或呼吸暂停及婴儿猝死综合征等。

(2) 营养不良：主要表现为体重不增和生长发育迟缓，贫血。

(3) 其他表现：如声音嘶哑、中耳炎、鼻窦炎、反复口腔溃疡、龋齿等。部分患儿可出现精神、神经症状，包括：①Sandifer综合征，为病理性GER的一种保护性机制，患儿呈现类似斜颈样的一种特殊“公鸡头样”的姿势，以期保持气道通畅或减轻胃酸反流所致的疼痛，同时伴有杵状指、蛋白丢失性肠病及贫血；②婴儿哭吵综合征，表现为易激惹、夜惊、进食时哭闹等。

【辅助检查】

GER临床表现复杂且缺乏特异性，仅凭临床症状有时难以与其他引起呕吐的疾病如贲门失弛缓症相鉴别，也难以区分是生理性或病理性GER，必须选择必要的辅助检查以明确诊断。

1. 食管钡餐造影　可判断食管的形态、运动状况、钡剂的反流和食管与胃连接部的组织结构、食管裂孔疝等先天性疾患，以及严重病例的食管黏膜炎症改变。

2. 食管pH值动态监测　将微电极放置在食管括约肌的上方，24小时连续监测食管下端pH，并通过计算机软件分析，可反映GER的发生频率、时间、反流物在食管内停留的状况，以及反流与起居活动、临床症状之间的关系。根据评分标准，区分生理性和病理性反流，是目前最可靠的诊断方法，特别用于诊断症状不典型的患儿及区分碱性GER和十二指肠胃食管反流。

另外，可做食管动力功能检查、食管内镜检查及黏膜活检、胃-食管同位素闪烁扫描以及超声学检查。

【治疗要点】

包括体位治疗、饮食治疗、药物治疗和手术治疗。

1. 药物治疗

(1) 促胃肠动力药：①多巴胺受体拮抗剂如多潘立酮(domperidone，吗叮啉)，常用剂量为每次0.2～0.3 mg/kg，每天3次；②通过乙酰胆碱起作用的药物如西沙必利(cisapride，普瑞博思)，常用剂量为每次0.1～0.2 mg/kg，3次/天口服。

(2) 抗酸和抑酸药：①抑酸药有H_2受体拮抗剂，如西咪替丁(cimetidine)和质子泵抑制剂奥美拉唑(omeprazol，洛赛克)；②中和胃酸药有氢氧化铝凝胶，多用于年长儿。

(3) 黏膜保护剂：硫醣铝、硅酸铝盐、磷酸铝等。

2. 手术治疗

(1) 手术指征：①内科治疗6～8周无效，有严重并发症(消化道出血、营养不良、生长发育迟缓)；②严重食管炎伴溃疡、狭窄或发现有食管裂孔疝者；③有严重的呼吸道并发症，如呼吸道梗阻、反复发作吸入性肺炎或窒息，伴支气管肺发育不良者；④合并严重神经系统疾病。

(2) 手术方法：常用手术为Nissen's胃底折叠术，可选择开腹手术或经腹腔镜手术。近几年来也有采用内镜抗反流技术，包括内镜下缝合术、射频治疗技术和内镜下植入治疗等。

【常见护理诊断及问题】

1. 有窒息的危险　与新生儿和小婴儿溢奶及呕吐有关。

2. 营养失调　低于机体需要量，与反复呕吐导致能量和各种营养素摄入不足有关。

3. 慢性疼痛　与胃内容物反流导致反流性食管炎有关。

4. 知识缺乏　患儿家长缺乏体位治疗、饮食疗法和药物治疗的有关知识。

【护理措施】

1. 体位治疗，防止窒息　新生儿和小婴儿的体位以前倾俯卧位为最佳，上身抬高30度。年长儿在清醒状态下最佳体位为直立位和坐位，睡眠时保持右侧卧位，将床头抬高20～30 cm，以促进胃排空、减少反流频率及反流物误吸。

2. 合理喂养，促进生长　少量多餐，婴儿增加喂奶次数，人工喂养儿可在牛奶中加入糕干粉、米粉或进食谷类食品。严重反流以及生长发育迟缓患儿可管饲喂养，能减少呕吐和起到持续缓冲胃酸的作用。年长儿以高蛋白低脂肪饮食为主。睡前2小时不予进食，保持胃处于非充盈状态，避免食用降低LES张力和增加胃酸分泌的食物，如酸性饮料、高脂饮食、巧克力和辛辣食品。

3. 用药护理　按医嘱给予促胃肠动力药、抗酸和抑酸药、黏膜保护剂等药物治疗。观察药物疗效和不良反应，注意用法用量，不能吞服时应将药片研碎；多潘立酮(吗叮啉)应饭前半小时及睡前口服；服用西沙必利时，不能同时饮用柚子汁，同时加强观察心率和心律变化，出现心跳加快或心律不齐时应及时报告医生进行处理；西咪替丁在进餐时与睡前服用效果最好。

4. 手术护理　GER患儿术前术后护理与其他腹部手术类似。术前做好各项检查和支持疗法；术后根据手术方式做好术后护理，应保持胃肠减压，做好引流管护理，注意观察有否腹部切口裂开、穿孔、大出血等并发症。

5. 健康教育　对新生儿和小婴儿，告知家长体位治疗及饮食治疗的方法、重要性和长期性。指导家长辨别患儿有无发绀，评定患儿反应状况和喂养是否耐受，对新生儿每天监测体重。患儿带药出院时，应向家长详细说明用药方法和注意事项，尤其是用药剂量和用药反应。

第四节　小儿腹泻

小儿腹泻(infantile diarrhea)或称腹泻病，是由多病原、多因素引起的以大便次数增多及性状改变为特点的一组消化道综合征，是儿科最常见疾病之一。6个月～2岁婴幼儿发病率高，1岁以内约占半数。一年四季均可发病，但夏秋季发病率最高，是导致小儿营养不良、生长发育障碍的主要原因之一。

【病因】

1. 易感因素　婴幼儿易患腹泻与下列因素有关。

(1) 消化系统特点：婴幼儿消化系统发育不够成熟，胃酸和消化酶分泌不足，消化酶活性低，对食物质和量的较大变化耐受力差；由于生长发育快，对营养物质的需求相对较多，消化道负担较重。因此，在受到不良因素影响时，易引起消化道功能紊乱。

(2) 机体防御能力较差：婴儿血清免疫球蛋白、胃肠道SIgA水平及胃内酸度均较低，新生儿出生后尚未建立正常肠道菌群或因使用抗生素等引起肠道菌群失调时，使正常肠道菌群对入侵致病微生物的拮抗作用丧失，均易患肠道感染。

(3) 人工喂养：由于不能从母乳中得到SIgA、乳铁蛋白等体液因子，巨噬细胞和粒细胞等有很强抗肠道感染作用的成分，加上食物、食具易被污染等因素，人工喂养儿肠道感染发生率明显高于母乳喂养儿。

2. 感染因素

(1) 肠道内感染(可由病毒、细菌、真菌、寄生虫引起)：①病毒感染：寒冷季节的婴幼儿腹泻80%由病毒感染引起。20世纪70年代国外证明了病毒性肠炎主要病原为轮状病毒，其次有星状和杯状病毒、肠道病毒(包括柯萨奇病毒、埃可病毒、肠道腺病毒)、诺沃克病毒、冠状病毒等；②细菌感染(不包括法定传染病)：以致泻大肠埃希菌为主要病原，根据其不同致病毒性和发病机制，可分为五大组菌株，分别为致病性大肠埃希菌(EPEC)、产毒性大肠埃希菌(ETEC)、侵袭性大肠埃希菌(EIEC)、出血性大肠埃希菌(EGEC)和粘附-集聚性大肠埃希菌(EAEC)。其他细菌感染尚有空肠弯曲菌、耶尔森菌、沙门菌、变形杆菌、金黄色葡萄球菌等；③真菌感染：亦可引起急慢性肠炎，小儿以白色念珠菌多见。长期应用广谱抗生素引起肠道菌群失调或长期应用肾上腺皮质激素使机体免疫功能低下，亦易发生白色念珠菌或其他条件致病菌肠炎而引起腹泻；④寄生虫感染：常见为蓝氏贾第鞭毛虫、阿米巴原虫和隐孢子虫等。

(2) 肠道外感染：如中耳炎、上呼吸道感染、肺炎、泌尿系统感染、皮肤感染或急性传染病时，除了由于发热、感染原释放的毒素、抗生素治疗，以及直肠局部激惹(膀胱感染)作用产生腹泻症状外，有时病原体(主要是病毒)亦可同时感染肠道。

3. 非感染因素

(1) 饮食因素：主要包括①食饵性腹泻。常因喂养时间不定时、饮食量不当、食物种类改变太快以及食物成分不适宜，过早给予淀粉或脂肪类食品引起。给予含高果糖或山梨醇的果汁，可产生高渗性腹泻；给予肠道刺激物，如调料和富含纤维素的食物等也可引起腹泻；②过敏性腹泻。个别婴儿对牛奶、豆浆或某些食物成分过敏或不耐受而引起腹泻；③其他因素还包括原发性或继发性双糖果酶缺乏，乳糖酶的活力降低，肠道对糖的消化吸收不良而引起腹泻。

(2) 气候因素：天气突然变冷，腹部受凉导致肠蠕动增加；天气过热，消化液分泌减少；口渴饮奶过多等可能诱发消化功能紊乱而引起腹泻。

【发病机制】

导致腹泻发生的机制包括肠腔内存在大量不能吸收的具有渗透活性的物质、肠腔内电解质分泌过多、肠道炎症所致的液体大量渗出以及肠道运动功能异常，据此可将腹泻分为渗透性、分泌性、渗出性和肠道功能异常等四种类型。临床上不少腹泻是多种机制共同作用的结果。

1. 感染性腹泻　大多数病原微生物通过污染的水、食物进入消化道，或通过污染的日用品、手、玩具或由带菌者传播。病原微生物能否引起肠道感染，决定于宿主防御功能的强弱、感染病原微生物数量的多少及微生物的毒力(粘附力、产毒力、侵袭力、细胞毒性)。

(1) 病毒性肠炎：病毒侵入肠道后，在小肠绒毛顶端的柱状上皮细胞上复制而使小肠绒毛细胞受损，受累的肠黏膜上皮细胞脱落而遗留不规则的裸露病变，导致小肠黏膜回收水、电解质能力下降，肠液在肠腔内大量积聚而引起腹泻；同时，发生病变的肠黏膜细胞分泌双糖酶不足、活性降低，使肠腔内的糖类消化不完全而积滞在肠腔内，并被肠道内细菌分解，使肠液的渗透压增高，而双糖的分解不完全亦造成微绒毛上皮细胞钠转运的功能障碍，进一步造成水和电解质的丧失，加重腹泻。

(2) 细菌性肠炎

1) 肠毒素性肠炎：各种产生肠毒素的细菌可引起分泌性腹泻，如霍乱弧菌及产肠毒素型大肠埃希菌等，虽不直接侵袭破坏肠黏膜，但能分泌肠毒素，包括不耐热肠毒素(LT)和耐热肠毒素(ST)。两者最终通过抑制小肠绒毛上皮细胞吸收 Na^+、Cl^- 和水，促进肠腺分泌 Cl^-，使小肠液量增多，超过结肠吸收限度而发生腹泻，排出大量水样便，导致患儿脱水和电解质紊乱。

2）侵袭性肠炎：各种侵袭性细菌感染可引起渗出性腹泻，如志贺菌属、沙门菌属、侵袭性大肠埃希菌、空肠弯曲菌、耶尔森菌和金黄色葡萄球菌等，侵袭性细菌直接侵入小肠或结肠肠壁，引起肠黏膜充血、水肿、炎症细胞浸润、溃疡和渗出等病变，排出含有大量白细胞和红细胞的菌痢样粪便；结肠由于炎症病变而不能充分吸收来自小肠的液体，且某些致病菌还会产生肠毒素，故亦可发生水泻。

2. 非感染性腹泻　主要由饮食不当引起。当摄入食物的量和质突然改变超过消化道的承受能力时，消化过程发生障碍，食物不能被充分消化吸收而积滞于小肠上部，使肠腔内局部酸度减低，有利于肠道下部的细菌上移和繁殖，使食物发酵和腐败而造成内源性感染，分解产生的短链有机酸使肠腔内渗透压增高，并协同腐败性毒性产物刺激肠壁而使肠蠕动增加，引起腹泻，进而发生脱水和电解质紊乱。毒性产物被吸收进入血循环后，可出现不同程度的中毒症状。

【临床表现】

病程在 2 周以内为急性腹泻，病程 2 周至 2 个月为迁延性腹泻，病程超过 2 个月为慢性腹泻。不同病因引起的腹泻常具有相似的临床表现，同时各有其特点。

1. 腹泻共同的临床表现

（1）轻型腹泻：多由饮食因素或肠道外感染引起。起病可急可缓，以胃肠道症状为主，食欲缺乏，偶有恶心、呕吐或溢乳。大便次数增多及性状改变，一天大便可达 10 次左右，每次大便量少，呈黄色或黄绿色，有酸味，粪质不多，常见白色或黄白色奶瓣和泡沫。一般无脱水及全身中毒症状，多在数日内痊愈。

（2）重型腹泻：多为肠道内感染所致。起病常较急，也可由轻型逐渐加重而致。除有较重的胃肠道症状外，还有明显的脱水、电解质紊乱及全身中毒症状，如发热、烦躁、精神萎靡、嗜睡甚至昏迷、休克。

1）胃肠道症状：食欲低下，常伴有呕吐，有时甚至进水即吐，严重者可吐咖啡样液体。大便次数明显增多，每天 10 次至数十次，多呈黄绿色水样便或蛋花汤样便，量多，可有少量黏液，少数患儿也可有少量血便。

2）水、电解质和酸碱平衡紊乱：主要表现为等渗、低渗性脱水，代谢性酸中毒，低钾血症以及低钙、低镁、低磷血症（参见第九章第九节）。

2. 几种常见类型肠炎的临床特点

（1）轮状病毒肠炎：秋、冬季多见，又称秋季腹泻，呈散发或小流行，经粪-口传播，也可通过气溶胶形式经呼吸道感染而致病，多见于 6 个月至 2 岁的婴幼儿，4 岁以上者少见。潜伏期 1～3 天，起病急，常伴有发热和上呼吸道感染症状，病初即出现呕吐，大便次数多、量多，呈黄色或淡黄色，水样或蛋花汤样，无腥臭味，常并发脱水、酸中毒。本病为自限性疾病，数日后呕吐渐停，腹泻减轻，不喂乳类的患儿恢复较快，约 3～8 天自行恢复。大便镜检偶有少量白细胞。

（2）产毒性细菌引起的肠炎：多发生于夏季。潜伏期 1～2 天，起病较急。轻症仅大便次数稍增，性状轻微改变。重症腹泻频繁、量多，呈水样或蛋花汤样，混有黏液，镜检无白细胞。常伴呕吐，严重者可伴发热、脱水、电解质和酸碱平衡紊乱。为自限性疾病，自然病程 3～7 天或较长。

（3）侵袭性细菌性肠炎：全年均可发病，潜伏期长短不等。常引起志贺杆菌性痢疾样病变。起病急，高热时甚至可以发生热惊厥。腹泻频繁，大便呈黏液状，带脓血，有腥臭味。常伴恶心、呕吐、腹痛和里急后重，可出现严重的全身中毒症状甚至休克。大便镜检有大量白细胞及数量不等的红细胞。粪便细菌培养可找到相应的致病菌。其中空肠弯曲菌肠炎多发生于夏季，常侵犯空肠和回肠，有脓血便，腹痛剧烈；耶尔森菌小肠结肠炎多发生于冬春季节，可引起淋巴结肿大，亦可产生肠系膜淋巴结炎，严重病例可产生肠穿孔和腹膜炎。以上两者均需与阑尾炎鉴别。鼠伤寒沙门菌小肠结肠炎有胃肠炎型和败血症型，夏季发病率高，新生儿和 1 岁以内的婴儿尤易感染，新生儿多为败血症型，常引起暴发流行，可排深绿色黏液脓便或白色胶冻样便，有特殊臭味。

(4) 出血性大肠埃希菌肠炎：开始为黄色水样便，后转为血水便，有特殊臭味，伴腹痛，大便镜检有大量红细胞，一般无白细胞。

(5) 抗生素诱发的肠炎：多继发于使用大量抗生素后，营养不良、免疫功能低下、长期应用肾上腺皮质激素者更易发病。病程和症状常与耐药菌株的不同及菌群失调的程度有关。婴幼儿病情多较重，主要包括金黄色葡萄球菌肠炎、伪膜性小肠结肠炎和真菌性肠炎。①金黄色葡萄球菌肠炎典型大便为暗绿色，量多，带黏液，少数为血便。大便镜检有大量脓细胞和成簇的 G^+ 球菌，培养有葡萄球菌生长，凝固酶阳性；②伪膜性小肠结肠炎由难辨梭状芽孢杆菌引起，主要症状为腹泻，轻症大便每日数次，停用抗生素后很快痊愈；重症者频泻，呈黄绿色水样便，可有毒素致肠黏膜坏死所形成的伪膜排出，大便厌氧菌培养、组织培养法检测细胞毒素可协助确诊；③真菌性肠炎多为白色念珠菌所致，常并发于其他感染，大便次数增多，黄色稀便，泡沫较多带黏液，有时可见豆腐渣样细块(菌落)，大便镜检有真菌孢子体和菌丝。

3. *迁延性腹泻和慢性腹泻*　迁延性腹泻和慢性腹泻多与营养不良和急性期治疗不彻底有关。以人工喂养儿、营养不良儿多见。表现为腹泻迁延不愈，病情反复，大便次数和性质极不稳定，严重时可出现水、电解质紊乱。由于营养不良患儿腹泻时易迁延不愈，持续腹泻又加重了营养不良，两者可互为因果，形成恶性循环，最终引起免疫功能低下，继发感染，导致多脏器功能异常。

4. *生理性腹泻*　多见于出生 6 个月以内的婴儿，小儿虚胖，常伴湿疹，生后不久即出现腹泻，但除大便次数增多外，无其他症状，食欲好，生长发育正常。可能与婴儿食奶较多、小肠乳糖酶相对不足有关，或由于母乳中前列腺素 E_2 含量较高所致。添加辅食后，大便即逐渐转为正常。

【辅助检查】

1. *血常规*　白细胞总数及中性粒细胞增多提示细菌感染，寄生虫感染或过敏性病变者嗜酸性粒细胞增多。

2. *大便检查*　大便常规无或偶见白细胞者多为侵袭性细菌以外的病因引起，大便内有较多的白细胞常由于各种侵袭性细菌感染引起。大便培养可检出致病菌。大便涂片发现念珠菌孢子及假菌丝有助于真菌性肠炎诊断。疑为病毒感染者应作病毒学检查。

3. *血液生化检查*　血钠测定提示脱水性质。血钾浓度反映体内缺钾的程度。根据血气分析进一步了解体内酸碱平衡程度和性质。重症患儿应同时测尿素氮，必要时查血钙和血镁。

【治疗要点】

腹泻的治疗原则为调整饮食；纠正水、电解质紊乱和酸碱失衡；合理用药，控制感染；预防并发症的发生。

1. 调整饮食　强调继续进食，根据疾病的特殊病理生理状况、个体消化吸收功能和平时的饮食习惯进行合理调整，以满足生理需要，补充疾病消耗，缩短腹泻后的康复时间。

2. 纠正水、电解质紊乱和酸碱失衡（参见相关章节）　ORS 可用于预防脱水及纠正轻、中度脱水；中、重度脱水伴周围循环衰竭者静脉补液。重度酸中毒或经补液后仍有酸中毒症状者，补充碱性溶液碳酸氢钠或乳酸钠。纠正低钾、低钙和低镁血症。

3. 控制感染　约 70%的患儿表现为病毒及非侵袭性细菌所致的水样便腹泻，一般不用抗生素，应合理使用液体疗法，选用微生态制剂和黏膜保护剂；另外约占 30%的患儿为侵袭性细菌感染所致的黏液、脓血便患者，应根据临床特点，结合大便细菌培养和药敏试验结果选用针对病原菌的抗生素，并随时进行调整。避免用止泻剂。

4. 预防并发症　迁延性、慢性腹泻常伴有营养不良和其他并发症，病情复杂，必须采取综合治疗措施，应注意肠道菌群失调问题及饮食疗法问题。

【护理评估】

1. 健康史　详细了解喂养史包括喂养方式，人工喂养喂何种乳品、冲调浓度、喂哺次数及量，添加辅食及断奶情况。注意有无不洁饮食史和食物过敏史；询问患儿腹泻开始时间，大便次数、颜色、性状、量、气味，有无发热、呕吐、腹胀、腹痛、里急后重等不适。既往有无腹泻史，有无其他疾病及长期使用抗生素史。

2. 身体状况　观察患儿生命体征，如神志、体温、脉搏、呼吸、皮肤、黏膜情况和营养状态；记录 24 小时出入量，测量患儿体重以及前囟、眼窝、皮肤弹性、循环情况和尿量等，评估脱水的程度和性质；检查肛周皮肤有无发红、发炎和破损。

了解血常规、大便常规及培养和血生化等化验结果。

3. 心理和社会状况　了解家长的心理状态及对疾病的认识程度，有无缺乏小儿喂养和卫生知识；评估患儿家庭居住环境条件、经济状况、家长的文化程度。

【常见护理诊断及问题】

1. 体液不足　与腹泻、呕吐丢失过多和摄入量不足有关。

2. 营养失调　低于机体需要量与腹泻、呕吐丢失过多和摄入量不足有关。

3. 体温过高　与肠道感染有关。

4. 有皮肤完整性受损的危险　与大便次数增多刺激臀部皮肤有关。

5. 知识缺乏　患儿家长缺乏合理喂养知识、卫生知识以及对腹泻患儿的护理知识。

【预期目标】

(1) 患儿腹泻、呕吐次数逐渐减少至停止，大便性状正常。

(2) 患儿脱水、电解质紊乱得以纠正，体重恢复正常，尿量正常。

(3) 患儿体温逐渐恢复正常。

(4) 患儿皮肤保持完整，无破损。

(5) 患儿家长能在医护人员指导下正确护理患儿。

【护理措施】

1. 调整饮食　限制饮食过严或禁食过久会造成营养不良，并发酸中毒，且使病情迁延不愈而影响生长发育，故腹泻脱水患儿除严重呕吐者暂禁食 4～6 小时（不禁水）外，均应继续进食，以缓解病情、缩短病程、促进恢复。母乳喂养者继续哺乳，暂停辅食；人工喂养者，可喂以等量米汤或稀释的牛奶或其他代乳品，腹泻次数减少后，给予半流质，如粥、面条等，少量多餐，随着病情稳定和好转，逐步过渡到正常饮食。病毒性肠炎多有双糖酶缺乏，不宜用蔗糖，对可疑病例暂停乳类喂养，改为豆制代用品或发酵乳，以减轻腹泻、缩短病程。腹泻停止后，继续给予营养丰富的饮食，并每日加餐 1 次，共 2 周。对少数严重病例口服营养物质不能耐受者，应加强支持疗法，必要时全静脉营养。

2. 纠正水、电解质紊乱及酸碱失衡

(1) 口服补液：ORS 用于腹泻时预防脱水及纠正轻、中度脱水。轻度脱水需 50～80 ml/kg，中度脱水需 80～100 ml/kg，于 8～12 小时内将累积损失量补足；脱水纠正后，可将 ORS 用等量水稀释，按病情需要随时口服。有明显腹胀、休克、心功能不全或其他严重并发症者及新生儿不宜口服补液。

(2) 静脉补液：用于中、重度脱水或吐泻严重或腹胀的患儿。根据不同的脱水程度和性质，结合年龄、营养状况、自身调节功能，决定溶液的成分、容量和滴注持续时间。

1) 第 1 天补液：①输液总量：包括补充累积损失量、继续损失量和生理需要量，对少数营养不良及心、肺、肾衰竭的患儿应根据具体病情分别作较精确的计算。②溶液种类：根据脱水性质而定。若临床判断脱水性质有困难时，可先按等渗脱水处理。③输液速度：主要取决于脱水程度和继续损失的量和速度，遵循先快后慢原则。若吐泻缓解，可酌情减少补液量或改为口服补液。④纠正酸中毒、低钾、低钙和低镁血症。

2) 第 2 天及以后的补液：脱水和电解质紊乱已基本纠正，主要补充生理需要量和继续损失量，可改为口服补液，补液量需根据吐泻和进食情况估算。继续补钾，供给热量。

3. 控制感染　严格执行消毒隔离措施，包括患儿排泄物、用物及标本的处置；护理患儿前后认真洗手，防止交叉感染；指导家属及探视人员执行隔离制度特别是洗手措施。

4. 维持皮肤完整性　婴幼儿选用柔软布类尿布，勤更换；每次便后用温水清洗臀部并吸干；局部皮肤发红处涂以 5%鞣酸软膏或 40%氧化锌油并按摩片刻，促进局部血液循环；皮肤溃疡局部可增加暴露或用灯泡照射，以促进愈合；避免使用不透气塑料布或橡皮布，防止尿布皮炎发生。因为女婴尿道口接近肛门，应注意会阴部的清洁，预防上行性尿路感染。注意约束多动的患儿。

5. 严密观察病情

(1) 观察排便情况：观察记录大便次数、颜色、气味、性状、量，及时送检，采集标本时注意应采集黏液脓血部分。作好动态比较，为输液方案和治疗提供可靠依据。

(2) 监测生命体征：对高热者给予头部冰敷等物理降温措施，擦干汗液，及时更衣，做好口腔护理及皮肤护理。

(3) 密切观察代谢性酸中毒、低钾血症等表现。

6. 健康教育

(1) 护理指导：向家长解释腹泻的病因、潜在并发症以及相关的治疗措施；指导家长正确洗手并做好污染尿布及衣物的处理、出入量的监测以及脱水表现的观察；并说明调整饮食的重要性；指导家长配制和使用 ORS 溶液，强调应少量多次饮用，呕吐不是禁忌证。

(2) 做好预防措施：注意饮水卫生、食物新鲜、清洁和食具消毒；教育小儿饭前便后洗手，勤剪指甲；加强患儿体格锻炼，适当户外活动；宣传母乳喂养的优点，指导合理喂养；气候变化时防止患儿受凉或过热；避免长期滥用广谱抗生素。

【护理评价】

患儿腹泻是否逐渐减少；脱水、电解质酸碱平衡紊乱等临床表现是否纠正；体温是否逐渐恢复正常；皮肤是否完整无破损；家长是否了解有关知识，掌握有关护理措施。

第五节　肠　套　叠

肠套叠(intussusception)是指部分肠管及其肠系膜套入邻近肠腔内造成的一种绞窄性肠梗阻。1 岁以内的婴儿发病率为 60%，2 岁以内的幼儿发病率为 80%，但新生儿罕见；男孩女孩发病率之比约为 4∶1。本病为婴幼儿时期常见的急腹症，应及早诊断，立即处理。

【病因和发病机制】

分为原发性和继发性两种。95%为原发性，多为婴幼儿，病因尚未完全明了，有人认为与婴儿回盲部系膜固定未完善、活动度大有关；5%为继发性，多为年长儿，发生肠套叠的肠管可见明显的机械原因，如与肠息肉、肠肿瘤等牵拉有关。此外，饮食改变、腹泻及其病毒感染等导致肠蠕动紊乱，从而诱发肠套叠。

【病理生理】

肠套叠多为近端肠管套入远端肠腔内，根据套入部分的不同分为回盲型、回结型、回回结型、小肠型、结肠型和多发型。其中回盲型最常见，占总数的 50%～60%，其次为回结型，约占 30%，回回结型约占 10%。多发型为回结肠套叠和小肠套叠合并存在。肠套叠多为顺行性套叠，与肠蠕动方向一致，套入部随肠蠕动逐渐向远端推进，套入肠管不断增长。肠套叠时，由于鞘层肠管的持续痉挛，挤压套入肠管，牵拉和压迫肠系膜，使静脉和淋巴回流受阻，套入部肠管淤血、水肿，肠壁增厚、颜色变紫，并有血性渗液及腺体黏液分泌增加，进入肠腔内，产生典型的果酱样血便。随着肠壁水肿、静脉回流障碍加重，从而影响动脉血运，最终导致肠管缺血性坏死并出现全身中毒症状，严重者可并发肠穿孔、腹膜炎。

【临床表现】

多为平素健康的婴儿，突然发病。分急性肠套叠和慢性肠套叠，2 岁以下婴幼儿多为急性发病。

1. 急性肠套叠

(1) 腹痛：由于肠系膜受牵拉和外层肠管发生强烈收缩，患儿突然发生剧烈的阵发性肠绞痛，哭闹不安，屈膝缩腹，面色苍白，出汗，拒食。持续数分钟后腹痛缓解，可安静或入睡，间隙 10～20 分钟又反复发作。

(2) 呕吐：在腹痛后数小时发生，早期为反射性呕吐，是肠系膜受牵拉所致，呕吐物为胃内容物，初为乳汁、乳块或食物残渣，后可含胆汁；晚期为梗阻性呕吐，可呕吐粪便样物。

(3) 血便：为重要症状，约 85%病例在发病后 6～12 小时发生，呈黏液果酱样血便，或作直肠指检时发现血便。

(4) 腹部包块：多数病例在右上腹部触及腊肠样肿块，表面光滑，略有弹性，稍可移动。晚期发生肠坏死或腹膜炎时，腹胀明显，并有腹肌紧张及压痛，不易扪及肿块。

(5) 全身情况：患儿在早期一般状况尚好，体温正常，无全身中毒症状。随着病程延长，病情加重，并发肠坏死或腹膜炎时，全身情况恶化，常有严重脱水和高热、昏迷及休克等中毒症状。

2. 慢性肠套叠　以阵发性腹痛为主要表现，腹痛时上腹或脐周可触及肿块，缓解期腹部平坦柔软无包块，病程有时长达十余日。由于年长儿肠腔较宽阔可无梗阻现象，肠管亦不易坏死。呕吐少见，血便发生也较晚。

【治疗要点】

1. 非手术治疗　灌肠疗法适用于病程在48小时以内，全身情况良好，无腹胀、明显脱水及电解质紊乱者。包括B超监视下水压灌肠、空气灌肠、钡剂灌肠复位三种方法，首选空气灌肠，钡剂灌肠复位目前已很少用。

2. 手术疗法　用于灌肠不能复位的失败病例、肠套叠超过48～72小时以及疑有肠坏死的小肠型肠套叠的病例。手术方法包括单纯手法复位、肠切除吻合、肠造瘘等。

【常见护理诊断及问题】

1. 疼痛　与肠系膜受牵拉和肠管强烈收缩有关。

2. 知识缺乏　患儿家长缺乏有关疾病治疗及护理的知识。

【护理措施】

1. 密切观察病情　健康婴幼儿突然发生阵发性腹痛、呕吐、便血和腹部扪及腊肠样肿块时可确诊肠套叠，应密切观察腹痛的特点及部位，以助于诊断。

2. 非手术治疗效果观察　密切观察患儿腹痛、呕吐、腹部包块情况。患儿经灌肠复位治疗后症状缓解，常表现为：①病儿安静入睡，不再哭闹，呕吐停止；②腹部肿块消失；③口服药用炭0.5～1 g，6～8小时后可见大便内炭末排出；④肛门排气以及排出黄色大便，或先有少许血便，继而变为黄色。如患儿仍然烦躁不安、阵发性哭闹、腹部包块仍存，应怀疑是否套叠还未复位或又重新发生套叠，应立即通知医师作进一步处理。

3. 手术护理　术前密切观察生命体征、意识状态，特别注意有无水、电解质紊乱，以及出血和腹膜炎等征象，做好术前准备；向家长说明选择治疗方法的目的，解除其心理负担，争取对治疗和护理的支持与配合。对于手术后患儿，注意维持胃肠减压功能，保持胃肠道通畅，预防感染及吻合口瘘。患儿排气、排便后可拔除胃肠引流管，逐渐恢复由口进食。

第六节　先天性巨结肠

先天性巨结肠(congenital megacolon)或称赫什朋病(Hirschsprung's disease, HD)，是由于直肠或结肠远端的肠管持续痉挛，粪便淤滞在近端结肠而使该段肠管肥厚、扩张，是较常见的先天性胃肠道发育畸形。发病率为万分之二至万分之五，男女比为(3～4)∶1，有遗传倾向。

【病因和病理生理】

目前认为本病是多基因遗传和环境因素共同作用的结果。其基本病理变化是局部肠壁肌间和黏膜下神经丛缺乏神经节细胞，致该段肠管收缩狭窄呈持续痉挛状态，痉挛肠管的近端因肠内容物堆积而扩张，在形态上可分为痉挛段、移行段和扩张段三部分。根据病变肠管痉挛段的长度，可分为常见型(病变自肛门向上达乙状结肠远端，约占85%)、短段型(病变局限于直肠下端，约占10%)、长段型(病变肠段延伸至降结肠以上，约占4%)、全结肠型(约占1%)。

【临床表现】

1. 胎便排出延迟、顽固性便秘和腹胀 生后2～3天不排便或延迟排便,出现腹胀、拒食、呕吐等急性低位性肠梗阻表现,扩肛或使用开塞露排便后症状暂时缓解,以后即有顽固性便秘,3～7天甚至1～2周排便一次,经灌肠或直肠指检排出奇臭粪便和气体后症状好转,严重者发展为不灌肠不排便。腹胀逐日加重,腹壁紧张发亮,有静脉扩张,可见肠型和蠕动波,肠鸣音增强,膈肌上升引起呼吸困难。

2. 呕吐、营养不良、发育迟缓 由于功能性肠梗阻,可出现呕吐,量不多,呕吐物含少量胆汁,严重者可见粪样液。由于长期腹胀、呕吐、便秘,使患儿食欲下降,影响营养物质吸收致营养不良、发育迟缓。

3. 并发症 患儿常并发小肠结肠炎、肠穿孔及继发感染。

【治疗要点】

少部分慢性以及轻症患儿可选用灌肠等保守治疗;对于体重>3 kg、全身情况较好者,尽早施行根治术,即切除无神经节细胞肠段和部分扩张结肠;对于新生儿,年龄稍大及全身情况较差,或并发小肠结肠炎的患儿,先行结肠造瘘术,待全身情况、肠梗阻及小肠结肠炎症状缓解后再行根治手术。

【常见护理诊断及问题】

1. 便秘(constipation) 与远端肠段痉挛、低位性肠梗阻有关。

2. 营养失调 低于机体需要量,与便秘、腹胀引起食欲下降有关。

3. 生长发育改变 与由于腹胀、呕吐、便秘使患儿食欲下降、影响营养物质吸收有关。

4. 知识缺乏 家长缺乏疾病治疗及护理的有关知识。

【护理措施】

1. 术前护理

(1) 清洁肠道、解除便秘:口服缓泻剂、润滑剂,帮助排便;使用开塞露、扩肛等刺激括约肌,诱发排便;部分患儿需用生理盐水进行清洁灌肠,每天1次,肛管插入深度要超过狭窄段肠管,忌用清水灌肠,以免发生水中毒。

(2) 改善营养:对存在营养不良、低蛋白血症者,应加强支持疗法。

(3) 观察病情:特别注意有无小肠结肠炎的征象,如高热、腹泻、排出奇臭粪液,伴腹胀、脱水、电解质紊乱等,并做好手术前准备。

(4) 做好术前准备:清洁肠道;术前2天按医嘱口服抗生素,检查脏器功能并作相应处理。

(5) 健康教育:向家长说明选择治疗方法的目的,解除其心理负担,争取对治疗和护理的支持与配合。

2. 术后护理

(1) 常规护理:禁食致肠蠕动功能恢复;胃肠减压防止腹胀;记尿量;更换伤口敷料以防感染;按医嘱应用抗生素。

(2) 观察病情:观察体温、大便情况,如体温升高、大便次数增多,肛门处有脓液流出,直肠指检可扪及吻合口裂隙,表示盆腔感染;如术后仍有腹胀,并且无排气、排便,可能与病变肠段切除不彻底或吻合口狭窄有关,均应通知医生处理。术后2周左右开始每天扩肛1次,坚持3～6个月,同时训练排便习惯,以改善排便功能,如不能奏效,进一步检查和处理。

(3) 健康教育:指导家长加强患儿的排便训练,以改善排便功能;术后2周左右开始每天扩肛1次,坚持3～6个月;定期随诊,确定是否有吻合口狭窄。

第七节 先天性胆道疾病

一、先天性胆道闭锁

先天性胆道闭锁(congenital biliary atresia)是先天性胆道发育障碍导致胆道梗阻,黄疸进行性加重的新生儿疾病。在亚洲,尤其是在我国和日本发病率较高,女婴多于男婴,约3∶2。

【病因和病理生理】

本病病因尚未完全了解,主要有两种学说:①先天性发育畸形学说:胚胎期2～3个月时发育障碍,胆管无空泡化或空泡化不完全,则造成胆道全部或部分闭锁;②病毒感染学说:胚胎后期或出生早期患病毒性感染,引起胆管上皮损伤、胆管周围炎及纤维性变等而引起胆道部分或完全闭锁。

肝内和(或)肝外各级胆管闭锁所致的进行性胆汁性肝硬化是本病的特点。由于胆汁排出受阻,肝脏体积逐渐增大为正常的1～2倍,质坚实、结节状、暗绿色。大体类型主要分为三型:Ⅰ型,完全性胆管闭锁;Ⅱ型,近端胆管闭锁,远端胆管通畅;Ⅲ型,近端胆管通畅,远端胆管纤维化。以Ⅰ型、Ⅱ型常见(图9-1)。

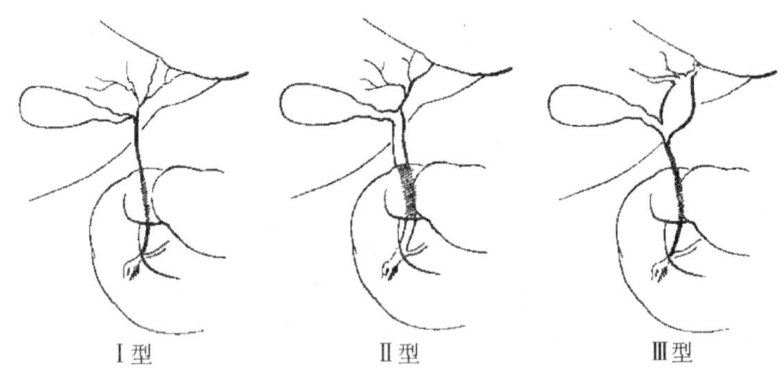

Ⅰ型:完全性胆管闭锁;Ⅱ型:近端胆管闭锁、远端通畅;Ⅲ型:近端胆管通畅,远端胆管纤维化

图9-1 先天性胆道闭锁的分型

【临床表现】

1. *黄疸* 为本病特征性表现。一般出生时并无黄疸,1～2周后出现,呈进行性加重,巩膜、皮肤由黄转为暗绿色,皮肤瘙痒严重。粪便渐成白色陶土样;尿色随黄疸加深而呈浓茶样。

2. *肝脾肿大* 腹部逐渐膨隆,肝脏随病情发展而呈进行性肿大,质地由软变硬,2～3个月即可发展为胆汁性肝硬化及门静脉高压症。

3. *发育迟缓* 未及时治疗者3个月后发育渐显迟缓,可维持8～12个月,终因营养不良、感染、门静脉高压、出血、肝衰竭、肝性脑病而死亡。

【辅助检查】

1. 实验室检查　①血清直接胆红素持续升高；②碱性磷酸酶、γ-谷氨酰氨转肽酶亦可升高；③凝血功能障碍。

2. 十二指肠插管引流　不能收集到胆汁。

3. 影像学检查　不能显示胆管。

【治疗要点】

手术治疗是唯一有效的方法。争取在出生后2个月进行，以避免发展为不可逆性肝硬化。手术类型包括Ⅰ型行胆管重建术、Ⅱ型可行总肝管或胆总管与空肠Roux-en-Y吻合术，Ⅲ型争取行Kasai肝门空肠吻合术。肝移植适用于肝内肝外胆道完全闭锁、已发生肝硬化和施行Kasai手术后无效的患儿。

二、先天性胆管扩张症

先天性胆管扩张症，是胆总管和胰管连接部发育异常导致的先天性畸形。本病好发于东方国家。男女之比为1∶(3～4)，约80%病例在儿童期发病。

【病因和病理】

病因未完全明了。胆管壁先天性发育不良及胆管末端狭窄或闭锁是发生本病的基本因素，可能的原因有：①先天性胰胆管合流异常：胰胆管共同通道过长，达2～3 cm，胆总管与胰管未正常分离或成直角汇入胰管。因胰管内压力过高，使胰液反流入胆总管，消化、破坏其黏膜、管壁平滑肌和弹力纤维，使之发生纤维性变，失去张力，发生扩张；②先天性胆道发育不良：胚胎发育过程中，原始胆管充实期后空泡化的再贯通过程发生障碍，造成胆总管远端狭窄，甚至闭锁；③遗传因素：女婴发病率显著增高，可能与性染色体异常有关。

由于胆总管远端狭窄，致近端胆总管呈球囊型或梭型扩张，其内常因胆汁潴留而并发反复感染，以致管壁增厚、变韧，周围纤维化粘连。管壁上皮细胞被破损，可发生溃疡，甚至恶变；至成人期癌变率可达10%以上。扩张胆管内亦常并发结石。

根据胆管扩张的部位、范围和形态，分为Ⅰ型(囊状扩张型)、Ⅱ型(憩室型)、Ⅲ型(胆总管囊性脱垂型)、Ⅳ型(肝内外胆管扩张型)、Ⅴ型(单纯性肝内胆管扩张型)五种类型，其中囊状扩张型最常见，占90%(图9-2)。

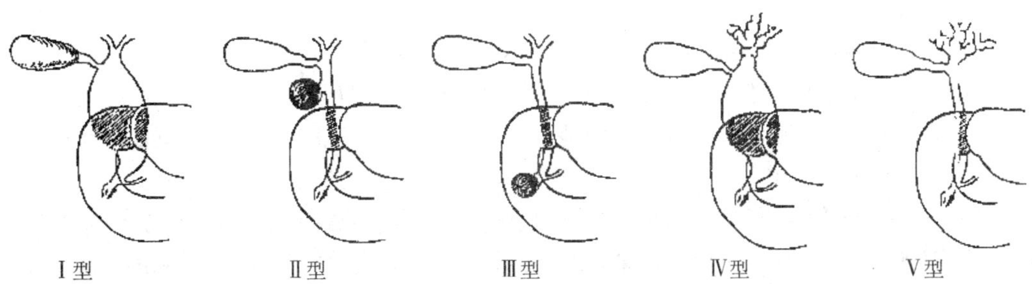

图9-2　先天性胆管扩张症的分型

【临床表现】

典型临床表现为腹痛、腹部包块和黄疸三联症。症状多呈间歇性发作。腹痛以右上腹和上中腹持续性钝痛多见；黄疸随腹痛、发热，多呈间歇性发作，严重者粪便变灰白，小便赤黄；约80%年长患儿的右上腹可触及表面光滑的囊性肿块。腹痛发作并发感染、黄疸时，肿块可增大可有压痛；症状缓解后肿块可缩小，可有畏寒、发热等表现。晚期可出现胆汁性肝硬化和门静脉高压症的临床表现。

【辅助检查】

检查肝脏、胰脏功能，有助于对黄疸的监测和鉴别；B超检查或放射性核素扫描可检出绝大多数囊肿，经皮肝穿刺胆管造影（PTC）、内镜逆行胰胆管造影（ERCP）等检查对确诊有帮助。

【治疗要点】

本病一经确诊应尽早手术，完全囊肿切除术和胆肠 Roux－en－Y 吻合术是本病的主要治疗手段，疗效好。对于并发严重感染或穿孔等病情危重者，可先行囊肿造瘘外引流术，待感染控制、全身情况改善后再行胆道重建术。如肝内胆管扩张病变累及全肝或已并发肝硬化，可考虑施行肝移植手术。

三、先天性胆道闭锁和胆管扩张症的护理

【常见护理诊断及问题】

1. 营养失调　低于机体需要量，与肝功能受损有关。
2. 生长发育迟缓　与肝功能受损导致消化吸收功能障碍有关。
3. 慢性疼痛　与胆管扩张胰胆液反流有关。
4. 有感染的危险　与肝功能受损、机体抵抗力下降有关。

【护理措施】

1. 术前护理

（1）改善营养状况：由于肝功能受损，术前应积极纠正贫血、低蛋白血症，以及电解质及酸碱平衡失调。按医嘱静脉输注白蛋白、全血或血浆、脂肪乳、氨基酸，以改善患儿营养状况及贫血。

（2）做好肠道术前准备。

（3）心理护理：向家长介绍预后及手术的必要性，使其对患儿的疾病及病情有所了解，增强对手术的信心，并能积极配合疾病的治疗和病情的观察。

2. 术后护理

（1）常规护理：监测生命体征，麻醉清醒后即取头高位或半卧位。

（2）保持引流通畅：①适当约束患儿，妥善固定导管，严防脱出；②妥善连接导管与各型引流收集器具，维持其重力引流或负压引流状态；③观察并记录引流液性状，准确计量，若有异常引流，立即报告；④保持导管通畅，必要时按无菌原则疏通管腔；⑤万一发生导管脱出，应立即报告，不可试行重新置入，防止损伤吻合口或脏器，导致出血、感染或吻合口瘘；⑥加强导管周围皮肤护理，可涂氧化锌软膏，及时更换敷料；⑦拔除导管时间须待组织愈合，或在体腔内导管周围形成纤维包绕，或经造影检查确定。

（3）饮食护理：术后应尽早恢复母乳喂养。指导产妇定时哺乳或挤出奶汁喂养婴儿，是保证妇婴健康的最佳选择。对贫血、低蛋白血症或术后并发食胆瘘、肠瘘等患儿，应给予静脉补液，或短期实施胃肠外营养支持。

(4) 并发症的处理：胆瘘及腹部切口裂开是术后主要的并发症，术后高度腹胀导致腹内压过高是切口裂开的直接原因，多发生于术后 3～7 天。患儿突然哭闹不安、全腹紧张压痛、切口有胃肠液、胆汁样液溢出，应警惕胆、肠瘘，并立即报告。持续胃管、肛管减压，能促进肠蠕动尽早恢复；腹带保护等是减轻腹胀、防止切口裂开的有效方法。

(5) 心理护理：治疗和护理按计划、按时集中进行，保证患儿充分的睡眠。鼓励家长参与护理过程。

第八节　先天性直肠肛管畸形

先天性直肠肛管畸形(congenital anorectal malformation)是新生儿常见病，我国的发病率约为 0.25‰，男女发病率无差异。先天性直肠肛管畸形常伴发心血管、消化道、肢体等其他畸形，畸形并存率高达 50%。

【病因和病理生理】

胚胎 4～5 周，后肠与尿囊构成共同的泄殖腔，并向原肛移行。第 5 周，后肠与泄殖腔接合处的中胚层下移形成泄殖腔隔。第 7 周，后肠末端形成直肠与前方的尿生殖道完全分开。第 8 周，原始肛凹陷向头端发育与直肠末端相接，肛膜破裂，形成肛门。若发生泄殖腔分隔过程的障碍，则可形成直肠肛管与前方的阴道、尿路之间异常的各型瘘管；若肛门开通过程发生异常，则可形成各型闭锁、狭窄及异位肛门等畸形。

由于先天性发育障碍，造成排便功能不同程度的异常或失控。若未及时发现和处理，新生儿可死于完全性低位肠梗阻。另外，直肠肛门畸形多伴发骶管发育不全或脊柱裂，可导致或加重排便功能障碍。

【临床表现】

由于在正常位置没有肛门，绝大多数直肠肛管畸形患儿易被发现。无瘘型无肛门者，无胎粪排出，稍晚可出现腹胀、呕吐症状；有瘘型瘘口狭小者，可有少量胎粪排出，但随着喂养，逐渐出现腹胀和呕吐，甚至粪样呕吐等低位肠梗阻症状；有瘘型瘘口较大者，排便困难等肠梗阻症状出现较晚，可延迟数月始被发现；高位直肠闭锁，虽有肛门但无胎粪排出。男婴约 5%为高位型畸形，且多伴有泌尿系瘘，由尿道排出胎粪及气体。女婴约 8%为中间位或低位型畸形，多伴有阴道或前庭瘘。低位皮肤瘘口多位于会阴、阴囊中缝处，可见含有胎粪的瘘管通入狭窄的肛门。一穴肛则为女性畸形，会阴部仅有一孔道，尿液、粪便均由此排出。

【辅助检查】

1. *发现无肛门或异位瘘口即可确诊*　直肠闭锁者，需肛门指诊确定。测定直肠盲端与肛痕皮肤间距，可采用穿刺法，有瘘者可用探针测试。间距较小者，患儿哭闹时，肛痕处有冲动感。

2. *影像学检查*　①X 线检查：为常用方法。采用倒置位摄片法，可判断畸形位置高低。②B 超：可测出直肠盲端与肛痕皮肤间距。③CT：可显示直肠肛管畸形与邻近盆腔脏器及周围组织的关系。

【治疗要点】

除少数肛门狭窄患儿可用扩肛疗法外，多数应经手术重建肛门位置和功能。低位闭锁型须争取在出生后24小时内急诊行肛门成形术;高位闭锁型可先行结肠造瘘,6个月后再行肛门成形术。有瘘型,瘘管较粗,出生后排便无明显困难者可择期手术;有直肠、泌尿系瘘者,因有逆行感染的危险,应尽早手术。手术大致可分为经会阴肛门成形术、骶会阴肛门成形术和腹骶会阴肛门成形术。

【常见护理诊断及问题】

1. *排便异常* 与直肠肛管畸形有关。

2. *有感染的危险* 与粪便经异常瘘口、造成逆行感染有关。

【护理措施】

1. *术前按腹部手术常规护理* 禁食,建立静脉通道,纠正水、电解质及酸碱失衡,腹胀明显者给予胃肠减压;向家长说明选择治疗方法的目的,解除其心理负担,争取对治疗和护理的支持与配合。

2. *术后护理* 参见先天性巨结肠患儿的护理。

(罗志民)

第十章 血液系统疾病患儿的护理

第一节 小儿造血和血液特点

造血器官起源于中胚叶。造血系统由肝、脾、骨髓、胸腺和淋巴结等造血器官组成。血液系统疾病,包括原发于造血系统的疾病(如白血病原发于骨髓组织等)和主要累及造血系统的疾病(如缺铁性贫血等)。

【造血特点】

在胚胎期和出生后的各个不同发展阶段,主要的造血器官不尽相同。

1. *胚胎期造血*(prenatal hematopoiesis) 血细胞的生成开始于卵黄囊的血岛,然后出现于肝、脾等髓外造血器官,最后在骨髓开始造血。胚胎期的造血可分为3个阶段:

(1) 中胚叶造血期(mesoblastic stage):约在胚胎第2周末至第3周初就可以看到卵黄囊壁上的中胚层间质细胞开始分化聚集成细胞团,称为血岛。血岛外周的细胞逐渐变长,分化为血管壁的内皮细胞;中间的细胞变圆,彼此分离,逐渐分化为初级原始红细胞。从胚胎6～8周后,血岛开始退化,初级原始红细胞逐渐减少,至胚胎12～15周消失。

(2) 肝造血期(hepatic stage):胚胎中期以肝脏造血为主。肝脏造血约自胚胎第6周开始。胚胎4～5个月肝脏造血最为活跃,此时主要可见为红细胞,也可见少量的粒细胞、巨核细胞和淋巴细胞,5个月后肝脏造血逐渐减少,约于初生时停止造血。

在胚胎8周左右,脾脏也参加造血,主要生成红细胞、粒细胞、淋巴细胞和单核细胞;至胚胎5个月后,脾脏造红细胞和粒细胞的功能减退至消失,但保留制造淋巴细胞的功能至终身。

自胚胎8～11周开始,胸腺和淋巴结参与制造淋巴细胞。

(3) 骨髓造血期(myeloid stage):自胚胎4个月开始,骨髓出现造血活动。至胚胎32周,骨髓中粒细胞、红细胞、巨核细胞等系统的增生都很活跃。初生时所有的骨髓都充满造血组织。

2. *生后造血* 是胚胎造血的延续。

(1) 骨髓造血:生后骨髓是生成红细胞、粒细胞和巨核细胞的唯一器官,也同时生成淋巴细胞和单核细胞。在婴幼儿期,所有的骨髓均为红髓,以满足生长发育的需要。5～7岁开始，于长骨中出现黄髓(脂肪组织)，至18岁时红髓仅分布于椎骨、锁骨、胸骨、肋骨、颅骨、肩胛骨和髂骨等扁平骨，以及肱骨、股骨的近段。黄髓具有造血潜能，当需要增加造血时，黄髓可转变为红髓，重新发挥造血功能。

(2) 淋巴器官造血：淋巴器官主要包括胸腺、脾和淋巴结。

胸腺在生后仍有活跃的造血功能。来自骨髓的干细胞在胸腺内增殖、分化为免疫活性细胞和胸腺依赖淋巴细胞(T细胞)。青春期后胸腺开始萎缩，造血功能逐渐消失。

脾脏在生后只产生淋巴细胞，但在贫血时，脾脏可恢复到胎儿时期的造血状态。

淋巴结生后在各种抗原的作用下可转变为各种骨髓依赖淋巴细胞(B细胞)和胸腺依赖淋巴细胞(T细胞)。

(3) 髓外造血：在正常情况下，骨髓外造血极少。当严重感染或溶血性贫血等需要增加造血时，肝、脾、淋巴结恢复到胎儿时期的造血状态，而表现为肝、脾、淋巴结肿大，外周血中可见幼红细胞或(和)幼稚粒细胞。

【血液特点】

小儿的血象和骨髓象不同于成人，都各有明显的年龄特征。

1. 红细胞与血红蛋白　胎儿期组织氧含量低，红细胞生成素合成增加，此期红细胞增生旺盛。至初生时，红细胞数为 $5.0\times10^{12}\sim7.0\times10^{12}$/L，血红蛋白(Hb)量为150～220 g/L。生后随着自主呼吸的建立，动脉血氧饱和度含量增加，红细胞生成素合成减少，骨髓造红细胞的功能下降。此外，胎儿红细胞寿命缩短，可于短期内被破坏，至2～3个月达最低水平，红细胞数降至 3.0×10^{12}/L，血红蛋白量降至110 g/L以下，此阶段称为“生理性贫血”。在早产儿，生理性贫血会发生更早、程度更重。一般来说，生理性贫血呈自限性经过，3个月后，红细胞生成素的生成增加，红细胞数和血红蛋白量又逐渐上升，约至12岁时达成人水平。

血红蛋白除量的变化外，还有种类的改变。胚胎8周以后胎儿血红蛋白(HbF)占主导地位，至胎儿6个月 HbF 约占血红蛋白总量的90%，以后逐渐下降，至初生时，HbF 约占70%。1岁后达成人水平，HbF<2%。

2. 白细胞数与分类　白细胞主要分为两种类型，即粒细胞和淋巴细胞。初生时血液中白细胞总数为 20×10^9/L以上，生后24小时达高峰，以后逐渐下降，至生后10天左右降至 12×10^9/L，至学龄期后降至 8×10^9/L左右，以后接近成人水平。婴儿期血液中白细胞计数易因哭闹、进食、肌肉紧张、疼痛、缺氧等影响而发生波动。

白细胞分类中，粒细胞和淋巴细胞的变化比较突出。初生时中性粒细胞约占65%，淋巴细胞占30%。生后4～6天两者比例相等，形成曲线第一次交叉。随后在整个婴儿期均是淋巴细胞占优势，约占60%，中性粒细胞约占35%，至4～6岁时两者又相等，形成曲线第二次交叉；以后中性粒细胞增多，淋巴细胞减少，分类逐渐达成人值。嗜酸性粒细胞、嗜碱性粒细胞及单核细胞各年龄期差异不大。

3. 血小板数　新生儿期血小板波动较大，生后48小时内数量较低，生后6个月血小板计数即与成人差别不大，为 $150\times10^9\sim350\times10^9$/L。

4. 血容量　小儿血容量相对较成人多，新生儿血容量约占体重的10%，儿童占体重的8%～10%，成人占体重的6%～8%。

第二节　小儿贫血

一、概述

贫血(anemia)是指单位体积外周血液中红细胞计数、血红蛋白浓度和血细胞比容低于正常值范围,或其中一项明显低于正常值范围。临床多以红细胞计数和血红蛋白浓度作为衡量有无贫血的标准。小儿贫血的国内标准是:新生儿期血红蛋白(Hb)<145 g/L,1～4 个月时 Hb<90 g/L,4～6 个月时 Hb<100 g/L;6 个月以上则按世界卫生组织标准:6 个月～6 岁者 Hb<110 g/L,6～14 岁 Hb<120 g/L 为贫血。海拔每升高 1 000 m,Hb 上升 4%。

【贫血的分度】

根据外周血 Hb 含量将贫血分为轻、中、重、极重四度(表 10 - 1)。

表 10 - 1　贫血分度

年龄	Hb(g/L)			
	轻度	中度	重度	极重度
>6 岁	90～120	60～90	30～60	<30
新生儿	120～144	90～120	60～90	<60

【贫血的分类】

一般采用病因学和形态学分类。

1. 病因学分类　根据引起贫血的原因和发病机制可分为:

(1) 红细胞生成障碍性贫血:①生理性贫血;②造血物质缺乏(包括饮食缺乏、需要增加和吸收不良):缺铁性贫血,营养性巨幼红细胞贫血(维生素 B_{12}、叶酸缺乏),维生素 B_6 缺乏,维生素 C 缺乏,甲状腺素缺乏;③骨髓造血功能障碍:再生障碍性贫血(先天性和后天性),单纯红细胞再生障碍性贫血(先天性和后天性),慢性感染性、慢性肾衰竭所致贫血,骨髓浸润伴发的贫血,先天性红细胞生成异常性贫血,铅中毒所致贫血。

(2) 溶血性贫血:多因红细胞内在异常因素或外在因素引起红细胞破坏过多。①红细胞内在缺陷:包括红细胞膜遗传性缺陷、红细胞内酶缺乏和血红蛋白异常;②红细胞外的异常:包括免疫性(新生儿溶血病、自身免疫性溶血性贫血)和非免疫性(物理、化学、药物、中毒或感染)等引起的贫血。

(3) 失血性贫血:包括急性和慢性失血性贫血。

2. 形态学分类　根据红细胞平均容积(MCV)、红细胞平均血红蛋白量(MCH)、红细胞平均血红蛋白浓度(MCHC)的值将贫血分为四类:正细胞性(再生障碍性贫血、急性失血后贫血),大细胞性(巨幼红细胞性贫血)、小细胞低色素性(缺铁性贫血)和单纯小细胞性贫血。

二、营养性缺铁性贫血

缺铁性贫血(iron deficiency anemia, IDA)是小儿常见病,由于体内铁缺乏致血红蛋白合成减少而引起的一种贫血。临床上具有小细胞低色素性、血清铁和铁蛋白减少、铁剂治疗效果良好等特点。主要发生于6个月～3岁的婴幼儿。

【发病机制】

铁缺乏对造血及多种组织器官的功能均有影响。

1. *对造血系统的影响* 经小肠吸收的食物铁或衰老红细胞破坏释放的铁经运铁蛋白转运至幼红细胞及储铁组织。幼红细胞摄取的铁在线粒体内与原卟啉结合,生成血红素。后者再与珠蛋白结合形成血红蛋白。缺铁时血红素生成不足,血红蛋白合成减少,新生的红细胞内血红蛋白含量不足,细胞质不足,细胞变小;而缺铁对细胞的分裂、增殖影响小,故红细胞数量减少的程度不如血红蛋白减少明显,从而形成小细胞低色素性贫血。

人体总铁量的70%存在于血红蛋白和肌红蛋白中,约30%以铁蛋白和含铁血黄素形式储存于肝、脾和骨髓中称为储存铁,极少量存于含铁酶及血中。当铁供应不足时,储存铁可供造血所需,故缺铁早期无贫血表现。如铁缺乏进一步加重,使储存铁耗竭时,即有贫血表现。因此,缺铁性贫血是缺铁的晚期表现。

2. *对其他系统的影响* 细胞色素C、过氧化酶、单胺氧化酶、核糖核苷酸还原酶、琥珀酸脱氢酶、腺苷脱氨酶等为含铁酶和铁依赖酶,其活性依赖铁的水平。这些酶与生物氧化、组织呼吸、神经介质合成与分解等有关。因此,铁缺乏使酶活性下降、细胞功能紊乱而出现一系列非造血系统表现。如上皮细胞退变、萎缩,出现口腔炎、舌炎、胃酸缺乏、小肠黏膜变薄致消化吸收功能减退,反甲;神经功能紊乱出现精神神经行为;缺铁还可引起细胞免疫功能及中性粒细胞功能下降致抗感染能力减低。

【病因】

铁是构成血红蛋白必需的原料。在生长发育最旺盛的婴幼儿时期,如果体内储存的铁被用尽而饮食中铁的含量不足,消化道对铁的吸收不足以补充血容量和红细胞的增加即可导致贫血。

1. *初生时机体铁的含量不足* 新生儿体内铁的含量主要取决于血容量和血红蛋白浓度。血容量又与体重呈正比。故出生体重越低,体内铁的总量越少,此外胎儿失血(胎儿-胎儿输血或胎儿-母体输血)以及分娩中胎盘血管破裂等情况都可能影响新生儿体内铁的含量。还有,孕母患严重缺铁性贫血也可致胎儿储存铁减少。

2. *铁摄入不足* 食物铁供应不足是小儿缺铁性贫血的主要原因。婴儿对人乳铁的吸收较对牛乳高,因此生后6个月内婴儿有足够的母乳喂养可维持血红蛋白和储存铁在正常范围内,6个月后应及时添加辅食,否则亦可发生贫血。年长儿偏食、挑食或营养供应较差等也会使铁摄入量不足而致贫血。

3. *生长速度快* 小儿生长迅速,血容量增加也快。正常足月儿生长至5个月期间,仅动用储存的铁即可维持,但早产儿铁的需要量远超过正常足月儿,若不及时添加含铁丰富的辅食,易发生缺铁。

4. *长期慢性失血* 用未经煮沸的鲜牛奶喂养婴儿,可因对蛋白过敏而出现慢性肠道出血;常见的慢性失血还可见于胃肠道畸形、膈疝、息肉、溃疡病、钩虫病、鼻衄和少女月经量过多等原因而致铁丧失。

5. *吸收减少* 急性和慢性感染时,患儿食欲减退,胃肠道吸收不良,可减少铁的吸收,影响铁利用。此外长期腹泻和呕吐、肠炎均可影响营养素(其中包括对铁)的吸收。

【临床表现】

任何年龄均可发病，以 6 个月至 3 岁最多。大多数起病缓慢，开始多不为家长所注意，就诊时多数患儿已是中度贫血。

1. 一般表现　开始常有烦躁不安或精神不振，不爱活动，食欲减退和皮肤、黏膜逐渐苍白，以口唇、眼睑和甲床最明显。学龄前和学龄期患儿可自诉乏力。

2. 髓外造血表现　肝、脾和淋巴结可轻度肿大，年龄越小、病程越长、贫血越重，肝、脾肿大越明显。淋巴结肿大较轻。

3. 非造血系统表现　从细胞学的角度看，可导致细胞色素酶系统缺乏，并影响 DNA 合成。

(1) 神经系统：在贫血尚不严重时，或贫血出现前、铁蛋白下降即可出现烦躁不安或萎靡不振，对周围环境不感兴趣。智力测试发现注意力不集中、记忆力减退、理解力降低。婴幼儿可出现呼吸暂停现象。

(2) 消化系统：食欲减退，呕吐，腹泻，少数有异食癖，还可出现口腔炎、舌炎或舌乳头萎缩，重者可出现萎缩性胃炎或吸收不良综合征。

(3) 心血管系统：明显贫血可出现心脏扩大和杂音，此为贫血的一般表现而非缺铁性贫血的特有体征。但由于缺铁性贫血发病缓慢，机体耐受力强，重度贫血后心率增快时，可不出现心功能不全的表现；合并呼吸道感染后可诱发心力衰竭。

(4) 其他：如皮肤干燥、毛发枯黄易脱落、反甲、常合并感染等。

【辅助检查】

1. 血常规　红细胞和血红蛋白均降低，血红蛋白降低明显，呈小细胞低色素性贫血。红细胞大小不等，以小细胞为多，中央淡染区扩大。网织红细胞正常或轻度减少，红细胞脆性降低。白细胞、血小板一般无改变。

2. 骨髓象　骨髓呈增生活跃，以中、晚幼红细胞增生为主，骨髓细胞计数稍增高，巨核细胞数正常。

3. 有关铁代谢的检查　血清铁蛋白(SF)$<12\ \mu g/L$，血清铁$<10.7\ \mu mol/L$，总铁结合力(TIBC)$>62.7\ \mu mol/L$，红细胞内游离原卟啉(FEP)$>0.9\ \mu mol/L$，运铁蛋白饱和度(TS)$<15\%$。

4. 其他检查　若有慢性肠道失血，大便潜血阳性，需行钡餐或 B 超检查。

【治疗要点】

关键是补充铁剂和去除病因。

1. 铁剂治疗　是治疗缺铁性贫血的特效药，一般以口服无机铁盐是最经济、方便和有效的方法，剂量以元素铁计算，一般为每日 4.5～6 mg/kg，分 3 次口服。疗程至血红蛋白达正常后 2～3 个月停药。二价铁较三价铁容易吸收，常用的制剂有硫酸亚铁，含元素铁 20%，为首选；富马酸亚铁，含元素铁 30%，对婴儿服用更方便；葡萄糖酸亚铁，含元素铁 12%，刺激性小，可用于极少数反应强烈的患儿等。口服不能耐受或吸收不良者可采用注射铁剂如右旋糖苷铁。

2. 去除病因　多数患儿改善饮食，合理喂养，及时添加辅食，纠正不良的饮食习惯即可治愈；对肠道畸形、钩虫病等在贫血纠正后应行外科手术或驱虫治疗。

3. 输血治疗　由于发病缓慢，机体代偿能力强，一般不需输血。重度贫血或合并感染或急需外科手术者才是输血的适应证。但是应注意输血的量和速度，否则可致心力衰竭。

【护理评估】

1. *健康史* 向家长了解患儿的喂养方法和饮食习惯，是否及时添加辅食，饮食结构是否合理，有无偏食、挑食等；婴儿还应了解其母孕产史；了解有无慢性疾病如慢性腹泻、肠道寄生虫、吸收不良综合征、反复感染等及青春期少女月经量过多等致铁吸收减少，消耗、丢失过多的因素。

2. *身体状况* 了解患儿贫血程度，观察皮肤、黏膜颜色及甲床情况，对学龄期儿童了解其有无头晕、耳鸣、乏力、烦躁、记忆力减退等，贫血严重患儿要注意有无心率增快、心脏扩大的表现，还应了解患儿有无异食癖、口腔炎、舌炎及生长发育情况。

3. *实验室检查* 了解血液及骨髓检查结果。

4. *心理和社会状况* 评估患儿及家长的心理状态，学龄期患儿可能因记忆力减退、成绩下降或智力低于同龄儿而产生自卑、焦虑或恐惧等心理，患儿及家长对本病的病因及防护知识的了解程度，对健康的需求及家庭背景等。

【常见护理诊断及问题】

1. *活动无耐力* 与贫血致组织器官缺氧有关。

2. *营养失调* 与铁的供应不足、吸收不良、丢失过多或消耗增加有关。

3. *知识缺乏* 家长及年长患儿的营养知识不足，缺乏本病的防护知识。

4. *有感染的危险* 与机体免疫功能下降有关。

【预期目标】

(1) 患儿倦怠乏力有所减轻，活动耐力逐渐增强。

(2) 家长能正确选择含铁丰富的食物，能遵指导正确服用铁剂，保证铁的摄入。

(3) 家长及学龄期患儿能叙述其发病的原因，积极主动配合治疗，纠正不良的饮食习惯，合理搭配饮食。

(4) 患儿不发生感染。

【护理措施】

1. *合理安排休息与活动* 贫血程度较轻者，对日常一般活动均可耐受，但应避免剧烈运动。生活要有规律，做适合自身的运动，活动间歇使患儿充分休息，保证足够的睡眠。贫血严重者，应根据其活动耐力下降情况制定活动强度、持续时间及休息方式，以不感到疲乏为度。

2. *合理安排饮食*

(1) 向家长和学龄前及学龄期患儿解释不良饮食习惯会导致本病，协助纠正不良的饮食习惯。

(2) 做好婴幼儿喂养指导：告知家长，婴儿 6 个月内应坚持母乳喂养，6 个月后及时添加含铁丰富的固体食物。告知家长，含铁丰富且易吸收的食物种类，如食物中含铁最高的首推黑木耳、海带、猪肝等，其次为肉类、豆类、蛋类等；维生素 C、氨基酸、果糖等有利于铁的吸收，可与铁剂或含铁食品同时进食；茶、咖啡、牛奶、麦麸、植物纤维、抗酸药物等可抑制铁的吸收，应避免与含铁食品同食。鲜牛奶必须煮沸处理后才能喂养婴儿，以减少肠出血。

(3) 指导家长对早产儿和低出生体重儿自 2 个月左右给予铁剂(元素铁不超过每天 2 mg/kg，最大不能超过 15 mg/d)预防。

3．指导正确应用铁剂，观察疗效与不良反应

(1) 告知家长小儿每天需铁量，让家长掌握服用铁剂的正确剂量和疗程；药物应放在患儿不能触及之处且不能存放过多，以免误服过量中毒。

(2) 口服铁剂可致胃肠道反应，如恶心、呕吐、腹泻或便秘、厌食、胃部不适及疼痛等。为减少胃肠道反应，宜从小剂量开始，逐渐加至足量。在两餐之间服用，即可减少对胃肠道的刺激，又有利于吸收。液体铁剂可使牙齿染黑，可用吸管或滴管服用。服用铁剂后，大便变黑或呈柏油样，停药后恢复，应向家长说明原因，消除紧张心理。

(3) 注射铁剂的治疗效应并不比口服快，应该慎用，每次应更换注射部位，减少局部刺激，并观察有无荨麻疹、发热、头痛或局部淋巴结肿大等不良反应。

(4) 观察疗效：铁剂治疗有效的患儿在用药 2～3 天后网织红细胞升高，5～7 天达高峰，2～3 周后降至正常。血红蛋白 1～2 周后逐渐上升，一般 3～4 周达正常。铁剂治疗一般须应用至红细胞和血红蛋白达到正常水平后至少 6～8 周。

4．健康教育

(1) 提倡母乳喂养，及时添加辅食。

(2) 向家长及患儿讲解疾病的有关知识和护理要点。指导合理喂养，坚持正确用药。

(3) 强调贫血纠正后，仍要坚持合理安排小儿饮食，培养良好饮食习惯，这是防止复发及保证正常生长发育的关键。

(4) 因缺铁性贫血致智力减低、成绩下降的患儿，应和其父母多沟通，使父母了解疾病导致患儿目前状况的可能性，与父母和患儿共同制订学习计划，做好心理护理。

三、营养性巨幼红细胞性贫血

营养性巨幼红细胞性贫血(nutritional megaloblastic anemia, NMA)是由于缺乏维生素 B_{12} 和(或)叶酸所引起的一种大细胞性贫血，近年来发病数明显下降。主要临床特点为贫血、神经精神症状，红细胞数较血红蛋白量减少更明显，红细胞胞体变大，骨髓中出现巨幼红细胞，用维生素 B_{12} 和(或)叶酸治疗有效。

【病因】

人体所需的维生素 B_{12} 主要来自于动物性食物，如肉类、肝、肾含量较多，蛋、乳类含量少，植物性食物中含量甚少。食物中维生素 B_{12} 进入胃内后，与内因子结合成复合物在回肠吸收入血，主要贮存于肝脏。

引起维生素 B_{12} 和叶酸缺乏的常见原因有以下几方面：

1．摄入量不足　胎儿可从母体获得维生素 B_{12} 和叶酸，并储存于肝内。如孕母缺乏维生素 B_{12}，出生后单纯母乳喂养或奶粉、羊乳喂养而未及时添加辅食的婴儿易致维生素 B_{12} 和(或)叶酸缺乏。年长儿偏食、挑食者更易缺乏。

2．吸收不良　严重营养不良、慢性腹泻或吸收不良综合征可使维生素 B_{12}、叶酸吸收减少。

3．需要量增加　生长发育迅速使需要量增加。严重感染使维生素 B_{12} 和叶酸消耗增加。

4．其他　肝脏病患儿和长期服用某些药物如新霉素等可致维生素 B_{12} 代谢障碍。长期或大量应用某些药物，如广谱抗生素可抑制肠道细菌合成叶酸；抗叶酸制剂(甲氨蝶呤)及某些抗癫痫药(苯妥英钠，痫酮，苯巴比妥)等可致叶酸缺乏。先天性叶酸代谢障碍可致叶酸

缺乏。

【发病机制】

细胞中DNA在合成过程中，维生素B_{12}起着重要作用，它是叶酸转变成四氢叶酸过程中的催化剂，后者是合成DNA必需的辅酶。维生素B_{12}缺乏时，可利用的四氢叶酸减少，DNA合成期和合成后期延长、细胞增殖速度减慢。造血细胞内DNA减少使红细胞的分裂延迟、胞体变大，胞质成熟而核发育落后，从而形成巨幼细胞。

维生素B_{12}还与神经髓鞘中脂蛋白的形成有关，能保持有髓鞘神经纤维的完整功能。缺乏时可致周围神经变性、脊髓亚急性联合变性和大脑损害，出现神经精神症状；还可使中性粒细胞和巨噬细胞作用减退而易感染。

【临床表现】

由于肝脏中储存一定量的维生素B_{12}，因而发病慢，多于生后6个月以后发病。全身症状与贫血程度不一定呈正比。一般皮肤常呈蜡黄色，可有轻度黄疸，睑结膜、口唇、指甲等处苍白明显。毛发细、黄且稀疏，颜面轻度水肿，常为非凹陷性。少数患儿有皮肤出血，肝、脾一般呈轻度肿大，以肝脏肿大较为多见。

婴儿期发病的多有典型的神经系统表现，与贫血的程度不完全平行。主要为表情呆滞、目光发直、少哭不笑、条件反射不易形成，甚至对食物没有要求。运动功能发育落后，常有倒退现象。重者可发展为神经系统器质性病变，出现肢体、躯干、头部或全身震颤，甚至抽搐、共济失调、踝阵挛及感觉异常。

除神经系统症状外，常有消化系统症状，且出现较早，如厌食、恶心或呕吐等。粪便微绿、稀薄，含有少量黏液，无白细胞。舌下正对中门齿处易发生溃疡。

循环系统症状比缺铁性贫血为显著，心前区可听到功能性收缩期杂音，心脏扩大，易发生心功能不全。

【辅助检查】

1. 血常规　呈大细胞性贫血，红细胞胞体变大，中央淡染区不明显。网织红细胞多在正常范围，偶见幼红细胞。白细胞计数偏低，重症者粒细胞减低明显，粒细胞胞体增大，核分叶过多，并可见巨大的杆状细胞，且白细胞的改变出现在红细胞改变前。血小板一般均减低。

2. 骨髓象　增生明显活跃，以红细胞系统增生为主，出现各期幼红细胞巨幼变，核质发育不一，巨核细胞核分叶过多。

3. 其他检查　血清未结合胆红素常有轻度增大，血清维生素B_{12}<100 ng/L(正常值200～800 ng/L)，叶酸<3 μg/L(正常值5～6 μg/L)。血清铁和运铁蛋白饱和度增高。

【治疗要点】

1. 特殊治疗　对单纯由于营养缺乏的患儿，维生素B_{12}疗效显著。目前以维生素B_{12}肌肉注射，每次100 μg，每周2～3次和(或)叶酸口服，每次5 mg，每日3次。连用数周，至临床症状明显好转，血象恢复正常为止。单纯维生素B_{12}缺乏者，不宜加用叶酸，以免加重精神神经症状。

2. 改善饮食　一般患儿在药物治疗同时，即可增加辅食。对震颤严重不能吞咽的，治疗早期可采用鼻饲。添加辅食顺利者，可以缩短药物治疗时间，有偏食习惯者应予纠正。

3. 对症处理　肌肉震颤者可给予镇静剂。如震颤影响呼吸者应给予氧气吸入。

4. 输血　除极重的病例外，不需要输血。

5. 治疗原发病　对于其他原因所致的巨幼红细胞性贫血应同时治疗其原发病。

【常见护理诊断及问题】

1. 活动无耐力　与贫血致组织缺氧有关。

2. 营养失调　与维生素 B_{12}和(或)叶酸摄入不足、吸收不良等有关。

3. 生长发育改变　与营养不足、贫血及维生素 B_{12}缺乏影响生长发育有关。

【护理措施】

1. 注意休息与活动　轻度贫血患儿一般不需卧床休息,日常活动不受影响;严重贫血者适当限制活动,协助满足其日常生活需要。烦躁、震颤、抽搐者应遵医嘱使用镇静剂,期间防止外伤。

2. 做好指导喂养　改善饮食并及时添加辅食,注意饮食均衡,合理搭配患儿食物,年长儿防止偏食、挑食,养成良好的饮食习惯,以保证能量和营养素的摄入。

3. 监测生长发育　震颤消失减慢,大多需要 1 个月以上。少数患儿在治疗过程中震颤加重,然而终能消失,治疗晚的可影响小儿智力发育。应随访评估患儿的体格、智力、运动发育情况。

4. 健康宣教　向家长介绍本病的临床表现和预防措施,强调预防的重要性,提供营养指导。积极治疗与去除影响维生素 B_{12}和叶酸吸收的情况。

第三节　急性白血病

白血病(leukemia)是小儿时期最常见的恶性肿瘤。其特点为白血病细胞在骨髓中恶性增生、停留在细胞生长发育的不同阶段,并浸润到其他组织和器官,而产生一系列临床症状。在中国小儿的恶性肿瘤中,白血病发病率最高,约占该时期所有恶性肿瘤的 35%。15 岁以下儿童白血病的发生率约为 4/10 万,男性略高于女性。任何年龄均可发病,但以学龄前和学龄期小儿多见,急性白血病占小儿白血病的 90%以上。

【病因和发病机制】

虽经过大量的研究工作,病因尚不完全清楚,可能与以下因素有关:

1. 病毒因素　已从成人 T 细胞白血病和淋巴瘤患者分离出人类 T 细胞白血病病毒,它是一种 C 型 RNA 逆转录病毒,但目前尚未发现此类病毒与小儿白血病有明确关系。

2. 化学因素　接触苯及其衍生物、重金属、氯霉素、保泰松和细胞毒药物的人群白血病发病率高于一般人群。化学物质与药物诱发白血病的机制不明,可能是这些物质破坏了机体免疫功能,使免疫监视功能降低,而诱发白血病。

3. 放射因素　电离辐射、放射、核辐射等可能激活隐藏体内的白血病病毒,使癌基因畸变或因抑制机体的免疫功能而致白血病。接受过量放射线诊断和治疗也可能导致白血病发生率增加。

4. 遗传因素　有染色体畸变的人群白血病的发病率高于正常人。当家庭中一个成员发生白血病时,其近亲白血病的发生率较一般人高 4 倍,单卵孪生儿中一个患白血病,另一个患病率为 20%～25%。染色体数量的增加或减少等数目异常,以及易位、倒置、缺失等结构异常,使基因的结构、表达异常,基因表达和(或)基因的失活是细胞恶变的基础之一。

【分类和分型】

根据白血病细胞的分化程度、自然病程的长短，可将白血病分为急性和慢性两大类。急性白血病的分类与分型对其诊断、治疗和提示预后都有一定意义。目前，常采用形态学(M)、免疫学(I)、细胞遗传学(C)及分子生物学(M)，即 MICM 综合分型，更有利于指导治疗和判断预后。形态学分型(FAB 分型)将急性白血病分为急性淋巴细胞白血病(简称急淋，acute lymphoblastic leukemia, ALL)和急性非淋巴细胞白血病(简称急非淋，acute non-lymphoblastic leukemia, ANLL)，其中急性淋巴细胞白血病分为 L_1、L_2、L_3 三型，急性非淋巴细胞白血病分为原粒细胞白血病未分化型(M_1)、原粒细胞白血病部分分化型(M_2)、颗粒较多的早幼粒细胞白血病(M_3)、粒-单核细胞白血病(M_4)、单核细胞白血病(M_5)、红白血病(M_6)、急性巨核细胞白血病(M_7)和微小分化型(M_0)八型。小儿时期以急性淋巴细胞白血病发病率最高，约占小儿白血病的 75%以上；急性非淋巴细胞白血病占 20%～25%。

【临床表现】

各型白血病的临床表现虽有一定差异但大致相同。

1. *一般症状*　除 ALL 起病较急外，一般起病相对缓慢。早期多表现为精神不振、乏力、食欲缺乏，也有最初表现为上呼吸道感染的症状。骨和关节疼痛也是较常见症状。

2. *发热*　多数患儿起病时即有发热，热型不定，发热的原因主要是继发感染。

3. *贫血*　出现较早，进行性加重。以皮肤和口唇黏膜较明显，随着贫血的加重可出现活动后气促、虚弱无力等症状。主要是由于骨髓造血干细胞受抑制所致。

4. *出血*　以皮肤、黏膜出血多见，半数患儿有鼻出血、齿龈出血和皮肤瘀点瘀斑，偶见颅内出血，出血的原因除血小板的质与量异常外，亦可由于白血病细胞对血管壁的浸润型损害，使渗透性增加。

5. *白血病细胞浸润引起的症状和体征*　多数患儿有脾脏轻度或中度肿大，肝脏多轻度肿大，淋巴结肿大多较轻，局限于颈、颌下、腋下、腹股沟等处，有腹腔淋巴结浸润者常诉腹痛。ALL 患儿多合并纵隔淋巴结肿大而产生呼吸困难等症状。约有 1/4 的患儿以骨或关节疼痛为首发症状，这是由于白血病细胞浸润骨膜或骨膜下出血所致。颅内压增高症状可出现在病程的任何时期，当白血病细胞侵犯脑实质和(或)脑膜时即导致中枢神经系统白血病(central nervous system leukemia, CNSL)，出现头痛、呕吐、嗜睡、视神经乳头水肿、惊厥甚至昏迷，以及脑膜刺激征等颅内压增高的表现。浸润脊髓可致截瘫，脑脊液中可发现白血病细胞。白血病细胞浸润眶骨、颅骨、胸骨、肋骨或肝、肾、肌肉等组织，局部呈块状隆起，形成绿色瘤。白血病细胞也可浸润皮肤、睾丸、心脏、肾脏等组织器官而出现相应的症状、体征。

【辅助检查】

1. *血象*　红细胞及血红蛋白均减少，呈正细胞正色素性贫血，网织红细胞数较低。血小板减少。白细胞的改变是本病的特点，该细胞计数高低不一，以原始和幼稚细胞为主。

2. *骨髓象*　骨髓检查是确立诊断和判定疗效的重要依据。骨髓增生活跃或极度活跃，少数可表现为骨髓增生低下。分类以原始细胞和幼稚细胞为主。

3. *其他检查*　如组织化学染色、肝功能检查、凝血功能检查、胸部 X 线检查等。

【治疗】

由于新的抗肿瘤药物的出现，新化疗方案和治疗方法不断改进，现代的治疗已不仅是单纯获得缓解，而是争取长期存活，并使患儿及家庭成员拥有良好的生活质量。

1. 联合化疗　是白血病治疗的核心，其目的是杀灭白细胞，清除体内的微量残留白血病细胞，防止耐药的形成，恢复骨髓造血功能，使其尽快达到完全缓解，尽量少损伤正常组织，减少治疗后期并发症的发生。

急性淋巴细胞白血病治疗：按型选方案，尽可能采用联合、足量、交替、长期治疗的方针：①诱导缓解：在白血病细胞还没产生耐药前，最大限度杀灭白血病细胞，使达到完全缓解；②巩固、强化治疗：在完全缓解后立即进行几个疗程的强化治疗，最大限度杀灭微小残留白血病细胞，防止早期复发；③庇护所预防性治疗(防治中枢神经系统白血病、睾丸白血病等)：防止骨髓复发和治疗失败，使患儿获得长期生存；④维持及加强治疗：进一步减少白血病细胞，巩固疗效，达到长期缓解。对维持治疗所需时间尚有争议，一般来说白血病患儿总治疗时间为 2～2.5 年，停药后仍需长期随访。

急性非淋巴细胞白血病治疗：①诱导缓解：快速杀灭白血病细胞，使之完全缓解；②巩固强化治疗：早期强化，可减少后期复发；③中枢神经系统白血病的防治；④维持治疗。

2. 支持治疗

(1) 随着大量白血病细胞的死亡，往往伴有高尿酸血症、高钾、高磷和低钙。需加用羟基脲、别嘌呤醇，并水化碱化尿液，纠正电解质紊乱。

(2) 骨髓抑制期，应积极防治感染。

(3) 成分输血，集落刺激因子应用。

(4) 注意休息，加强营养。

【护理评估】

1. 健康史

(1) 既往史：如手术史，非首次入院患儿，应评估患儿既往化疗过程等。

(2) 接触史：放射线、辐射、化学物质等接触史。

(3) 家族史：家族中有无肿瘤患者，其类型。

(4) 现病史：本次发病的时间、主要症状和体征等。

2. 身体状况　测量患儿的生命体征；观察有无感染的征象；观察贫血及其程度；观察有无出血点及瘀斑、鼻出血等出血倾向；有无肝、脾、淋巴结肿大情况。

3. 辅助检查　了解实验室检查、影像学检查结果及手术病理报告等。

4. 心理和社会状况　评估患儿及家长的心理状态，对突发事件的应对能力，对病情的认识程度和对护理的要求；评估家庭经济状况及其支持系统。

5. 评估　使用疼痛评估量表评估患儿疼痛情况。

【常见护理诊断及问题】

1. 体温过高　与大量白细胞浸润、坏死和(或)感染有关。

2. 疲乏　与化疗致躯体不适有关。

3. 营养失调　与疾病过程中消耗增加，化疗致恶心、呕吐、食欲下降，摄入营养不足有关。

4. 自我形象紊乱　与化疗所致脱发和激素治疗有关。

5. 疼痛　与白血病细胞浸润有关。

6. 恐惧　与病情重，以及侵入性治疗、护理技术操作多，预后不良等有关。

7. 预感性悲哀　与白血病治疗时间长有关。

【预期目标】

(1) 患儿的体温维持在正常范围,减少严重感染相关并发症的发生。

(2) 患儿在化疗过程中极少抱怨与化疗相关的不适。

(3) 患儿摄入足够的能量和营养素,体重无减轻。

(4) 患儿能接受自己的形象。

(5) 患儿疼痛得到较好控制。

(6) 患儿能说出自己的感受,恐惧心理逐渐减轻。

(7) 患儿及家长逐渐接受诊断结果,积极配合治疗。

【护理措施】

1. 休息与活动　休息可减少氧的消耗。轻中度贫血患儿,其活动量以不感到疲惫、不加重症状为度,待症状缓解后逐渐增加活动量。重度贫血伴缺氧患儿应卧床休息,减少心脏负荷,同时抬高床头,利于肺扩张,以及肺泡内气体交换;给予氧气吸入;保持病房温度,以防因寒冷引起血管收缩,影响血红蛋白释放氧入组织而加重缺氧;妥善安排治疗护理时间,使患儿有充分的休息。

2. 出血护理

(1) 鼻中隔出血:应让患儿采取坐位,用拇指和示指捏住鼻子的前部并用手指将鼻翼向中隔处挤压,以压住鼻腔易出血区,还可用手接冷水拍一拍前额部或颈后部,同时让患儿低头、张口呼吸,不将血液咽下。一般压迫 3 分钟左右血液凝固,流血即可停止。若无法止血可用肾上腺素浸湿棉球或吸收性明胶海绵填塞入鼻腔内止血。大量出血应请五官科急会诊,用碘仿纱条做鼻腔前鼻孔或前后鼻孔填塞止血。

(2) 牙龈出血:可给予冷盐水漱口,并用肾上腺素浸湿棉球或吸收性明胶海绵咬压止血。牙龈出血通常会导致口腔溃疡,需给予口腔护理。

(3) 消化道出血:若患儿出现腹痛、呕血和便血,应严密观察其脉搏、血压、呼吸、出血量等,通知医生,迅速建立静脉通道,给予止血药,输血。少量出血者应卧床休息,给予温冷流质。大量出血者禁食,做好一切抢救准备。

(4) 颅内出血:当患儿出现头痛、头晕、乏力、双侧瞳孔不等大、对光反应不敏感、语言不清、嗜睡、恶心、呕吐、颈项强直、肢体活动不灵,提示颅内出血。应马上通知医生,患儿取平卧位,去枕,头偏向一侧,保持呼吸道通畅,头部可给予冰袋或冰帽,给予吸氧,迅速建立静脉通路,静脉快速滴入脱水剂,应用止血药物、输血等,严密观察生命体征的变化。

(5) 眼底出血:患儿主诉视力模糊时,应卧床休息,做好各种生活护理。一般给予静脉止血药物,观察止血效果,同时观察眼底出血情况。

3. 控制感染

(1) 所有治疗及护理操作严格按无菌原则进行,保持病房环境整洁。

(2) 重视并督促医务人员洗手:医务人员的手是医院感染传播的主要媒介之一。必须强化医务人员的洗手意识,督促其接触患儿前后用液体肥皂或免水洗手液洗手,洗手后不能在工作服或不洁净的毛巾上擦干。

(3) 口腔和肛周护理:患儿由于化疗药物所致的黏膜屏障损伤、粒细胞缺乏、骨髓抑制及广谱抗生素的使用致机体菌群失调,极易发生口腔及肛周感染。应指导患儿早晚用软毛牙刷刷牙,餐后漱口及时清除食物残渣和刺激物,多饮水以保持口腔清洁湿润,从而加强口腔卫生，以防止黏膜溃疡、糜烂、出血。保持大便通畅，便后或每天滴露坐浴 10～15 分钟，预防肛周感染。

4. *保持皮肤清洁*　患儿易发热、出汗，皮肤抵抗力下降，应保持床单清洁干燥，并鼓励患儿做好个人卫生，勤换内衣裤，勤晒毛巾、衣服等，特别在出汗后及时擦洗更换衣服，同时注意保暖，避免着凉。

5. *饮食*　患儿平时进食宜软，尽量根据患儿喜好给予高蛋白、高热量饮食，避免坚硬、油炸及各种刺激性食物，进食速度宜慢。

6. *正确输血*　白血病患儿常有贫血、出血，在治疗过程中，常需输血。输注时应严格输血制度，观察疗效及有无输血反应。

7. *应用化疗药物的护理*

(1) 正确给药前的评估：评估患儿年龄、活动度和药物性质，以及家属支持系统等。熟悉各种化疗药物的药理作用和特性，了解化疗方案及给药途径，正确给药：①化疗药物多为静脉给药，且有较强的刺激性；药液渗漏可致局部疼痛、红肿，甚至坏死，尽量使用中心静脉导管。应用化疗药物注射前应确认静脉通畅，输液中应密切观察，发现渗漏，立即停止输液，并作局部处理。②某些药(如门冬酰胺酶)可致过敏反应，用药前应询问用药史及过敏史，用药过程中要观察有无过敏反应。③光照可使某些药(VP16，VM26)分解，静脉滴注时应避光。④鞘内注射时，密切观察患儿生命体征和主诉，术后应去枕平卧 2 小时。⑤化疗结束前应用生理盐水充分冲净输液管中的药液，先关开关，后除去输液管路。要防止污染环境和保证用药剂量。

(2) 观察及处理药物毒性作用：①绝大多数化疗药物均可致骨髓抑制，应监测血象，预防感染；观察有无出血和贫血表现。②用药前给止吐药，建议患儿在接受化疗前 2 小时内避免进食，同时在治疗后以少量多餐方式，进食温和无刺激的食物，避免同时进食冷和热的食物，否则易刺激呕吐，呕吐严重者，给予补液，维持水、电解质平衡。③加强口腔护理，有溃疡者，宜给清淡、易消化的流质或半流质饮食；疼痛明显者，进食前可给局麻药。④使用可能致脱发的药物前，应告知家长及学龄前及学龄期儿童，患儿脱发后可鼓励戴假发、帽子。⑤糖皮质激素应用后出现满月脸及情绪改变等，应告知家长及年长儿停药后会消失，并多关心患儿。

8. *减轻疼痛*　提高诊疗技术，尽量减少因治疗、护理而带来的痛苦。运用适当的非药物性止痛技术或遵医嘱用止痛药，以减轻疼痛。监测患儿生命体征，注意有无烦躁、易激惹等症状，及时发现镇痛需要并评价止痛效果。

9. *心理护理*　认识到患儿的焦虑，承认患儿的感受，鼓励患儿表达自己的感受；对患儿的恐惧表示理解，经常给予可以帮助减轻恐惧状况的言语性和非言语性安慰，如握住患儿的手、抚摸患儿等；进行各项诊疗、护理操作前，应告知家长及年长儿操作的意义和过程、如何配合及可能出现的不适，以减轻或消除其恐惧心理；经常与患儿及家长一起回顾已取得的进步，增强信心；给家长和患儿提供沟通的机会，鼓励家长表示对患儿的关心和爱护；为新老患儿及家长提供相互交流的机会，如定期召开家长座谈会，让患儿、家长相互交流成功的护理经验，从而提高自护和应对能力，增强治愈的信心。

【健康教育】

(1) 向患儿及家长讲述相关疾病的有关知识，增强患儿及家长治疗的信心，积极配合治疗。

(2) 注意休息及营养，增强机体抵抗力。

(3) 严重的出血会导致死亡，血小板计数 $<10\times10^9/L$ 的患儿应避免可能造成受伤和出血的活动，避免使用肛表或其他肛门栓剂。

(4) 出院后感染的预防仍然相当重要，当患儿中性粒细胞计数 $<0.5\times10^9/L$，应避免去拥挤的公共场所。家庭成员应保持良好的洗手习惯，以防治病原体被带入家中。

(5) 用药时指导患儿及家属按医嘱用药，不滥用药物。

(6) 血液专科门诊定期随访。

第四节 出血性疾病

血液内的血小板、血浆内的各种凝血因子以及毛细血管壁的完整性，三者中任何一项发生异常，均可造成临床上的出血表现。出血性疾病是指由于正常的止血功能减弱，引起的以自发性出血或轻微损伤后出血不止为主要表现的一类疾病。出血性疾病的出血原因和机制及分类如下。

1. *血管因素* ①先天性：遗传性毛细血管扩张症；②获得性：过敏性紫癜、维生素 C 缺乏症(坏血病)等。

2. *血小板数量减少和功能障碍*

(1) 血小板数量减少：①先天性：新生儿无巨核细胞性血小板减少症；②获得性：血小板减少性紫癜(原发性，继发性)等。

(2) 血小板功能障碍：①先天性：血小板病，血小板无力症；②获得性：肝脏疾病，肾衰竭。

3. *血液凝固功能障碍性疾病*

(1) 凝血因子缺乏：血管性假血友病。

(2) 凝血活酶生成障碍：血友病，DIC。

(3) 凝血酶生成障碍：新生儿出血症，DIC。

(4) 纤维蛋白形成障碍、溶解过多：DIC，严重肝病，严重创伤。

一、特发性血小板减少性紫癜

特发性血小板减少性紫癜(idiopathic thrombocytopenic purpura，ITP)又称自身免疫性血小板减少性紫癜，是小儿最常见的出血性疾病。临床主要特点为皮肤、黏膜自发性出血，血小板减少，出血时间延长和血块收缩不良。

【病因和发病机制】

约 80%患儿在发病前 3 周有病毒感染史，多为上呼吸道感染；20%患儿的先驱疾病是风疹、麻疹、水痘、腮腺炎、传染性单核细胞增多症等；约 1%患儿因注射活疫苗后发病。目前认为 ITP 是一种自身免疫性疾病。患儿因自身免疫过程缺陷或外来抗原(如病毒感染和其他因素)的作用，使血清中血小板相关抗体，主要为血小板表面包被抗体(PAIgG)增加，引起血小板被单核-巨噬细胞系统破坏，使血小板寿命缩短，而引起血小板减少。血小板数量减少是导致出血的主要原因。

【临床表现】

本病见于小儿各年龄期，分为急性型和慢性型。

1. 急性型　小儿时期多为急性ITP，多见于婴幼儿时期，7岁以后明显减少。起病急，出血严重，急性爆发病例常伴有发热。出血特点为皮肤、黏膜广泛出血，多为针尖大小出血点，或瘀斑、紫癜遍布全身，以四肢较多；有些患儿以鼻出血和齿龈出血为主诉；可见便血、呕血，但多为口鼻出血时咽下所致，真正消化道出血不常见；球结膜下出血也是常见症状；偶见肉眼血尿和颅内出血，但颅内出血是ITP死亡的主要原因。青春期女孩可见月经量过多。出血严重者可有失血性贫血，偶见失血性休克。肝、脾偶见轻度肿大，淋巴结不肿大。

2. 慢性型　病程超过6个月，无明显年龄高峰，多见于学龄前儿童，起病潜隐，出血症状相对较轻，约10%患儿是由急性转为慢性。主要为皮肤、黏膜出血，可持续性或反复发作出血，出血持续期和间歇期长短不一。反复发作者脾脏常轻度肿大。

【辅助检查】

1. 血常规　血小板数$<50\times10^9$/L可见自发出血，$<25\times10^9$/L见广泛出血，外伤出血不止，$<10\times10^9$/L出血严重。急性出血或反复多次出血后，红细胞及血红蛋白常减少，白细胞数增高；出血时间延长，血块收缩不良；血清凝血酶原消耗不良；凝血时间正常。

2. 骨髓象　急性患儿骨髓巨核细胞数正常或稍高；慢性患儿巨核细胞多增高。

3. 血小板抗体检查　PAIgG含量明显增高，同时检测PAIgM、PAIgA可提高检测阳性率。PAIgG增高并非本病特异性改变，但通过观察PAIgG变化对ITP的预后有指导意义。

【治疗要点】

1. 预防创伤出血　急性期出血明显者应卧床休息，忌用抑制血小板功能的药物如阿司匹林等。

2. 肾上腺皮质激素　用药原则是早期、大量、短程。严重出血者可用冲击疗法：氢化可的松400 mg/m^{2}静脉滴注，连用3天，症状缓解后改泼尼松60 mg/m^{2}口服。一般用药2周左右，最长不超过4周，停药后即使血细胞下降，只要出血不明显即可继续观察，不用激素，如再次发生广泛出血，可再用肾上腺皮质激素治疗。

3. 大剂量丙种球蛋白　0.4 g/(kg·d)，静脉滴注，连用5天，可与肾上腺皮质激素合用。

4. 输注血小板和红细胞　仅可作为严重出血时的紧急治疗。因为ITP患儿血液中含有大量PAIgG，可使输入的血小板很快被破坏；反复输注还可产生抗血小板抗体。贫血者可输浓缩红细胞。

另外，激素和丙种球蛋白治疗无效，慢性难治性病例可给予免疫抑制剂治疗或行脾切除术。

【常见护理诊断及问题】

1. 潜在并发症　出血。

2. 有感染的危险　与糖皮质激素和(或)免疫抑制剂应用致免疫功能下降有关。

3. 恐惧　与严重出血有关。

【护理措施】

1. 密切观察病情变化

(1) 了解血常规中血小板计数的波动；观察皮肤自发性出血进展；对血小板极低者应严

密观察有无进行性活动性出血。

(2) 监测生命体征,观察患儿神志、面色,对活动性出血患儿记录出血的色、质、量,警惕失血性休克和颅内出血的发生。如有消化道出血常伴腹痛、便血;肾出血伴血尿、腰痛等。

2. 控制出血　见本章第三节“急性白血病”的出血护理。

3. 避免损伤

(1) 急性期应减少活动,避免创伤,广泛出血时应卧床休息。

(2) 提供安全的环境:床头、床栏及家具的尖角用软垫子包扎,忌玩锐利玩具,限制剧烈运动,以免碰伤、刺伤或摔伤出血。

(3) 尽量减少肌肉注射或深静脉穿刺抽血,必要时应延长压迫时间,以免形成深部血肿。

(4) 禁食坚硬、多刺的食物,防止损伤口腔黏膜及牙龈出血。

(5) 保持大便通畅,防止用力大便时腹压增高而诱发颅内出血。

4. 预防感染　应与感染患儿分室居住。保持出血部位清洁,同时注意患儿个人卫生。

5. 消除恐惧心理　出血及创伤性的医疗护理操作均可使患儿产生恐惧心理,表现为不合作、烦躁、哭闹等,而使出血加重。故应关心、安慰患儿,以取得合作。

6. 健康教育

(1) 指导预防损伤:不玩尖利的玩具和使用锐利工具,不做剧烈的、有对抗性的运动,常剪指甲,选用软毛牙刷刷牙等。

(2) 指导学龄前患儿学会自我保护,忌服阿司匹林或含阿司匹林的药物;服药期间不与感染患儿接触,去公共场所时戴口罩,衣着适度,尽量避免感冒,以防加重病情或复发。

(3) 教会家长识别出血征象和学会压迫止血的方法,教会紧急情况下处理原则。

(4) 脾切除的患儿易患呼吸道和皮肤化脓性感染,且易发展为败血症。在术后 2 年内,患儿应定期随诊,并遵医嘱应用长效青霉素每月 1 次或丙种球蛋白,以增强抗感染能力。

二、血友病

血友病(hemophilia)是一组遗传性凝血功能障碍导致的出血性疾病,包括:①血友病甲,是血浆中因子Ⅷ(抗血友病球蛋白,AHG)的促凝活性部分减少或缺乏所致;②血友病乙,即因子Ⅸ(血浆凝血活酶成分,PTC)缺乏所致,或称 Christmas 病;③血友病丙,即因子Ⅺ(血浆凝血活酶前质,PTA)缺乏所致。以血友病甲最为常见(约占 75%)。其共同特点为终生在轻微损伤后发生长时间的出血。

【病因和发病机制】

血友病甲、乙为 X 连锁隐性遗传,由女性传递,男性发病。多数有家族史,血友病丙为常染色体显性或不完全性隐性遗传,两性均可发病,双亲均可传递,是一种罕见的血友病。

因子Ⅷ、Ⅸ、Ⅺ缺乏,使凝血过程第一阶段中的凝血活酶生成减少,引起血液凝固障碍,导致出血倾向。

【临床表现】

出血为本病的主要症状,其特点是未发生出血时患儿与常人无异,轻微损伤可引起长期甚至致命的流血不止。

血友病甲和乙大多在 2 岁时发病,重型者新生儿期即发病。发病后即终生易出血,出血程度重,且与血浆因子Ⅷ、Ⅸ的活性水平相关。常有皮肤瘀斑,黏膜出血,皮下及肌肉出血,形成瘀斑、青块或血肿。关节出血也是常见症状，常发生于膝、踝、肩、肘等大关节，也常见消化道、泌尿道等内脏出血。颅内出血少见，但常危及生命。

血友病丙的出血症状一般较轻，与因子Ⅺ活性高低不相关；杂合子患儿可无出血症状。出血多发生于外伤或手术后。

血友病发病年龄越早，程度越重，预后越差，重症患儿多于 5 岁内死亡。随着年龄增大，逐渐知道保护自己，受伤机会减少，可使病情好转。

【辅助检查】

一般患儿血常规正常，出血量多时可发生贫血，白细胞正常或稍增多，出血时间、血小板计数和形态均正常。凝血时间延长，部分凝血活酶时间延长，凝血酶原消耗不良，凝血活酶生成试验异常。

为鉴别三种血友病，需做进一步检查，如纠正试验。

用免疫学方法测定因子Ⅷ、Ⅸ的活性，对血友病甲、乙有诊断意义。

【治疗要点】

目前尚无根治疗法，仅是对症治疗。

1. *尽快输注凝血因子*　血友病甲应用Ⅷ因子浓缩制剂；Ⅷ因子在体内的半衰期为 8～12 小时，要保持体内Ⅷ因子在一定水平，需要每 12 小时输注 1 次。血友病乙应用因子Ⅸ制剂、凝血酶原复合物，或酌用新鲜冰冻血浆。两种血友病一般均按每毫升正常人血浆中含 1 U 凝血因子计算，每输入 1 U/kg 的因子Ⅷ、Ⅸ可分别提高其活性 2%和 1%。

2. *止血药物应用*　①1-脱氧-8-精氨酸加压素（DDAVP）缓慢静注，可提高血浆Ⅷ因子活性，并有抗利尿作用；因能激活纤溶系统，需与 6-氨基己酸或氨甲环酸联用。②达拉唑（danazol）和复方炔诺酮，有减少血友病甲患儿的出血作用；选用时应密切观察对性发育的影响。③肾上腺皮质激素只适用于关节出血和肾脏出血，可以减轻关节炎症，促进积血吸收，减少肾脏出血。

3. *局部止血*　压迫止血、加压包扎。关节内出血期间应减少活动，局部冷敷，并可进行关节按摩和物理治疗。

4. *基因治疗*　正在研究中，血友病乙基因治疗已获成功。

【常见护理诊断及问题】

1. *潜在并发症*　出血。

2. *组织完整性受损*（impaired tissue integrity）　与凝血因子缺乏致出血有关。

3. *疼痛*　与关节腔出（积）血及皮下、肌肉血肿有关。

4. *躯体活动障碍*　与关节腔积血、肿痛、活动受限及关节畸形、功能丧失有关。

5. *自尊紊乱*（self-esteem disturbance）　与疾病终生性有关。

【护理措施】

1. *防止出血*

（1）尽量避免肌内注射、深部组织穿刺。必须穿刺时，须选用小针头、拔针后延长按压时间，以免出血和形成深部血肿。尽量避免手术，必须手术时，应在术前、术中、术后补充所缺乏的凝血因子。

（2）输注凝血因子时严密观察有无不良反应，有输血不良反应患儿按医院相关输血管理制度处理。

(3) 局部止血:口腔黏膜、鼻出血或表面创伤可局部压迫止血。肌肉、关节出血早期可用弹力绷带加压包扎,冷敷,抬高患肢并制动。

2. 病情观察　观察生命体征,神志,皮肤、黏膜瘀点、瘀斑增减及血肿消退情况,记录出血的色、质、量,及时发现内脏及颅内出血征象。

3. 减轻疼痛　疼痛主要发生于出血的关节和肌肉部位。可用冰袋冷敷出血部位,抬高患肢、制动,并保持其功能位。

4. 预防致残　关节出血停止、肿痛消失后,应逐渐增加活动,以防畸形。反复关节出血致慢性关节损害者,应进行康复指导与训练。严重关节畸形可行手术矫正。

5. 心理护理　鼓励学龄期患儿参与自己的日常生活护理,有利于增强自信心和自我控制感。鼓励患儿表达想法,减轻其焦虑和挫折感。提供适龄的游戏活动,安排同学、同伴探望,可减轻孤独感。

6. 健康教育

(1) 让患儿从小养成安静生活、学习习惯,为患儿提供安全的家庭环境;告知患儿、家长和老师该患儿的病情及应限制的活动,更不宜让患儿剧烈活动,防止磕伤,避免外伤出血。

(2) 教会家长及患儿必要的应急处理措施,如局部止血方法,以便出血时能得到尽快处理。

(3) 鼓励患儿规律、适度地进行体格锻炼和运动,以增强关节周围肌肉的力量和强度,延缓出血或使出血局限化。

(4) 对家长进行遗传咨询,使其了解本病的遗传规律和筛查基因携带者的重要性。基因携带者孕妇应行产前基因分析检查,如确定胎儿为血友病患者,可及时终止妊娠。

(王颖雯)

第十一章 泌尿系统疾病患儿的护理

第一节 小儿泌尿系统解剖生理特点

一、解剖特点

1. 肾脏　肾脏位于腰部脊柱两侧，紧贴腹后壁，左右各一，形似蚕豆。足月新生儿肾脏长约 6.0 cm，重 24 g，约占体重的 1/125。小儿年龄越小，肾脏相对越大，与成人相比，小儿肾脏相对大且重，但是肾单位发育尚不成熟。婴儿期肾脏位置较低，下极位于髂嵴以下第 4 腰椎水平，2 岁后才达髂嵴以上，故 2 岁以上健康小儿腹部触诊可扪及肾脏(尤其右肾)。新生儿肾脏表面呈分叶状，至 2～4 岁时消失，若此后继续存在，应视为分叶畸形。

2. 输尿管　婴幼儿输尿管壁肌肉及弹力纤维发育不全，加之输尿管长且弯曲，故当扩张时易被受压及扭曲而导致梗阻，易造成尿潴留而诱发感染。

3. 膀胱　婴儿膀胱位置相对较高，尿液充盈后其顶部常在耻骨联合以上，腹部触诊易扪及膀胱，以后随年龄增长，逐渐下降至骨盆内。

4. 尿道　女婴尿道短，新生儿女婴尿道仅长 1 cm(性成熟期 3～5 cm)，外口暴露，且接近肛门，故易受粪便污染而发生上行感染；男婴尿道虽较长，但常有包茎，污垢积聚时也可导致上行性细菌感染。

二、生理特点

肾脏主要通过肾小球滤过和肾小管重吸收、分泌及排泄完成其生理活动。小儿肾脏虽具备成人肾脏的大部分功能，但其发育由未成熟而逐渐趋向成熟。在胎龄 36 周时肾单位数量已达成人水平(每肾达 85 万～100 万肾单位)，出生后上述功能已基本具备，但调节能力较弱，储备能力差，调节机制亦不成熟，一般至 1～2 岁时接近成人水平。

新生儿出生时肾小球滤过率较低，早产儿更低，生后 1 周时为成人的 1/4，3～6 个月为成人的 1/2，6～12 个月为成人的 3/4，故此期过量的水分和溶质不能有效地排出。新生儿及幼婴儿肾小管的功能不够成熟，对水和钠的负荷调节较差，容易发生钠潴留和水肿。初生婴儿对尿的浓缩功能差，尿最高渗透压仅达 700 mmol/L（成人可达 1 400 mmol/L），因此为排出相同溶质所需液量增多，故此期如有脱水易发生钠潴留。新生儿对药物排泄功能差，用药种类及剂量均应慎重选择。

三、排尿及尿液特点

1. *排尿次数* 99%的新生儿在生后 48 小时内开始排尿。出生后最初几天因摄入少，每天排尿仅 4～5 次；1 周后因入量增加，代谢旺盛，而膀胱容量小，排尿次数增至 20～25 次/天；1 岁时排尿 15～16 次/天；学龄前和学龄期减至 6～7 次/天。

2. *尿量* 小儿尿量个体差异较大，新生儿生后 48 小时正常尿量为每小时 1～3 ml/kg；每小时＜1.0ml/kg 为少尿，每小时＜0.5 ml/kg 为无尿。正常每天尿量(ml)约为(年龄－1)×100＋400。婴儿每天尿量为 400～500 ml；幼儿 500～600 ml；学龄前小儿 600～800 ml；学龄儿 800～1 400 ml。学龄儿每天尿量＜400 ml/m^2，学龄前小儿＜300 ml/m^2，婴幼儿＜200 ml/m^2 为少尿。每天尿量＜50 ml/m^2 为无尿。

3. *排尿控制* 正常排尿机制在婴幼儿由脊髓反射完成，以后建立由脑干-大脑皮质控制，一般至 3 岁左右小儿已能控制排尿。在 1.5～3 岁小儿主要通过控制尿道外括约肌和会阴肌而非逼尿肌来控制排尿。若 3 岁后仍保持这种排尿机制，不能控制膀胱逼尿肌收缩，则常表现为白天尿频、尿急或尿失禁和夜间遗尿，被称为不稳定膀胱。

4. *小儿尿液特点*

(1) 尿色及酸碱度：正常小儿尿色淡黄，pH 在 5～7。出生后最初几天尿色较深，稍混浊，因含尿酸盐较多，放置后有褐色沉淀。寒冷季节尿排出后变为白色混浊，是由于尿中盐类结晶所致。

(2) 尿渗透压和尿比重：新生儿尿渗透压平均为 240 mmol/L，比重为 1.006～1.008，1 岁以后接近成人水平；儿童尿渗透压通常为 500～800 mmol/L，尿比重通常为 1.011～1.025。

(3) 尿蛋白：正常小儿尿蛋白定性试验阴性，仅含微量，不超过每天 100 mg/m^2，一次尿蛋白(g/L)/肌酐≤0.2。

(4) 尿沉渣和艾迪斯(Addis)计数：正常小儿新鲜离心尿沉渣红细胞＜3 个/HPF，白细胞＜5 个/HPF，管型(—)；12 小时 Addis 计数蛋白质＜50 mg，红细胞＜50 万个，白细胞＜100 万个，管型＜5 000 个。

第二节 泌尿道感染

泌尿道感染(urinary tract infection, UTI)是指病原体直接侵入尿路，在尿液中繁殖，并侵犯尿道黏膜或组织而引起的炎症损伤，是小儿泌尿系统常见疾病之一。按病原体侵袭的部位不同，一般将其分为肾盂肾炎、膀胱炎、尿道炎。由于小儿时期感染局限在尿路某一部位者较少，且临床上难以准确定位，故常不加区别统称为泌尿道感染。临床以脓尿和(或)菌尿为特征，可有尿路刺激征、发热及腰痛等症状。新生儿、婴幼儿泌尿道感染的局部症状往往不明显，全身症状较重，易漏诊而延误治疗，使感染持续或反复发作从而影响小儿的健康。

【病因和发病机制】

1. 易致病因素

(1) 小儿解剖生理特点：小儿输尿管长而弯曲，管壁弹力纤维发育不全，易被压扁、弯曲，发生尿潴留而易感染；女孩尿道短，尿道口接近肛门，易被粪便污染；男孩包皮较长、包茎，易于积垢而致上行性感染。

(2) 泌尿系统畸形：小儿相对多见，如后尿道瓣膜、肾盂-输尿管连接部狭窄等，各种原因所致的肾盂积水、肾囊肿等，常造成尿潴留有利于细菌生长。

(3) 膀胱输尿管反流：可为先天性发育异常或后天性因素所致，婴儿的发病数较高，随年龄增长而渐缓解。另外排尿功能障碍，如神经性膀胱、不稳定性膀胱和非神经性膀胱也易致泌尿道感染。

(4) 其他：如泌尿道器械检查、留置导尿管、不及时更换尿布、蛲虫病等，机体防御能力低下如营养不良、肾病综合征等均易致泌尿道感染。

2. 致病原　多数为细菌、真菌和支原体，病毒较少见。细菌以革兰阴性菌为主，最常见的为大肠埃希菌，占首次感染的80%，其次为克雷白杆菌、肠杆菌、枸橼酸杆菌、变性杆菌等。革兰阳性菌较为少见，主要为表皮葡萄球菌、白色葡萄球菌和肠球菌，金黄色葡萄球菌常见于全身败血症。

3. 感染途径

(1) 上行感染：是小儿泌尿道感染的主要途径。

(2) 血源性感染：通常可为全身性败血症的一部分，主要见于新生儿和小婴儿。

(3) 淋巴感染和直接蔓延：泌尿系临近组织感染和肾周脓肿、阑尾脓肿和盆腔炎症等可直接蔓延引起泌尿道感染。

【临床表现】

1. 急性泌尿道感染　病程6个月以内，不同年龄组症状不同。

(1) 新生儿：以全身症状为主，多由血行感染引起。症状轻重不一，可为无症状性细菌尿或呈严重的败血症表现，可有发热、体温不升、体重不增、拒奶、腹泻、黄疸、嗜睡和惊厥等。

(2) 婴幼儿：仍以全身症状为主，局部症状轻微或缺如。主要表现为发热、呕吐、腹痛、腹泻等。部分患儿可有尿路刺激症状如尿线中断、排尿时哭闹、夜间遗尿等。由于尿频致尿布经常浸湿可引发顽固性尿布性皮炎。

(3) 年长儿：表现与成人相似，上尿路感染多有发热、寒战、腰痛、肾区叩击痛，有时也伴有尿路刺激症状；下尿路感染以膀胱刺激症状如尿频、尿急、尿痛为主，全身症状轻微。

2. 慢性泌尿道感染　病程多在6个月以上。轻者可无明显症状，也可间断出现发热、脓尿或菌尿。反复发作者可有贫血、消瘦、乏力、腰痛、生长发育迟缓，重症者肾实质损伤，出现肾功能不全及高血压。

【实验室检查】

1. 尿常规　清洁中断尿离心沉渣镜检白细胞≥5个/高倍视野，或白细胞成堆、白细胞管型有诊断意义。

2. 尿涂片找细菌　一滴新鲜混匀尿涂片，革兰染色，每油镜视野≥1个，有诊断意义。

3. 尿培养及细菌培养　通过耻骨上膀胱穿刺获取的尿培养，只要发现有细菌生长，即有诊断意义；清洁中段尿菌落计数>10 万/ml 便可确诊；菌落计数在 1～10 万/ml，男性有诊断意义，女性为可疑；菌落计数<1 万/ml 或多种杂菌生长时，则尿液污染的可能性大。

4. 影像学检查　反复感染或迁延不愈者应进行影像学检查，以明确有无泌尿系畸形和膀胱输尿管反流。常用的有 B 型超声检查、静脉肾盂造影加断层摄片、排泄性膀胱造影（检查 VUR）、肾核素造影和 CT 扫描等。

【治疗原则】

1. 一般治疗　急性期应卧床休息，鼓励饮水排尿，注意清洁外阴。口服碳酸氢钠，以碱化尿液，减轻膀胱刺激症状和增强氨基糖苷类抗生素、青霉素、红霉素和磺胺类的疗效，但勿与呋喃妥因同服，以免降低药效。有严重膀胱刺激症状者可适当使用苯巴比妥、地西泮等镇静剂，解痉药可用抗胆碱类药如 654－2（山莨菪碱）。

2. 抗菌治疗　及早开始抗菌药物治疗，在留尿送尿细菌培养后即可进行抗菌治疗。婴幼儿难以区分感染部位，且有全身症状者均按上尿路感染用药；年长儿若能区分感染部位则治疗方法不同。上尿路感染应选择血药浓度高的抗生素，下尿路感染应选择尿药浓度高的抗生素。

（1）上尿路感染：常用的为氨苄西林、头孢噻肟钠、头孢曲松钠等，疗程 10～14 天，同时检查有无泌尿系异常和膀胱输尿管反流，开始治疗后应连续 3 天进行尿细菌培养，若 24 小时后尿培养阴性说明用药有效，否则应按药敏结果调整用药。停药一天后再次做尿培养。

（2）轻型和下尿路感染：首选复方磺胺甲噁唑，按每天 50 mg/kg 计算；TMP 按每天 10 mg/kg计算；均分 2 次口服，连续 7～10 天。

（3）复发治疗：进行尿细菌培养后，选用 2 种抗菌药物，治疗 10～14 天，以后小剂量维持。同时检查有无泌尿系异常和膀胱输尿管反流。

【护理评估】

1. 健康史　了解小婴儿是否有发热、呕吐、腹痛、腹泻等表现，是否有尿线中断、排尿时哭闹、夜间遗尿等尿路刺激症状。对年长儿要注意是否有尿频、尿急、尿痛等膀胱刺激症状。

2. 身体状况　测量体温、血压，检查尿道口情况，是否有肾区叩击痛。分析尿常规和尿培养结果，反复感染或迁延不愈者应进行影像学检查。

3. 心理和社会因素　了解家长及患儿对本病的心理反应、认识程度及卫生习惯。

【常见护理诊断及问题】

1. 体温过高　与细菌感染有关。

2. 排尿异常　与膀胱、尿道炎症有关。

3. 潜在并发症　与药物不良反应有关。

【护理措施】

1. 维持体温正常

（1）休息：急性期需卧床休息，鼓励患儿大量饮水，通过增加尿量起到冲洗尿道作用，减少细菌在尿道的停留时间，促进细菌和毒素排出；多饮水还可降低肾髓质及乳头部组织的渗透压，不利于细菌繁殖。

（2）饮食：发热患儿宜给予流质或半流质饮食，食物应易予消化，含足够热量、丰富的蛋白质和维生素，以增加机体抵抗力。

（3）降温：监测体温变化，高热者给予物理降温或药物降温。

2. 减轻排尿异常

(1) 保特会阴部清洁，便后冲洗外阴，小婴儿勤换尿布，尿布用开水烫洗晒干，或煮沸、压力消毒。

(2) 婴幼儿哭闹、尿路刺激症状明显者，可应用654-2等抗胆碱药。

(3) 定期复查尿常规和进行尿培养，以了解病情的变化和治疗效果。留尿时，常规清洁消毒外阴，取中段尿及时送检。婴幼儿用无菌尿袋收集尿标本。如疑其结果不可靠者可行耻骨上膀胱穿刺抽取尿标本，方法是患儿取平卧位，在膀胱充盈状态下，常规消毒皮肤，用22号或25号针在耻骨联合上一横指宽腹中线处穿刺，抽取1～2 ml尿做细菌培养。非不得已方行导尿，必须严格消毒，以免插管时将前1/3尿道细菌带入膀胱。

3. 合理用药　按医嘱应用抗菌药物，注意药物不良反应。口服抗菌药物可出现恶心、呕吐、食欲减退等现象，饭后服用可减轻胃肠道症状；服用磺胺药时应多喝水，并注意有无血尿、少尿等。

4. 健康教育

(1) 向患儿及家长解释本病的护理要点及预防知识，如幼儿不穿开裆裤，为婴儿勤换尿布，便后冲洗臀部，保持清洁；女孩冲洗外阴时从前向后擦洗，单独使用洁具，防止肠道细菌污染尿道，引起上行性感染；及时发现男孩包茎、女孩处女膜伞等情况，并及时处理。

(2) 指导按时服药，定期复查，防止复发与再感染。急性尿路感染经合理抗生素治疗后多于数日内症状消失而治愈，但有近50%的患儿可有复发或再感染，如不及时纠正，易于频繁复发或慢性感染，最终发展为慢性肾功能不全。一般急性感染于疗程结束后每月随访一次，除检查尿常规外，还应做中段尿培养，连续3个月，如无复发可以认为治愈，反复发作者每3～6个月复查一次，共2年或更长时间。

第三节　急性肾小球肾炎

急性肾小球肾炎(acute glomerulonephritis, AGN)简称急性肾炎，是一组不同病因所致的感染后免疫反应引起的急性弥漫性肾小球炎性病变，其主要临床表现为急性起病，水肿、血尿、蛋白尿和高血压。本病多见于感染之后，其中多数发生于溶血性链球菌感染之后，被称为**急性链球菌感染后肾炎**(acute post-streptococal glomerulonephritis, APSGN)。本病在小儿常呈良性自限过程，预后良好，仅个别患儿于急性期死亡。

【病因和发病机制】

本病主要是由A组β-溶血性链球菌中的“致肾炎菌株”感染后引起的免疫复合物性肾小球肾炎，以上呼吸道感染或扁桃体炎最常见。当发生呼吸道感染或扁桃体炎后，机体对链球菌的某些抗原成分产生抗体，抗原抗体结合形成循环免疫复合物，沉积于肾小球基膜上并激活补体系统，引起免疫炎症反应，使基膜断裂，血液成分漏出毛细血管，尿中出现蛋白、红细胞、白细胞和各种管型。与此同时，细胞因子等又能刺激肾小球内皮和系膜细胞肿胀、增生，严重时可有新月体形成，毛细血管管腔闭塞，使肾小球滤过率降低，出现少尿、无尿，严重者发生急性肾衰竭。因滤过率降低，水、钠潴留，细胞外液和血容量增多，临床可出现不同程度的水肿、循环充血和高血压，严重者可出现高血压脑病。其发病机制见图11-1。

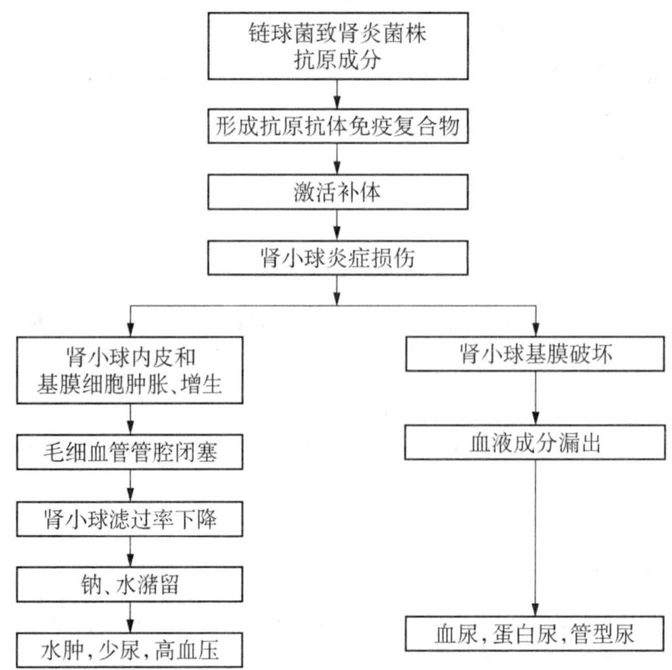

图 11－1　急性链球菌感染后肾炎发病机制

【临床表现】

1. 前驱感染　秋、冬季节是 APSGN 的发病高峰，急性肾炎发病前多有呼吸道或皮肤链球菌前驱感染史，尤以咽扁桃体炎常见，夏季则为皮肤感染。呼吸道感染至肾炎发病 1～2 周；而皮肤感染则稍长，达 2～3 周。

2. 典型表现　起病时可有低热、食欲减退、疲倦、乏力、头晕、腰痛等非特异症状，部分患儿尚可见呼吸道或皮肤感染病灶。主要表现有：

(1) 水肿：为最常见和最早出现的症状，初期多为眼睑及颜面部水肿，渐波及躯干、四肢，重者遍及全身，呈非凹陷性。水肿主要是由于肾小球滤过率降低，导致尿少和水、钠潴留引起。

(2) 少尿：早期均有尿色深，尿量明显减少，严重者可出现无尿。

(3) 血尿：起病几乎都有血尿，持续 1～2 周即转镜下血尿，30%～50%患儿有肉眼血尿，酸性尿时呈茶褐色或烟灰水样，也可呈洗肉水样，轻者仅有镜下血尿。

(4) 高血压：一般学龄前小儿>120/80 mmmHg，学龄儿>130/90 mmmHg，多为轻度或中度增高，一般血压在 1～2 周内随尿量增多而恢复正常。

3. 严重并发症　少数患儿在病期 2 周内可出现下列严重症状，如不早期发现并及时治疗，可危及生命。

(1) 严重循环充血：由于水、钠潴留，血浆容量增加而出现循环充血。轻者仅有轻度呼吸增快，肝大；严重者表现明显气急、端坐呼吸、咳嗽、咳粉红色泡沫痰，两肺布满湿啰音，心脏扩大，心率增快，奔马律等症状，危重病例可因急性肺水肿于数小时内死亡。

(2) 高血压脑病：血压骤升，使脑组织血液灌注急剧增多而致脑水肿。临床上出现头痛、烦躁不安、恶心、呕吐、一过性失明，严重者突然出现昏迷。

(3) 急性肾衰竭：尿量减少同时可出现暂时性氮质血症，严重少尿或无尿患儿出现电解质紊乱和代谢性酸中毒及尿毒症症状。

4. 非典型表现

(1) 无症状性急性肾炎：有前驱感染病史，患儿仅有镜下血尿，无其他临床表现，链球菌抗体可增高，血清补体降低。

(2) 肾外症状性肾炎：患儿有水肿和(或)高血压，有时甚至出现高血压脑病或严重循环充血，而尿的改变轻微或正常。

(3) 以肾病综合征表现的急性肾炎：少数患儿以急性肾炎起病，但水肿和蛋白尿突出，呈肾病综合征表现，症状持续时间长，预后较差，部分患儿可演变为慢性进行性肾炎。

【预后】

急性链球菌感染后肾炎预后良好，一般病程 2 周左右，随着尿量增多，肉眼血尿消失、水肿消退、血压逐渐恢复，少量镜下血尿可持续 6 个月～1 年。

【实验室检查】

1. 尿液　尿蛋白＋～＋＋＋之间，镜下除见大量红细胞外，可见透明、颗粒或红细胞管型。

2. 血液

(1) 有轻度贫血，血沉增快。

(2) 血清抗链球菌抗体(如抗链球菌溶血素"O"、抗透明质酸酶、抗脱氧核糖核酸酶)升高，提示新近链球菌感染，是诊断链球菌感染后肾炎的依据。

(3) 血清总补体(CH_{50})及 C_3 在病程早期显著下降，多在 6～8 周恢复正常。

(4) 少尿期有轻度氮质血症，尿素氮、肌酐暂时升高。

【治疗原则】

本病为自限性疾病，无特异疗法。主要是对症处理，清除残留感染灶，加强护理，注意观察和防止急性期严重并发症，保护肾功能。

1. 控制链球菌感染和消除病灶　一般应用青霉素肌注 7～10 天；青霉素过敏者改用红霉素，避免使用肾毒性药物。

2. 对症治疗

(1) 利尿：经控制水盐入量仍有明显水肿、少尿或高血压者给予利尿剂，常用氢氯噻嗪、呋塞米等。

(2) 降压：休息、控制水盐摄入、利尿处理后血压仍持续升高者，给予降压药。首选硝苯地平(心痛定)、卡托普利。

3. 严重并发症的治疗

(1) 高血压脑病：首选硝普钠，5～20 mg 加入 5％葡萄糖液 100 ml 中，以 1 μg/(kg・min)速度静脉滴注。此药滴入后即起降压效果，应严密监测血压，随时调整滴速，但最快不得＞8 μg/(kg・min)。同时，给予地西泮止痉及呋噻米利尿脱水等。

(2) 严重循环充血：应严格限制水、钠入量并使用强利尿剂(如呋塞米)促进液体排出；如已发生肺水肿则可用硝普钠扩张血管降压；适当使用快速强心药，但剂量宜小，且不必维持治疗。

(3) 急性肾衰竭：使少尿引起的内环境紊乱减少至最低程度，维持水、电解质平衡，必要时采用透析治疗。

【护理评估】

1. 健康史　询问患儿病前 1～4 周有无呼吸道或皮肤感染史，目前有无发热、乏力、头痛、呕吐及食欲下降等全身症状；若主要症状为水肿或血尿，应了解水肿开始时间、持续时间、发生部位、发展顺序及程度；了解患儿 24 小时排尿次数及尿量、尿色。

2. 身体状况　观察患儿一般状态、神志、体位等；测量呼吸、脉搏、血压及体重；检查水肿的部位、程度及指压迹，有无颈静脉怒张及肝大，肺部有无啰音，心率是否增快及有无奔马律等；分析实验室检查结果，注意有无血尿、蛋白尿，有无低补体血症及抗链球溶血素“O”增高，血浆尿素氮、肌酐是否升高等。

3. 心理和社会因素　了解患儿及家长的心态及对本病的认识程度。家长因缺乏对本病的有关知识，担心转为慢性肾炎甚至尿毒症，可产生焦虑、恐惧等心理。

【常见护理诊断及问题】

1. 体液过多　与肾小球滤过率下降有关。

2. 潜在并发症　有高血压脑病、严重循环充血、急性肾衰竭。

3. 知识缺乏　与患儿及家长缺乏本病的护理知识有关。

【护理措施】

1. 休息、利尿、控制水盐摄入

(1) 休息：一般起病 2 周内应卧床休息，待水肿消退、血压降至正常、肉眼血尿消失后，可下床轻微活动或户外散步；1～2 个月内活动宜限制，3 个月内避免剧烈活动；尿红细胞减少、血沉正常可上学，但需避免体育活动；Addis 计数正常后恢复正常生活。

(2) 饮食管理：尿少、水肿时期，限制钠盐摄人，严重病例钠盐限制为每天 60～120 mg/kg；有氮质血症时应限制蛋白质的入量，每天 0.5 g/kg；供给高糖饮食以满足小儿能量的需要；除非少尿或循环充血，一般不必严格限水。在尿量增加、水肿消退、血压正常后，可恢复正常饮食，以保证小儿正常生长发育的需要。

(3) 利尿、降压：应用利尿剂前后注意观察体重、尿量、水肿变化并做好记录，尤其是静脉注射呋塞米后要注意有无大量利尿、脱水和电解质紊乱等现象；应用硝普钠应新鲜配制，放置 4 小时后即不能再用，整个输液系统须用黑纸或铝箔包裹遮光。快速降压时必须严密监测血压、心率及药物不良反应。硝普钠的主要不良反应有恶心、呕吐、情绪不安定、头痛和肌痉挛。

2. 观察病情变化

(1) 观察尿量、尿色：准确记录 24 小时出入量，应用利尿剂时每天测体重，定期查尿常规。患儿尿量增加，肉眼血尿消失，提示病情好转。如尿量持续减少，出现头痛、恶心、呕吐等，要警惕急性肾衰竭的发生。

(2) 观察血压变化：若出现血压突然升高、剧烈头痛、呕吐、眼花等，提示高血压脑病。

(3) 观察呼吸、心率、脉搏等变化，警惕严重循环充血的发生。

3. 健康教育　向患儿及家长宣传本病是一种自限性疾病，强调限制患儿活动是控制病情进展的重要措施，尤以前 2 周最为关键；同时说明本病的预后良好，锻炼身体、增强体质、避免或减少上呼吸道感染是本病预防的关键，一旦发生了上呼吸道或皮肤感染，应及早应用抗生素彻底治疗。

第四节　肾病综合征

肾病综合征(nephrotic syndrome, NS)简称肾病，是多种原因所致肾小球基膜通透型增高，导致大量蛋白尿的一种临床征候群。其具有四大特征：大量蛋白尿，低蛋白血症，高胆固醇血症，不同程度的水肿。按病因可分为先天性、原发性和继发性三大类。先天性肾病在我国少见，多与遗传有关。原发性肾病原因不明，按其临床表现又分为单纯性和肾炎性肾病，其中以单纯性肾病多见。继发性肾病是指在诊断明确的原发病基础上出现肾病表现，多见于过敏性紫癜、系统性红斑狼疮和乙型肝炎病毒相关性肾炎等疾病。小儿时期绝大多数为原发性肾病，故本节主要介绍原发性肾病。

【病因和发病机制】

病因尚不十分清楚。单纯性肾病的发病可能与 T 细胞免疫功能紊乱有关；肾炎性肾病患儿的肾病变中常可发现免疫球蛋白和补体成分沉积，提示与免疫病理损伤有关。

【病理生理】

1. 大量蛋白尿　血浆蛋白从尿中丢失所致大量蛋白尿是本病最根本的病理生理改变，是导致本征其他三大临床特点的基本原因。长时间持续大量蛋白尿能促进肾小球系膜硬化和间质病变，可导致肾功能不全。

2. 低蛋白血症　是病理生理改变中的关键环节，大量血浆蛋白自尿中丢失是造成低蛋白血症的主要原因，蛋白质分解的增加是次要原因，同时蛋白的丢失超过肝脏合成蛋白的速度也使血浆蛋白降低。

3. 高胆固醇血症　低蛋白血症促进肝脏合成蛋白增加，以及其中大分子脂蛋白难以从肾脏排出而导致血清总胆固醇和低密度脂蛋白、极低密度脂蛋白增高，形成高脂血症，持续高脂血症可促进肾小球硬化和间质纤维化。

4. 水肿　肾病综合征时水肿机制尚未完全阐明，一般认为由于低蛋白血症使血浆胶体渗透压降低，水和电解质由血管内外渗到组织间隙引起。此外，由于有效血循环量减少，肾素-血管紧张素-醛固酮系统激活，造成水、钠潴留，更加重水肿。

【临床表现】

1. 单纯性肾病　发病年龄多为 2～7 岁，男性高于女性(2～4∶1)。起病缓慢，水肿最常见，开始于眼睑、面部，渐及四肢全身，呈凹陷性，男孩常有阴囊显著水肿，重者可出现腹水、胸水、心包积液。患儿可有面色苍白、倦怠、厌食，水肿严重者可有少尿，一般无血尿及高血压。

2. 肾炎性肾病　发病年龄多在学龄期。水肿一般不严重，除其具备肾病 9 大特征外，尚有明显血尿、高血压、血清补体下降和不同程度氮质血症。

3. 并发症

(1) 感染：是本病最常见的合并症，由于肾病患儿免疫功能低下，蛋白质营养不良以及长期皮质激素(或)免疫抑制剂治疗等，使患儿常易合并各种感染，常见有呼吸道、皮肤、泌尿道感染及原发性腹膜炎等。

(2) 电解质紊乱：由于长期禁盐，过多应用利尿剂以及感染、腹泻、呕吐等均可导致低钠、低钾血症；由于钙在血液中与白蛋白结合，可随白蛋白由尿中丢失，以及肾病时维生素D水平降低等，可使血钙降低，发生低钙惊厥和骨质疏松。

（3）血栓形成：由于肝脏合成凝血因子增加，而尿中丢失抗凝血酶Ⅲ，血浆抗凝物质减少；高脂血症时血液黏滞度增高，使肾病患儿的血液常处于高凝状态，易发生血栓。

（4）急性肾衰竭：多数为低血容量所致的肾前性肾衰竭，部分与原因未明的滤过系数(kf)降低有关，少数为肾组织严重的增生性病变而致的肾衰竭。

（5）生长延迟：主要见于频繁复发和长期接受大剂量皮质激素治疗的患儿。

【实验室检查】

1. 尿液检查　蛋白定性多为（+++～++++），24小时尿蛋白定量>0.05～0.10 g/kg，可见透明管型和颗粒管型，肾炎性肾病患儿尿内红细胞增多。

2. 血液检查　血浆总蛋白及白蛋白明显减少，白、球比例(A/G)倒置；胆固醇明显增高；血沉明显增快。肾炎性肾病者可有血清补体降低，有不同程度的氮质血症。

【治疗原则】

1. 利尿治疗　对激素敏感患儿用肾上腺皮质激素7～10天可利尿，一般无需给予利尿剂，当水肿较重，尤其有胸、腹水时可给予利尿剂，常用有氢氯噻嗪、螺内酯、呋塞米等。

2. 激素治疗　肾上腺皮质激素为治疗肾病综合征较有效的首选药物。

（1）泼尼松短程疗法：泼尼松2 mg/(kg·d)，最大剂量不超过60 mg/d，分次口服，共4周，以后改为隔日晨顿服泼尼松1.5 mg/kg，共4周。全疗程共8周，然后骤然停药。短程疗法易复发，现已少用。

（2）泼尼松中长程疗法：泼尼松2 mg/(kg·d)，最大剂量不超过60 mg/d，分次口服，尿蛋白转阴后巩固2周，以后改为泼尼松2 mg/kg隔日晨顿服，继续4周；如尿蛋白持续转阴，以后每2～4周减2.5～5.0 mg，直至停药，6个月为中程疗法，9个月为长程疗法。

（3）疗效判断：泼尼松2 mg/(kg·d)治疗8周进行评价。①对激素敏感患儿：8周内尿蛋白转阴，水肿消退；②对激素部分敏感患儿：治疗8周内水肿消退，尿蛋白仍+～++；③对激素耐药患儿：治疗满8周，尿蛋白仍在++以上；④对激素依赖患儿：对激素敏感，但停药或减量2周内复发，再次用药或恢复用量后尿蛋白又转阴，并重复2次以上者（除外感染及其他原因）；⑤复发或反复：尿蛋白已转阴，停用激素4周以上，尿蛋白又≥++为复发，如在激素用药过程中出现上述变化为反复；⑥频繁复发或反复：指半年内复发或反复≥2次，1年内≥3次。

3. 免疫抑制治疗　适用于激素部分敏感、耐药、依赖及复发的病例，常用药物为环磷酰胺(CTX)。

4. 抗凝治疗　应用肝素、尿激酶、双嘧达莫等可防治血栓，减轻尿蛋白。

5. 中医药治疗　属“水肿”、“阴水”、“虚劳”的范畴，可根据辨证施治原则治疗。

【护理评估】

1. 健康史　了解患儿起病过程，有无感染或劳累等诱因，水肿的部位及程度，尿量及尿色的变化，饮食情况。

2. 身体状况　注意血压、腹围和体重的变化，确定水肿的部位，有无呼吸道、皮肤感染的征象。分析尿常规检查、24小时尿蛋白定量、人血白蛋白、胆固醇水平。

3. 心理和社会因素　应了解首次发病的患儿及家长对本病的认识程度。由于本病病程长、易复发，应了解复发患儿对长期治疗的态度，注意患儿对应用皮质激素引起形象改变的心理反应。

【常见护理诊断及问题】

1. 体液过多　与低蛋白血症导致的水、钠潴留有关。

2. 营养失调　低于机体需要量，与大量蛋白自尿中丢失有关。

3. 有感染的危险　与免疫力低下有关。

4. 潜在并发症　可有药物不良反应产生。

5. 焦虑　与病情反复及病程长有关。

【护理措施】

1. 适当休息　一般不必严格地限制活动，但严重水肿和高血压时需卧床休息，注意经常变换体位，以防血管栓塞等并发症；无高度水肿、低血容量及感染的患儿无须卧床休息；病情缓解后可逐渐增加活动量，但切勿过度劳累，以免病情复发。

2. 调整饮食，减轻水肿

(1) 一般患儿不需要特别限制饮食，应给予易消化的饮食，如优质的蛋白(乳类、蛋、鱼、家禽等)、少量脂肪、足量碳水化合物及高维生素饮食。长期用肾上腺皮质激素易引起骨质疏松，每天应给予维生素 D 及适量钙剂。

(2) 大量蛋白尿期间蛋白摄入量不宜过多，以控制在每天 2 g/kg 为宜。为减轻高脂血症应少食动物脂肪，以植物性脂肪为宜，同时增加可溶性纤维的饮食，如燕麦、米糠及豆类等。

(3) 重度水肿、高血压、尿少时限制钠、水的摄入量，给予无盐或低盐饮食(氯化钠 1～2 g/d)，病情缓解后不必长期限盐。

(4) 补充维生素及矿物质：激素治疗中的患儿口服维生素 D 500～1 000 IU/d，同时加服钙剂。

3. 预防感染

(1) 首先向患儿及家长解释预防感染的重要性，肾病患儿由于免疫力低下易继发感染，而感染常使病情加重或复发。避免到公共场所，一旦发生感染应及时治疗。

(2) 做好保护性隔离，肾病患儿与感染性疾病患儿分室收治，病房每天进行空气消毒，减少探视人数。

(3) 加强皮肤护理，注意保持皮肤清洁、干燥，及时更换内衣；保持床铺清洁、整齐，被褥松软，经常翻身；水肿严重时，臀部和四肢受压部位垫软垫；水肿的阴囊可用棉垫或吊带托起，皮肤破损可涂碘伏预防感染；做好会阴部清洁，用 3%硼酸坐浴 1～2 次/d，以预防尿路感染。

(4) 严重水肿者应尽量避免肌肉注射，以防药液外渗，导致局部糜烂或感染。

(5) 注意监测体温、血象等，及时发现感染灶。

4. 观察药物疗效及不良反应

(1) 激素治疗期间注意每天尿量、尿蛋白及血浆白蛋白等变化，注意观察激素的不良反应，如库欣综合征、高血压、消化道溃疡、骨质疏松等。

(2) 应用利尿剂时注意观察尿量，定期查血钾、血钠：尿量过多时要警惕，因大量利尿可加重血容量不足，有出现低血容量性休克或静脉血栓形成的危险。

(3) 使用免疫抑制剂治疗时，注意脱发、胃肠道反应及出血性膀胱炎等不良反应，用药期间要多饮水并定期检查血常规。

5. 心理支持与健康教育　加强护患沟通，向患儿及家长讲解激素治疗对本病的重要性，使他们主动配合并坚持按计划服药，增强战胜疾病的信心，争取早日康复；采取有效措施预防感染对防止复发至关重要，注意预防接种需在病情完全缓解且停用糖皮质激素3个月后才能进行；教会家长或较大儿童学会试纸检测尿蛋白的变化。

第五节　急性肾功能衰竭

急性肾功能衰竭(acute renal failure, ARF)简称急性肾衰，是由于肾本身或肾外因素引起的肾功能急性减退，使肾脏排除水分及清除新陈代谢废物的功能突然下降，以致不能维持机体的内环境稳定，而出现少尿或无尿及氮质血症等改变的一组临床综合征。

【病因和发病机制】

1. 肾前性　各种原因如严重脱水、失血、烧伤、急性溶血及感染性休克等引起的血容量减少，都可导致肾血流量下降，出现少尿或无尿。

2. 肾性　是儿科最常见的肾衰原因，由肾实质损害所致。包括：①肾小球疾病：如急性肾小球肾炎、急进性肾炎、狼疮性肾炎、溶血尿毒综合征、紫癜性肾炎等；②肾小管疾病：由于长时间肾缺血(如手术、大出血、休克)或肾毒性物质(如汞、砷、磺胺药、氨基糖苷类药等)直接作用于肾脏所致；③急性肾间质疾病：主要由感染和药物过敏引起肾小管和间质损害。

3. 肾后性　多种原因所致的尿路梗阻致肾盂积水、肾实质损伤，如先天性尿路畸形、肾结石、肾结核、肿瘤压迫输尿管、磺胺结晶等。

【临床表现】

一般分为3期，但小儿常无明显的分期界限。

1. 少尿期　除少数病例尿量不减少外，大多以少尿起病，尿量急剧减少，甚至无尿。少尿期一般持续7～14天，有的患儿可短至2～3天，有的则可长达2个月后才进入多尿期，持续时间越长，肾脏损害越大，持续少尿＞15天或无尿＞10天者，预后不良。患儿精神萎靡、乏力，不同程度的水肿，常有恶心、呕吐、厌食，重症可出现昏迷、惊厥、出血、贫血、心力衰竭等。

实验室检查：血生化检查示血钾、镁、磷增高而钠、钙、氯降低(三高三低)。二氧化碳结合力降低，尿素氮、肌酐增高。其中高血钾是致死的主要原因。

2. 多尿期　一般持续5～7天，也可长达2个月余。主要表现为尿量增多，24小时尿量达250 ml/m^2，一般持续1～2周，若补液不及时可引起脱水和电解质紊乱。

3. 恢复期　病后1个月左右进入恢复期，尿量恢复正常，临床症状逐渐消失。肾功能完全恢复需较长时间，少数患儿肾功能迟迟不能恢复，可发展为慢性肾衰竭。

【实验室检查】

1. 血生化检查

(1) 血钾、镁、磷增高而钠、钙、氯降低(三高三低)。

(2) 二氧化碳结合力降低，尿素氮、肌酐增高。

2. 尿液检查

(1) 尿沉渣镜检。

(2) 尿比重和尿渗透压、尿钠测定。

(3) 尿肌酐和尿素氮测定。

3. 影像学检查　肾区B超、CT或MRI、超声波等影像学检查。

【治疗原则】

积极治疗原发病，使患儿能度过少尿期（肾衰期），将少尿引起的内环境紊乱减至最低程度，争取肾脏病变的恢复。具体的措施有：恢复血容量，补充肾灌注不足，必须维持水、电解质平衡，注意因利尿引起的低钠、低钾等电解质变化，严格限制入液量；纠正高血钾、低血钙、低血钠及代谢性酸中毒；控制高血压、氮质血症；预防消化道出血等。上述方法不能奏效时，应尽早开始透析治疗。

【护理评估】

1. 健康史　既往有无肾脏病病史，有无少尿、无尿等情况。

2. 身体状况　观察患儿精神状态，注意有无恶心、呕吐、厌食等；观察并记录尿量、尿比重的变化；体检有无水肿、血压是否正常；分析辅助检查结果，注意尿液有无蛋白与红细胞，有无尿渗透压降低、尿素氮和肌酐上升，有无高钾血症等电解质紊乱。

3. 心理和社会因素　评估患儿及家长的心态与对本病的了解程度。

【常见护理诊断及问题】

1. 潜在并发症　水、电解质紊乱，心力衰竭。

2. 营养失调　低于机体需要量，与摄入不足及丢失过多有关。

3. 有感染的危险　与免疫力低下有关。

4. 恐惧　与本病预后不良有关。

【护理措施】

1. 密切观察病情，维持体液平衡

(1) 密切观察病情变化，注意体温、脉搏、呼吸、心率、心律、血压变化。急性肾衰竭常以心力衰竭、心律失常、感染、水和电解质紊乱等为主要死因，应及时发现并控制。

(2) 准确记录24小时出入量，包括口服和静脉入液量、尿量和异常丢失量，如呕吐物、胃肠引流液、腹泻时粪便内水分等都需要准确测量，评估隐性失水量；每天定时测体重，以检查有无水肿加重。

(3) 一般少尿期、多尿期均应卧床休息，恢复期逐渐增加适当活动。

2. 保证营养均衡　少尿期应限制水、盐、钾、磷和蛋白质的摄入量，摄入以碳水化合物和脂肪为宜，以供给足够的热量，减少组织蛋白的分解；不能进食者从静脉补充葡萄糖、氨基酸、脂肪乳等。长期透析时可输血浆、水解蛋白、氨基酸等。

3. 预防感染　严格执行无菌操作，加强皮肤护理和口腔护理，保持皮肤清洁、干燥；定时翻身、拍背，保持呼吸道畅通；做好病室的清洁和空气净化。

4. 心理支持和健康教育　急性肾衰是危重病之一，患儿及家长常有恐惧感，应加以疏导，向他们详细解释病情和早期透析的重要性，以取得他们的信任和理解，积极配合治疗。

（蒋文慧）

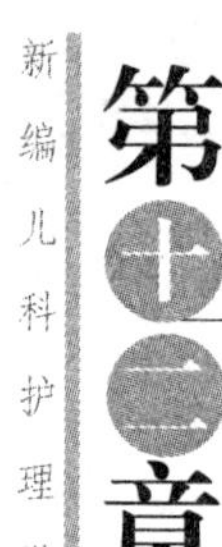

第十二章 神经系统疾病患儿的护理

第一节 小儿神经系统特点

一、小儿神经系统特征

小儿神经系统尚未发育完善，在外形以及生理功能方面表现出与成人不同的特征。

1. 大脑　小儿出生时大脑重约 370 g，占体重的 1/8～1/9。成人大脑的重量约为 1 500 g，只占体重的 1/40。脑的重量随年龄增长而不断增加，至小儿 7 岁，大脑的重量与成人接近。小儿在出生时脑的表面出现了成人所具备的沟、回，但较浅。灰质层较薄，与白质无明显区别。细胞分化不完全，故神经活动不稳定，大脑皮质下中枢具有较高的兴奋性，易于泛化，但反应较慢。因此，在婴幼儿时期容易发生惊厥、嗜睡等神经系统症状。3 岁时大脑皮质细胞已大致分化完成，8 岁时已接近成人，以后大脑细胞功能的发展日趋复杂，逐渐成熟。

2. 脊髓　小儿在出生时脊髓发育已基本完善，重量为 2～6 g，是成人脊髓的 1/4～1/5，2 岁时其结构与成人接近。新生儿脊髓末端终止的位置偏低，在第 3 腰椎水平或第 2 腰椎下缘。随年龄增长，位置逐渐上移，4 岁时达第 2 腰椎上缘。因此，为避免脊髓受到损伤，进行腰椎穿刺的位置也要随年龄而有所变化，婴幼儿在 4～5 腰椎间隙穿刺，4 岁以上小儿穿刺部位稍上移，在 3～4 腰椎间隙。

3. 脑脊液　由各脑室脉络丛分泌，充满于蛛网膜下隙，即软脑膜与蛛网膜之间的间隙。内分泌因素、营养状况、年龄大小、患病以及用药等多种情况均可影响脑脊液的分泌量。新生儿脑脊液量少，在 5 ml 左右，压力偏低，以后随小儿年龄的增长，液量及压力逐渐增加。

二、小儿神经系统检查

小儿神经系统的发育尚未成熟，各年龄阶段存在正常差异。年龄越小，与其他年龄的正常差异越大。因此，对小儿神经系统的检查与评价应结合其年龄阶段的生理特征进行。

1. 一般检查

(1) 意识与精神状态:根据小儿对外界刺激(声、光等)的反应,判断是否存在意识障碍及其程度。通过与小儿的交谈和观察,发现小儿精神、情绪、行为是否正常。

(2) 头颅和脊柱形状:通过测量头围检查头颅大小是否正常。头围过大,考虑有无脑积水、硬膜下积液等;头围过小,警惕是否发育有停滞现象。检查囟门大小及张力情况,小头畸形者则过早闭合;颅内压增高时,前囟不仅增大、膨隆、张力增高,而且颅缝裂开。

脊柱的检查重点在于发现有无脊柱裂、异常弯曲及叩击疼痛等。

2. 颅神经检查　包括视力、视野和眼底在内的视神经检查;对各种气味有无反应的嗅神经检查;观察表情发生变化时面部两侧是否对称的面神经检查;舌伸出的方向有无偏离等。

3. 运动检查　观察小儿的粗大与精细运动,了解各部位肌力情况;婴儿能否以准确动作握持玩具、儿童能否完成指鼻检查等,以判断其攻击运动是否协调;通过对姿势与步态的观察,了解小脑、前庭功能情况。

4. 反射检查　小儿的反射检查包括终身存在的反射和暂时性反射两类。

(1) 终身存在的反射:包括浅反射与腱反射。在浅反射中腹壁反射、提睾反射在新生儿期不易引出,到 1 岁时才稳定。提睾反射正常时可有轻度不对称。

(2) 暂时性反射:又称原始反射。生后头几个月的小儿可以存在,随年龄增长而消失,检查时应注意是否按时出现、按时消失、两侧是否对称,包括觅食反射、拥抱反射、握持反射、吸吮反射、颈肢反射。正常情况下于生后 3～6 个月消失,若在新生儿时期反射减弱或到应该消失时仍存在则为病理状态。

(3) 病理反射:检查、判断方法与成人相同。如戈登(Gordon)征、奥本海姆(Oppenheim)征等。判定巴宾斯基征为病理情况需在小儿 2 岁之后,2 岁以内则为生理现象。此外,颅内压增高时可出现脑膜刺激征即颈项强直、克匿格(Kering)征、布鲁津斯基(Brudzninski)征的阳性反应。而生后 3～4 个月的婴儿,由于屈肌紧张,该项检查出现阳性结果时临床意义并不大。

第二节　化脓性脑膜炎

化脓性脑膜炎是由各种化脓性细菌感染引起的脑膜炎症,是小儿时期常见的感染性疾病之一,尤以婴幼儿常见。本病的病死率为 5%～15%,存活者可能遗留神经系统后遗症。

【病因】

化脓性脑膜炎常见致病菌有脑膜炎双球菌、流感嗜血杆菌、大肠埃希菌、肺炎链球菌、葡萄球菌等。其中由脑膜炎双球菌、肺炎链球菌、流感嗜血杆菌引起者最为多见。新生儿及 2 个月以下的小婴儿,致病菌多为革兰阴性杆菌和金黄色葡萄球菌,由革兰阴性杆菌所致脑膜炎中最常见的是大肠埃希菌,其次为变形杆菌、铜绿假单胞杆菌等。3 个月～3 岁小儿所患化脓性脑膜炎多由流感嗜血杆菌引起。

【发病机制】

任何年龄均可发病。常见的入侵途径为呼吸道,致病菌可通过血流到脑膜微血管,再穿过血脑屏障抵达脑膜。除此之外,可通过胃肠道、皮肤、黏膜、新生儿脐部等部位感染。少数由邻近组织器官感染，如中耳炎、乳突炎、鼻窦炎等炎症的扩散。颅脑外伤、脑脊髓膜膨出等情况时，细菌通过与颅腔存在的直接通道进入蛛网膜下隙造成脑膜炎症。

【病理】

炎症反应以软脑膜、蛛网膜和表层脑组织为主，典型表现为血管充血、中性粒细胞浸润以及纤维蛋白渗出，伴有脑水肿。严重者可出现灶性脑梗死。

【临床表现】

多为急性起病，部分患儿于病前有上呼吸道或消化道感染症状。

1. 典型表现

(1) 全身中毒症状：体温升高，意识逐渐改变，烦躁或精神萎靡、嗜睡直至昏迷、惊厥。

(2) 颅内压增高征：剧烈头痛，喷射性呕吐，严重者合并脑疝，出现双侧瞳孔不等大、对光反应迟钝等。

(3) 脑膜刺激征：颈项强直、Kering 征、Brudzninski 征阳性。

2. 非典型表现　3 个月以下患儿呈非典型表现。

(1) 体温不定：可升高或降低，甚至出现体温不升。

(2) 表现无特征：面色青灰，吐奶，哭声高尖，两眼凝视，前囟饱满，张力增高，头围增大或颅骨缝裂开，不典型性惊厥发作。由于缺乏特征性表现，易与败血症混淆。

(3) 颅内压增高与脑膜刺激征不明显：主要由于颅缝及囟门的缓冲作用所致。

3. 并发症

(1) 硬脑膜下积液：发生率较高。1 岁以下婴儿多见。一般出现在化脓性脑膜炎开始正规治疗 48～72 小时以后。临床特点为经治疗体温、意识、颅内压等临床表现不见好转，甚至逐渐加重。在头颅透光检查和 CT 扫描的基础上，以硬膜下穿刺放液确诊(正常液量在 2 ml 以下)。其发生的机制可能与炎症时血管通透性增加，以及发生炎性栓塞时局部渗透压增高有关。

(2) 脑室管膜炎：多见于延误治疗的婴儿。临床特点为经抗生素治疗症状持续存在，且颈强直逐渐加重，脑脊液检查结果始终异常，经脑室穿刺确诊。易造成较高的病死率和致残率。

(3) 脑积水：除一般神经系统症状外，患儿头颅呈进行性增大，骨缝裂开，头皮静脉扩张，头颅有“破壶”音。长期持续的颅内压增高可造成大脑皮质退行性萎缩，患儿神经系统功能逐渐减退。

(4) 其他：炎症可导致各种神经系统功能障碍，如耳聋、失明、瘫痪、智力低下或癫痫等。

【辅助检查】

1. 脑脊液　脑脊液检查为本病确诊的重要依据。化脓性脑膜炎典型的脑脊液改变为压力增高，外观混浊，白细胞数明显增多达 $1\,000 \times 10^6$/L 以上，分类以中性粒细胞为主；蛋白明显升高，糖和氯化物含量显著下降。

涂片革兰染色检查可确定病原菌，其方法简便、阳性率高，有利于进一步明确诊断、指导治疗。

2. 血液

(1) 血常规：白细胞数明显增高，分类以中性粒细胞增高为主，占 80%以上。

(2) 血培养：病程早期做血培养可帮助确定病原菌。

(3) 头颅CT：可显示不同层面脑组织、脑室、颅骨等的结构、形态，确定脑水肿、脑膜炎、脑室扩大、硬脑膜下积液等病理改变。

【治疗要点】

1. 抗生素治疗　采用敏感的、可通过血脑屏障的、毒性低的抗生素，联合用药，注意配伍禁忌，力争在用药24小时内将脑脊液中的致病菌杀灭。

(1) 未明确病原菌时用药：对诊断确定而致病菌尚不明者，目前主张选用第三代头孢菌素：头孢曲松100 mg/(kg・d)或头孢噻肟200 mg/(kg・d)，以在患儿脑脊液中达到有效灭菌浓度。

(2) 病原菌明确后用药：参照细菌药物敏感试验的结果，选用病原菌敏感的抗生素。

(3) 应用疗程：针对不同的病原菌，抗生素治疗的疗程不同。肺炎链球菌、流感嗜血杆菌脑膜炎应由静脉点滴给药10～14天；脑膜炎球菌用药7天；金黄色葡萄球菌和革兰阴性杆菌引起的脑膜炎，其疗程应在21天以上。有并发症者应适当延长给药时间。

2. 肾上腺皮质激素治疗　应用肾上腺皮质激素对多种炎症因子的产生有抑制作用，使血管通透性降低，脑水肿及颅内高压症状得以减轻，一般连续2～3天应用地塞米松0.6 mg/(kg・d)，分4次通过静脉维持。

3. 并发症治疗　常见有硬脑膜下积液：积液量多且出现颅内压增高表现时，采取硬膜下反复穿刺将积液放出的方法(放液量每次每侧15 ml以内)。

4. 支持治疗　保证热量摄入，维持水、电解质以及酸碱平衡。

【护理】

1. 积极促进功能恢复　恢复脑功能，了解患儿情绪，提供保护性照顾。

观察患儿的生命体征及面色、神志、瞳孔、囟门等与神经系统有关的生命体征变化，以及早采取应对措施。如患儿出现意识障碍、囟门及瞳孔改变、躁动不安、频繁呕吐、四肢肌张力增高为惊厥发作先兆；呼吸节律深而慢或不规则，瞳孔忽大忽小或两侧不等大，对光反应迟钝，血压升高，警惕脑疝及呼吸衰竭的发生；若在治疗中高热不退，反复惊厥发作，前囟门饱满，颅缝裂开，呕吐不止，提示出现硬膜下积液等，随时做好各种急救的准备工作。

2. 维持正常体温　高热患儿要绝对卧床休息，每4小时监测1次体温。当体温超过38.5℃时，应及时给予物理降温或药物降温处理，以减少大脑氧的消耗，防止发生惊厥。

3. 防止外伤、意外

(1) 保证惊厥患儿的安全：惊厥发作时将患儿头偏向一侧，给予口腔保护以免舌咬伤，拉好床档，给予适当约束，避免躁动及惊厥时受伤或坠床。

(2) 保持呕吐患儿的清洁：患儿发生呕吐后帮助其漱口，进行口腔护理，及时清除呕吐物，更换衣被，保持清洁舒适，减少不良刺激对患儿的影响。

4. 保证足够营养供应　满足患儿机体对热量的需求，维持水和电解质平衡；神志清者给予易消化、高营养的流质或半流质饮食。意识障碍者给予静脉高营养或鼻饲。对呕吐频繁者，可根据个体情况，采取静脉补液的方式维持液体量与热能的摄入。

5. 提供健康教育　主动向患儿家长介绍病情、用药原则及护理方法，使其主动配合。为恢复期患儿制订相应的功能训练计划，指导家长具体的护理措施，减少后遗症发生。

第三节　病毒性脑炎和脑膜炎

病毒性脑炎、脑膜炎均为中枢神经系统急性炎症，由多种病毒引起。根据累及部位不同，临床表现为脑炎或脑膜炎。本病的病程多具有自限性。

【病因】

主要的病原为柯萨奇病毒、埃可病毒等肠道病毒，其次为疱疹病毒、腮腺炎病毒以及虫媒病毒，如乙脑病毒等。

【发病机制】

病毒自呼吸道、肠道等途径侵入人体，在淋巴细胞内繁殖后进入血流侵犯各脏器，形成病毒血症，导致患儿出现发热等全身症状。病毒进一步繁殖，可入侵中枢神经系统，表现出脑或脑膜感染的相应症状。同时，脑组织可能对病毒发生免疫反应，导致脑炎或脑膜炎的症状出现。

【病理】

主要的病理生理变化为直接入侵的病毒对脑组织的破坏。脑组织、脑膜弥漫性充血、水肿、血管周围有淋巴细胞浸润、胶质细胞增生及局部出血性软化坏死灶。除此之外，免疫反应可导致神经脱髓鞘病变以及血管和血管周围的损伤。

【临床表现】

多呈急性起病，病情的轻重与病变部位有关。如病变在脑实质的病毒性脑炎，临床表现较病毒性脑膜炎要重。

1. *病毒性脑膜炎*　病前多有呼吸道或消化道感染史，继而发热、恶心、呕吐，婴儿常有烦躁不安，易被激惹；儿童主诉头痛，检查脑膜刺激征为阳性。但较少发生严重意识障碍及惊厥。

2. *病毒性脑炎*　主要表现为发热、惊厥、意识障碍以及颅内压增高症状。临床表现的轻重及形式与感染的部位、范围等有关。如主要累及额叶皮质运动区，临床表现以反复惊厥发作为主；累及额叶底部、颞叶边缘系统，以幻觉、失语、定向力障碍等精神情绪异常为主要表现。此外，还可出现以偏瘫、不自主运动等作为主要表现者，有的患儿可同时存在多种形式的表现。

病毒性脑炎的病程为2～3周，少数患儿可遗留某些后遗症如癫痫、肢体瘫痪等。

【辅助检查】

1. *脑脊液检查*　压力正常或增高，外观清亮，白细胞总数轻度增多，分类以淋巴细胞为主；蛋白轻度升高，糖正常。

2. *病毒学检查*　部分患儿取脑脊液进行病毒培养及特异性抗体测试均为阳性，恢复期患儿血清特异性抗体滴度较急性期高4倍以上时具有诊断意义。

3. *脑电图*　出现弥漫性或局限性异常慢波背景活动，提示脑功能异常。

【治疗要点】

主要为支持治疗与对症治疗，包括控制惊厥发作、脑水肿、降低颅内压、合理的营养供应，以及给予抗病毒药物。如静脉滴注阿昔洛韦，每次5～10 mg/kg，每8小时1次，连用

10～14天，对由单纯疱疹病毒引起的脑炎与脑膜炎作用最强。

【护理】

1. 及时给予降温处理　监测患儿的体温，如在 38.5℃以上，可应用物理降温或药物降温。

2. 积极促进功能恢复

(1) 恢复脑功能：去除影响患儿情绪的不良因素，创造良好的环境；针对患儿存在的幻觉、定向力错误的现象采取适当措施，提供保护性照顾。

(2) 恢复肢体功能：保持肢体呈功能位置，帮助恢复期患儿逐渐进行功能锻炼。

3. 密切观察病情变化　观察瞳孔变化，保持呼吸道通畅，必要时吸氧，注意呼吸的节律、频率变化，及早发现脑疝和呼吸暂停。

第四节　痫性发作和癫痫

痫性发作是发作性大脑皮质功能异常而造成的一组临床症状，即由大脑神经元异常放电所引起的发作性脑功能异常的现象，发作时间多较短暂且呈自限性。两次及以上、甚至长期反复地出现痫性发作的疾病过程称之为癫痫。癫痫是小儿时期常见的神经系统疾患，长期、频繁地发作可损害脑功能。因此，应积极做好防治工作。

【病因】

1. 特发性癫痫　与遗传因素有关，又称原发性癫痫。

2. 症状性癫痫　与脑内器质性病变有关，又称继发性癫痫。

3. 隐原性癫痫　脑内病变不能确定，可能为症状性癫痫。

多种因素均可诱发癫痫发作，如饥饿、劳累、睡眠不足、换气过度等。

【发病机制】

癫痫的发病与遗传因素和脑内结构异常有关。

1. 遗传因素　包括基因、染色体的异常。其中多数为单基因遗传，病理基因影响到神经细胞膜的离子通道，使痫性发作阈值降低而发病。

2. 脑内结构因素　颅脑损伤导致脑内结构异常，包括多种先天、后天性的损伤，如脑发育畸形、宫内感染、脑外伤后遗症等，使异常放电的致病灶产生，或痫性发作的阈值降低。

【临床表现】

1. 痫性发作　按照中国小儿神经学术会议分类，将痫性发作的类型简化为局灶性发作与全部性发作两大类型。

(1) 局灶性发作

1) 单纯局灶性发作：以局灶性运动性发作多见。表现为面部或四肢某部分的抽动，头、眼持续向相同方向偏斜，无意识丧失，发作时间在 10～20 秒，发作后无不适情况。

2) 复杂局灶性发作：多数患儿表现为在意识部分丧失的情况下，精神行为异常，如吞咽、咀嚼、摸索、自语等。多见于颞叶、部分额叶的癫痫发作。

(2) 全部性发作

1) 强直-阵挛发作：临床最常见，又称为大发作。以全身骨骼肌强直性收缩开始，同时伴意识障碍、呼吸暂停、紫绀。随后出现阵挛，即全身屈曲型抽搐。发作后常出现头痛、嗜睡、乏力等现象。

2）失神发作：意识丧失，双眼凝视，正在进行的活动突然停止，持续数秒钟后即恢复，对所发生的情况并无记忆。

3）肌阵挛发作：广泛性脑损害的患儿多见。表现为全身或局部骨骼肌突然短暂收缩，如突然点头、身体前倾、两臂抬起等，严重者可致跌倒。

4）失张力发作：肌肉张力突然短暂性丧失，同时伴有意识障碍。若累及全身肌肉，则患儿可突然跌倒，伤及头部。

5）痉挛：主要见于婴儿痉挛，表现为点头、伸臂、屈腿等。

2. 癫痫综合征　部分患儿具有一组相同的症状与体征，属于同一种特殊癫痫综合征。

(1) 良性癫痫：2～14 岁小儿多见，其中 9～10 岁为发生高峰。多数患儿于入睡后或觉醒前呈局灶性发作，从口面部开始，如喉头发声、唾液增多、面部抽搐等，很快发展至全身强直-阵挛发作，意识丧失。体格检查无异常发现。本病用药物控制效果良好，一般在小儿15～19 岁前停止发作，可能继续癫痫发作的病例占 2%以下。

(2) 失神癫痫：3～13 岁小儿多见，以 6～7 岁为发作高峰。其中女孩多于男孩。表现为每天数次甚至数十次频繁失神发作，每次发作数秒钟，故体位改变不明显。发作后患儿对此无记忆、无头痛等症状。体格检查无异常。预后多良好，用药容易控制。

(3) 婴儿痉挛：1 岁前的婴儿多见，生后 4～8 个月为高峰。表现为屈曲性、伸展性及混合性三种。其中以屈曲性及混合性发作为多。屈曲性发作时婴儿呈点头、曲腿状；伸展性发作呈角弓反张样，动作急促，在思睡和觉醒时加重。如患儿病前已有明确脑损伤，如精神运动发育异常，则治疗效果差，多数患儿可能遗留智力障碍。如患儿病前并无明显脑损伤，接受早期治疗，约 40%的患儿的智力与运动发育可能基本正常。

3. 癫痫(或惊厥)持续状态　癫痫(或惊厥)一次发作持续 30 分钟以上，或于发作间歇期 30 分钟以上意识无恢复者，称为癫痫(或惊厥)持续状态。临床多见强直-阵挛持续状态，颅内、外急性疾病均可引起。

【辅助检查】

1. 脑电图　是确诊痫性发作与癫痫最重要的检查手段。典型脑电图可显示棘波、尖波、棘-慢复合波等癫痫样波。因癫痫波多数为间歇发放，单凭一次常规脑电图检查很难作出正确的判断，故需较长时间的描记，才可能获得准确的结果。

2. 影像学检查　对脑电图提示为局灶性发作或局灶-继发全部性发作的患儿，应进行 CT、MRI 等颅脑影像学检查。

【治疗要点】

1. 用药　早期合理的治疗，能够完全或大部分控制多数患儿的癫痫发作。因此，要根据发作类型选择一种药或联合用药治疗，从小剂量开始逐渐增加或调整，直至达到最大疗效。用药期间应定期复查，以观察用药效果及不良反应。一般在服药后 2～4 年完全不发作，再经 3～6 个月的逐渐减量的过程后方可停药。常用广谱抗癫痫药有：丙戊酸(VPA)、氯硝泮(CZP)等。

当患儿出现癫痫(或惊厥)持续状态时，要及时予以控制，静脉注射有效而足量的地西泮(安定)，可于 1～2 分钟内止惊，必要时 0.5～1 小时后可以重复使用。用药同时应采取支持疗法。

2. 手术 对经抗癫痫药物治疗无效的难治性癫痫患儿，可在充分进行术前评估的前提下实施手术治疗。如颞叶病灶切除等，可完全治愈或不同程度的改善症状。但伴有进行性大脑疾病、严重精神智能障碍等患儿禁忌手术。

【护理】

1. 发作处理 发作时应予紧急处理，立即松解衣服取侧卧位，保持呼吸道通畅，防止窒息；必要时吸氧，准备好开口容器和气管插管物品；注意患儿安全，防止坠床和意外发生。

2. 病情观察 观察发作的类型，发作时伴随症状，以及持续时间；患儿的生命体征、瞳孔及神志改变。

3. 合理用药 根据药物特点，按时、按量应用，并定期复查。

4. 避开诱因 安排好患儿日常生活，适当活动与休息，避免情绪紧张、受凉或中暑、感染等。平时应注意安全，避免各种危险活动。

5. 心理护理 结合不同年龄患儿的心理状态，有针对性地进行心理疏导，解除患儿自卑、退缩等心理障碍，鼓励他们树立信心。

6. 卫生宣教 加强围生期保健，去除导致痫性发作及癫痫发生的各种因素，如胎儿宫内窒息等。积极治疗、预防颅内感染等与痫性发作及癫痫有关的原发疾病。

第五节 脑性瘫痪

脑性瘫痪是一种非进行性脑损伤，在早期发育阶段即生前到出生后 1 个月期间由多种原因引起。临床以中枢性运动障碍和姿势异常为主要特征。

【病因】

胚胎早期阶段发育异常可能是造成脑性瘫痪的重要原因。受孕前后孕妇身体内、外环境的变化、遗传、孕期疾病所致妊娠早期胎盘羊膜炎症等均可对胎儿早期阶段的发育产生影响。

【临床表现】

1. 运动障碍 基本表现包括运动发育落后，肌张力、姿势及神经反射异常。按照运动障碍的性质，分为 7 种类型。

(1) 痉挛型：临床最为多见，病变在锥体系。表现为肌张力增高、下肢交叉或剪刀样，足跟悬空，足尖着地，上肢屈曲内收。

(2) 手足徐动型：病变主要在锥体外系，患儿在静止时常出现缓慢的、无规律的、无目的、不协调、不能自控的动作。

(3) 肌张力低下型：锥体系与锥体外系可能同时受累。肌张力显著降低呈软瘫状，自主运动很少，腱反射存在。

(4) 强直型：全身肌张力显著增高，身体异常僵硬。

(5) 共济失调型：身体稳定性及协调性差，步态蹒跚。

(6) 震颤型：表现为静止性震颤。

(7) 混合型：上述 2 种或 2 种以上类型并存。

瘫痪的形式多样，可有四肢瘫、偏瘫、截瘫、单瘫等。

2. 伴随症状　脑性瘫痪患儿约半数以上同时伴有智力低下，听力、语言、视力障碍以及癫痫等。

【辅助检查】

通过影像学及脑电图检查帮助明确病变部位、范围，以及有无先天性畸形，是否合并癫痫。

【治疗要点】

1. 目的　促进各系统功能的恢复以及正常发育，纠正异常姿势，减轻其伤残程度。

2. 原则　早期发现，尽早进行功能训练；促进正常运动发育，抑制异常运动和姿势；利用各种有益的手段对患儿进行全面、多样化的综合治疗，以及持之以恒的功能训练。

3. 方法

(1) 功能训练：用物理学的方法治疗运动障碍及异常姿势；锻炼上肢和手的精细运动技能，为争取日后患儿能够独立生活打下基础。

(2) 应用矫形器械：使用一些辅助器械或支具，帮助完成训练和矫正异常姿势。

(3) 手术治疗：主要目的为矫正畸形、改善肌力。痉挛型脑性瘫痪多用。

【护理】

1. 培养自理能力　根据患儿年龄训练适当的日常生活动作，如穿脱衣服；鼓励患儿参加集体活动，克服自卑心理。

2. 保持营养供应　供给高热量、高蛋白及富有维生素、容易消化的食物，耐心训练进食能力。

3. 坚持功能训练　一经确诊，立即开始功能锻炼。帮助患儿进行被动或主动德、智、体锻炼，改善肌张力，纠正异常姿势。

4. 加强皮肤护理　保持皮肤清洁，对病情严重的长期卧床患儿，要定时翻身、更换体位，防止压疮发生或继发其他感染。

第六节　急性感染性多发性神经根炎

急性感染性多发性神经根炎又称格林-巴利综合征，是小儿时期常见的急性周围神经系统病变的一种疾病。其主要临床特点为急性、对称性、弛缓性肢体瘫痪，伴有周围感觉障碍，病情严重者可引起呼吸肌麻痹而危及生命。本病以夏秋季为高发季节，好发于学龄前及学龄期小儿。

【病因】

急性感染性多发性神经根炎的病因尚未明了。但多数学者认为本病为急性免疫性周围神经病，多种因素均可诱发本病。其中约2/3的患儿在病前6周内有明确的感染史。常见的病原体有空肠弯曲菌、巨细胞病毒等。此外，存在遗传背景的易感小儿，当受到外界刺激时可导致发病。因此，免疫遗传亦为本病的诱发因素之一。

【病理】

受前驱感染中病原体种类及患儿本身遗传因素影响，可出现以髓鞘脱失为主或以轴索变性为主或两者皆存在的周围神经病变。以髓鞘脱失的病理变化常同时累及周围神经运动和感觉原纤维，出现多灶节段性脱髓鞘，而轴索相对完整。轴索变性的病变通常以轴突的变性为主。

【临床表现】

发病前 1～6 周内有持续数日的上呼吸道、胃肠道或其他部位感染史。

1. 运动障碍　运动障碍为主要的临床表现。自肢体远端开始，首先表现为行走无力、易跌倒。2～3 天内发展到上肢、腰背、躯干，不能坐起和翻身，手足下垂、肢体瘫痪等。急性起病者在 24 小时内即可出现严重的肢体瘫痪以及呼吸肌麻痹。

2. 颅神经障碍　颅神经障碍可表现对称或不对称性颅神经麻痹，常见由面神经受累引起的面瘫、吞咽困难、进食呛咳。累及Ⅸ、Ⅹ、Ⅻ对颅神经时，患儿呼吸浅表、咳嗽无力、声音微弱、呼吸困难。

3. 感觉障碍　感觉障碍较运动障碍轻，多出现在疾病早期。年长儿可诉手足麻木、疼痛，手套或袜套状感觉减退。

4. 自主神经障碍　自主神经障碍可出现视物不清、多汗、面色潮红、腹痛、血压轻度升高、心律不齐。

本病为自限性，大多数患儿的症状经 3～4 周的进行性加重后停止进展，逐渐恢复肌力。一般 3 周～6 个月内完全恢复。

【辅助检查】

1. 脑脊液检查　脑脊液压力大多正常。多数患儿的脑脊液显示蛋白-细胞分离现象，即蛋白虽增高而细胞数正常，于起病第 2 周出现，是本病的特征之一。

2. 神经传导功能测试　以髓鞘脱失为主者，神经传导速度明显减慢；以轴索变性为主者，神经传导速度正常，运动神经反应电位波幅明显降低。

【治疗要点】

1. 支持治疗　摄入足够的水、热能及电解质，吞咽困难者给予鼻饲。注意康复训练，促进瘫痪肌群的恢复。

2. 保持呼吸功能　对咳嗽无力、黏稠分泌物聚积、呼吸困难者及时进行气管插管或切开，必要时应用人工呼吸机。

3. 药物应用　静脉滴注大剂量免疫球蛋白能明显的缩短病程，改善预后。一般应用24～48小时后症状停止进展。

【护理】

1. 护理评估　了解病前患儿有无上呼吸道、胃肠道或其他部位的感染史，有无受凉、劳累情况。检查患儿存在的运动、呼吸、感觉障碍范围与程度。

2. 常用护理诊断

(1) 躯体移动障碍：与瘫痪、感觉障碍有关。

(2) 低效性呼吸形态：与呼吸肌瘫痪、咳嗽反射消失有关。

(3) 有误吸的危险：与颅神经受累有关。

3. 护理目标

(1) 患儿能主动活动。

(2) 患儿能维持正常呼吸，缺氧症状改善。

(3) 住院期间无误吸发生。

4. 护理措施

(1) 评估躯体障碍的损伤程度。保持肢体于功能位,防止发生足下垂、爪形手等;在急性期,帮助患儿作肢体被动锻炼,恢复期则鼓励患儿自主活动,注意强度适中、循序渐进、持之以恒。

(2) 改善呼吸功能:保持呼吸道通畅,呼吸困难者应给予低流量吸氧。如有呼吸费力、呼吸浅慢、咳嗽无力时应做好气管插管,机械通气准备。

(3) 维持足够营养:提供高蛋白、高热量、高维生素易消化饮食,少量多餐。根据患儿吞咽和咀嚼能力,选择流质或半流质。不能进食者,遵医嘱给予鼻饲。

(4) 预防压疮发生:防止皮肤发生压力性溃疡。定时翻身,更换体位,必要时按摩受压部位,对长期卧床的患儿可使用气垫或气褥等保护措施。因患儿出汗较多,应勤换内衣,保持皮肤清洁干燥。

5. 效果评价　患儿肢体是否保持功能位;呼吸频率、节律能否保持正常通气;患儿入量、热能是否充足;皮肤有无破损,受压部位有无发红。

(余卓文)

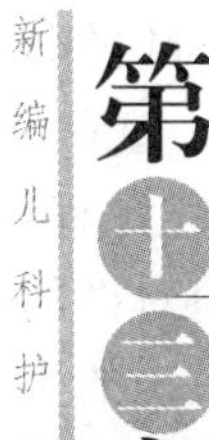

第十三章 内分泌系统疾病患儿的护理

第一节 先天性甲状腺功能减低症

先天性甲状腺功能减低症(congenital hypothyroidism)简称甲低，是由于各种不同的疾病累及下丘脑-垂体-甲状腺轴功能，导致孕母甲状腺素缺乏或母孕期服用抗甲状腺药物等所致。也可以是由于甲状腺受体缺陷所造成的临床综合征；是由于患儿甲状腺先天性缺陷或因母孕期饮食中缺碘所致。前者称散发性先天性甲状腺功能减低症，后者称地方性先天性甲状腺功能减低症。其主要临床表现为体格和智能发育障碍，是小儿常见的内分泌疾病。

【病因】

1. 散发性先天性甲状腺功能减低症　大多为散发，少数有家族史。

(1) 甲状腺不发育、发育不全或异位：是最主要的原因，约占 90%，亦称原发性甲低。多见于女孩，可能与遗传素质和免疫介导机制有关。

(2) 甲状腺激素合成障碍：多见于甲状腺激素合成和分泌过程中酶的缺陷，造成甲状腺激素不足。多为常染色体隐性遗传。

(3) 促甲状腺激素(TSH)缺乏：亦称下丘脑-垂体性甲低或中枢性甲低，因脑垂体分泌 TSH 障碍所致。

(4) 甲状腺或靶器官反应低下。

(5) 孕母因素：母亲在妊娠期间服用抗甲状腺药物或患自身免疫性疾病，存在抗甲状腺抗体，均可通过胎盘影响胎儿，造成甲低，亦称暂时性甲低，通常在出生后 3 个月内消失。

2. 地方性先天性甲状腺功能减低症　多见于甲状腺肿流行地区，主要由于地区内水、土和食物中缺碘致使胎儿在胚胎期因碘缺乏而导致甲低。近年来由于我国广泛使用碘化食盐，其发病率已大大降低。

【病理生理】

甲状腺的主要功能是合成甲状腺素(T_4)和三碘甲腺原氨酸(T_3)。甲状腺激素的主要原料为碘和酪氨酸，碘离子被摄取进入甲状腺上皮细胞后，经一系列酶的作用与酪氨酸结合。甲状腺素的合成与释放受下丘脑分泌的促甲状腺素释放激素(TRH)和垂体分泌促甲状腺激素(TSH)控制，而血清中 T_4 可通过负反馈作用降低垂体对 TRH 的反应性，减少 TSH 的分泌。血清游离 T_4 最能反映甲状腺功能。

甲状腺素几乎参与机体所有组织的代谢，其主要生理作用为：①加速细胞内氧化过程，促进新陈代谢；②促进蛋白质合成，增加酶活性；③增进糖的吸收、糖原分解和组织对糖的利用；④加速脂肪分解氧化；⑤促进钙、磷在骨质中的合成代谢；⑥促进中枢神经系统的生长发育。

甲状腺素对小儿的生长发育影响很大，尤其对神经系统、骨骼、肌肉发育极为重要。当甲状腺功能不足时，可引起小儿代谢障碍、生理功能低下、生长发育迟缓、智能障碍等。

【临床表现】

1. *散发性先天性甲状腺功能减低症* 因在胎儿期母亲有一定甲状腺激素的影响，出生时多无症状。出生后，甲状腺激素减少，症状就可能出现。症状出现的早晚与轻重同患儿甲状腺组织多少及功能低下程度有关。无甲状腺组织的患儿，生后 1～3 个月内出现症状，有少量甲状腺腺体者多于 6 个月后，偶可至 4～5 岁时才渐显症状。

(1) 新生儿期症状：生理性黄疸时间延长多是新生儿最早出现的症状，同时伴有腹胀、便秘、脐征、反应迟钝、喂养困难、哭声低等。

(2) 典型症状

1) 特殊面容和体态：表现为头大，颈短，皮肤粗糙，面色苍黄，头发稀少而干枯，眼睑水肿，眼距宽，鼻梁宽平，舌大而宽厚、常伸出口外。患儿身材矮小，四肢短而躯干长，上部量：下部量＞1.5，腹部膨隆，常有脐疝。

2) 生长发育落后：神经系统方面表现为动作发育迟缓，智能发育低下，表情呆板、淡漠；运动发育障碍，说话、坐、立和行走均延迟。部分患儿青春期生殖系统发育和第二性征出现延迟。

3) 生理功能低下：表现为代谢率低，低体温而怕冷，食欲差，吸吮和吞咽缓慢，嗜睡，少哭，少动，脉搏与呼吸缓慢，心音低钝，肌张力低，肠蠕动慢，腹胀或便秘。

2. *地方性先天性甲状腺功能减低症* 因胎儿期缺碘而不能合成足量的甲状腺激素，严重地影响到中枢神经系统的发育。临床表现有两种：一种以神经系统症状为主，出现共济失调、痉挛性瘫痪、聋哑和智力低下，而甲状腺功能减低的其他表现不明显；另一种以黏液性水肿为主，有特殊的面容和体态，智力发育落后而神经系统检查正常。

【辅助检查】

1. *新生儿筛查* 我国 1995 年 6 月颁布的“母婴保健法”已将本病列入筛查的疾病之一。目前多采用出生后 2～3 天的新生儿干血滴纸片检测 TSH 浓度作为初筛，结果＞20 mU/L 时，再检测血清 TSH 和 T_4 以确诊。

2. *血清 T_4、T_3、TSH 测定* 任何新生儿筛查结果可疑或临床可疑的小儿都应检测血清 T_4、TSH 浓度，如 T_4 降低、TSH 明显升高即可确诊。血清 T_3 浓度可降低或正常。

3. *TRH 刺激试验* 若血清 T_4、TSH 均低，则疑 TRH、TSH 分泌不足，应进一步做 TRH 刺激试验：静注 TRH7 μg/kg，正常者在注射 20～30 分钟内出现 TSH 峰值，90 分钟后回至基础值。若未出现高峰，应考虑垂体病变；若 TSH 峰值出现时间延长，则提示下丘脑病变。

4. *骨龄测定* 左手和腕部 X 线摄片评定患儿的骨龄，常明显落后于实际年龄。

5. 其他 如基础代谢率测定、放射性核素检查等。

【治疗原则】

由于先天性甲状腺功能减低症发病率高，在生命早期对神经系统功能损害重但其治疗容易、疗效佳，因此早期诊断、早期治疗甚为重要。一旦诊断确立，应终身服用甲状腺制剂，不能中断，以维持甲状腺正常生理功能。治疗期间应根据患儿生长发育情况以及血清 T_4、TSH 浓度，随时调整药物剂量。

目前常用的甲状腺制剂有两种：①L-甲状腺素钠(优甲乐)：100 μg 或 50 μg/片，人工合成制剂，肠道吸收好，作用稳定；②甲状腺干粉片：40 mg/片，从动物甲状腺中提制，所含活性激素量不恒定，临床效果常不稳定。

使用方法：从小剂量开始，L-甲状腺素钠开始剂量 5～10 μg/(kg·d)，年龄越小剂量偏大。甲状腺干粉片初始剂量 6 个月内 5～10 mg/d；6 个月～1 岁 10～30 mg/d；1～3 岁 30～40mg/d；3～7 岁 60 mg/d；7～14 岁 80 mg/d。开始量应从小至大，间隔 1～2 周加量 1 次，直至临床症状改善，治疗必须个体化，并根据临床症状、骨龄、血清 T_4、TSH 水平随时调整。

如果出生后 3 个月内开始治疗，患儿智能绝大多数可达到正常；如果未能及早诊断，而在 6 个月后才开始治疗，虽然给予甲状腺素可以改善生长状况，但是智能仍会受到严重损害。

【护理诊断】

1. 体温过低 与新陈代谢低下、活动量减少有关。
2. 营养失调 低于机体需要量，与喂养困难、食欲差有关。
3. 便秘 与活动量减少、肌张力降低、肠蠕动减慢有关。
4. 生长发育落后 与甲状腺素合成不足有关。
5. 知识缺乏 患儿父母缺乏疾病相关知识。

【护理措施】

1. 保暖、防止感染 患儿因基础代谢低下、活动量少致体温低而怕冷，应注意室内温度，适时增减衣服，避免受凉。因机体抵抗力低，易患感染性疾病，应勤洗澡，防止皮肤感染，避免与感染性或传染性疾病患儿接触。

2. 保证营养供应 向家长介绍病情，指导喂养方法。对吸吮困难、吞咽缓慢者要耐心喂养，提供充足的进餐时间，必要时用滴管喂奶或鼻饲。经病因治疗后，患儿代谢增强，生长发育加速，故必须供给高蛋白、高维生素、富含钙及铁剂的易消化食物，保证生长发育需要。

3. 保持大便通畅 向家长解释预防和处理便秘的方法，如为患儿提供充足液体入量；早餐前半小时喝 1 杯温开水，可刺激排便；多给予含粗纤维的食物；每天顺肠蠕动方向按摩腹部数次，增加肠蠕动；适当引导患儿增加活动量，促进肠蠕动；养成定时排便习惯，必要时使用大便软化剂、缓泻剂或灌肠。

4. 加强训练，促进生长发育 患儿智力发育差，缺乏生活自理能力。把本病的知识教给患儿及家长，以取得合作，让其增强战胜疾病的信心。加强患儿日常生活护理，防止意外伤害发生。通过各种方法加强智力、体力训练，以促进生长发育，使其掌握基本生活技能。对患儿多鼓励，不应歧视。

5. 用药护理 甲状腺素制剂作用较慢，用药 1 周左右才达最佳疗效，故服药后要密切观察患儿食欲、活动量及排便情况，定期测量体温、脉搏，监测患儿生长发育情况。用药量可根据甲状腺功能及临床表现进行适当调整，剂量适当时，患儿表现为：①TSH 浓度正常，血 T_4 正常或偏高值，以备部分 T_4 转变成 T_3；②临床表现：每天一次正常大便，食欲好转，腹胀消失，心率维持在儿童 110 次/分、婴儿 140 次/分，智能进步。药物过量可出现烦躁、多汗、消瘦、腹痛、腹泻、发热等。因此，在治疗过程中应注意随访，治疗开始时，每 2 周随访 1 次；血清 TSH 和 T_4 正常后，每 3 个月 1 次；服药 1～2 年后，每 6 个月 1 次。在随访过程中应注意观察生长发育情况及血清 T_4、TSH 浓度，随时调整剂量。

6. 健康教育

(1) 对家长和患儿进行指导，使其了解终身用药必要性，以坚持用药治疗。对治疗开始较晚者，虽智力不能改善，但可变得活泼，并改善生理功能低下的症状。

(2) 指导家长掌握监测患儿体温、脉搏、血压、体重的技能。

(3) 指导家长观察药物反应：甲状腺制剂用量小、疗效不佳，过大导致甲亢，消耗多，造成负氮平衡，并促使骨骼成熟过快，致生长障碍。药物产生不良反应时，轻者发热、多汗、体重减轻、神经兴奋性增高；重者呕吐、腹泻、脱水、高热、脉速，甚至痉挛及心力衰竭。此时应立即到医院就诊，给予退热、镇静、供氧、保护心功能等急救护理。

(4) 与家长共同制订患儿合理的饮食、行为及智力训练方案，并增强其战胜疾病的信心，对患儿多鼓励，帮助其建立正常的生活方式。

(5) 重视新生儿筛查：本病在遗传、代谢性疾病中的发病率最高。一经早期确诊，在出生后 1～2 个月即开始治疗者，可避免遗留神经系统功能损害。

第二节　生长激素缺乏症

小儿生长激素缺乏症(growth hormone deficiency, GHD)，指患儿因生长激素(growth hormone, GH)缺乏所导致的矮小，称为生长激素缺乏症，又称为垂体性侏儒症。小儿身高处于同种族、同年龄、同性别正常健康儿童生长曲线第三百分位数以下，或低于两个标准差者，称为矮小身材。

【病因】

当下丘脑-垂体功能障碍或靶细胞对生长激素无反应时均可造成生长落后。导致生长激素缺乏的原因有如下几方面。

1. 器质性　任何累及下丘脑或垂体前叶的病变都可引起生长激素合成和分泌障碍。

(1) 肿瘤：常见者有下丘脑肿瘤如颅咽管瘤、神经纤维瘤和错构瘤；垂体腺瘤和神经胶质瘤等。

(2) 放射损伤：发生在对颅内肿瘤或急性白血病脑部放疗以后。

(3) 头部创伤：常见于产伤、手术损伤或颅底骨折等情况，其中产伤是国内生长激素缺乏症患儿的主要病因。

(4) 颅内感染：如脑炎、脑膜炎等。

(5) 浸润性病变：如血色素沉着症，郎格尔汉斯(Langerhans)细胞组织细胞增生症等

(6) 发育异常：近年来，经用 MRI 或 CT 检查证实生长激素缺乏症患儿中垂体不发育、发育不良或空蝶鞍等并不罕见。其中有些伴有视中隔发育不全，裂唇、裂腭等畸形。合并有

脑发育严重缺陷者常在早年夭折。

2. *特发性*　占绝大多数。约5%GHD患儿由遗传因素造成;特发性下丘脑、垂体功能障碍是生长激素缺乏的主要原因,这类患儿下丘脑、垂体无明显病灶,但生长激素分泌不足;另有部分是垂体发育异常所致。

3. *暂时性*　因家庭环境不良刺激使小儿遭受精神创伤,或因体质性青春期生长延迟、原发性甲状腺功能减退等均可造成暂时性生长激素分泌功能低下,这种功能障碍在外界不良因素消除后即可恢复。

【发病机制】

人类生长激素(hGH)由垂体前叶的细胞合成和分泌,其释放受下丘脑分泌的促生长激素释放激素(GHRH)和生长激素释放抑制激素(GHIH)的调节。垂体在这两种激素的交互作用下,hGH间隔3～5小时呈脉冲式释放;中枢神经系统则通过多巴胺、5-羟色胺和去甲肾上腺素等神经递质控制下丘脑GHRH和GHIH的分泌。小儿每天hGH的分泌量超过成人,在生长发育期更加明显。

生长激素(GH)的基本功能是促使人体各种组织细胞增大和繁殖,使骨骼、肌肉和各系统器官生长发育。hGH促生长作用的基础是促合成代谢,主要表现在促使各种细胞摄取氨基酸,促进细胞核内RNA的转录,最终使蛋白质合成增加;促进肝糖原分解,减少对葡萄糖的利用,使血糖升高;促进脂肪组织分解和游离脂肪酸的氧化生酮过程;促进骨骼软骨细胞增殖并合成含有胶原及硫酸粘多糖的基质。当下丘脑、垂体功能障碍或靶细胞对生长激素无反应时均可造成生长落后。

【临床表现】

1. *特发性生长激素缺乏症*　多见于男孩,约3倍于女孩。单一生长激素缺乏的患儿出生时的身高和体重都正常,多数在1岁以后呈现出生长缓慢,随着年龄增长,其外观生长明显低于实际年龄。由于患儿身高增长速率仅为每年3 cm左右,故其身高往往低于正常同龄儿童的第3甚至第1百分位数以下,骨骼发育缓慢,骨龄常落后于年龄2岁以上,但身体各部比例仍与其实际年龄相符,智能发育亦正常。患儿面容幼稚,头发纤细柔软,皮下脂肪较多。牙齿萌出迟缓,由于下颌骨发育欠佳,恒齿排列不整。手足较小。男孩阴茎较小,多数有青春发育期延迟。部分生长激素缺乏症的患儿同时伴有一种或多种其他垂体激素缺乏,这类患儿除生长迟缓外尚可呈现其他症状:伴有促肾上腺皮质激素(ACTH)缺乏者容易发生低血糖;伴有促甲状腺激素缺乏者可能有食欲缺乏、不爱活动等轻度甲状腺功能不足症状;伴有促性腺激素缺乏者性腺发育不全,到青春期仍无性器官发育和第二性征缺乏等。男孩生殖器小,睾丸细小,伴有隐睾症,无胡须;女孩表现为原发性闭经、乳房不发育。

2. *器质性生长激素缺乏症*　可发生于任何年龄。因围生期异常情况导致者,幼年即出现生长迟缓,且常伴有尿崩症状。颅内肿瘤则多有头痛、呕吐、视野缺损等颅内压增高和视神经受压迫的症状和体征。

【辅助检查】

1. *血清IGF-Ⅰ、IGFBP-3测定*　目前一般作为5岁到青春发育期前儿童的生长激素缺乏症筛查检测。

2. *生长激素刺激试验*　正常小儿休息时血清生长激素值甚低,因此单次测定血清生长激素无助于生长激素缺乏症的诊断。临床上都采用刺激试验来判断垂体分泌生长激素的功能是否正常。生理试验系筛查实验,药物试验为确诊试验。药物刺激实验包括胰岛素、精氨酸、可乐定、左旋多巴实验,必须要有两种以上药物刺激实验结果不正常时方可确诊为GHD。各种药物刺激实验均需在用药前采血测定 GH 基础值。一般认为在实验过程中,GH 峰值<10 μg/L即为内分泌功能不正常。测定 GH 分泌功能试验见表 13-1。

表 13-1 生长激素分泌功能试验

试验	方法	采血时间
生理刺激		
运动	禁食 4～8 小时后,剧烈活动 15～20 分钟	开始运动后 20、40 分钟
睡眠	晚间入睡后用脑电图监护	Ⅲ-Ⅳ期睡眠时
药物刺激		
胰岛素	0.075 U/kg 静注	0、15、30、60、90、120 分钟测定血糖、皮质醇、GH
精氨酸	0.5 g/kg 用注射用水配制成 5%～10%溶液,30 分钟滴完	0、30、60、90、120 分钟测定 GH
可乐定	0.004 mg/kg,1 次口服	0、30、60、90、120 分钟测定 GH
左旋多巴	10 mg/kg,1 次口服	0、30、60、90、120 分钟测定 GH

3. 其他检查　根据临床表现可选择测定 TSH、T_4 或 TRH 刺激试验和 LHRH 刺激试验,以判断有无甲状腺、性腺激素缺乏情况;如确诊为 GHD 可行头颅侧位摄片、CT 扫描、MRI 等检查,有助于明确病因。

【治疗原则】

主要采用生长激素替代治疗。

1. GH 替代疗法　国产基因重组人生长激素(rhGH)已被广泛用于生长激素缺乏症的治疗,目前大都采用 0.1 U/kg,每天临睡前皮下注射一次,每周 6～7 次的方案。

2. 合成代谢激素　因各种原因不能应用基因重组人生长激素治疗时,可选用促合成代谢药,有氧甲氢龙[0.1～0.25 mg/(kg·d)]、氟羟甲睾酮[2.5 mg/(m^2·d)]、司坦唑醇[0.05 mg/(m^2·d)]和苯丙酸诺龙等。苯丙酸诺龙现已少用。

3. 性激素　同时伴有性腺轴功能障碍的生长激素缺乏症患儿在骨龄达 12 岁时即可开始用性激素治疗。男性可注射长效庚算睾酮 25 mg,每月肌注 1 次,每 3 个月增加 25 mg,直至每个月 100 mg;女性可用炔雌醇 1～2 μg/d,或妊马雌酮每天 0.3 mg 起酌情增加,同时需要监测骨龄。

【护理诊断】

1. 生长发育改变　与生长激素缺乏有关。

2. 自我形象紊乱　与面容幼稚、生长发育迟缓有关。

3. 潜在并发症　与其他垂体激素缺乏有关。

【护理措施】

1. 指导合理用药,促进生长发育

(1) 监测生长发育指标:定期测身高、体重,观察骨骼系统发育情况并做好记录。

(2) 指导合理用药:生长激素替代疗法在骨骺愈合之前均有效,应掌握药物的用量,若使用促合成代谢激素时，应注意其毒不良反应。此类药物有一定的肝毒性和雄激素作用，有促使骨骺提前愈合而反使身高过矮的可能。因此需要定期复查肝脏功能，严密监测骨龄发育，在骨骺愈合以前坚持用药。

(3) 密切观察病情：当患儿出现甲状腺功能减低、低血糖或颅内压增高症状时，应及时报告医生，并给予相应处理。

2. 心理护理　运用沟通、交流技巧，与患儿及其家人建立良好的信任关系。鼓励患儿表达自己的情感和想法，鼓励其与他人及社会进行交往，以帮助其正确对待自己的形象改变，树立正向的自我概念。

3. 健康教育　向家长讲解疾病的相关知识和护理方法。教会家长掌握药物的剂量、使用方法和学会观察药物的不良反应。在治疗过程中，每测量身高、体重3个月1次，并记录生长发育曲线，以观察疗效。应向家长强调替代疗法一旦中止，生长发育会再次减缓。

第三节　小儿糖尿病

糖尿病(diabetes mellitus，DM)是由于胰岛素缺乏引起的糖、脂肪、蛋白质代谢紊乱的全身慢性代谢病。糖尿病新的分型为：1型糖尿病、2型糖尿病、特殊型糖尿病和妊娠糖尿病。98%的小儿糖尿病是1型糖尿病，常表现为多饮、多尿、多食和体重下降。其急性合并症糖尿病酮症酸中毒和慢性合并症血管病变导致的器官损害均可以危及生命。

【病因】

尚未完全阐明。目前认为是在遗传易感性基因的基础上、在外界环境因素的作用下，引起自身免疫反应，导致胰岛β细胞的损伤和破坏，当胰岛素分泌减少至正常的90%以上时即出现临床症状。

【病理生理】

1. 糖代谢紊乱　由于胰岛素分泌减少，使葡萄糖利用减少，糖原合成障碍，而反调节激素(在饥饿状态下促进能量释放的激素)作用增强，致肝糖原分解和糖原异生增加，导致血糖升高。当血糖浓度超过肾糖阈值10 mmol/L(180 mg/dl)时出现糖尿，引起渗透性利尿，临床上表现为多尿、脱水、电解质丢失、口渴、多饮，由于组织不能利用葡萄糖，使能量不足而感到饥饿，引起多食。

2. 脂肪代谢紊乱　胰岛素严重不足，使脂肪合成减少而分解增加，患儿消瘦。当脂肪代谢障碍严重时，中间产物不能进入三羧酸循环而转化成酮体在血中堆积，形成酮症酸中毒。

3. 蛋白质代谢紊乱　蛋白质合成减少、分解增加，出现负氮平衡。患儿消瘦、乏力、体重下降、生长发育延迟和抵抗力降低，易致继发感染。

4. 水、电解质平衡紊乱　高血糖使血渗透压增高，引起细胞外液高渗，细胞内脱水。渗透性利尿排除大量的水和电解质，引起细胞外脱水。当呕吐、排除增加、摄入减少，致血钠、血氯减少。血钾早期可不低，随着胰岛素和输液治疗、酸中毒纠正后若未及时补钾可发生严重低血钾。

【临床表现】

各年龄均可发病，早至出生后3个月，但以5～7岁和10～13岁两个年龄组多见，患病率无性别差异。儿童糖尿病起病多数较急骤，常见发病诱因为感染、饮食不当、情绪激动等。

1. 典型症状　多尿、多饮、多食及体重减轻的症状称“三多一少”。婴幼儿患病特点常以遗尿的症状出现，多饮多尿容易被忽视。消瘦的程度和代谢紊乱的程度与尿糖的多少相一致的。

2. 糖尿病酮症酸中毒　有相当多的患儿(约40%)，常以急性酮症酸中毒为首发表现，尤其多见于年幼者。表现为胃纳减退、恶心、呕吐、腹痛、关节肌肉疼痛、呼吸深快、呼气中带有酮味、口唇樱红、神志萎靡、嗜睡，严重者可出现昏迷。

3. 其他症状　起病缓慢、病程长或治疗不当者，生长发育受影响，并可伴有肝脏肿大。

4. 糖尿病相关并发症

(1) 急性并发症：①酮症酸中毒：患儿在发生感染、延误诊断、过食或中断胰岛素治疗时，均可发生酮症酸中毒，年龄越小发生率越高。酮症酸中毒的临床表现如前述。②低血糖：患儿用胰岛素治疗后发生低血糖多是由于胰岛素超过需要量，或未能在注射胰岛素后按时进餐，或运动前未及时加餐均可发生低血糖。低血糖时出现心悸、出汗、饥饿、颤抖、头晕或意识障碍，甚至完全昏迷。低血糖抢救不及时可引起死亡。低血糖昏迷反复发作可引起脑功能损伤，引起癫痫发作和智力减低。③感染：由于糖尿病患儿免疫力降低，常易患多种感染，如呼吸道、消化道、泌尿道感染，以及反复发生皮肤疖肿和甲沟炎等。严重感染时可发生中毒性休克。

(2) 中期并发症：如注射部位的皮下脂肪萎缩或肥厚影响胰岛素的吸收，还可发生关节活动受限、骨质疏松、白内障、反复发生低血糖和酮症酸中毒等。

(3) 慢性并发症：微血管并发症在1型糖尿病病后数十年甚至数年后的晚期较常见。视网膜病变严重时可以致盲。糖尿病肾病最终可致肾衰竭。如果加强糖尿病的控制，可以延缓或避免微血管并发症的发生和发展。

【辅助检查】

1. 血糖测定　血糖测定以静脉血浆(或血清)葡萄糖为标准。1997年美国糖尿病学会(ADA)制定的诊断糖尿病的标准：正常空腹血糖＜6.1 mmol/L(110 mg/dl)，空腹血糖6.1～6.9 mmol/L为空腹血糖受损；如空腹血糖≥7.0 mmol/L，或口服糖耐量试验(OGTT)2小时血糖值＞11.1 mmol/L，即可诊断糖尿病。糖耐量试验不作为临床糖尿病诊断的常规手段。

2. 血浆C肽测定　C肽测定可反映内源性胰岛β细胞分泌功能，不受外来胰岛素注射影响，有助于糖尿病的分型。儿童1型糖尿病时C肽值明显低下。

3. 糖化血红蛋白(HBAlc)测定　HBAlc可反映近2个月血糖平均浓度，是判断一段时间内血糖控制情况的客观指标，与糖尿病微血管及神经并发症有一定的相关性。正常人HBAlc＜6%，HBAlc维持在6%～7%时糖尿病并发症不发生或已发生但不进展，HBAlc＞8%，糖尿病并发症显著增加。

4. 胰岛细胞抗体(ICA)、胰岛素自身抗体(IAA)、谷氨酸脱羧酶(GAD)抗体测定　疾病初期上述抗体大多可呈阳性，随着病程进展，胰岛细胞破坏日益加重，滴度可逐渐下降，待β细胞全部破坏，抗体消失。

5. 尿糖及酮体测定　尿糖测定只能反映某一特定时间内尿糖排泄情况，且因与肾阈高低、尿糖试纸质量有关，故尿糖阳性仍应测定血糖。酮体包括乙酰乙酸、丙酮、β羟丁酸组成。

6. 其他检查　可做胸片、B超、心电图检查。

【治疗原则】

儿童糖尿病的治疗目的是：①消除糖尿病症状；②避免或减少酮症酸中毒及低血糖产生；③维持儿童正常生长和性发育；④解除患儿心理障碍；⑤防止中晚期并发症出现。

1. 胰岛素替代疗法　儿童1型糖尿病终身需用胰岛素治疗。

(1) 胰岛素制剂：目前临床使用的胰岛素制剂有3种，即正规胰岛素(RI)、中效珠蛋白胰岛素(NPH)和长效鱼精蛋白锌胰岛素(PZI)。胰岛素的种类和作用时间见表13－2。

表13－2　胰岛素种类及作用时间

胰岛素种类	开始作用时间(h)	作用最强时间(h)	作用最长时间(h)
短效RI	0.5	3～4	6～8
中效NPH	1.5～2	4～12	18～4
长效PZI	3～4	14～20	24～36

(2) 胰岛素治疗方案：新诊断者可先给0.5～1.0 U/kg胰岛素，如已用胰岛素治疗者，则每天给短效胰岛素0.7U/kg，青春期1.0～1.5U/(kg·d)，每天剂量分3次，分别于三餐前30分钟皮下注射，必要时睡前加用1次NPH(中效胰岛素)。数天后可改用短效和中效胰岛素混合应用，其比例为1∶2或1∶3。一天注射2～3次为宜。

2. 糖尿病酮症酸中毒的治疗　治疗除针对诱发病因治疗外，分二路方案同时进行，一路胰岛素小剂量静脉点滴以纠正糖代谢紊乱，另一路静脉补充液体和纠正电解质紊乱。

(1) 纠正糖代谢紊乱：将短效胰岛素(RI)25U置于0.9%生理盐水250 ml中，以每小时1 ml/kg滴注(即相当于每小时RI 0.1U/kg)。1～2小时后复测血糖以调整输液量。当血糖下降至17 mmol/L时，停止静滴RI改为静滴含0.2%氯化钠的5%葡萄糖液，停止静滴前30分钟，皮下注射RI0.25～0.5U/kg，每4～6小时1次，直至患儿血糖稳定为止。以后按一般糖尿病常规治疗。

(2) 纠正水、电解质紊乱

1) 补液：当pH＜7.2，HCO_3^-＜12 mmol/L时为重症酸中毒，在第1小时首先输入0.9%生理盐水20 ml/kg以扩充血容量，第2～3小时按10 ml/kg静滴0.45%氯化钠溶液补充累积损失量，当血糖＜17 mmol/L后改用0.2%氯化钠的5%葡萄糖液静滴。

2) 补钾：酮症酸中毒早期血钾一般不低，在开始静滴胰岛素1～2小时后或患儿排尿后给予钾盐，剂量每天为2～3 mmol/kg。

3) 纠正酸中毒：为避免发生高钠血症，对酮症酸中毒患儿不常规使用碳酸氢钠。只有当pH＜7.1，HCO_3^-＜12 mmol/L时补充碱剂。按2 mmol/kg给予1.4%$NaHCO_3$静滴，先用1/2量，当pH≥7.2时即停药。

【护理诊断】

1. 营养失调　低于机体需要量，与胰岛素缺乏导致体内代谢紊乱有关。

2. 有感染的危险　与蛋白质代谢紊乱、免疫功能降低有关。

3. 潜在并发症　酮症酸中毒、低血糖或低血糖昏迷。

4. 知识缺乏　家长及患儿缺乏控制糖尿病的知识和技能。

【护理措施】

1. 饮食护理

(1) 热量供给:每天总热量等于4 200 KJ(1 000 kcal)+(年龄-1)×70-100。

(2) 饮食成分组成:蛋白质提供热量占总热量的15%~20%,以动物蛋白为主;脂肪占30%左右,以不饱和脂肪酸为主;余下全部热量由碳水化合物供给。多吃纤维素性食物,使糖的吸收缓慢而均匀,从而改善糖的代谢。饮食中限制含糖食物,碳水化合物最好以糙米和玉米为主,脂肪应以植物油为主。易饥饿者食物中应增加粗杂粮、豆类和新鲜蔬菜的比例。

(3) 三餐分配:全天的热量分配为早餐1/5、中餐2/5、晚餐2/5。一般以少量多餐为宜,餐间可加2次点心,避免低血糖发作。饮食需定时定量,勿吃额外食品。

2. 预防感染 教导小儿应当保持良好的卫生习惯,避免皮肤的破损;定期检查口腔、牙齿;对遗尿小儿夜间定时唤醒排尿,因尿糖刺激会阴部可引起瘙痒,应及时清洗臀部,预防泌尿系统感染。

3. 糖尿病监测

(1) 血糖:血糖是调节胰岛素用量的根据,每天测血糖应成为糖尿病儿童治疗常规的一部分,患儿的自我血糖监测(SMBG, Self Monitoring Blood Glucose)对达到良好的血糖控制至关重要,可使微血管并发症的发生明显减少。建议对于胰岛素强化治疗期、血糖不稳定期的1型糖尿病或改变治疗方案时,做到每天测4次血糖,对于血糖稳定期也应当做到每天检测1~2次血糖。

(2) 尿糖:每次餐前用试纸测定尿糖并根据结果调整胰岛素用量。

(3) 糖化血红蛋白:每3个月测定糖化血红蛋白(HbAlc),以期达到良好的血糖控制。

4. 胰岛素治疗的护理

(1) 胰岛素注射部位:可选择腹壁(脐周围10 cm内不能注射)、双上臂外侧、臀部及大腿外侧等部位皮下注射胰岛素。人体不同部位注射胰岛素的吸收是不同的,腹壁吸收最快,双上臂外侧次之,臀部及大腿外侧吸收较慢。长期在同一部位注射胰岛素,会使局部皮肤出现皮下脂肪营养不良,影响胰岛素的吸收,影响血糖控制。因此应当教会父母或患儿正确有计划地选择注射点,每次注射点之间需间隔1~2 cm。

(2) 注射器的选择:使用注射胰岛素专用注射器,刻度按每毫升注射液含40 u胰岛素制作,便于药物的精确抽吸及使用。

(3) 注射方法

1) 注射前半小时应将胰岛素从冰箱中取出,待药液温度接近室温时再注射。

2) 注射前操作者洗手,并准备好胰岛素药液、注射器和酒精棉球等注射所需用品。

3) 注射短效胰岛素时,用酒精棉球消毒胰岛素药液瓶盖后用注射器吸取与所需胰岛素注射液等量的空气注入胰岛素瓶内,左手将胰岛素药瓶倒转,右手持注射器抽吸胰岛素;注射中效或长效胰岛素,应先将胰岛素药瓶平放在手心中,用双手夹住药瓶,来回滚动10次左右,使瓶内药液充分混匀,再按RI注射方法进行。

4) 自行混合两种剂型胰岛素时,必须按上面的步骤先抽短效胰岛素,再抽中效或长效胰岛素。将RI混入NPH或PZI瓶内,充分混匀后进行注射。如果把中效或长效胰岛素混入短效胰岛素瓶内,则这瓶胰岛素就不能再继续使用。

5) 选好注射部位后,用酒精棉球消毒皮肤,待酒精干后,用一只手将注射部位的皮肤捏起约 1 cm 左右，另一只手将针头的一半以 45 度角刺入注射部位，推注药液，然后放松提起的皮肤。针头要在皮下停留 10 秒钟左右拔出，不要按揉注射部位。

5. 糖尿病酮症酸中毒的护理

(1) 密切观察病情，监测血中空气、电解质及血糖和尿糖、酮体的变化。

(2) 建立两条静脉通路，一路供纠正脱水、酸中毒快速输液用；另一路使用微量泵输注胰岛素降血糖。并遵医嘱纠酸和补钾。

6. 低血糖的护理　胰岛素用量过大或在注射胰岛素后作用最强的时间内，没有按时和定量进餐，或增加活动量后可引起低血糖。其典型表现为突发饥饿感、心慌、手抖、软弱、脉速、多汗，严重者出现低血糖昏迷、休克，甚至死亡。一旦发生低血糖应立即平卧，进食糖水或糖块，必要时静脉注射葡萄糖液。患儿清醒后再进食，防止再度昏迷。

7. 运动治疗及护理　运动是儿童正常生长和发育所必需的生活内容，运动对于糖尿病患儿更有重要意义。运动使肌肉对胰岛素的敏感性增加，而加速葡萄糖的利用，有利于血糖的控制，但应在血糖控制良好后（血糖$<$11.1 mmol/L）才能开始运动，运动的种类和激烈的程度因年龄和能力及兴趣不同。应协助患儿制订合理的运动方案。运动前减少胰岛素的用量或加餐，并准备好食品以备出现低血糖时食用。在运动前还可改变胰岛素注射的部位，因为运动时肢体血流加速，可增加胰岛素的吸收，所以可将原胰岛素注射部位改为腹部。有视网膜病变的患者应避免头部剧烈运动。腿部感觉功能减低时应注意防止碰伤，以徒步运动为好。

8. 心理治疗和教育　儿童糖尿病需终生用药以及严格的饮食管理，父母和患儿在心理上均会发生许多不适应，家庭的正常生活也会受到较大影响，在生活中和心理上均会产生许多问题。应加强对患儿及父母进行有关糖尿病知识的教育。从诊断糖尿病开始即应向患儿及其父母讲解糖尿病的具体治疗方法，并在以后治疗过程中不断进行强化教育。组织糖尿病儿童夏令营是对患儿进行强化教育和强化治疗的很好方法。在夏令营中许多同样患糖尿病的儿童相聚，可使他们消除孤独感。患儿之间可以互相交流经验，病程长的患儿可向新患儿介绍他们的经历，新患儿看到年长的患儿健康的成长，增加了自信心。医务人员在夏令营中和患儿日夜相处，对他们无微不至的关怀，增加了患儿对医务人员的信任和感情，更易接受医生的安排。患儿经过夏令营后糖尿病都能得到很好的控制，出营后多数仍能继续维持良好的控制。

9. 健康教育

(1) 日常生活管理：教育患儿生活要有规律，注意个人卫生，指导患儿每天做好口腔、皮肤、足部护理。做到勤洗澡、勤换衣、勤剪指甲，避免皮肤破损。有皮肤感染应及时治疗，以免诱发或加重病情。

(2) 疾病知识传授：使用图文并茂、通俗易懂的宣传手册或视听教材使患儿及其家庭了解糖尿病相关知识。指导患儿学会自我血糖管理及胰岛素注射。为患儿制定随访计划。协助患儿制作随身小卡片，卡片上可写明患儿的姓名、住址、联系电话、胰岛素注射量、医院名称及负责医生等，以便任何时候发生并发症时得到及时救治。

(3) 心理健康指导：鼓励患儿积极参加社会活动，正确树立控制疾病的信心。由经过一定专门训练的医生和护士对患儿进行长期地热情细致地教育、关心和指导，使患儿在治疗过程中健康成长。

第四节　性　早　熟

儿童性早熟(precocious puberty)是指女孩在8岁、男孩在9岁前出现性发育现象,其发病率在目前较10年前有所增加。

【病因与发病机制】

人体生殖系统的发育和功能的维持受下丘脑—垂体—性腺轴的控制,下丘脑分泌促性腺激素释放激素(gonadotropin releasing hormone, GnRH),其刺激垂体前叶分泌促性腺激素(Gn),即促黄体激素(luteeinzing hormone, LH)和促滤泡生成激素(follicle-stimulating hormone, FSH),促使卵巢和睾丸分泌雌激素和睾酮。青春期以前,小儿下丘脑分泌的GnRH量很少,垂体—性腺轴的功能处在低水平,10岁左右,下丘脑分泌的GnRH分泌逐渐增多,而垂体分泌的Gn随之也增加,致使性腺逐步发育,分泌性激素的水平也逐渐增多,从而促使性器官发育和第二性征出现。

下丘脑—垂体—性腺轴功能发动的迟早与种族、营养代谢、心理状态等有关,当性激素分泌过早过多即可引起性早熟。按下丘脑—垂体—性腺轴功能是否提前发动分为中枢性性早熟(真性)和外周性性早熟(假性)两类。

1. 中枢性性早熟

(1) 反馈性性早熟:即体质性性早熟,女孩多见,不明原因的而致下丘脑—垂体—性腺轴功能的提前发动,致使性激素增多,性器官提前发育,称为特发性或体质性真性性早熟,较多见。

(2) 下丘脑—垂体病变:如错构瘤、神经母细胞瘤、松果体病变、中枢神经系统感染或损伤,致使各种性激素分泌过多。

(3) 脑先天畸形:如脑积水、脑穿通伤。

(4) 少数原发性甲状腺功能低下。

2. 外周性性早熟　由于脑中枢以外的原因而引起的性激素分泌过多所致。

(1) 肾上腺病变:如肾上腺皮质增生、肾上腺肿瘤。

(2) 性腺肿瘤:如卵巢肿瘤、畸胎瘤、睾丸瘤。

(3) 外源性:含激素的药物、食物、化妆品使用过多。又如花粉、蜂王浆、人参、牛初乳、含激素的保健药等的吸入,或服食过量发生过敏或毒性所致。

(4) 其他:如皮肤黑色素—骨纤维性发育异常性早熟沉着McCnne—Albright综合征、肝胚细胞瘤,也可致性早熟。

【临床表现】

正常的性发育有一定的规律:女孩的卵巢在增强的黄体化生成激素(LH)和促卵泡成熟激素(FSH)的刺激下,其卵巢内出现多个小滤泡,旋即乳房开始发育,标志着青春期的开始,然后出现阴毛和外生殖器发育,最后初潮和腋毛出现,整个发育过程需1.5～6年,平均4年;男孩则先睾丸容积增大,超过3 ml(或直径>2.5 cm)是标志着青春期开始,旋即阴囊皮肤变红、薄,继而阴茎增长、增粗,然后出现阴毛、腋毛、声音低沉和胡须,整个过程需5年或更久。当睾丸容积达到6 ml以上时即可有遗精现象。

儿童性早熟由于致病原因不同，其表现各异，症状发展也快慢不一，有些患儿可在性发育达一定程度后停滞一段时期再进一步发育。

1. 原发性真性性早熟　多见于女孩，最小年龄可小到1～2岁。不论男女均有体格和骨骼的过早发育，性腺早熟以及第二性征的表现，性特征出现的顺序正常，身高和体重增长加速，骨骺成熟过快，牙齿和智力发育正常，尿17酮类固醇及雌激素排出量增多。

2. 表现骨骼和皮肤症状的真性性早熟　又称Mccune-Albright综合征，除性早熟外可见长骨纤维性变、皮肤色斑、尿17-酮类固醇及雌激素排出量增加，主要见于女孩，不需治疗，到成年期病情稳定。

3. 由于颅内病变的真性性早熟　各种颅内肿瘤、脑水肿、脑炎后遗瘢痕、结核性脑膜炎、脑积水等可引起性早熟，以后有相应的病变症状会出现。

4. 由于其他原因的真性性早熟　如恶性肿瘤，可能分泌类促性腺激素，未经治疗的呆小病，可能在采取治疗前，大脑分泌大量促甲状腺激素的同时也大量分泌促性腺激素，但以甲状腺素治疗后的患儿可使性早熟现象减退。

5. 不完全性早熟　患儿仅有部分性早熟症状，有乳房增大或阴毛早现两大特征。

【辅助检查】

1. 骨龄测定　可依据手和腕部X线正位判断骨龄发育是否超前。

2. B超检查　判断女孩卵巢及子宫发育情况，男孩检查睾丸和肾上腺皮质等部位。

3. CT或MRI检查　若可疑有脑肿瘤或肾上腺皮质瘤病变，可做脑部及肾上腺部扫描。

4. 血清、尿液激素的测定　睾酮和雌二醇浓度增高可见于性腺肿瘤、先天性肾上腺皮质增生患儿，血清17-羟孕酮含量和尿液17-酮固醇排出量增高。T_3、T_4、TSH测定有助于判断有无原发性甲状腺功能低下。

5. 促性腺释放激素刺激试验　对诊断体内原发性性早熟诊断有帮助。

【治疗原则】

治疗应依据病因而定，特发性真性性早熟除最终身高不如正常人外，对患儿不会造成其他损害，但必须加强教育和保护。下列药物可消除症状和延迟其性发育过程。

1. 促性腺激素释放激素类似物(GnRHa)　为了改善成人期的最终身高可选用，通过下降调节，减少垂体促性腺激素的分泌，现多采用长效制剂，0.1 mg/kg体重，每4周肌肉注射1次。

2. 甲羟孕酮　为孕酮衍生物，可用于女孩性早熟。每天口服用量为10～30 mg，出现疗效后减量维持。

【护理诊断】

1. 生长发育改变　与性腺激素分泌过早过多有关。

2. 自我形象紊乱　与生长发育异于同龄人有关。

【护理措施】

1. 指导患儿家长密切观察第二性征的变化　如女性患儿乳房有无硬结、增大、乳晕着色和触痛，阴道分泌物的性状，有无阴道流血，有无大阴唇开始增厚、小阴唇着色情况；男性患儿乳晕着色积度和乳房的增大情况，阴茎和睾丸的大小、着色，有无遗精现象等。

2. 指导患儿及家属积极配合检查　向家长说明相关检查的目的和必要性，正确指导家长配合，做好各项检查前准备，如女性患儿子宫B超检查前需大量饮水使膀胱充盈，便于检查，X光骨龄检查时要充分暴露手腕关节。

3. 会阴部护理　保持局部清洁，指导家长为患儿勤洗外阴、勤换内裤，叮嘱患儿便前便后清洁双手，防止局部感染，若外阴有炎症表现，配制 1∶5 000 的高锰酸钾溶液坐浴及抗感染治疗。

4. 心理护理　性早熟患儿其身体和心理处于儿童期，但在性心理方面却步入青春，过早的发育给患儿带来了巨大的心理压力，有的孩子恐惧、害羞，并倾注全力去探索和猎奇，影响了正常的学习和生活，同时也给父母带来诸多烦恼。要注意倾听患儿的感触，耐心对患儿进行必要的性教育，使患儿了解自己疾病的真实情况，正确对待，积极治疗。同时安抚家长，消除其顾虑，指导家长正确引导和教育患儿，使其早日身心康复，健康成长。

5. 加强健康宣教

(1) 教导父母对儿童的膳食要做到合理搭配，避免食用导致儿童“性早熟”的食品，尽量少食油炸类食品及鸡类食品，避免其所含的激素物质对孩子造成不良影响；避免盲目进补。

(2) 鼓励儿童适当运动锻炼，防止体重超标；保证充足的睡眠，以利身高发育。

(3) 开展早期性教育，使患儿掌握正常的性知识，避免网络游戏、看不健康书籍，以及听音像制品对孩子的影响。

(4) 父母应当特别关心患儿的心理变化，正确引导患儿建立健康、正常的生活习惯，帮助患儿适应身体的新变化。

（顾　莺）

第十四章 免疫缺陷病与结缔组织病患儿的护理

第一节 小儿免疫系统特征

免疫系统的功能是识别体内的任何外来物质，简单地说，就是识别敌我，并且尽可能地有效去除异己。任何时候，机体都是通过免疫反应来保护自己。通常情况下，免疫系统有多种方法来对付外来物质或抗原的入侵，如产生抗体或蛋白质来对抗抗原，也产生其他类型的细胞，例如T细胞和自然杀伤性细胞。

免疫分为自然免疫也就是非特异性免疫或后天获得性免疫也就是特异性免疫。自然免疫能力是与生俱来的。例如完整的皮肤、体液的酸碱度，来自于母亲的自然抗体、炎症因子、吞噬细胞等。获得性免疫包括体液免疫和细胞免疫，并且直到小孩6岁时才发育完全。

一、非特异性免疫

病原体进入人体首先引起非特异性免疫反应。例如病原体侵入人体后，首先遇到包括皮肤、黏膜的屏障作用，一些物质的化学作用，人体产生特殊功能的细胞以及非炎性反应来防御病原体对机体的危害。对大多数病原体来说，完整的皮肤是一道强大的物理屏障。口腔黏膜与胃黏膜分泌的唾液和胃酸与一些化学物质具有杀菌作用。一旦病原体通过这些物理屏障进一步进入人体内部，血液中的多种白细胞如巨噬细胞、中性粒细胞将破坏病原体。其他防御机制如血清补体、干扰素和自然杀伤细胞也共同发挥作用。补体是血清的组成部分，包括11种蛋白质复合物。它是一种在抗原抗体反应中激活的非活性酶，能导致广泛的非炎性反应。它也在一些自身免疫疾病中起着一定的作用，它们是在非特异性免疫中的重要防御机制。新生儿补体的水平比大龄儿童和成人低，这会引起对某些感染的反应低下。

二、特异性免疫

1. *细胞免疫* 相比之下，细胞介导的免疫反应较早地达到功能的成熟。胸腺产生的T细胞能对抗大多数的病毒、真菌和缓慢发展的细菌感染，例如肺结核以及肿瘤。另外，它控制着迟发性超敏反应的反应时间，比如结核菌纯蛋白衍生物（PPD）测试，它还负责排斥异体移植物，比如器官移植。

特别类型的T细胞包括杀伤性T细胞、抑制性T细胞和辅助性T细胞。抑制性T细胞能抑制B细胞进入浆细胞。辅助T细胞能辅助这个过程。杀伤性T细胞能分泌作用强大的细胞因子，以控制免疫反应包括B细胞的分化。

自然杀伤性(NK)细胞(又称为非B非T细胞)，源于骨髓和胸腺后移入血液和脾脏。它在控制病毒感染、肿瘤和自体免疫疾病方面扮演着重要作用。新生儿的NK细胞数量较大龄儿童及成人低，这使得他们对抗某些抗原的能力有所降低。

2. *体液免疫* 体液免疫是主要针对细菌性抗原的免疫反应。B细胞产生于骨髓，发育成产生抗体的浆细胞。抗体是一种免疫球蛋白，存在于血清、体液和某些组织中。共有5种免疫球蛋白：IgM, IgG, IgA, IgD, IgE。婴幼儿和儿童在免疫球蛋白的数量上有所不同。当小儿第一次暴露于抗原时，B细胞系统开始产生抗体特异性地对抗这一抗原。称为初发免疫反应，约需3天的时间。以后再次接触该抗原时，就会触发记忆细胞，导致24小时内产生免疫反应。

IgM是抵抗微生物入侵的首先合成的抗体，主要存在于血流中，是抗革兰阴性菌的主要抗体。出生时血中含量很低，生后1周显著增加，1岁时达成人水平。

IgG是在IgM后出现的，是血清中的主要抗体，存在于血液和组织中。IgG能包裹微生物，使微生物更容易得以清除。IgG是唯一可以通过胎盘的抗体，因此新生儿的IgG水平与母体相似。来自母体的IgG在生后6～8个月消失，以后逐渐增加，7～8岁达成人水平。

IgA是由消化道或呼吸道分泌的抗体，分布在体液如眼泪、唾液和黏液中，是针对清除如口腔、鼻腔、肺部和肠道等途径来的病原体，保护机体免受病原体的侵袭。IgA也在乳汁中分泌，所以是新生儿抵抗细菌的重要保护机制。

IgE在血清中的含量很低，但在对抗寄生虫感染中起重要作用，也参与过敏反应。IgD的作用尚不完全清楚。IgA和IgE出生时在血清中不存在。2周后开始产生，6～7岁时达到正常水平。从以上所述就容易理解为何6岁以下的小孩子容易生病，因为他们没有足够的各种免疫球蛋白。

第二节 原发性免疫缺陷病

免疫缺陷(primary immunodeficiency diseases)，是一种免疫系统的不同程度的低反应状态。罹患该病的患儿表现为先天性的不能生成抗体(B细胞的紊乱)，或者是细胞免疫的紊乱，或两种缺陷兼而有之。PID的突出表现为易于发生感染，并可能产生其他方面的问题。

【病因】

原发性免疫缺陷病通常与遗传有关，像其他遗传性疾病一样，PID也是由于基因突变或基因复制过程中出现异常而引起的。一些学者认为PID与宫内感染有关。PID的临床表现根据免疫细胞缺陷的种类和类型有关，一些疾病表现严重，而另外的则可能症状较轻。

【分类】

原发性免疫缺陷病的分类见表14-1。

表 14-1　原发性免疫缺陷病的分类

特异性免疫缺陷病
　抗体缺陷病
　　X-连锁丙种球蛋白血症
　　常见变异性低丙种球蛋白血症
　　婴儿暂时性低丙种球蛋白血症
　　选择性 IgM 缺陷病
　　选择性 IgA 缺陷病
　　选择性 IgG 亚类缺陷病
　细胞免疫缺陷病
　　先天性胸腺发育不全(DiGeorger 综合征)
　　奈泽洛夫综合征
　联合免疫缺陷病
　　严重联合免疫缺陷病
　　共济失调-毛细血管扩张症综合征
　　Wiskott-Aldrich 综合征
非特异性免疫缺陷病
　　吞噬细胞功能缺陷病
　　补体系统缺陷病

【临床表现】

PID 的共同特点是对感染的易感性明显增加，且感染较为严重，持续时间较长，难于治愈。或者同时有两至三种感染。由于反复的感染，患儿的抵抗力减弱，可能会造成患儿的生长发育迟缓。患儿由于免疫系统的抵御力减弱，容易发生机会性感染，这种非同寻常的感染往往提示免疫缺陷的存在。

1. X-连锁无丙种球蛋白血症(X-LA)　患儿由于缺乏成熟的 B 细胞或分泌抗体的浆细胞，血清中各种抗体缺如或低下。该病只是男孩发病。患儿出生后数月表现健康，可能与来自母体的 IgG 的保护和母乳喂养的缘故，6～8 个月 IgG 消失，此时的婴幼儿就可能经常发生反复的感染，如中耳炎、鼻窦炎、眼部感染、皮肤感染和肺炎，也可发展为脑炎、脑膜炎、败血征，感染反复发生。实验室检查提示 B 细胞水平极其低下，尤其是分泌免疫球蛋白的浆细胞。血清中各种免疫球蛋白含量很低，缺乏对免疫接种后的抗体应答。B 细胞丰富的组织如扁桃腺、淋巴结缩小或缺如。虽然 X-LA 不能治愈，但可以通过免疫球蛋白的治疗控制病情。坚持大剂量定期应用免疫球蛋白，能避免大多数的感染，可以使患儿保持基本正常的生活。

2. 婴儿暂时性低丙种球蛋白血症(THT)　是一种较为常见的 PID，主要发生在婴幼儿。正常情况下，婴儿出生后，来自母体的 IgG 不断代谢分解，而婴儿本身逐渐合成自身的 IgG，3～6个月达到生理需要水平。在 THI 的患儿，生后 1 年内，通常血清 IgG<2.5 g/L，IgA、IgM 也低于正常水平。THI 的患儿容易患上呼吸道感染，尤其是中耳炎、鼻窦炎，但很少有肺炎或致命的细菌感染发生。IgA、IgM 通常在 2～6 岁时达到正常水平。

3. 常见变异型免疫缺陷病(CVID)　是以丙种球蛋白低水平和 IgA 抗体很低为特征的一类疾病。CVID 的患儿可能有正常数量的 B 细胞，但 B 细胞不能发挥正常的功能。同时 T 细胞也表现出不同程度的缺陷。儿童可以发病，但更多见于青少年。男女均可发病。像其他抗体缺乏性疾病一样，CVID也可导致儿童反复的细菌感染，通常包括中耳炎、鼻窦炎和呼吸道感染。很多患儿经历多次的肺炎，部分会导致关节炎、骨髓炎和皮肤感染。约有1/4的患儿会发展为免疫系统性疾病包括贫血和风湿性关节炎。同时患肿瘤的危险性增加。消化道症状较常见，除了由贾氏鞭毛虫所导致的腹泻外，CVID的患儿易患溃疡性肠炎甚至肠道肿瘤。很多患儿有脾脏和淋巴结的肿大，有的甚至发展为淋巴瘤。检查血清中IgG、IgA水平以及抗体应答有助于该病的诊断。虽然抗生素的应用有助于控制感染，但根本的治疗还是丙种球蛋白的使用，丙种球蛋白的应用可以提高患儿血清中的抗体水平，抵御感染，使大多数的CVID的患儿保持正常的生活。

4. *先天性胸腺发育不全* 又称为DiGeorge综合征，是由于胚胎发育障碍导致头颈部发育异常，影响到面部、大脑、心脏乃至T细胞发育成熟的场所—胸腺。根据病变所累及的器官不同，DiGeorge综合征的表现多种多样，症状轻重不一。DiGeorge综合征的患儿有特征性的面容：下颌骨发育不全，眼睛下拉，耳郭畸形。有的患儿甲状旁腺发育不全。还有一些患儿表现为心血管系统的畸形，临床表现可以从心脏杂音到心力衰竭。由于胸腺很小或缺如，T细胞就很少或不能发挥正常功能，以致依赖T细胞的B细胞功能不能正常发挥，使患儿易于感染。由于该病的特征性表现，患儿往往生后不久即确诊。治疗方面主要是预防感染，可以静脉用丙种球蛋白，心脏方面的异常往往比较严重，需要药物控制和手术治疗，其他治疗包括钙剂和甲状旁腺激素的补充。

【诊断】

1. *病史评估*

(1) 过去史：患儿经历过或正经历着怎样的感染？是不是频繁感染，症状严重且不易治愈？标准的治疗方案无明显疗效？

(2) 体格检查：患儿的营养状况和生长发育是否良好？严重免疫缺陷的患儿往往呈现出病容和苍白、低体重和生长发育落后。

(3) 家族史：家族成员中有无诊断为PID或表现为不正常的感染，是否曾有孩子死于感染，是否只是男性累及？

2. *实验室检查*

(1) 血常规检查：红细胞、白细胞和血小板的计数，白细胞分类提示淋巴细胞和中性粒细胞的比例。

(2) 免疫球蛋白的测定：实验室检测不仅可以测定免疫球蛋白的总量，还可以测定不同免疫球蛋白的水平。

(3) 抗体测定：正常小儿经预防注射后，血中会存在特异的抗体，如破伤风、麻疹、百日咳、白喉。可以通过注射特异的疫苗，观察患儿有无产生特异的抗体。

(4) 皮肤试验：与结核菌素试验相似，反映T细胞的功能正常与否。将标准的小剂量的抗原注射入患儿的皮肤，免疫系统正常的情况下，应在24～48小时内出现局部的红肿，在免疫缺陷的患儿则无此局部反应。

【治疗】

PID的治疗不仅仅是治愈感染，而且要纠正免疫缺陷的状态，并应特别注意有无自身免疫性疾病和肿瘤的发生。

1. *治疗的首要目的是清除感染* 可以给予广谱的抗生素，当标准的治疗方案效果不佳时，应让患儿住院治疗，静脉用药。对于慢性感染，要做好对症处理，包括阿司匹林和布洛芬的使用，以缓解发热和全身疼痛症状，以及防止并发症。

2. 当机体的免疫力减弱时应尽量避免与病原体的接触　预防的措施包括养成良好的卫生习惯和提供丰富的营养，避免与感染者接触，尽量避免去人群拥挤的地方。另一方面，也不要过于谨慎，鼓励患儿上学，与健康儿童一起玩，参加体育运动。

3. 纠正免疫缺陷状态　目前，研究者们已创建了多种有可能重建免疫屏障的方法。对一些威胁生命的几种免疫缺陷病来说，骨髓移植是非常好的方法，可以使患儿得到长久的、彻底的、完全的治愈。自从1968年第一例骨髓移植开展以来，患有原发性免疫缺陷病的患儿，包括严重联合免疫缺陷病、Wiskott-Aldrich综合征、白细胞黏附障碍病及其他一些疾病均获得了显著的疗效。他们不再反复感染，体重增加，基本上获得正常的生活。对于许多抗体缺陷病的患儿来说，抗体替代治疗是挽救生命的措施。定期输注大剂量的丙种球蛋白可以使血清免疫球蛋白接近正常水平而免于大部分的感染。如果治疗开始得足够早，可以防止肺炎造成的肺损伤。注射一些免疫细胞产生的细胞因子，是另一种治疗免疫缺陷病的新方法。

4. 对原发性免疫缺陷病患儿的疫苗接种　尤其是那些T细胞缺陷、X-连锁无丙种球蛋白血症、共济失调-毛细血管扩张症的患儿不能接种活的病毒疫苗，如脊髓灰质炎、麻疹、水痘疫苗，在没有确诊之前给予接种病毒活疫苗也是不安全的，可导致严重的感染甚至死亡。输血时，不但要监测病毒，如肝炎病毒和巨细胞病毒，而且对于T细胞缺陷的患儿，所输的血液要经过照射从而破坏其中成熟的T细胞，以免造成对受者组织的破坏和移植物抗宿主反应。

【护理诊断】

1. 营养失调　低于机体需要量，与慢性腹泻和反复感染有关。

2. 皮肤完整性受损　与慢性感染有关。

3. 照顾者角色疲劳　与患儿长期感染、所患疾病严重威胁生命有关。

4. 生长发育状况改变　与长期限制活动和慢性疾病状态有关。

【护理措施】

对免疫缺陷的患儿来讲，护理的重点在于防治感染。但即使注意到周围环境的控制，包括让患儿生活在一个相对无菌的环境中，仍不可避免一些机会性感染。

1. 防止全身性感染　经常、彻底地洗手是至关重要的。根据不同的传播途径采取相应的防治感染的措施。当护埋任何进入体内的导管时应严格执行无菌操作，如：钢针、留置针、中心导管、气管插管、测压管、外周静脉置管等。患儿的食物及其他用品要经过特殊的消毒处理。患儿应置于单间，以尽量减少与外界传染源的接触。

2. 保证皮肤的完整性　皮肤是免疫缺陷病患儿唯一的完整屏障。给予良好的皮肤护理，密切观察皮肤受压处的任何变化，以及时发现皮肤有无感染或破损的迹象。

3. 药物治疗的管理　许多治疗免疫缺陷病的药物长期使用均有一些不良反应。应密切观察抗生素的不良反应，如耐药菌的过度生长（口腔的鹅口疮、胃肠道梭状菌的顽固感染），输注静脉用丙种球蛋白时注意安全。

4. 提供情感上的支持　原发性免疫缺陷病是危及生命的严重疾病，即使给予积极的治疗，其预后仍不容乐观。护士应评估家长对疾病的认知程度。父母往往因为本病的遗传性和难以治愈十分内疚。认真倾听患儿父母的心声并鼓励他们诉说内心的恐惧和不安。如果需要可以帮助引荐合适的心理支持咨询。若父母计划再生育一个孩子，建议进行遗传方面的咨询。

5. 保证足够的营养　合适的营养是护理的重要方面。营养专家应积极参与整个治疗方案，为患儿提供必需的能量、蛋白质和其他营养素。对于感染的患儿来言，维生素可能特别缺乏。抗氧化剂(如维生素 A、维生素 E 和锌、硒)能促进非特异性免疫功能，应按照摄入标准给予。要进行定期的饮食评估和宣教。根据患儿情况有时可能需要肠道外营养。

第三节　结缔组织病

结缔组织病是一组以结缔组织炎症、水肿、增生和变性为主要病变，表现为关节、肌肉疼痛或僵直的疾病，又称为风湿性疾病。由于结缔组织广泛分布于人体内，往往表现为多系统同时或相继受累。本节主要描述儿童时期常见的四种疾病：风湿热、儿童类风湿关节炎、过敏性紫癜和川崎病。

一、风湿热

风湿热是一种反复发作的结缔组织性疾病，其发病机制与 A 组乙型溶血性链球菌感染密切相关。临床表现包括发热，通常伴随关节炎、心肌炎，较少出现环形红斑和皮下结节。该病好发年龄为5～15岁，在冬春季节和寒冷、潮湿地域呈较高的发病率。部分治疗不当的患儿可发展为慢性风湿性心瓣膜病。

【病因和发病机制】

本病的病因尚不完全清楚，多数认为与 A 组乙型溶血性链球菌感染后的两种免疫反应有关：①变态反应，一些抗链球菌抗体与人体的某些组织，如心肌、丘脑等有交叉反应，导致Ⅱ型变态反应致组织损伤；另外，也有可能菌体和相应抗体形成免疫复合物沉积在关节、心肌和心瓣膜上，导致Ⅲ型变态反应损伤。②自身免疫反应，患儿可产生心肌抗体，导致心肌炎。最近的研究表明病毒也可能是致病原因，但这种假设还未得到公认。

【病理】

全身的结缔组织广泛累及，基本病变是炎症和特征性的“风湿小体”。病理过程分为渗出、增生和硬化三期，但各期病变可同时存在。在风湿热的急性渗出期，可见淋巴细胞和浆细胞的变性、水肿和渗出，主要累及心脏、关节及其周围组织的结缔组织，持续 2～3 周后进入增生期，风湿小体的形成是其特征病变，局限于心肌和心内膜。增生期持续 3～4 个月，进入硬化期，炎症细胞减少，风湿小体中央变性和坏死物质吸收，纤维组织增生和瘢痕形成，造成二尖瓣、主动脉瓣的狭窄和关闭不全。如果累及椎体外系神经系统，则可产生舞蹈病。

【临床表现】

约有半数的患儿在发病前 2～3 周有上呼吸道感染。关节炎通常为急性发病，而心肌炎和舞蹈病则为逐渐出现。临床表现轻重不一，取决于累及部位和严重程度。

1. 一般表现　不规则发热，面色苍白，食欲较差，多汗，疲劳和腹痛等症状。

2. 主要表现

(1) 心脏炎：是风湿热的最严重表现，为 40%～50%患儿的首发症状。年龄越小，心脏累及的可能性就越大。以心肌炎及心内膜炎多见，有时也可发生全心炎。

1）心肌炎：轻者可无症状。常表现为心率增快与体温升高不成比例。心尖区第一心音减弱，可出现早搏、心动过速等心律失常。由于二尖瓣关闭不全和狭窄，可在心尖部闻及2级或3级收缩期杂音。心电图表现为T波改变和ST段下移。重者可伴不同程度的心力衰竭。

2）心内膜炎：主要侵犯二尖瓣，其次为主动脉瓣。可听到二尖瓣关闭不全或相对狭窄的杂音。约20%发生主动脉瓣关闭不全，在胸骨左缘第3肋间可闻及舒张期叹气样杂音。多次复发可造成心瓣膜永久性瘢痕，导致风湿性心瓣膜病。

3）心包炎：心包炎的患儿往往已有全心炎。表现为心前区的疼痛、心动过速、呼吸困难，可闻及心包摩擦音，心前区搏动消失，伴随颈静脉怒张和肝肿大。心电图表现为低电压、ST段抬高和T波改变。

（2）关节炎：以游走性和多发性为特点，年长儿多见。主要累及膝、踝、肩、肘和腕关节。表现为局部的红肿、疼痛和功能障碍。经治疗后关节功能可恢复正常，不残留强直和畸形。

（3）舞蹈病：多发生于女孩，是一种累及椎体外系的风湿性神经系统疾病。表现为面部和四肢肌肉的不经意的、不协调的、无目的的快速运动，做鬼脸和面部抽搐，在兴奋和注意力集中时症状加剧，入睡后消失。症状数周后缓解，重症病人即使治疗也要持续3～4月。舞蹈病可与其他症状同时存在也可单独出现。约有40%的病例伴心肌损害，较少伴发关节炎。

（4）皮下结节：多见于复发病例，好发于肘、腕、膝和踝关节的伸侧，为粟米至豌豆样大小，活动无压痛，起病数周后出现，2～4周后自然消失。

（5）环形红斑：一般后期出现，多发生于躯干和四肢的屈侧，呈圆形或半圆形，钱币样大小，色淡红或暗红。常于数小时或数天后消失，容易反复，但不留痕迹。

【实验室检查】

1. 血液检查　可见轻度贫血，白细胞和中性粒细胞增多并伴核左移。

2. 血沉增快　C反应蛋白和黏蛋白增高，此为风湿热活动期的重要指标。

3. 抗链球菌抗体测定　抗链球菌抗体（ASO）升高，提示近期有链球菌感染和风湿热可能。

【治疗要点】

1. 一般治疗　卧床休息，加强营养，补充维生素A、维生素C。

2. 抗链球菌感染　青霉素60～80万U/d，肌注至少2周。青霉素过敏者可用红霉素，30～50 mg/(kg·d)，分4次口服。

3. 抗风湿治疗　主要是应用水杨酸盐或肾上腺皮质激素。有心脏炎时尽早使用激素治疗，重者应静脉滴注，症状改善后应逐渐减量，总治疗周期为8～12周。在停用激素之前要口服阿司匹林以免反跳。无心肌炎患儿可用阿司匹林直至体温正常，关节红肿消失，实验室指标正常，然后剂量减半，疗程6～12周。

【护理评估】

1. 健康史　询问发病前1～4周有无上呼吸道感染，是否有发热、关节肿痛、皮疹和精神异常以及不自主的运动，询问有无心脏病史和关节炎。

2. 健康现状　测量生命体征，观察有无与体温升高不成比例的心动过速，有无心脏杂音，检查大小关节有无红肿热痛，有无活动受限、皮疹，尤其在躯干和关节伸侧。

3. 心理和社会状况　评估患儿父母的焦虑程度，对预后、药物的不良反应和预防复发的了解程度。对年长儿应特别注意他们的精神状态。了解患儿的家庭环境和经济情况。

【护理诊断】

1. 体温过高　与感染有关。

2. 疼痛　与关节受累有关。

3. 焦虑　与疾病的压力有关。

4. 心排血量减少　与心脏受损有关。

【护理措施】

1. 密切观察病情　注意患儿的呼吸、心率、心律和心音的变化,有无心力衰竭的表现,如烦躁不安、苍白、多汗、气急。

2. 根据病情限制患儿活动量　急性期卧床休息 2 周,有心脏炎的患儿,轻者绝对卧床 4 周,重者 6～12 周,至急性症状消失和血沉接近正常时方可下床活动,伴有心力衰竭者需心功能恢复正常后再卧床 3～4 周。一般而言,无心脏受累者恢复正常活动量所需时间为 1 个月,轻度心脏受累者需 2～3 个月,严重心脏炎伴心力衰竭者需 6 个月。

3. 心理护理　关心爱护患儿,仔细耐心解释各项检查、治疗和护理措施的意义,以取得患儿的合作。及时缓解患儿的各种不适,如发热、出汗、疼痛等,增强其战胜疾病的信心。

4. 正确用药,观察药物的不良反应　服药期间应观察药物的不良反应,如阿司匹林可引起胃肠道反应、肝功能损害和出血,饭后服用可减少对胃肠道的刺激,加用维生素 K 可防止出血;泼尼松可引起消化道溃疡、肾上腺功能不全、精神症状、血压升高、电解质紊乱和免疫力下降等,需密切观察。伴有心肌炎的患儿对洋地黄敏感,容易出现中毒,应密切观察有无如恶心、呕吐、心律不齐、心动过缓等反应,并注意补钾。

5. 密切观察体温变化　注意热型,高热时采用物理降温并遵医嘱抗风湿治疗。

6. 健康教育　向患儿家长讲解疾病的有关知识和护理要点,使家长能了解病情的变化,学习预防感染和防止复发的各项措施。合理安排患儿的日常活动,防止受凉,改善居住环境,避免寒冷潮湿,避免去公共场所,不宜参加剧烈的活动,以免过劳,并定期门诊随访。

二、儿童类风湿病

儿童类风湿病多见于 16 岁以下的儿童,是一种全身性结缔组织病。临床表现包括慢性不规则发热、关节肿痛,常伴有皮疹、肝脾肿大和淋巴结肿大,复发的病例可见关节畸形和功能障碍。年龄越小,全身症状越严重,对年长儿而言,关节症状是主要的临床表现。类风湿病(JRD)是小儿结缔组织病中位居第二位的重要疾病,男∶女为 3∶1。

【病因和发病机制】

JRD 的病因尚不清楚,一般认为与感染、自身免疫、遗传、寒冷、潮湿、疲劳、营养不良、创伤和精神因素均有一定关系。专家认为可能有两方面的作用,首先患儿在遗传方面有“易感性”,然后在环境因素的作用下如病毒感染促使了 JRD 的发生。发病机制中复杂的免疫过程参与导致了组织的损伤。

【病理】

主要的病理改变在关节部位,全身的结缔组织均可累及。

1. 关节病变　滑膜关节炎是 JRD 的最重要的病理性改变,表现为慢性的非化脓性滑膜炎。首先表现为关节滑膜的充血、水肿,伴有淋巴细胞的浸润,滑膜积液增加,滑膜增生。滑膜炎继续发展，软骨下的骨组织被侵蚀，关节面融合，关节腔被纤维组织所替代，导致关节强直、畸形，JRD较少引起关节破坏。

2. *皮下结节是关节病变重要的病变之一*　典型的结节由内、中、外3层组织组成，内层是纤维素样坏死组织和免疫复合物，中间层是成纤维细胞，外层是淋巴细胞和浆细胞浸润的纤维肉芽组织，是JRD的特征性病变。

3. *类风湿血管炎有多种多样的表现*　如皮肤血管炎、小静脉炎等。表现为皮肤溃疡、指(趾)的动脉缺血或血栓病变或雷诺现象，甚至出现严重而广泛的坏死性动脉炎，类风湿性结节和类风湿血管炎是关节外的主要病理改变，可在全身的多种组织器官发生，产生复杂的临床表现，体现出该病的严重程度。

【临床表现】

根据关节症状和全身表现将JRD分为3型。

1. *全身型*　多见于2～4岁的患儿，除了关节红肿外，以发热和皮疹的全身性症状为特征性表现，还可能有心脏、肝、脾和淋巴结的累及，有的医生称为STILL病。多数此类型患儿的JRD检查如风湿因子(RF)和抗核抗体(ANA)为阴性。此类型约占JRD的20%，其中一小部分患儿发展为多关节受累，症状严重，并持续到成人阶段。

2. *多关节型*　约占30%，多见于学龄期儿童。全身症状轻，起病缓慢，可仅有低热、食欲缺乏、疲倦和贫血。特征为进行性多发性关节炎，伴关节破坏。关节炎由游走性变为对称性。发作时有红肿、疼痛和活动受限。晨起僵直是本型的特征。反复发作可导致关节的变形和僵直，并常固定于屈曲位置。可见肝、脾和淋巴结的轻度肿大。约有1/4的患儿RF阳性，最终一半以上的患儿发展为严重的关节炎。

3. *少关节型*　累及4个以内的关节，是JRD的主要类型，约有50%的患儿属于此类型。少关节型主要累及膝、踝等大关节，多无严重的关节活动障碍。8岁以下的女孩多可能发展为本型。20%～30%的患儿有眼部病变，必须对少关节型的患儿进行定期的眼部检查，以免发展为严重的虹膜炎和葡萄膜炎。

【诊断】

没有特征性的检查来诊断JRD。应认真仔细地检查患儿的临床症状和评估患儿的病史，以及实验室检查结果和X表现来鉴别诊断。

1. *JRD的一个重要诊断要点*　是症状持续的时间，关节肿痛至少6周，才考虑JRD的诊断。记录症状出现、好转和恶化的时间对诊断有帮助。

2. *在活动期*　可有轻度或中度的贫血，多数患儿白细胞升高，以中性粒细胞为主，血沉增快，C反应蛋白、黏蛋白大多增高。

3. *免疫检查*　IgG、IgM、IgA均增高，部分患儿RF、ANA阳性。

4. *X线检查*　早期可见关节附近软组织肿胀；晚期可见骨质稀疏和破坏，关节腔变窄，关节面融合，骨膜反应和关节半脱位。

【治疗要点】

治疗的重要目标是保持患儿较好的生理和社会功能，维持高质量的生活。为达到这一目标，医务人员应采取各项措施以减轻关节肿胀，维持关节的正常活动，减轻疼痛，发现、治疗和预防并发症。大多数JRD的患儿需要药物和物理的治疗。

1. *一般治疗*　急性期应卧床休息，合理饮食，病情好转后应进行适当的活动。运动是

JRD治疗计划中重要的一部分，运动能帮助患儿维持肌肉的肌张力，恢复关节的活动度。物理治疗师或康复治疗师应为JRD患儿设计合适的运动计划，有的专家推荐用夹板或其他设备，以帮助骨和关节的正常生长。当发生肌肉萎缩、活动受限、关节变形时，可给予理疗、红外线照射、按摩、医疗体育和矫形手术。

2. 根据药物的作用时间治疗　抗炎药物分为快作用类、慢作用类、类固醇激素和免疫抑制剂。

(1) 非甾体类抗炎药：属于快作用类药物，是治疗早期JRD、改善临床症状必需的药物。临床上可分为氖普生、布洛芬、吲哚美辛（消炎痛）和双氯芬酸等。尽管这些药物能充分控制关节症状，对关节外症状也有疗效，但不能阻碍关节破坏的进程，对关节畸形和强直也无效。对那些病情严重、进展较快的患儿应使用慢作用类药物。

(2) 病情缓解药物：如患儿用非甾体抗炎药（NSAID）治疗3～6个月后无效，应加用甲氨蝶呤（MTX）、青霉胺等慢反应药物。缓解病情抗风湿药物（DMARD）能减慢JRD的进程，但由于需要数周至数月的时间才能发挥作用，常常与NSAID联合使用。DMARD有多种，医生多应用MTX来治疗JRD。对其他药物不能缓解症状的患儿来说，MTX是一种安全有效的药物。由于需较小剂量就可缓解症状，MTX很少发生危险的不良反应。最严重的并发症是肝损伤，但只要进行定期的血液检测和随访是可避免的。

(3) 激素治疗：当有内脏受累时，特别是有心肌和眼部病变者，应早期应用激素，常用泼尼松。

(4) 当患儿对以上治疗均无效时，或有严重反应时，或有严重并发症的病例，硫唑嘌呤和环磷酰胺较常用，可单独使用，也可与激素联合应用，应注意不良反应。

【护理诊断】

1. 体温过高　与非化脓性炎症损伤有关。

2. 身体活动受限　与关节疼痛和畸形有关。

3. 潜在并发症　与药物不良反应有关。

4. 焦虑　与疾病对健康的威胁有关。

【护理措施】

1. 密切观察体温变化　注意热型，降低体温，观察有无皮疹、眼部损伤的表现，有无脱水症状。物理降温（有皮疹时禁用酒精擦浴），保持皮肤干爽，防止受凉。保证摄入充足的水分和热量，并给予高热量、高蛋白、高维生素、易消化的饮食。

2. 减轻关节疼痛，维持关节功能　急性期应卧床休息，注意观察关节炎的体征，有无晨僵、疼痛、肿胀、活动受限和关节畸形。置患肢于舒适的位置以减轻关节疼痛。急性期过后应尽早开始康复治疗，指导家长帮助患儿做被动运动和按摩，经常更换体位，鼓励患儿尽量独立完成日常活动。设计许可的游戏，如游泳、骑车等，以恢复关节功能、防止畸形。对关节畸形的患儿应防止外伤。

3. 确保患儿依照医嘱得到合适的药物治疗　有很多的药物可供选择，当所用药物不能缓解患儿症状或引起较严重的不良反应时，患儿和家长可与医生商议更换其他药物。非甾体类常见的不良反应有胃肠道反应和凝血功能异常，以及对肝、肾、神经系统的影响。故对长期用药的患儿应2～3个月随访血象，以及肝、肾功能。

4. 心理护理和健康教育　尽量把患儿当成正常孩子来对待。有的患儿认为JRD是对他们的惩罚，故应向患儿解释 JRD 并非任何人的错。关心患儿，多与患儿及其父母沟通，了解病情，并给予精神安慰，以增强他们战胜疾病的信心。建议多给予患肢功能锻炼。与学校密切合作，为患儿指定合适的学习计划，长期休学的患儿需要老师将作业送至家中。鼓励父母不要过度保护患儿，多尝试新的活动，奖赏其独立性，以达到身心的健康发展。

三、过敏性紫癜

过敏性紫癜又名舒-亨综合征。1837 年，Johann Schonlein 描述了一种有紫癜表现同时伴随关节疼痛和尿中沉淀的综合征，后来他的学生又进一步提出该综合征，还伴有腹痛和肾脏累及。Frank 于 1915 年提出“过敏性紫癜”一词，以体现其发病机制是机体对某一刺激物的过敏反应。临床表现主要包括紫癜、关节肿痛或关节炎、腹痛、消化道出血和肾炎。最严重的并发症是渐进性肾衰竭，发生率为 1%～2%。大部分患儿年龄在 2～14 岁，男女发病比例为 1.5～2∶1，发病季节以春、秋和冬季多见。

【病因和发病机制】

病因尚不清楚，目前认为与某种过敏原引起的自身免疫反应有关。过敏原可以是病原体（细菌、病毒和寄生虫）、药物（抗生素、磺胺药、水杨酸）、食物（鱼、虾、蟹、鸡蛋和牛奶）和其他。机体对这些因素产生了不恰当的免疫反应，形成免疫复合物沉淀于小血管，导致皮肤、胃、肠、关节广泛的毛细血管炎。

【病理】

本病主要病理改变为无菌性血管炎，全身毛细血管、小动脉、小静脉均可累及。

皮肤损伤主要发生于真皮血管，表现为急性的炎症反应，有中性粒细胞和嗜酸性细胞的浸润。局部渗出增加，有水肿、红细胞渗出和邻近血管的胶原纤维肿胀，血管壁有纤维样坏死及间质水肿。严重患儿可出现坏死性动脉炎。肠道黏膜可见到同样的病变，重者可发生肠黏膜的溃疡。肾脏累及轻重不一，从微小病变至新月性肾炎。免疫荧光可见 IgA、C_3 和一定量的 IgM、IgG 的沉积，还可见到部分患儿出现心、肺、胸膜和颅脑血管的同样的病理改变。

【临床表现】

多为急性起病，常在发病前 1～3 周有上呼吸道感染史。首发症状以皮肤紫癜为常见，半数患儿有关节肿痛和腹痛。主要累及部位为皮肤、关节、消化道和肾脏，并有相应的临床表现。

1. *皮肤紫癜*　常为首发症状，大多数患儿表现为典型的皮肤紫癜，最多见于下肢和臀部，以下肢伸面为主，对称分布，严重者可波及上肢，但少及面部。皮疹首先为紫红色的荨麻疹及各种红斑，高出皮面，有轻度的痒感，压之不褪色，可成批反复出现，新旧皮疹并存，少数患儿紫癜可大片融合成大泡伴出血坏死。

2. *消化道症状*　约有 2/3 的患儿可出现消化道症状，多发生在皮疹出现一周以内，也可发生在皮疹出现之前。突发的腹痛伴恶心、呕吐和血便。腹痛位于脐周和下腹部，由于肠道病变引起肠蠕动增强痉挛所致。偶见肠套叠、肠穿孔、出血性坏死性肠炎，临床上称此型为“腹型”。

3. *关节肿痛*　1/3 的患儿有此症状，主要累及膝、踝、肘，可单发也可多发，为游走性，一般不伴红、热，不遗留关节畸形。此型在临床上称为“关节型”。

4. 肾脏症状　肾脏病变见于30%～60%的患儿。常在病程的1～8周出现，症状轻重不一。多数患儿出现血尿、蛋白尿和管型，可伴血压升高和水肿，称为紫癜性肾炎。少数患儿出现肾病综合征的表现。一般肾脏损害较轻，大多数患者完全康复，极少数患儿发展为肾衰竭，死于尿毒症。此型称为“肾型”。

5. 其他　中枢神经系统病变是过敏性紫癜的潜在威胁之一。偶可见颅内出血导致失语、瘫痪、昏迷、抽搐，个别患儿还可见鼻出血、牙龈出血和咯血等出血表现。

以上症状可单独出现也可并存出现，若同时存在几种表现则称为“混合型”。

【实验室检查】

约半数患儿的毛细血管脆性试验阳性。外周血白细胞正常或轻度升高，血小板计数、出血和凝血时间、血块退缩试验和骨髓检查均正常。尿液检查与肾小球肾炎相似，大便隐血可呈阳性。血清 IgA 往往升高，IgG、IgM 可升高或正常。

【治疗要点】

目前尚无特效治疗。急性期卧床休息，对症治疗，并积极寻找和避免与过敏原的接触。

1. 肾上腺皮质激素和免疫抑制剂的应用　一些回顾性的研究表明在起病之初的24～48小时内使用激素可减轻腹痛和消化道出血，有的学者认为激素能降低肾脏损伤的严重程度。但激素并不能阻止病变发生和缩短临床进程，也不能防止复发。一般仅在急性期症状明显时使用泼尼松，每天1～2 mg/kg，症状缓解后即停药。环磷酰胺可用于那些对激素治疗无反应的病例，以抑制严重的免疫损伤。

2. 对症治疗　卡巴克洛可增加毛细血管对损伤的抵抗力，大剂量的维生素C(2～5 g/d)、抗组胺药物和钙剂可减轻过敏反应的强度，恢复血管壁的完整性，缓解部分患儿的腹痛症状。阿司匹林可用于那些单纯皮肤有症状者和关节症状者，以减轻关节的肿痛，但要注意肠道的出血。

【护理诊断】

1. 皮肤完整性受损　与变态反应性血管炎有关。

2. 疼痛　与关节和肠道的变态反应性炎症有关。

3. 潜在并发症　消化道出血、紫癜性肾炎。

【护理措施】

1. 促进皮肤正常功能的恢复　保持皮肤的清洁，教育患儿不要摩擦和搔抓皮肤，如有破溃应及时处理，防止出血和感染，衣服应宽松、柔软、清洁、干燥。尽量避免接触任何潜在的过敏原，按嘱使用止血药和脱敏药。观察皮疹的形态、颜色、数量、分布和有无复发，每天详细记录皮疹的变化。

2. 减轻关节痛和腹痛　按医嘱应用药物，以减轻关节痛和痉挛性腹痛。密切观察关节肿痛的情况，保持关节的功能位置，协助患儿选取舒适体位，根据病情选择合适的理疗方法，教会患儿用放松、娱乐的方法来减轻疼痛，做好日常生活护理，腹痛患儿应卧床休息，做好床旁监护。

3. 密切观察病情　观察有无腹痛、血便，注意腹部体征并及时报告处理。当有消化道出血时，应卧床休息，给予无渣流质，限制饮食，大量出血时应输血和静脉补充营养。观察尿液的颜色、尿量和比重，定期检查尿液，当出现血尿、蛋白尿时，提示有紫癜性肾炎，按肾炎护理常规处理。

4. *健康教育*　因为过敏性紫癜可反复发作并可能有肾脏损伤，应给予患儿带来不安全感，应给予家长做好解释工作，帮助他们建立信心，教会家长如何观察病情和调节饮食，定期来院复诊，以便及早发现肾脏并发症。

四、皮肤黏膜淋巴结综合征

皮肤黏膜淋巴结综合征又称川崎病，由日本医生川崎于1976年首次完整描述的。病变累及黏膜、皮肤和淋巴结，血管炎为主要病理改变，可累及全身动脉尤其是冠状动脉，有的最终发展为动脉瘤，导致心跳骤停。川崎病的最严重并发症也是对心脏和冠状动脉的损害，约有20%的患儿会发生心脏方面的并发症，是小儿后天性心脏病之一，已超过了儿童风湿热对心脏的影响。男∶女为1.5∶1，多发生在婴幼儿，18个月至2岁多见，80%的患儿>4岁，8岁以上的儿童少见。

【病因和发病机制】

川崎病的病因尚未明确。有多种理论和学说，包括感染的原因、免疫方面的异常，甚至有的学者认为与地毯的清洁剂有关。临床和流行病学的特征支持感染学说，但也有很多的权威人士认为自身免疫的因素也有重要作用。

【病理】

早期的组织病理学改变为小血管和小血管周围的炎症，以后逐渐发展为较大的血管。

1期：为1～9天，主要是急性小血管炎(微动脉、毛细血管、微静脉)和血管周围炎症，以及冠状动脉的周围炎症和动脉内膜炎，心包、心肌、房室传导系统以及心脏瓣膜也都有炎症改变。

2期：为10～26天，表现为冠状动脉的全层血管炎和管腔的动脉瘤形成和血栓，并可存在心肌炎、血栓的坏死、传导系统的损伤、心包炎、心内膜炎和瓣膜炎。

3期：为27～60天，小血管炎症消退，冠状动脉肉芽肿形成。

4期：为数月至数年，冠状动脉瘢痕形成，导致管腔狭窄，心肌的纤维增生，血栓坏死，传导系统受损，心内膜纤维弹性组织增生。

【临床表现】

1. *发热*　多为突然发生的高热，持续多在一周以上，对抗生素治疗无效，同时可出现本病的其他典型症状。

2. *皮肤和黏膜改变*　皮疹呈多形性，在发热同时或发热后出现。大多遍及全身。肢端改变，如有水肿、红肿和蜕皮，肢端改变往往会使患儿拒绝行走和活动，手指和脚趾的蜕皮常常在发热1～2周后出现，多发生在指(趾)甲周围，并可能累及手心和脚心部位。嘴唇出现红肿、干裂或出血。舌头为特征性的杨梅舌，舌乳头突起。双侧结膜充血，但无脓性分泌物。

3. *淋巴结肿大*　一般在发热后3天出现此症，常为单侧颈前淋巴结非化脓性肿大，质较柔软，触之有压痛，有时累及双侧。

4. *心血管症状和体征*　心血管累及是川崎病最严重的并发症，可表现为急性期心肌炎、心包炎，伴有或不伴有心包积液，以及在以后的病程中冠状动脉瘤的形成。2%的患儿死于冠状动脉炎，约半数患儿的动脉瘤在一年内消散。

5. *其他临床症状*　可出现关节炎、腹部疼痛、脓尿和胆囊肿胀。

【辅助检查】

1. 血液检查　轻至中度的贫血，外周白细胞计数升高，并伴核左移，炎症活动指标升高，包括血沉增快、C反应蛋白增高、免疫球蛋白升高，血培养常为阴性。血小板计数在病程的第2～3周时显著升高，6～8周后血小板计数和其他实验室指标恢复正常。

2. 影像学检查　超声心动图检查是必需的，以明确有无冠状动脉瘤。在急性期，应做基线的超声心动图检查，在病程的第2周、第3周，以及所有实验室检查指标正常1个月后还应重复超声心动图检查。若有任何肝胆功能异常，应做超声检查。拍摄胸片以明确有无充血性心力衰竭的表现。做心电图以查明有无心脏传导系统异常，有症状的患儿可能存在心肌梗死。

【治疗要点】

1. 阿司匹林　能抑制前列腺素的合成，阻碍血小板的凝集，但必须与免疫球蛋白联合应用才能达到充分的抗炎效果。伴发冠状动脉瘤的患儿应延长阿司匹林的使用时间。每天30～50 mg/kg口服，每天分4次服用，连用2周后改为每天3～5 mg/kg/d口服，每天1次，至6～8周，直至血沉恢复正常和症状消失。

2. 免疫球蛋白　一般推荐为首选用药，静脉滴注，但不可单独用药。每天400 mg/kg连用4天或单剂量2 g/kg每12小时1次。

3. 积极的支持疗法和抗感染治疗　如辅酶A、三磷腺苷和抗生素。

【护理诊断】

1. 体温过高　与感染、免疫反应等因素有关。

2. 皮肤完整性受损　与小血管炎有关。

3. 潜在并发症　心脏受损，与冠状动脉炎等有关。

【护理措施】

1. 卧床休息　由于川崎病急性期持续高热、发热时间长，因此需绝对卧床休息，保持安静，限制活动量，更要避免剧烈的运动。

2. 饮食护理　对该病患儿在饮食方面要特别注意，应予营养丰富、清淡易消化、含有丰富维生素的半流质饮食，同时避免过热、过硬、辛辣等刺激性食物，以减少对口腔黏膜的刺激，以及避免增加咀嚼难度而导致面部皲裂处出血。

3. 皮肤黏膜的护理　穿的衣服要柔软、干净，每天更换，以减少对皮肤的摩擦，而且保持患儿床铺的干净、平整。要做好口腔清洁，每天用1%～2%的碳酸氢钠或生理盐水清洗口腔，每天2次。鼓励患儿多饮白开水。口唇及黏膜干裂处涂上石蜡油。川崎病患儿于发热3～4天会出现眼结膜充血，此时要注意做好眼睛清洁，按医嘱滴眼药水，预防眼结膜感染。

4. 发热的观察与护理　根据病程的早晚，体温高低亦不相同，病程初期发热较高，病程晚期发热较低，与年龄无明显关系。体温过高对机体有一定损害，为此定时测温、密切观察十分重要。每4小时测温1次。体温超过38.5℃进行物理降温，对出汗较多者使用温水揩身、更换内衣裤，保持皮肤干燥，避免受凉。同时鼓励患儿多饮水，对饮水量不足者，及时由静脉补充。保持水、电解质平衡。

5. 病情观察　在护理过程中，要密切监测患儿的一般情况，如面色、精神状态、心率、呼吸、脉搏，有无烦躁不安、恶心、呕吐、胸闷、腹痛等伴随症状，以及早发现并发症。

6. 健康指导　80%患儿均会完全康复，如果发生了冠状动脉瘤，则须定期复查超声心动图，有的患儿须坚持随访数年。向家属做好宣教工作，使家属消除焦虑情绪，让患儿卧床休息。出院后遵照医嘱坚持服药，并注意观察药物的不良反应，特别强调按期去医院复查的重要性。

（张玉侠）

第十五章 遗传性疾病患儿的护理

第一节 概 述

遗传性疾病是指某些疾病的发生需要有一定的遗传物质基础，按一定方式传给后代，使后代发病的疾病。应该说明，由亲代传递到后代的并非是现成的疾病，而是后代发生某种疾病的发病基础。人类疾病由内因与外因，即遗传先天因素与环境因素单独或相互作用所致。在小儿时期患的病，遗传及先天因素尤据首因。按计划生育政策，一对夫妇只生一个孩子，则我国每年可有1 500万～2 000万婴儿出生，调查表明，其中1.3%(0.8%～2.1%)有明显的出生缺陷，即患有先天性畸形、生理缺陷或代谢异常者每年可有19.5万～20万。许多遗传病为小儿期或围产期死亡的首要原因，占婴幼儿总死亡率40%。现代社会中工农业、环境、空气和水源的污染，导致新的致畸、致癌的机会增多，使遗传性疾病成为儿科领域中一个突出的问题。因此以预防为主，防治结合，保障儿童的健康，提高人口素质，必须重视遗传病的防治。

一、遗传的物质基础

遗传是指子代与亲代之间在形态结构、生理、生化、免疫功能等方面的相似性。但是亲代和子代之间，子代各个体之间不会完全相同，总会有所差异，这种现象称为变异。基因是遗传的物质基础，是一个带有遗传信息的DNA分子片段在染色体(chromosome)上有其特定的定位。因此，染色体是遗传信息的载体。每一种生物都具有一定数目和形态稳定的染色体存在于细胞核内。人类体细胞的染色体为46条(23对)，其中22对(44条)男、女一样，称为常染色体(qutosome)，还有一对(2条)是决定性别的，称性染色体(sex chromosome)。女性为XX，男性为XY。成对的染色体为同源染色体，其相同部位的基因决定同一遗传性状，称等位基因。

染色体主要由DNA和组蛋白组成。DNA分子是由两条多核苷酸链组成的双螺旋结构。核苷酸是由脱氧核糖、磷酸和碱基所构成。脱氧核糖和磷酸排列在链的外侧，碱基在链的内侧。碱基有4种，即腺嘌呤(A)、胸腺嘧啶(T)、胞嘧啶(C)和尿嘌呤(G)。两条多核苷酸链上的碱基互补成对(A 和 T),(C 和 G),由链相连形成双螺旋 DNA。在 DNA 长链上,每三个相连的核苷酸碱基构成一个密码子,即代表一种氨基酸,亦即是 DNA 分子贮存的遗传信息。能够编码一条肽链的一个 DNA 分子片段即是基因。

基因的表达是将 DNA 分子贮存的遗传信息经过转录,形成 mRNA,释放入细胞质,作为合成蛋白质的模板,由 tRNA 按照密码子选择相应的氨基酸,在核蛋白体上合成蛋白质。基因突变(gene mutation),即 DNA 分子中的碱基顺序发生变异时,必然导致组成蛋白质的氨基酸发生改变,遗传表型亦因此不同,临床上就有可能出现遗传性疾病。

二、遗传性疾病的分类

1. 染色体病　指由于染色体数目、形态异常或结构畸变而引起的疾病。目前已确认的人类染色体异常综合征已达 100 余种,各种异常核型 3 000 种。常见的如 21 -三体综合征、猫叫综合征和脆性 X 染色体综合征等。

2. 单基因遗传病　指一对主基因突变造成的疾病,其遗传符合门德尔定律。按遗传方式可分为常染色体显性(AD)、常染色体隐性(AR)、X 连锁显性和隐性等几类,确认的这类基因已达 5 500 个,其产生的遗传病有血红蛋白病、糖原累积病、苯丙酮尿症、先天性甲状腺功能减低症、分子缺陷病和遗传代谢缺陷病等。

3. 多基因遗传病　由多对微效基因(monor gene)的累积效应及环境因素的共同作用所致。已知的这类疾病总数已在 100 种以上,如精神分裂症、先天性心脏病等。

4. 线粒体病　系极为罕见的遗传病。

三、遗传病在人群中的发病率

生育优良后代的因素是多方面的,而遗传是重要因素。累及遗传病的人群达20%～25%。

四、遗传方式

1. 常染色体显性遗传　致病基因在常染色体上,其性质是显性的,在等位基因中只要有一个为致病基因,就表现性状。其特点是父母之一为患者,所生子女中有一半发病,没有携带者,如先天性成骨发育不全。

2. 常染色体隐性遗传　致病基因位于常染色体上,其性质为隐性的。只有当一对等位基因都是致病基因(即纯合子)时,才表现出遗传病的性状,杂合子(即等位基因中有个致病基因,另一个为正常基因)则无症状。父母双方均为致病基因携带者,其表型正常,其子女发病概率为 1/4,携带者概率为 1/2,正常子女概率只有 1/4,如苯丙酮尿症。

3. 伴性遗传　致病基因位于性染色体上,一个在 X 染色体上。临床上以伴性隐性遗传病常见。特点为男性表现性状,女性为携带者,如血友病。伴性显性遗传病较为少见,如低磷性抗 D 佝偻病。

五、遗传性疾病的预防

1. 建立遗传登记制度　摸清遗传病的群体发生规律,为进一步开展遗传病的预防工作打下基础。

2. 产前诊断　对有产前诊断指征者，应及早作出宫内诊断，选择性流产，以防患儿的出生。也可通过超声波检查，以发现胎儿有无畸形而进行及早干预。

3. 携带者检出　杂合子个体可将所携带的一个异常基因传给子代，用试验方法可及时检出携带者，有利于对子代遗传病作出预测。

4. 遗传咨询　是医学遗传工作者向遗传或可疑的遗传患儿的家属讲解疾病的诊断、遗传方式、预防、治疗和预后等知识，以取得配合，利于遗传性疾病的防治。

(1) 开展健康教育：以预防为主，开展遗传、生育咨询，宣传孕期保健，提高人们对遗传性疾病的认识，增强自我保护意识。教育孕妇避免使用化学药物、抗代谢药物和接触放射线、毒物及预防病毒感染等。

(2) 加强婚前检查：禁止三代以内旁系血亲结婚。劝阻具有相同隐性病理基因携带者和两家都是相同基因遗传病的子女间婚配。

(3) 推广筛查工作：对可疑者应结合临床特征、生化检查、染色体核型分析、皮纹学检查及基因诊断的等作出判断，确保早诊断、早治疗。

第二节　21-三体综合征

21-三体综合征（又称唐氏综合征、先天性愚型）属常染色体畸变，是小儿染色体病中最常见的一种。据国外报道本病的发生率为 1/600～1/800，国内新生儿检测，各地报道为 0.56‰～1‰，占小儿染色体病 70%～80%，男女之比为 3∶2。本病的特征是身体和智力发育差，严重者表现为白痴。

【病因】

1. 孕妇年龄过大　孕妇年龄越大，子代发生染色体病的可能性越大，本病的发病率越高。

2. 放射线接触　孕妇接触放射线后，子代发生染色体畸变的可能性增加。

3. 病毒感染　传染性单核细胞增多症、流行性腮腺炎、风疹和肝炎病毒等都可以引起染色体断裂，造成胎儿染色体畸变。

4. 化学因素　许多化学药物、抗代谢药物和毒物都能导致染色体畸变。

5. 遗传因素　父母染色体的异常可能遗传给下一代。

【发病机制】

本病为常染色体畸变引起，第 21 号染色体呈三体型。根据染色体核型异常，可分为 4 种类型。

1. 三体型　占全部患儿的 89.5%（国内资料）～92.5%（国外报道）。体细胞染色体总数为 47 条，有一个额外的 21 号染色体，核型为 47，XY，+21 或 47，XX，+21。其发生机制是由于亲代一方的生殖母细胞在减数分裂过程中发生不分离性畸变所致。额外 21 号染色体源自父亲者仅占 20%。双亲外周血淋巴细胞核型都正常。

2. 易位型　占 4.8%（国外资料）～6.3%（国内资料）。患儿染色体正常为 46 条，其中一条是易位染色体。最常见的是 D/G 易位，即 G 组 21 号染色体与 D 组 14 号染色体发生着丝粒融合；另一种为 G/G 易位，是由于 G 组中两个 21 号染色体发生着丝粒融合。

3. 嵌合型　占2.7%(国外资料)～3.2%(国内资料)。患儿体内有两种细胞株(以两种多见),即正常与21-三体型细胞株的嵌合(46/47, +21)。此种类型是受精卵在早期分裂过程中染色体不分裂所致,患儿症状不典型,与正常细胞所占百分比有关,即正常细胞所占百分比例多者,症状不典型,少者则典型。

4. 复合型　占1%。患儿除了多一条21号染色体外,还并存另一种染色体的数目或结构异常,患儿的另一种染色体异常均源于表型正常的亲代非21号常染色体结构异常。

【临床表现】

患儿主要表现为智力低下、体格发育迟缓、有特殊面容。患儿智商通常在25～50之间,抽象思维能力受损最大。患儿眼距宽,鼻梁低平,眼裂小,眼外眦上斜,内眦赘皮,耳小异形,张口伸舌,流涎不止;身材矮小,头小枕平,骨龄落后,牙迟出而错位,头发细软而较少,发旋多居中,前囟闭合晚,顶枕中线有第三囟门。四肢短,肌张力低,韧带松弛,关节过度弯曲,手指粗短,小指向内弯曲,声调低沉。皮纹异常,常表现为通贯掌。足短小,其足底呈深沟状跗褶纹。运动及智力发育障碍,周岁后才能坐起,3岁左右走路,很少有攻击性,不太识数,但也有一定的记忆力,可执行简单的运动。随着年龄增长与同龄人比较,智力差距越来越大。

患儿在出生时即已有明显的特殊面容,且有嗜睡和喂养困难。随着年龄增大,其智能低下表现逐渐明显。半数病例伴有先天性心脏病和消化道畸形,如十二指肠狭窄、巨结肠、直肠脱垂及肛门闭锁等也偶尔可见。腹部由于肌张力低下而膨胀,常伴有腹直肌分离或脐疝。患儿免疫功能低下,易患各种感染。男性可有隐睾,无生育能力。女性月经初潮延迟。患儿的平均寿命只有16.2岁。白血病的发病率高于一般群体,许多患儿在成年前即出现白内障和精神异常。

【辅助检查】

1. 染色体检查　可发现异常。

2. 酶的改变　红细胞中的SOD-Ⅰ活性较正常高约1/2;白细胞中的碱性磷酸酶也增高。

3. 免疫改变　血中T细胞转化反应受抑制,胸腺因子水平及丙种球蛋白含量减少。

【遗传咨询】

标准型21-三体综合征的再发风险率为1%,母亲年龄越大,风险率越高。易位型患儿的双亲应进行核型分析,以便发现平衡易位携带者;如母方为D/G易位,则每一胎都有患21-三体综合征10%的风险率;如为父方D/G易位,则风险率为4%;绝大多数G/G易位患儿为散发,父母亲核型大多正常,但亦有发现21/21易位携带者,其下一代100%罹患本病。

【治疗要点和预后】

无特殊治疗,注意预防感染。婴幼儿时期体弱,易患感染性疾病,需针对感染治疗。对轻型患儿可以进行长期耐心的教育和训练,改善其发育的进度,增强体力,提高其生活自理的能力和社会适应能力。如伴有先天性心脏病者,可根据身体条件,选择手术治疗。

【常见护理诊断与合作性问题】

1. 智力缺陷　与智能低下有关。

2. 有感染的危险　与免疫力低下有关。

3. 焦虑(家长)　与小儿智力低下有关。

4. 知识缺乏　与家长缺乏对疾病的认识有关。

【护理措施】

1. 加强生活护理

(1) 保持皮肤清洁干燥，患儿长期流涎，应及时擦干，保持下颌颈部清洁，局部涂润肤霜保持皮肤润滑，以免皮肤糜烂。

(2) 细心照顾患儿，协助吃饭、穿衣，定期洗澡，并防止意外事故。

(3) 帮助患儿母亲制订对患儿的教育和训练方案，并进行示范，使患儿通过训练能逐步自理生活，从事简单劳动。

2. 预防感染　保持空气清新，注意个人卫生。保持口腔、鼻腔清洁，勤洗手，避免接触感染者，呼吸道感染者接触患儿需戴口罩。

3. 家庭支持　当家长得知他们的孩子患有此病时，会难以接受事实，并表现出忧伤和自责。护士应理解家长的心情并予以耐心开导，主动提供有关患儿养育、家庭照顾知识，使家庭能配合训练。

【健康教育】

(1) 凡 30 岁以下的母亲，子代有先天性愚型者，或姨表姐妹中有此病者，应及早检查亲代染色体核型。

(2) 35 岁以上妇女，妊娠后作羊水细胞检查，注意发现易位染色体携带者。

(3) 孕期避免接受 X 线照射，勿滥用药物，预防病毒感染。

(4) 向家长讲解疾病相关知识，指导相关并发症的预防方法及家庭护理措施。

(5) 提供良好的心理支持及心理沟通。

第三节　苯丙酮尿症

苯丙酮尿症(phenylketonuria, PKU)是由于苯丙氨酸代谢途径中酶缺陷所导致的较为常见的常染色体隐性遗传病，因患儿尿液中排出大量苯丙酮酸等代谢产物而取名。未能及早治疗的患儿可发生不可逆的脑损伤而成为智力低下，甚至抽风发作。不同国家和地区 PKU 发病率有所不同，根据 6 年国内八大城市新生儿的筛查结果，发病率为 1/14 767。PKU 占智能低下小儿的 0.5%～1%。

【病因和发病机制】

苯丙氨酸是人体必需的氨基酸之一，正常小儿每天需要量为 200～500 mg，其中 1/3 供机体合成组织蛋白；2/3 则通过肝细胞中苯丙氨酸-4-羟化酶(phenylalanine hydroxylase, PAH)的作用转化为酪氨酸，合成甲状腺素、多巴胺、肾上腺素和黑色素等。在苯丙氨酸的羟化过程中，除了 PAH 之外，还必须有辅酶四氢生物蝶呤(tetra-hydrobiopterin, BH_4)的参与，人体内的 BH_4 来源于鸟苷三磷酸(GTP)。PAH、GTP 等酶的编码基因突变都有可能导致相关酶的活力缺陷，致使体内苯丙氨酸代谢发生紊乱。

本病按酶缺陷的不同可分为典型 PKU 和 BH_4 缺乏两种。绝大多数患儿为典型 PKU 病例(约占 99%)。典型 PKU 是由于患儿肝细胞缺乏苯丙氨酸-4-羟化酶(PAH)所致。苯丙氨酸不能转化为酪氨酸，从而引起苯丙氨酸在体内蓄积，在人体的血、脑脊液、各种组织液中增高。由于苯丙氨酸的大量累积，苯丙氨酸转氨基作用增强，产生了大量苯丙酮酸、苯乙酸、苯乳酸和羟基苯乙酸等旁路代谢产物自尿中排出，但也有可能血中浓度过高进入大脑导致脑损伤。同时，由于酪氨酸生成减少，致使黑色素合成不足，患儿毛发、皮肤色素减少。BH_4 缺乏型 PKU 是由于 BH_4 的缺乏，使苯丙氨酸不能氧化成酪氨酸，造成多巴胺、5-羟色胺等重要的神经递质缺乏，加重神经系统的功能损伤。故 BH_4 缺乏型 PKU 的临床症状更重，治疗也很困难。

【临床表现】

患儿出生时一般正常，3～6 个月时出现症状，1 岁左右症状明显。病程早期出现呕吐、易急惹、生长迟缓等现象。

1. *神经系统表现*　以智能发育落后为主，可有精神行为异常，如兴奋不安、多动、攻击性行为等，也有脑小畸形，肌张力增高和腱反射亢进，肌痉挛或癫痫发作。神经系统异常体征一般不多见。BH_4 缺乏型 PKU 患儿的神经系统症状出现较早且较严重，常见肌张力减低、嗜睡和惊厥，智能落后明显，如不及时治疗，常在幼儿期死亡。

2. *外观*　因黑色素合成不足，毛发变枯黄，皮肤和虹膜色素减少而色泽变浅。

3. *其他*　约 1/3 患儿皮肤干燥，常有湿疹，甚至持续数年，尿和汗液有鼠尿样臭味。

【辅助检查】

1. *新生儿期筛查*　多用细菌抑制法（Guthrie 法）可以半定量测定新生儿血液苯丙氨酸浓度。生后 3～5 天在婴儿足跟采末梢血一滴，吸在滤纸片上，晾干后即可送筛查试验室，当苯丙氨酸含量<0.24 mmol/L（4 mg/dl）即为筛查阳性，应复查或采静脉血进行苯丙氨酸和酪氨酸定量测定。

2. *尿液筛查*　适用于较大婴幼儿初筛，常用尿三氯化铁试验和 2,4-二硝基苯肼试验。两种试验都是检查尿中苯丙氨酸的化学呈色法，由于其特异性欠佳，有假阳性和假阴性的可能。

3. *血游离氨基酸分析和尿液有机酸分析*　血浆和尿液的氨基酸、有机酸分析不仅为本病提供生物化学诊断依据，同时也可鉴别其他可能的氨基酸、有机酸代谢缺陷。

4. *DNA 分析*　目前已有 cDNA 探针供作产前基因诊断。

【治疗要点和预后】

本病为少数可治性遗传代谢病之一，应力求早期诊断。治疗的目的为将体液内的苯丙氨酸浓度降至不构成对脑毒害的程度。

1. *低苯丙氨酸饮食*　PKU 的治疗主要是饮食疗法，即给予低苯丙氨酸饮食，以避免神经系统的不可逆损害。目前国际上一致认为，血苯丙氨酸>600 μmol/L 者必须控制饮食，<360 μmol/L 者无须限制饮食，鉴于有迟发性苯丙酮尿症，故血浓度 360～600 μmol/L 者需随访 1 年，定期测定血苯丙氨酸。

在治疗过程中应定期检查血苯丙氨酸浓度水平，注意生长发育情况，以调整饮食。在生后 6 个月以内，每周测血苯丙氨酸浓度 2 次，以后每个月测 2 次，使血苯丙氨酸浓度维持于 0.24～0.61 mmol/L（4～10 mg/dl）水平。低苯丙氨酸饮食可能出现的不良反应有低血糖、低蛋白血症、大细胞贫血，以致生长发育落后，或糙皮病样皮疹、腹泻等症状，应予注意。饮食疗法不可过早停止，目前国际上主张至少应治疗到患儿青春期发育成熟，最好是终身治疗，成年后可以适当放宽饮食治疗。

2. *BH_4、L-DOPA 和 5-Fu*　对 BH_4 缺乏型病例除饮食控制外，应给予 BH_4、L-DOPA 和 5-羟色氨酸等药物治疗。

【常见护理诊断与合作性问题】

1. 生长发育改变　与高浓度的苯丙氨酸导致脑细胞受损有关。

2. 焦虑(家长)　与患儿慢性疾病有关。

3. 知识缺乏　与家长缺乏本病的知识有关。

4. 有皮肤完整性受损的危险　与皮肤受异常分泌物刺激有关。

【护理措施】

1. 控制饮食,促进生长　供给低苯丙氨酸饮食,其原则是使摄入苯丙氨酸的量既能保证生长发育和体内代谢的最低需要,又能使血中苯丙氨酸浓度维持于0.24～0.61 mmol/L(4～10 mg/dl)水平。饮食治疗的成功与否直接影响到患儿智力及体格发育。饮食治疗应有周密计划,应尽早在出事后3个月以前开始治疗。超过1岁以后开始治疗,虽可改善抽搐症状,但智力低下是不可逆转的。对婴儿可喂给特制的低苯丙氨酸奶粉,对幼儿添加辅食时应以淀粉类、蔬菜和水果等低蛋白质食物为主,忌用肉、蛋、豆类等含蛋白质高的食物。饮食控制期间应根据年龄定期随访血中苯丙氨酸浓度,同时注意生长发育情况。指导患儿及家长完全掌握饮食要素,并切实按照不同年龄段的饮食要求严格实行治疗饮食。表15-1列出了常用食物的苯丙氨酸含量,以供选择食物时参考。

表15-1　常用食物的苯丙氨酸含量(每100 g食物)

食物	蛋白质(g)	苯丙氨酸(mg)	食物	蛋白质(g)	苯丙氨酸(mg)
人奶	1.3	36	藕粉或麦淀粉	0.8	4
牛奶	2.9	113	北豆腐	10.2	507
籼米	7.0	352	南豆腐	5.5	266
小麦粉	10.9	514	豆腐干	15.8	691
小米	9.3	510	瘦猪肉	17.3	805
白薯	1.0	51	瘦牛肉	19.0	700
土豆	2.1	70	鸡　蛋	14.7	715
胡萝卜	0.9	17	水　果	1.0	—

2. 加强皮肤护理　勤换尿布,穿着棉质宽松内衣,保持皮肤干燥,对皮肤皱褶处特别是腋下、腹股沟应保持清洁。出现湿疹时洗浴不可用过热的水,及时处理湿疹。避免进食刺激性食物。

3. 给予心理支持　主动关爱患儿,纠正及疏导患儿不当、过激行为。

4. 指导有癫痫并发症患儿　应长期用药及观察药物不良反应。

【健康教育】

(1) 向患儿家长讲述本病的有关知识,强调饮食控制与患儿智力和体格发育的关系。

(2) 协助制订饮食治疗方案,提供遗传咨询。

(3) 对本病家族史的夫妇采用DNA分析或羊水检测,对胎儿进行产前诊断。

(胡渊英)

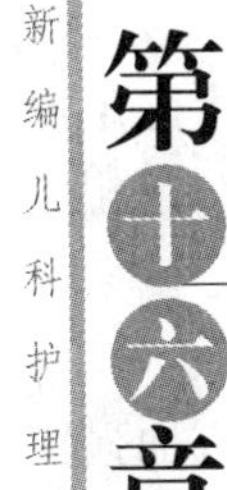

第十六章 传染性疾病患儿的护理

传染病是由病原体感染人体后产生的有传染性的疾病。可引起传染病的病原体主要有两大类，即病原微生物（包括病毒、支原体、衣原体、立克次体、细菌、螺旋体、真菌等）和寄生虫（包括原虫和蠕虫）。20世纪以来，随着医学和公共卫生学的发展，人类与传染病的斗争取得了丰硕的成果。但许多传染病，如病毒性肝炎、感染性腹泻，以及最近流行的甲型H1N1流感、手足口病等，仍然危害着人类的健康，尤其对儿童健康造成很大的威胁，故在儿科护理中应给予特别重视。

第一节 传染病患儿的一般护理

一、传染病的基本特征

1. *有病原体*　传染病均具有其特异性的病原体，可分为病毒、支原体、衣原体、立克次体、细菌、螺旋体、真菌、原虫、蠕虫等。种类繁多，其所致的疾病也表现各异。

2. *有传染性*　所有“经典”的传染病均具有一定的传染性，但病原体的致病力以及人体的抵抗力都有差别，故各种传染病的发病率及人体在传染过程中的表现不很一致。

3. *流行性、地方性、季节性*　按传染病流行过程的强度和广度可分为散发、暴发、流行和大流行。不少传染病的发病率有一定的季节性升高，也有一些传染病局限于一定地区范围内发生。

4. *有免疫性*　人体在传染病痊愈后大多数可获得对该病病原体的特异性免疫力，但免疫状态在不同传染病中有所不同。

二、传染病的流行环节

传染病的流行过程是指传染病在人群中发生、传播和终止的过程。传染病流行必须具备传染源、传播途径和易感者三个基本环节。

三、传染病的预防

预防胜于治疗，预防的一切措施都是针对构成传染病流行的三个基本环节，但要抓住三者中的主要或薄弱环节重点突破。

1. 控制传染源　对传染病患儿必须做到早期发现、诊断、隔离和治疗，并立即将法定传染病向附近卫生防疫机构(疾病控制中心)报告，以便进行必要的流行病学调查和制定相应防疫措施。《中华人民共和国传染病防治法》自1989年9月1号起实施，文中将法定传染病分为三类：甲类为强制管理传染病；乙类为严格管理传染病；丙类为监测管理传染病。

2. 切断传播途径　根据传染病的不同传播途径采取相应措施。对肠道传染病宜加强饮食卫生、个人卫生、粪便管理、水源管理，并进行用具消毒、吐泻物消毒等；对呼吸道传染病应开窗通风，保持室内空气流通，提倡戴口罩，少到人多的地方去等；对虫媒传染病主要有防蚊设备，并采用药物驱虫、杀虫等。

3. 保护易感人群　包括特异性和非特异性措施。特异性方面采用人工免疫法，包括人工主动免疫和人工被动免疫两类；非特异性方面，如合理营养、增强体质、良好的卫生习惯等。

四、传染病患儿的一般护理

小儿时期由于免疫功能低下，传染病发病率较成人高，且起病急、症状重、病情复杂多变、易发生并发症，且具有传染性。所以，对小儿传染病的护理管理，除执行儿科护理管理要求外，还应注意做好以下几点。

1. 建立预诊制度　传染病种类繁多，儿童时期又容易被感染，所以传染病门诊应与普通门诊分开。预诊能及早发现传染病患儿，避免和减少交叉感染的机会。预诊护士应掌握不同传染病的隔离要求和流行病学特点，患儿预诊后按不同病种分别在指定的诊室进行诊治。诊室内应有洗手及空气消毒设备。传染病门诊应有单独的治疗室、药房、化验室、观察室、厕所等。患儿诊治完毕后，由指定出口离院。

2. 消毒隔离制度　严格执行各种传染病的隔离制度，将传染病患儿和其他患儿及健康人分开，防止传染病的传播。对工作人员的手、患儿的排泄物、生活用具及医用器械进行消毒处置，切断传播途径。并严格按消毒隔离规定，进行各项护理操作。

3. 疫情报告　护理工作人员是传染病的法定报告人之一。发现传染病后应按国家规定的时间向防疫部门报告，以便采取措施进行疫源地消毒，防止传染病的播散。

4. 密切观察　传染病患儿的病情进展快、变化多，护理人员应掌握小儿常见传染病的临床表现与发病规律，及时仔细地观察病情变化，正确地作出护理诊断，采取有效护理措施，随时做好各种抢救的准备工作。

5. 日常生活护理　小儿生活自理能力差，需要切实做好日常生活护理：①传染病的急性期应绝对卧床休息，减少机体热量和营养素的消耗，减轻病损器官的负担，防止并发症的发生；②病室内应保持空气新鲜，定时通风换气，光线充足；③保证热量的摄入，在病情许可情况下，鼓励患儿多饮水，维持水、电解质平衡和促进体内毒素的排泄。

6. 对症护理

(1) 发热：发热是许多传染病的共同症状。发热过程可分为体温上升期、极期、体温下降期三个阶段。不同传染病发热程度、持续时间、热型及伴随症状可不同。高热增加氧耗量，还可致患儿产生抽搐，因而做好高热护理极为重要。高热时护理重点是休息、降温处理、饮食护理、口腔及皮肤护理等。

(2) 皮疹：传染病发热的同时常伴有皮疹。皮疹的形态、出疹时间、分布部位及出疹顺序在不同传染病均有不同,应加强对皮疹的观察、识别和护理。保持皮肤清洁,防止抓伤及继发感染。

7. 心理护理　有些传染病需要单独隔离,患儿易产生孤独、紧张、恐惧心理,促使病情加重。护理人员对此应倍加关注,同时与患儿家属要有良好的沟通,以取得他们的信任和配合。对恢复期患儿应鼓励适量活动,保持良好情绪,促进疾病康复。

8. 健康教育　护理人员应向患儿及其家属进行相关传染病知识的宣传教育。针对传染病的流行特点,通过个别交谈、墙报、宣教手册或宣传栏等方式进行宣教,以提高他们的卫生科普知识水平,认真配合医院的隔离消毒工作,控制院内交叉感染,并对患儿进行出院后的指导。

第二节　麻疹患儿的护理

麻疹(measles)是由麻疹病毒引起的急性呼吸道传染病。其临床特征为:发热、流涕、咳嗽、眼结膜充血、口腔麻疹黏膜斑(koplik's spots)及全身斑丘疹。本病传染性强,易并发肺炎。我国自1965年麻疹疫苗广泛使用后,麻疹的发病率和病死率显著下降。但近年来,在全国范围内出现了麻疹流行,并且不典型病例增多。

【病原学】

麻疹病毒属副黏液病毒,只有一个血清型。不耐热,对日光和一般的消毒剂敏感。但耐低温,在低温环境中能长期生存。

【发病机制】

麻疹病毒侵入上呼吸道及其附近的淋巴结,迅速繁殖,同时有少量病毒侵入血液。此后病毒在全身的单核巨噬细胞系统复制,大量病毒再次入血,导致全身广泛性损害,此时传染性最强。由于机体免疫反应受抑制,麻疹患儿常继发鼻窦炎、中耳炎、支气管肺炎等,并可使结核病恶化。

【病理生理】

麻疹是全身性疾病,其病理改变可出现于全身各个系统,其中以网状内皮系统和呼吸系统最为明显。全身淋巴系统出现增生,在淋巴结、扁桃体、肝、脾和胸腺等处可见多核巨细胞。在皮肤、眼结合膜、鼻咽部、支气管、肠道黏膜特别是阑尾等处可见单核细胞增生及围绕在毛细血管周围的多核巨细胞、淋巴样组织肥大。颊黏膜下层的微小分泌腺发炎,其病变内有浆液性渗出及内皮细胞增殖形成Koplik斑。

【流行病学】

麻疹患儿是唯一的传染源,发病前2天至出疹后5天均有传染性。主要通过呼吸道飞沫传播,传染性极强,人群普遍易感,但由于母体抗体能经胎盘传给胎儿,因此麻疹多见于6个月到5岁的小儿,易感者接触后90%以上发病,冬春季发病较高,病后可获得持久免疫。

【临床表现】

典型麻疹分为四期。

1. 潜伏期　一般6～18天,平均10天。潜伏期可有低热及全身不适。

2. 前驱期也称发疹前期　从发病至出疹，一般3～4天。主要表现为发热、全身不适，发热同时出现打喷嚏、流涕、咳嗽、声音嘶哑、畏光、流泪、结膜充血等上呼吸道炎及全身中毒症状。起病后2～3天，约90%的患儿有口腔颊黏膜充血、粗糙，在第一磨牙对应的口腔颊黏膜可出现直径约1 mm的灰白色小点，外有红晕，常在1～2天迅速增多，可累及整个颊黏膜甚至蔓延到唇部，出疹后1～2天迅速消失，称为麻疹黏膜斑，是早期诊断麻疹的有力依据。

3. 出疹期　发热后3～4天开始出疹，此时呼吸道症状和全身毒血症状逐渐加重并达高峰。皮疹初见于耳后、发际、颈部，渐至颜面、躯干、四肢及手心、足底。皮疹为红色斑丘疹，压之褪色，疹间皮肤正常。严重者皮疹融合，暗红色，皮肤水肿，面部水肿变形。肝、脾、淋巴结肿大，咳嗽加剧，肺部可闻及湿啰音，容易产生并发症。

4. 恢复期　出疹3～4天后，皮疹按出疹顺序消退，有糠麸状脱屑和色素沉着，其他症状随之好转。

常见的并发症有：肺炎、心肌炎、喉炎、麻疹脑炎、营养不良和维生素A缺乏等，并能使结核病恶化。

【辅助检查】

1. 血常规　白细胞总数减少，淋巴细胞相对增多。淋巴细胞严重减少提示预后不好；中性粒细胞增多提示继发细菌感染。

2. 血清学检查　出疹1周时，血清特异性抗体IgM和IgG检查达高峰可确诊，敏感性和特异性较好。

3. 病毒分离　麻疹病毒分离要在感染早期进行。

【治疗原则】

主要为对症治疗、预防感染和加强护理。

1. 对症治疗　发热时以物理降温为主，体温超过40℃者酌情给予小剂量(常用量的1/3～1/2)退热剂，以免体温骤退而致皮疹隐退出现险象。烦躁者可适当给予镇静剂，咳嗽剧烈时给予祛痰剂或超声雾化。

2. 中医中药治疗　可将透疹散(生麻黄、西湖柳、芫荽子、紫浮萍各15 g)煮沸喝汤或在旁熏20～30分钟，待药汁稍凉后用纱布外擦体表以助透疹，须注意保暖和消毒。

3. 并发症治疗　有并发症者给予相应的治疗。

【护理诊断】

1. 体温过高　与麻疹病毒感染和(或)继发细菌感染有关。

2. 皮肤完整性受损　与麻疹病毒感染出现皮疹有关。

3. 营养失调　低于机体需要量，与高热和消化功能紊乱有关。

4. 有传播感染的危险　与麻疹呼吸道传染有关。

5. 潜在并发症　肺炎、喉炎、脑炎等。

【护理措施】

1. 维持正常体温

(1) 卧床休息：应绝对卧床休息至皮疹消退、体温正常。保持室内空气新鲜，每天通风2次。室温18～22℃为宜，湿度保持50%～60%。

(2) 监测体温变化：高热时可减少盖被，温水擦浴，忌用酒精擦浴和冷敷，慎用退热药，以免影响透疹而加重病情。

2. 保持皮肤完整性

(1) 皮肤护理：保持床单位清洁干燥，每天用温水擦浴一次（不用肥皂）。勤剪指甲，防止抓伤或挠伤皮肤而导致继发感染。及时评估患儿的出疹情况，如透疹不畅，可用中药煎服或擦身，使皮疹出齐出透。但切忌捂汗，出汗后及时更换衣被。

(2) 口、眼、耳、鼻部的护理：室内光线宜柔和，常用生理盐水清洗双眼，并可应用抗生素眼药水或眼膏，加服维生素 A 可预防眼干燥症。及时清理眼部分泌物，防止其流入耳道而引起中耳炎。鼻腔内分泌物也增多，易结痂堵塞影响呼吸，可用棉签蘸生理盐水清除分泌物，同时加强口腔护理，协助患儿刷牙、漱口。

3. 保证营养素供给　发热期间给予清淡易消化的流质或软食，少量多餐，食物品种多样化，色、香、味俱全，提高患儿的食欲；鼓励患儿多饮水，利于排毒、退热和透疹。恢复期给患儿高蛋白、高维生素的饮食，无需忌口。

4. 密切观察病情变化　如患儿出现咳嗽加剧、持续高热、喘憋、紫绀、肺部湿啰音增多，为并发肺炎的表现；当患儿出现声音嘶哑、咳嗽频繁、犬吠样咳嗽、吸气性呼吸困难，提示并发了喉炎；如患儿嗜睡、惊厥、昏迷应警惕脑炎的发生；麻疹还能使结核病复发和恶化。一旦出现上述表现，要及时给予相应的护理，同时通知医生，协助救治。

5. 预防感染传播

(1) 严格管理传染源：麻疹患儿要进行呼吸道隔离至出疹后 5 天，有并发症者隔离至出疹后 10 天。接触麻疹的易感儿应隔离观察 21 天。

(2) 切断传播途径：病室每天通风换气、空气消毒。患儿衣被、书本、玩具等在阳光下暴晒 2 小时，减少不必要的探视。麻疹流行期间不带易感儿到公共场所。

(3) 保护易感儿：①主动免疫：麻疹减毒活疫苗预防接种，初种在 8 个月，7 岁时复种一次；②被动免疫：易感儿接触麻疹后 5 天立即注射免疫血清球蛋白，但被动免疫只能维持 8 周。

6. 健康指导　无并发症者无需住院，可以在家进行治疗和护理。指导患儿家长有关麻疹的隔离、发热的护理，以及皮肤、黏膜护理，病情观察等知识。讲解协助透疹的方法和空气清新、流通的重要性。

第三节　水痘患儿的护理

水痘（chickenpox, varicella）是由水痘-带状疱疹病毒引起的急性传染病，以皮肤、黏膜分批出现斑疹、丘疹、疱疹和结痂并存，全身症状轻微为特征。临床上可分为典型水痘及出血性、进行性、播散性水痘、先天性水痘。

【病原学】

水痘-带状疱疹病毒属疱疹病毒科，为 DNA 病毒，仅一个血清型。存在于呼吸道、血液及疱疹液中。在外界生活能力弱，且在痂皮中不能存活。

【发病机制】

水痘病毒经上呼吸道侵入人体，首先在呼吸道黏膜细胞内增殖，2～3 天后病毒入血，到达单核-巨噬细胞系统，再次增殖后第二次释放入血，并扩散至全身，引起皮肤、黏膜的广泛损害，偶尔损害内脏。皮疹分批出现，与病毒间歇性播散有关。儿童初次感染引起水痘后，病毒可长期潜伏在脊髓后根神经节或颅神经的感觉神经节内，少数人成年后，机体抵抗力低下时，病毒被再次激活，引起带状疱疹。

疱疹只局限于表皮的棘状细胞层，细胞裂解、组织液渗出，形成水泡。

【流行病学】

水痘-带状疱疹病毒感染的患儿是唯一的传染源。出疹前1天至疱疹全部结痂时均有传染性。通过呼吸道飞沫和接触传播，传染性极强，易感儿为1～6岁儿童，冬春季发病较高，病后可获得持久免疫。

【临床表现】

1. 典型水痘

(1) 潜伏期：水痘的潜伏期2周左右。

(2) 前驱期：水痘的前驱期1～2天，症状轻微，表现为低热、全身不适、头痛、食欲缺乏等，婴幼儿可无前驱症状。

(3) 出疹期：皮疹向心性分布，先躯干、头面部出现，最后达四肢。皮疹分批出现，初始时为红色斑丘疹或斑疹，迅速发展为清亮、卵圆形、泪滴状小水疱，周围有红晕，无脐眼，易破溃，痒感重。24小时后，水泡内容物变浑浊，经3～4天水泡开始从中心干缩，迅速结痂。疾病高峰期斑疹、丘疹、疱疹和结痂同时存在。如无感染，痊愈后不留瘢痕。黏膜皮疹常出现在口腔、结膜、生殖器等处，易形成溃疡。

水痘常见的并发症是皮肤继发细菌感染，如脓疱疮、丹毒、蜂窝组织炎甚至败血症，也可并发水痘肺炎、脑炎、心肌炎等。

2. 出血性、进行性(病程达2周以上)和播散性水痘　主要见于免疫功能受抑制的患儿，体温可高达40℃以上，皮疹融合，成大疱型或出血性皮疹，密布全身，皮肤黏膜出现瘀斑、瘀点，病死率可达9%。

3. 先天性水痘　母亲在妊娠头4个月感染水痘可累及胎儿而发生先天性水痘，表现为出生体重低、肢体萎缩、智力低下、皮肤瘢痕性病变等。如果母亲在接近产期感染水痘，新生儿生后易发生播散型水痘，病情危重，病死率高。

【辅助检查】

外周血白细胞总数正常或稍低；血清特异性抗体IgM检查可诊断急性感染；取疱液直接在镜下观察病毒；特异性病毒DNA检测具有高度敏感性和特异性。

【治疗原则】

抗病毒药物阿昔洛韦最常用，一般在出疹后48小时内开始静脉滴注，泛昔洛韦口服吸收更有效。继发细菌感染时酌情应用抗生素。皮质激素对水痘病程有不利影响，并可导致水痘播散，不宜使用。并发脑炎者给予对症处理，包括给氧、降低颅内压、保护脑细胞、止痉等措施。

【护理诊断】

1. 皮肤完整性受损　与水痘病毒感染出现皮疹和(或)继发细菌感染有关。

2. 舒适的改变　与水痘致皮肤瘙痒有关。

3. 有传播感染的危险　与水痘传染性强有关。

4. 潜在并发症　肺炎、脑炎。

【护理措施】

1. 维持皮肤完整　保持床单位清洁干燥，每天用温水擦浴1次(不用肥皂)。皮肤疱疹可涂阿昔洛韦软膏。勤剪指甲，防止抓伤或挠伤皮肤而导致继发感染。继发感染时涂抗生素药膏。做好口腔护理，有黏膜疱疹者可用生理盐水漱口。

2. 预防感染传播　水痘患儿要隔离至疱疹全部结痂为止或出疹后 7 天。易感者避免接触水痘患儿，若已接触，要密切观察 3 周，72 小时内肌注水痘-带状疱疹免疫球蛋白能预防或减轻症状。

3. 密切观察病情变化　水痘预后良好，偶有播散性水痘，并发肺炎和脑炎。观察患儿神志、体温、呼吸、皮疹情况，有异常情况及时报告医生并采取相应措施。

4. 用药护理　发热者忌用阿司匹林，避免使用肾上腺皮质激素类药物。

5. 健康指导　水痘是自限性疾病，预后良好，一般 10 天左右自愈。无并发症者即可在家进行隔离护理，消除家长和患儿的思想顾虑。指导患儿家长有关水痘的隔离、护理知识。叮嘱家长如果患儿神志、体温、呼吸、皮疹情况出现异常改变时，立即就诊。

第四节　流行性腮腺炎患儿的护理

流行性腮腺炎(mumps)是由腮腺炎病毒引起的急性呼吸道传染病，临床上主要表现为腮腺的非化脓性肿大、疼痛，伴发热和咀嚼受限，亦可累及其他腺体或器官。

【病因和发病机制】

腮腺炎病毒为 RNA 病毒，仅一个血清型。存在于患儿血液、唾液、尿及脑脊液中。

腮腺炎病毒经上呼吸道侵入人体，在局部黏膜繁殖，引起局部炎症和免疫反应，然后入血产生毒血症。该病毒对腺体和神经组织有亲和性，先后侵袭腮腺、颌下腺、舌下腺、胰腺、性腺等腺体和中枢神经系统，引起多器官的非化脓性炎症。

【流行病学】

早期患儿和隐性感染者为传染源，腮腺肿大前 6 天至肿大后 9 天均有传染性，起病前后传染性最强。通过呼吸道飞沫、唾液和食具玩具等接触传播。易感儿主要为学龄儿童，尤其是 5～9 岁儿童，冬春季发病较高，病后可获得持久免疫。

【临床表现】

潜伏期 2～4 周，平均 16～18 天。

前驱期 1～2 天，症状较轻，表现为中度发热、全身不适、头痛、乏力、食欲减退等。之后腮腺肿大，通常一侧先肿大，2～3 天后另一侧也肿大，也有仅局限于一侧肿大者。腮腺肿大的特点：以耳垂为中心，向前、后、下发展，边缘不清，表面发热但不红，有疼痛及触痛，张口和咀嚼时疼痛加剧；肿痛 3～5 天达高峰，1 周左右消退；腮腺管口红肿，压之无脓。颌下腺、舌下腺、颈淋巴结可同时受累。

腮腺炎常见的并发症是脑膜脑炎、睾丸炎或卵巢炎，偶见多发性神经根炎、耳聋、胰腺炎、心肌炎等。

【辅助检查】

1. 血常规　白细胞总数正常或稍低，淋巴细胞相对增多。

2. 血清和尿淀粉酶测定　发病早期血清和尿淀粉酶增高，2 周左右恢复正常。

3. 血清抗体检测　血清特异性 IgM 抗体增高可作为近期感染的诊断。

4. 病毒分离　唾液、脑脊液、尿、血中可分离出腮腺炎病毒。

【治疗原则】

主要是对症和支持治疗。急性期忌酸性食物，多饮水，保持口腔卫生，高热者给予退热剂或物理降温，发病早期使用利巴韦林静滴，疗程 5～7 天，也可用中药内服或外用。出现并发症时给予相应对症处理。

【护理诊断】

1. 疼痛　与腮腺非化脓性炎症有关。

2. 体温过高　与病毒感染有关。

3. 潜在并发症　脑膜脑炎、睾丸炎、胰腺炎。

【护理措施】

1. 减轻疼痛

(1) 保持口腔清洁：鼓励饮水，勤漱口，防止继发感染。

(2) 局部冷敷：青黛散调醋或如意金黄散调茶水或食醋外敷患处，每天 1～2 次，药物要保持湿润。

(3) 忌酸、辣、冷、硬食物：进食清淡、易消化的流质或半流质，能减轻患儿因张口和咀嚼而引起的疼痛。

2. 体温过高的护理　保持室内空气流通，监测体温变化。发热时卧床休息，多饮水，以利于降温。

3. 密切观察病情变化　注意有无高热、头痛、呕吐、脑膜刺激征，如有变化立即通知医生，给予相应的治疗与护理；观察男孩阴囊皮肤有无水肿，有无睾丸肿大及疼痛、触痛，发现异常及时采取措施。

4. 健康指导　单纯腮腺炎不需住院治疗，预后良好，可在家进行隔离护理，消除家长和患儿的思想顾虑。向患儿及家长讲解有关腮腺炎的隔离知识，腮腺炎患儿要隔离至腮腺肿大消退后 3 天，有接触史的易感儿检疫 3 周。易感儿预防接种麻疹、风疹、腮腺炎三联疫苗，起到了良好的保护作用。

第五节　流行性乙型脑炎患儿的护理

流行性乙型脑炎（epidemic encephalitis B，以下简称乙脑）是由乙型脑炎病毒引起，以脑实质炎症为主要病变的中枢神经系统急性传染病。本病主要分布在亚洲远东和东南亚地区，经蚊传播，多见于夏秋季，临床上急起发病，有高热、意识障碍、惊厥、强直性痉挛和脑膜刺激征等，重型患儿病后往往留有后遗症。

【病原学】

乙型脑炎病毒属虫媒病毒，被膜病毒科黄病毒属，呈球形，直径 20～40 nm，为单股 RNA 病毒，对温度、乙醚、酸等都很敏感，但耐低温和干燥。

【发病机制和病理生理】

感染乙脑病毒的蚊虫叮咬人体后，病毒先在局部组织细胞和淋巴结，以及血管内皮细胞内增殖，不断侵入血流，形成病毒血症。绝大多数感染者不发病，呈隐性感染。当侵入病毒量多、毒力强，机体免疫功能又不足，则病毒继续繁殖，经血行散布全身。由于病毒有嗜神经性，故能突破血脑屏障侵入中枢神经系统。

本病病变范围较广，可引起脑实质广泛病变，以大脑、中脑及丘脑的病变最重；脊髓病变最轻。其基本病变为：①血管内皮细胞损害，可见脑膜与脑实质小血管扩张、充血、出血及血栓形成；②神经细胞变性坏死，液化溶解后形成大小不等的软化灶；③局部胶质细胞增生，形成胶质小结。部分患儿脑水肿严重，颅内压升高或进一步导致脑疝。

【流行病学】

猪是本病的主要传染源，蚊虫是传播媒介，流行区的小儿为易感人群，以 2～6 岁年轻组发病率最高。我国流行季节为 7～9 月份，与气温、雨量和蚊虫孳生密度高峰有关。

【临床表现】

潜伏期 10～15 天。大多数患儿呈隐性感染，仅少数出现中枢神经系统症状，表现为高热、意识障碍、惊厥等。典型病例的病程可分 4 个阶段。

1. *初期*　起病急，体温急剧上升至 39～40℃，伴头痛、恶心和呕吐，部分患儿有嗜睡或精神倦怠，并有颈项轻度强直，病程 1～3 天。

2. *极期*　持续 7 天左右。

(1) 高热：体温持续上升，多为稽留热，可达 40℃以上。

(2) 意识障碍：为本病主要表现，有嗜睡、昏睡乃至昏迷，昏迷越深，持续时间越长，病情越严重。神志不清最早可发生在病程第 1～2 天，但多见于 3～8 天。

(3) 惊厥或抽搐：惊厥可轻可重，可为局限性，也可有全身抽搐、强直性痉挛或强直性瘫痪，少数也可软瘫。

(4) 呼吸衰竭：是本病的主要死亡原因。多发生在频繁抽搐或深昏迷者。以中枢性呼吸衰竭为主，表现为呼吸节律不规则、双吸气、叹息样呼吸、呼吸暂停、潮式呼吸等，最后呼吸停止。

(5) 神经系统症状和体征：常有浅反射消失或减弱，深反射如膝、跟腱反射等先亢进后消失，可有肢体痉挛性瘫痪。

3. *恢复期*　极期过后体温逐渐下降，精神、神经系统症状逐日好转。

4. *后遗症*　达 5%～20%患儿留有后遗症，以失语、瘫痪和精神失常为最常见。

【辅助检查】

1. *血常规*　白细胞总数一般为$(10\sim20\times10^9)$/L，在儿童有时可达 40×10^9/L，中性粒细胞高达 0.8 以上。

2. *脑脊液*　外观无色透明，压力增高，白细胞计数增加，多数为$(50\sim500\times10^9)$/L，白细胞计数高低与预后无关。脑脊液中乙型脑炎病毒 IgM 抗体检测可用于早期诊断。

3. *免疫血清学检查*　主要检测乙型脑炎抗体，应采集发病早期和恢复期双份血清，测得抗体效价呈 4 倍以上增高才有诊断意义。

【治疗原则】

目前无特效抗病毒治疗，主要是全面支持和对症治疗，良好的护理对预后有重要作用。其中，处理好“三关”即高热、惊厥、呼吸衰竭是抢救乙脑患儿的关键。

1. *一般治疗*　患儿应住院隔离，病室内有防蚊和降温设备，室温控制在 30℃以下，昏迷者要注意口腔清洁，定时翻身、拍背、吸痰，以防止继发肺部感染，保持皮肤清洁，防止压疮发生。注意水、电解质平衡,但补液不宜过多,每天50～80 ml/kg为宜。

2. 对症治疗

(1) 高热:采用物理降温为主,药物降温为辅,同时降低室温,使体温控制在38℃左右。高热伴抽搐者可使用冬眠疗法,用药过程要注意保持呼吸道通畅。

(2) 惊厥或抽搐:治疗要点:①如脑水肿所致者以脱水为主,可用20%的甘露醇静脉注射,同时可合用肾上腺皮质激素、呋噻米(速尿)等;②如因呼吸道分泌物堵塞致脑细胞缺氧者,以吸痰、给氧为主,保持呼吸道通畅,必要时加压呼吸;③如因高热所致则以降温为主;④若因脑实质病变引起的抽搐,可使用镇静剂。首选地西泮,每次0.1～0.3mg/kg(每次用量≤10 mg),或者水合氯醛鼻饲或灌肠。

(3) 呼吸衰竭:首先必须保持呼吸道通畅,多吸痰,采取体位引流,翻身拍背,雾化吸入。如经上述处理后缺氧仍不能改善,无咳嗽及吞咽反射,则应作气管插管。中枢性呼吸衰竭可使用呼吸兴奋剂,如自主呼吸停止,则立即使用机械辅助通气。

3. 其他治疗　有继发感染时,可按病情使用抗菌药物。早期应用干扰素、利巴韦林治疗乙脑有一定的疗效。肾上腺皮质激素可以减轻炎症反应,保护血脑屏障,减轻脑水肿,使用时注意其不良反应。

4. 恢复期及后遗症的治疗　对恢复期患儿应加强护理,注意营养,防止压疮及继发感染,并给予中西医结合治疗。

【护理诊断】

1. 体温过高　与乙脑病毒感染有关。

2. 意识障碍　与脑实质炎症、脑水肿有关。

3. 有窒息的危险　与乙脑所致惊厥及呼吸道分泌物堵塞有关。

4. 气体交换受损　与呼吸衰竭有关。

5. 潜在并发症　有颅内压增高,脑疝,感染,压疮。

【护理措施】

精心、细致、有效的护理对提高治愈率、降低病死率、防止后遗症的发生具有重要的作用。

1. 休息　应严格卧床休息。

2. 饮食　初期和极期应给予清淡流质饮食,昏迷及有吞咽困难者给予鼻饲或静脉营养,并注意水、电解质平衡。恢复期应逐步增加有营养、高热量的饮食。

3. 病情观察　观察重点:①生命体征中尤应注意观察体温变化,每1～2小时测体温1次,观察呼吸速率、节律,以判断有无呼吸衰竭;②观察意识状态,注意意识障碍是否有加重;③观察有无脑疝先兆,重点观察瞳孔大小、形状、两侧是否对称、对光反射等;④准确记录出入液量;⑤观察有无并发症表现,如有无肺部感染及压疮。

4. 对症护理

(1) 高热:常采用综合措施控制体温,如物理降温、药物降温、降低室温等同时进行,特别注意降低头部的温度,可用冰帽、冰袋等,使用时注意防止局部发生冻疮或坏死。

(2) 惊厥或抽搐:争取早期发现先兆、及时处理。惊厥先兆为烦躁、眼球上翻、口角抽动、肢体紧张等。分析原因,针对引起惊厥的不同原因分别进行处理:①脱水治疗时,脱水剂应在30分钟内静脉滴注,观察脱水效果,记录出入液量,并使用甘露醇时防止静脉外渗;②抗惊厥药物应用时注意给药途径、作用时间及不良反应,特别注意药物对呼吸的抑制;③呼吸道阻塞者给予吸痰、吸氧，改善脑组织缺氧；④惊厥或抽搐发作时应加强安全防范，防止窒息或外伤。

(3) 呼吸衰竭：保持呼吸道通畅，及时、有效吸痰是解除呼吸道梗阻的有效措施，并加强翻身、拍背，必要时辅以雾化吸入以利于痰液排出。同时保证氧气供给，经以上处理仍不能解决缺氧症状，应准备气管切开，或气管插管及机械通气。

5. *恢复期与后遗症期的护理*　注意加强营养，防止继发感染；观察患儿各种生理功能、运动功能的恢复情况；有精神、神经后遗症者可进行中西医结合治疗。护士给予积极、耐心的护理，在生活上给予关心、照顾，并鼓励指导患儿及家长如何进行功能锻炼，帮助其尽快恢复。

6. *心理护理*　根据不同年龄特点对患儿进行不同方式的交流，对其听觉、视觉及皮肤触觉给予良性刺激，及时向患儿家长介绍患儿病情与主要处理措施，取得家长配合，指导家长积极参与患儿的康复护理。

第六节　脊髓灰质炎

脊髓灰质炎(poliomyelitis，以下简称 polio)又名小儿麻痹症，是由脊髓灰质炎病毒引起的一种急性传染病。主要影响中枢神经系统，以脊髓前角灰质神经细胞受累为主。临床表现主要有发热、咽痛和肢体疼痛，部分患儿可发生分布不规则的弛缓性麻痹。

【病原学】

脊髓灰质炎病毒属于微小核糖核酸(RNA)病毒科的肠道病毒属。在电镜下呈球形颗粒相对较小，直径 20～30 nm，呈立体对称 12 面体。

由于 Polio 病毒无囊膜，外衣不含类脂质，故可抵抗乙醚、乙醇和胆盐。在 pH 3.0～10.0 环境下病毒可保持稳定，对胃液、肠液具有抵抗力，利于病毒在肠道生长繁殖。病毒在人体外生活力很强，污水及粪便中可存活 4～6 个月，低温下可长期存活，但对高温及干燥甚敏感，煮沸立即死亡，加温 56℃半小时灭活，紫外线可在 0.5～1 小时内将其杀死。各种氧化剂(漂白粉、过氧化氢、氯胺、过锰酸钾等)都可使病毒死亡，2%碘酊可很快使病毒灭活。

【发病机制】

脊髓灰质炎病毒自口、咽或肠道黏膜侵入人体后，一天内即可到达局部淋巴组织生长繁殖，并向局部排出病毒。若此时人体产生大量特异抗体，可将病毒控制在局部，形成隐性感染；否则病毒进一步侵入血流(第一次病毒血症)，在第 3 天到达非神经组织，如呼吸道、肠道、皮肤、黏膜、心、肾、肝等处繁殖，在全身淋巴组织中尤多，并于第 4 天至第 7 天再次大量进入血循环(第二次病毒血症)，如果此时血循环中的特异抗体已足够将病毒中和，则仅有上呼吸道及肠道症状，而不出现神经系统病变。少部分患儿可因病毒毒力强或血中抗体不足以将其中和，病毒可随血流经血脑屏障侵犯中枢神经系统，病变严重者可发生瘫痪。

【流行病学】

传染源为患儿及无症状的带病毒者，后者不仅人数众多，又不易被发现和控制，因而对本病的散布和流行起着重要作用。在儿童中瘫痪病例与隐性感染及无瘫痪病例之比可高达1∶1 000。患儿发病前10天粪便中即可排出病毒，且量多、时间长，可持续2～6周，甚至长达3～4个月，因此粪便污染饮食，经口摄入为本病主要传播途径。温带地区多见，终年散发，以夏秋为多，可呈小流行或酿成大流行，热带地区则四季发病率相似。

【临床表现】

潜伏期一般9～12天(5～35天)。临床症状轻重不等，以轻者较多；多数可无症状，仅可从鼻咽分泌物及大便中排出病毒，称无症状型或隐匿型。少数病儿可出现弛缓性瘫痪。按病程大致可分前驱期、瘫痪前期、瘫痪期、恢复期和后遗症期。

1. 前驱期　起病缓急不一，大多有低热或中等热度，乏力不适，伴有咽痛、咳嗽等上呼吸道症状，或有纳差、恶心、呕吐、便秘、腹泻、腹痛等消化道症状。神经系统尚无明显异常。上述症状持续数小时至3～4天，患儿体温迅速下降而痊愈(称顿挫型)。

2. 瘫痪前期　可在发病时即出现本期症状，或紧接前驱期后出现，或二期之间有短暂间歇(约1～6天)，体温再次上升(双峰热)，出现神经系统症状如头痛和颈、背、四肢肌痛，感觉过敏。病儿拒抚抱，动之即哭，坐起时因颈背强直不能前俯，不能屈曲，以上肢向后支撑，呈特殊三脚架体态。此时脑脊液大多已有改变。一般患儿经3～4天热度下降，症状消失而愈(无瘫痪型)。本期有时长达10余天。

3. 瘫痪期　一般瘫痪前期的2～4天(2～10天)出现肢体瘫痪，瘫痪可突然发生或先有短暂肌力减弱而后发生。一般病例在1～3天内可相继出现不同部位的瘫痪，并逐渐加重。按临床表现可分以下几类。

(1) 脊髓型麻痹：呈弛缓性瘫痪，肌张力低下，腱反射消失，分布不规则，亦不对称，可累及任何肌肉或肌群，因病变大多在颈、腰部脊髓，故常出现四肢瘫痪，尤以下肢为多。

(2) 延髓型麻痹：中脑、脑桥及延髓病变引起脑神经麻痹，可出现发声带鼻音或嘶哑、饮水呛咳或自鼻反流、吞咽困难、痰液积潴咽部，随时有发生窒息的危险。当出现延髓腹面外侧网状组织病变时，严重者出现呼吸、循环衰竭。

(3) 脑型：极少见。可表现为烦躁不安、失眠或嗜睡，可出现惊厥、昏迷及痉挛性瘫痪，严重缺氧也可有神志改变。

(4) 混合型：上述数型并存，以脊髓和脑干型同时出现最多见。

4. 恢复期和后遗症期　急性期过后1～2周瘫痪肢体大多以远端起逐渐恢复，腱反射也逐渐恢复正常。最初3～6个月恢复较快，以后仍不断进步，但速度减慢，1～2年后仍不恢复而成为后遗症。长期瘫痪的肢体可发生肌肉痉挛、萎缩和变形，如足马蹄内翻或外翻、脊柱畸形等。

【辅助检查】

1. 外周血象　白细胞多数正常，在早期及继发感染时可增高，以中性粒细胞为主。急性期血沉增快。

2. 脑积液　大多于瘫痪前出现异常。外观微浊，压力稍增，细胞数稍增$(50\sim300)\times10^6/L$，早期以中性粒细胞为多，后期以单核细胞为主，热退后迅速降至正常。

3. 病毒分离或抗原检测　起病1周内，可从鼻咽部及粪便中分离出病毒，粪便可持续阳性2～3周。早期从血液或脑脊液中分离出病毒的意义更大。

4. 免疫学检查　特异性免疫抗体效价在第1周末即可达高峰，尤以特异性IgM上升较 IgG 为快。可用中和试验、补体结合试验及酶标等方法进行检测特异性抗体，其中以中和试验较常用，因其持续阳性时间较长。双份血清效价有 4 倍及 4 倍以上增长者可确诊。

【治疗原则】

1. 一般治疗　必须卧床休息，早期休息可以减少瘫痪的发生。隔离至少到起病后 40 天。局部湿热敷以减轻疼痛。瘫痪肢体应置于功能位置，以防止手、足下垂等畸形。发热、多汗者，注意充分的营养及水、体液平衡。

2. 呼吸障碍的处理　重症患儿常出现呼吸障碍，引起缺氧和二氧化碳潴留，往往是引起死亡的主因。首先要分清呼吸障碍的原因，积极抢救。慎用镇静剂，以免使呼吸和吞咽困难。

延髓麻痹时加强吸痰，保持呼吸道通畅；必要时及早作气管切开，纠正缺氧；饮食由胃管供应。

脊髓麻痹影响呼吸肌功能时，应采用人工呼吸器辅助呼吸。呼吸肌瘫痪和吞咽障碍同时存在时，应尽早行气管切开术，同时采用气管内加压人工呼吸。

呼吸中枢麻痹时，应用人工呼吸器辅助呼吸，并给予呼吸兴奋剂。循环衰竭时应积极处理休克。

3. 促进瘫痪的恢复　促进神经传导功能的药物如地巴唑、如兰他敏等，效果不显，目前很少应用。在热退、瘫痪不再进行时，及早选用以下各种疗法：针灸治疗、推拿疗法、功能锻炼等。

【护理诊断】

1. 疼痛　与病毒感染神经系统有关。

2. 有窒息的危险　与病毒感染所致吞咽困难有关。

3. 气体交换受损　与呼吸衰竭有关。

4. 自理能力丧失　由病毒感染导致肢体瘫痪有关。

5. 潜在并发症　感染、呼吸衰竭。

6. 焦虑　与疾病预后有关。

【护理措施】

1. 前驱期及瘫痪前期

(1) 绝对卧床休息并隔离，至少至病后 40 天。第 1 周实施呼吸道和消化道隔离，以后以消化道隔离为主。

(2) 避免劳累、肌肉注射及手术等刺激和损伤，以减少发生瘫痪的机会。

(3) 饮食应清淡可口、营养丰富，可口服大量维生素 C 和维生素 B，以减轻中毒症状，阻止瘫痪进展。

2. 瘫痪期

(1) 密切观察呼吸状况：观察有无痰液聚积、咳嗽无力、呼吸频率及节律改变、紫绀等现象。保持呼吸道通畅，翻身拍背促痰排出或抬高床脚及侧卧进行体位引流。指导患儿咳嗽排痰，或吸痰，给予氧气吸入，必要时用气管插管、气管切开、人工呼吸等。

(2) 止痛、保持关节功能位：发生肢体瘫痪前常有感觉异常，受累肌肉明显疼痛。可用热敷法改善肌肉疼痛与痉挛，每天 2～4 次，每次 20～30 分钟。

(3) 作好皮肤护理：患儿多汗长期卧床，须保持皮肤清洁，定时更换体位，动作轻柔，以免加重疼痛。加强受压部位及骨突处的护理，改善局部血循环，必要时使用气圈或海绵垫，防止压疮及坠积性肺炎。

(4) 观察大小便情况：患儿有尿潴留时及时采取措施协助排尿。

3. 恢复期或后遗症期

(1) 家庭护理及自我保健指导：对瘫痪肢体尚未完全恢复的患儿，应做好家庭护理指导，使家长有长久的思想准备，树立战胜疾病的信心。耐心指导家属协助患儿做瘫痪肢体的被动运动，推拿与按摩。有条件还可进行温水浴、蜡疗或针刺疗法。指导家长做好日常生活护理，注意安全，预防跌伤。

(2) 心理护理：患儿长期卧床丧失活动能力和身体的不适，会对情绪造成很大影响。工作人员应以满腔的热情对待患儿，及时解除不适，尽量满足日常生活需要，以鼓励患儿树立战胜疾病的信心。

第七节　中毒型细菌性痢疾

中毒型细菌性痢疾(bacillary dysetery, toxic type)是急性细菌性痢疾的危重型，临床特征为急起高热、反复惊厥、昏迷，迅速发生循环衰竭和(或)呼吸衰竭，而早期肠道症状可很轻或缺如。

【病因和发病机制】

中毒型细菌性痢疾由痢疾杆菌引起，该菌属志贺菌属，革兰阴性染色。按其抗原性不同可分为 4 群 39 个血清型，各群、型之间无交叉免疫。痢疾杆菌对外界环境抵抗力较强，在水果、蔬菜及 10℃水中能生存 1～2 周，但对各种化学消毒剂敏感。

中毒型细菌性痢疾大多吃了不洁的食物所致。痢疾杆菌经口进入结肠，侵入肠黏膜上皮细胞和黏膜固有层，在局部迅速繁殖并裂解，产生大量内毒素和少量外毒素，导致全身微血管痉挛，引起周身和(或)脑的急性微循环障碍，产生休克、DIC、脑水肿及颅内压增高。病变累及整个结肠，以乙状结肠和直肠最为显著。

【流行病学】

病人和带菌者是传染源，经粪-口途径传播。人群普遍易感，以 2～7 岁体质较好的儿童多见。全年均有发生，7～9 月份为高峰季节。

【临床表现】

潜伏期很短，数小时至 2 天。患儿突然高热，迅速发生呼吸衰竭、休克或昏迷，而肠道症状反而不明显，甚至无腹痛、腹泻。临床按其主要表现分为三型。

1. 休克型　以感染性休克为主要表现。血压下降，早期为全身微血管痉挛，后期出现微循环淤血性缺氧，唇指紫绀、皮肤花纹明显，可见少尿，甚至无尿。

2. 脑型　以严重脑部症状为主，表现为脑血管痉挛引起的缺血、缺氧、脑水肿及颅内高压，严重者可发生脑疝。此型大多数患儿无肠道症状而突然起病，表现为烦躁不安、嗜睡、惊厥、昏迷、双瞳孔不等大、对光反射迟钝或消失。常因呼吸骤停而死亡。

3. 混合型　兼有上两型表现，病情最严重。

【辅助检查】

(1) 周围血白细胞总数和中性粒细胞增加。

(2) 大便黏液脓血样，镜检见较多炎症细胞，白细胞≥15 个/高倍视野，有分散的红细胞、成堆脓细胞。如发现巨噬细胞更有诊断价值。

【治疗原则】

1. 病原治疗 选用对痢疾杆菌敏感的抗生素静脉用药，如头孢噻肟钠等第三代头孢类。病情好转后改口服，疗程不短于 5～7 天，以减少恢复期带菌。

2. 降温止惊 迅速降温止惊是防止病情进一步发展的重要措施，经安乃近及物理降温无效或躁动不安、反复惊厥者，可给予亚冬眠疗法，尽快使体温保持在 37℃左右；反复惊厥者可用地西泮(安定)水合氯醛止惊。

3. 防治脑水肿 及早应用血管扩张剂，以改善脑血管痉挛，可采用亚冬眠疗法和山莨菪碱。

4. 防治呼吸衰竭 尽早吸痰、吸氧，保持呼吸道通畅，如出现呼吸衰竭则使用呼吸兴奋剂或辅以机械通气等。

5. 防治循环衰竭 扩充血容量，维持水、电解质平衡，可用 2∶1 等张含钠液或 5%低分子右旋糖酐扩容和疏通微循环，病情好转后继续滴注葡萄糖盐水，全日补液量根据病情和尿量来定；用 5%碳酸氢钠溶液纠正酸中毒；用莨菪碱类药物或多巴胺解除微循环痉挛；根据心功能情况使用毛花苷 C。

【常见护理诊断】

1. 体温过高 与痢疾杆菌感染有关。

2. 气体交换受损 与呼吸衰竭有关。

3. 组织灌流量改变 与痢疾杆菌毒素作用有关。

4. 腹泻 与肠内细菌感染有关。

5. 有传播感染的可能 与病原体排出有关。

6. 潜在并发症 脑水肿，脑疝。

【护理措施】

1. 高热的护理 绝对卧床休息，监测体温，综合使用物理降温、药物降温甚至亚冬眠疗法，争取在短时间内将体温维持在 36～37℃，防止高热惊厥致脑缺氧、脑水肿加重。

2. 惊厥、呼吸衰竭的护理 反复惊厥，能加重脑缺氧和脑水肿，易致呼吸衰竭，持续颅高压，又能加重惊厥，甚至形成脑疝。此时除严密监测患儿生命体征、降温、保持呼吸道通畅、充分给予吸氧外，及时静脉注射 20%甘露醇，配合使用呋塞米及肾上腺皮质激素降低颅内压；记录好出入水量；正确使用镇静、止惊药物，观察药物不良反应；及早发现呼吸变化，做好气管插管或气管切开的准备，及时使用人工呼吸机维持呼吸。

3. 休克的护理 患儿取平卧位，注意保温，建立有效的静脉通路；明显尿少者，不宜立即使用肾毒性药物，注意观察药物的不良反应；注意调节好输液速度，速度过慢则休克难以纠正，过快则导致心衰、肺水肿；可加用毛花苷 C 以维持正常心功能，记录好出入水量；观察有无出血现象，及早发现 DIC 征象，并可用肝素抗凝治疗。

4. 人工冬眠疗法的护理 患儿平卧，头侧向一边；避免搬动，防止体位性低血压，应控制用药速度，防止血压急剧下降；密切观察血压变化，监测体温，维持患儿肛温在 36～37℃，如低于35℃应立即撤去物理降温，以免体温过低引起不良后果；停止冬眠药物时注意患儿的安全护理。

5. 腹泻的护理　评估并记录大便次数、性状及量，正确估计水分丢失量作为补液量参考；供给易消化流质饮食，多饮水，不能进食者静脉补充营养；勤换尿布，使用后及时清洗，防止臀红发生；及时采集大便标本送检，常规检查标本应取脓血部分，细菌培养标本应取黏液微带血部分（应在使用抗生素前，不可与尿混合），必要时用取便器或肛门拭子采取标本。

6. 隔离消毒措施　采取肠道隔离至临床症状消失后1周或2次粪培养阴性。尤其要加强患儿粪便、便器及尿布的消毒处理。向家属解释隔离消毒的重要性，以及具体指导消毒方法，使其自觉遵守，配合好医院的各项隔离消毒制度。

7. 心理护理　保持环境安静，护理患儿时要冷静、耐心。主动向患儿和家属解释病情，消除他们的心理紧张和顾虑，使之配合治疗并得到充分的休息。经常巡视病房，及时解决患儿的问题。

8. 健康教育　对家长及患儿进行卫生教育，讲究饮食卫生，养成良好的洗手习惯，提高保健意识。

第八节　小儿结核病

一、概述

结核病（tuberculosis）是由结核杆菌引起的慢性呼吸道传染病，全身各个脏器均可受累，但以累及肺脏最常见，严重患儿可引起血行播散而发生粟粒型结核或结核性脑膜炎，后者是小儿结核病致死的主要原因。现在全球大约有130万结核病儿童，每年有40～50万儿童死于结核病。2000年WHO公布全世界22个结核病高发国家，我国是其中之一。因此在我国，结核病防治工作仍艰巨，任重而道远。

【病因和发病机制】

人型结核杆菌是人类结核病的主要病原体。结核菌侵入机体后4～8周产生T细胞介导的免疫反应和迟发型变态反应，适当的变态反应，说明机体抵抗力最强；变态反应过弱，说明机体反应性差，细胞免疫功能低；而变态反应过强时，能加剧炎症反应，发生干酪样坏死，造成组织严重损伤或结核菌播散。

【流行病学】

开放性结核病患者为主要传染源。主要经呼吸道传播，饮用带结核菌的牛奶或其他食物可导致消化道传播，经皮肤和胎盘传播较少见。小儿结核病的感染率随着年龄增长而升高，患病率则年龄越小越高。由于卡介苗的广泛接种，大大降低了小儿结核病的发病率和死亡率。

【辅助检查】

1. 结核菌素试验　小儿受结核杆菌感染4～8周后，其结核菌素试验呈阳性反应。

(1) 试验方法：常用的抗原制品有两种，即旧结核菌素（OT）和结核菌纯蛋白衍生物

(PPD)，因PPD反应更准确，故目前临床主要采用PPD。将0.1 ml(内含结核菌素5单位)PPD于左前臂掌侧中下1/3处皮内注射，形成6～10 mm的皮丘，48～72小时观察结果。

(2) 结核菌素试验反应结果判定见表16-1。

表16-1　结核菌素试验反应结果判断表

反应	符号	反应性质和强度
阴性	－	无硬结，轻微发红
可疑	＋－	硬结直径<5 mm
阳性(弱)	＋	硬结直径5～9 mm
(中)	＋＋	硬结直径10～19 mm
(强)	＋＋＋	硬结直径≥20 mm
(极强)	＋＋＋＋	有水泡、坏死或淋巴管炎

(3) 试验反应的临床意义

1) 阳性反应：①接种卡介苗所致；②年长儿无明显临床症状而仅有一般阳性反应，表示曾感染过结核菌；③3岁以下尤其1岁以内未接种过卡介苗者，阳性反应提示体内有新的结核病灶，年龄越小，活动性结核的可能性越大；④强阳性提示有活动性结核病灶；⑤近期由阴转阳，反应强度由<10 mm增至>10 mm，增幅>6 mm，表示有新近感染。

2) 阴性反应：①未感染结核；②初次感染结核菌4～8周内；③假阴性，机体免疫反应受抑制，如患有麻疹、腮腺炎、重度营养不良、免疫缺陷病和某些重症结核；④技术误差或结核菌素失效。

2. 实验室检查

(1) 结核菌检查：从痰、胃液、脑脊液、胸水、腹水中查找结核菌是确诊的重要手段。

(2) 免疫学或分子生物学诊断：检测患儿抗结核抗体。

3. X线检查　胸部X线可检查结核病灶的范围、性质、类型、活动和进展情况，亦可观察疗效和鉴别诊断，必要时作CT、MRI检查。

4. 其他　纤维支气管镜、淋巴结穿刺涂片、肺穿刺活检等对疑难病例诊断有帮助。

【治疗原则】

1. 抗结核治疗原则　早期、联合、适量、规律、全程、分段治疗。

2. 常用的抗结核药　分为：①全杀菌药：异烟肼(INH)、利福平(RFP)；②半杀菌药：链霉素(SM)、吡嗪酰胺(PZA)；③抑菌药：乙胺丁醇(EMB)、乙硫异烟胺(ETH)。

3. 化疗方案

(1) 标准疗法：每天服用INH、RFP和(或)EMB，疗程9～12个月。用于无明显自觉症状的原发性肺结核。

(2) 两阶段疗法：①强化治疗阶段：联用3～4种杀菌药，一般需3～4个月；②巩固治疗阶段：联用2种抗结核药，可长达12～18个月。用于活动性原发性肺结核和重症结核。

(3) 短程疗法：疗程6～9个月，是结核病现代疗法的重大进展，远期复发少。

4. 常用抗结核药物及不良反应　见表16-2。

表 16-2 常用抗结核药物及其不良反应

药 物	剂 量(kg/d)	主要不良反应
异烟肼(INH)	10 mg(≤300 mg/d)	肝毒性，末梢神经炎，过敏，皮疹和发热
利福平(RFP)	10 mg(≤450 mg/d)	肝毒性，恶心，呕吐，流感样症状
链霉素(SM)	20～30 mg(≤0.75 g/d)	Ⅷ颅神经损害，肾毒性，过敏，皮疹，发热
吡嗪酰胺(PZA)	20～30 mg	肝毒性，高尿酸血症，关节痛，过敏
乙胺丁醇(EMB)	15～25 mg	皮疹，视神经炎
乙硫异烟胺(ETH)		胃肠道反应，肝毒性，人毒性
丙硫异烟胺	10～15 mg	过敏，皮疹和发热
卡那霉素	15～20 mg	肾毒性，Ⅶ颅神经损害
对胺柳酸	150～200 mg	胃肠道反应，肝毒性，过敏，皮疹和发热

二、原发性肺结核

原发性肺结核(primary pulmonary tuberculosis)是结核菌初次侵入人体后发生的原发性感染，是小儿肺结核的主要类型，包括原发综合征和支气管淋巴结结核。两者除 X 线表现不同以外，在临床上很难区别，故两者常合并为一型，即原发性肺结核。

【病因和发病机制】

结核菌侵入肺部形成原发灶，多位于胸膜下、肺上叶底部和下叶的上部，右肺多见。基本病变为渗出、增殖、坏死。渗出性病变以炎性细胞、单核细胞和纤维蛋白为主要成分；增殖性病变以结核结节和结核性肉芽肿为主；坏死的特征为干酪样病变。原发性肺结核多数吸收好转或钙化，也可进展为干酪性肺炎、急性粟粒性肺结核或结核性脑膜炎。

【临床表现】

1. *症状* 一般起病缓慢，症状轻重不等。轻者无症状，较大儿童可有低热、乏力、盗汗、纳差等结核中毒症状。婴幼儿多起病急、症状重，可表现为急性高热，但一般状况尚好，与发热不相称，持续 2～3 周后转为低热；可能并有：①结核中毒症状；②压迫症状，如百日咳样痉挛性咳嗽、喘鸣、声音嘶哑等；③结核过敏表现，如疱疹性结膜炎、皮肤结节性红斑。

2. *体征* 肺部体征不明显，与肺内病变不一致。可见周围淋巴结不同程度肿大，肺部叩诊可能出现浊音，听诊呼吸音减低或有少量干湿啰音，婴儿可触及肿大的肝脏。

【辅助检查】

1. *X 线检查* 原发综合征的典型特征是由肺部原发灶、发炎的淋巴管和肿大的肺门淋巴结组成的哑铃型双极影；单纯的支气管淋巴结结核 X 线仅表现为肺门淋巴结肿大。

2. *结核菌素试验* 呈强阳性或由阴性转为阳性。

【护理诊断】

1. *营养失调* 低于机体需要量，与食欲下降、消耗增加有关。

2. *活动无耐力* 与结核菌感染有关。

3. *有传播感染的可能* 与排出结核菌有关。

4. *知识缺乏* 家长缺乏隔离、服药知识。

【护理措施】

1. *保证营养供应* 结核是一种消耗性疾病，要尽量提供患儿喜爱的食物，促进患儿食欲。给予患儿高蛋白、高热量、高维生素和富含钙质的食物，促进机体修复能力和病灶愈合。

2. 建立合理的生活制度　室内空气新鲜，阳光充足，一般不限制活动，适当户外活动。发热或中毒症状重时应卧床休息，保证充足睡眠。积极防治各种急性传染病，避免受凉引起的上呼吸道感染。肺结核患儿出汗较多，应及时更换干燥衣物。

3. 用药护理　抗结核药物大多有胃肠道反应，要注意患儿食欲变化，指导家长正确给患儿服药，并能观察药物的疗效和不良反应，定期随访尿常规、肾功能。

4. 健康指导　向患儿及家长讲解结核病的隔离方法，使家长掌握对患儿痰液、分泌物和食具的消毒方法；告知家长定期复查；抗结核药物是治愈结核病的关键，告诉家长要坚持给患儿正规全程服药，同时注意药物的不良反应。

三、结核性脑膜炎

结核性脑膜炎(tuberculous meningitis)简称结脑，是结核菌侵犯脑膜所引起的炎症，常为血行播散所致全身性粟粒性结核病的一部分，是小儿结核病中最严重的类型。常在初次感染结核 3～6 个月最易发生结脑，是小儿结核病死亡的主要原因。

【发病机制和病理】

由于婴幼儿中枢神经系统发育不完善、血-脑屏障较差、免疫力较低，结核菌多数通过血行播散而形成结脑。

脑膜出现结核性炎症反应，大量炎性渗出物积聚于脑底部，易包围挤压脑神经引起损害，临床上常见第Ⅲ、Ⅶ、Ⅳ、Ⅵ、Ⅱ对脑神经障碍的症状；渗出物机化、粘连、堵塞脑脊液循环可导致脑积水；血管病变严重者可引起脑组织梗死、缺血、软化而致偏瘫。

【临床表现】

起病缓慢，典型表现分为三期。

1. 早期(前驱期)　持续 1～2 周，主要是性情改变，表现为少言懒动、对周围事物不感兴趣，易疲倦或烦躁、睡眠不安等，同时可伴有低热、盗汗、消瘦、乏力、便秘及不明原因的呕吐等。

2. 中期(脑膜刺激期)　持续 1～2 周，主要表现持续性的头痛、喷射性呕吐、感觉过敏、两眼凝视、意识逐渐模糊，以后进入昏迷状态，并可有惊厥发作。出现明显的脑膜刺激征，婴幼儿则表现为前囟隆起、骨缝裂开。此期可出现面神经、动眼神经和外展神经瘫痪等颅神经障碍。

3. 晚期(昏迷期)　持续 1～3 周，症状逐渐加重，意识蒙胧、半昏迷甚至昏迷，惊厥频繁发作。患儿极度消瘦，最终因颅内压急剧升高致脑疝而死亡。

【辅助检查】

1. 脑脊液检查　压力增高，外观无色透明或呈毛玻璃样，静置 12～24 小时出现蜘蛛网状薄膜，涂片检查容易检出结核杆菌。白细胞数 $50 \times 10^6/L \sim 500 \times 10^6/L$，以淋巴细胞为主；糖和氯化物均降低为结脑的典型改变。脑脊液结核菌培养是诊断结脑的可靠依据。脑脊液改变不典型者，须重复化验，动态观察变化。脑脊液检查对本病的诊断极为重要。

2. X 线检查　约 85%结脑患儿胸片有结核病变，多为活动性结核，呈粟粒性结核者占 48%。

3. 脑 CT 或 MRI 检查　可显示结核病灶的变化,对估计预后和指导治疗有意义。

4. 结核菌素试验　假阴性反应可高达50%。

【治疗原则】

主要抓住两个重点环节,一是抗结核治疗,二是降低颅内压。

1. 抗结核治疗　联合应用易透过血-脑屏障的抗结核杀菌药物,分阶段治疗。

(1) 强化治疗阶段:联合使用 INH、RFP、PZA 及 SM,疗程 3～4 个月。开始治疗的 1～2 周,将 INH 全日量的一半加入 10%葡萄糖中静脉滴注,余量口服,待病情好转以后改为全日量口服。

(2) 巩固治疗阶段:继续用 INH、RFP 或 EMB。RFP 或 EMB 9～12 个月。抗结核药物总疗程不少于 12 个月,或待脑脊液恢复正常后继续治疗 6 个月。

2. 降低颅内压

(1) 脱水剂:常用 20%甘露醇,一般剂量每次 0.5～1 g/kg,于 30 分钟内快速静脉注入。4～6 小时 1 次,脑疝时可加大剂量至每次 2 g/kg。2～3 天后逐渐减量,7～10 天停用。

(2) 利尿剂:一般于停用甘露醇前 1～2 天加用,可减少脑脊液的生成。

(3) 其他:急性梗阻性脑积水药物治疗无效者可行侧脑室穿刺引流。

3. 糖皮质激素　早期使用糖皮质激素以减轻炎性反应,降低颅内压,减少粘连,防止或减轻脑积水的发生。一般使用泼尼松,每天 1～2 mg/kg,1 个月后逐渐减量,疗程 8～12 天。

【护理诊断】

1. 有受伤的危险　与频繁惊厥有关。

2. 营养失调　低于机体需要量,与摄入不足、消耗增加有关。

3. 有皮肤完整性受损的危险　与长期卧床有关。

4. 焦虑　与患儿病情危重、预后差有关。

5. 潜在并发症　脑疝。

【护理措施】

1. 密切观察病情变化　监测生命体征,密切观察患儿神志、瞳孔、惊厥发作情况,备好抢救物品,一旦出现颅内压增高、脑疝征兆,立即配合医生抢救。患儿应绝对卧床休息,保持室内安静,护理操作尽量集中进行,减少对患儿的刺激。惊厥发作时,立即松解衣领,牙齿间放置牙垫,防止舌咬伤。及时清除口鼻分泌物及呕吐物,防止窒息。保持呼吸道通畅,舌钳将舌拉出,以防舌后坠堵塞气道引起窒息。遵医嘱正确使用各种药物,控制液体的滴速,观察药物的不良反应。

2. 保持皮肤、黏膜的完整　保持床单位清洁干燥;患儿大小便后及时更换尿布并清洗臀部;呕吐物及时清除;为昏迷及瘫痪患儿每 2 小时翻身 1 次,骨突出处垫棉圈或气圈气垫,防止局部长期受压而发生压疮;眼睑不能闭合者,涂眼膏或用纱布覆盖,保护角膜;每天口腔护理 2～3 次。

3. 保证营养供应,改善患儿营养状况　昏迷患儿可行鼻饲或静脉营养,维持水、电解质和酸碱平衡。患儿能自行进食时,为患儿提供高热量、高蛋白、高维生素的食物,但宜少量多餐,逐渐适应。

4. 心理护理　结脑病程长、症状重,患儿及家长的压力较大,应关怀体贴患儿及家长,耐心解释疾病的进展情况,提供疏泄情绪的机会,减轻其焦虑和恐惧。

5. 健康指导

(1) 向患儿及家长讲解正规治疗的重要性，使其有长期治疗的心理准备，坚持全程、合理用药，不能私自停药或换药，以防耐药菌株的产生。

(2) 向家长解释随访的时间和治愈的标准。停药后随访 3～5 年，凡临床症状消失、脑脊液正常、疗程结束后 2 年无复发者，才能认为治愈。

(3) 建立合理的生活制度，室内空气新鲜、阳光充足，鼓励患儿进行力所能及的体格锻炼，增强体质，提高机体抵抗力。

(4) 避免接触开放性结核病人，减少再度感染的机会。

(5) 向患儿及家长讲解结核病的隔离方法，使家长掌握对患儿痰液、分泌物和食具的消毒方法。

(6) 指导家长认真观察疗效和抗结核药物可能出现的不良反应，定期门诊复查。

(7) 遗留后遗症的患儿，要指导家长掌握对患儿进行康复锻炼的方法，如瘫痪肢体的被动运动与按摩，对失语患儿进行语言训练等。

第九节　小儿肠阿米巴病

肠阿米巴病(intestinal amebiasis)，又称阿米巴痢疾(amebic dysentery)，是由致病性溶组织内阿米巴原虫侵入结肠壁后所致的，以痢疾症状为主的消化道传染病。病变多在回盲部结肠，易复发变为慢性。肠道阿米巴可通过血流引起肠外阿米巴病，以阿米巴肝脓肿最为多见。

【病原学】

溶组织内阿米巴的生活史包括两期：滋养体和包囊。滋养体在体外抵抗力薄弱，易死亡；包囊对外界抵抗力强。人是其主要的合适宿主。

1. 滋养体　是其致病型，寄生于肠腔和结肠壁中，以二分裂法繁殖，无氧条件下生长最好，需有细菌或组织的酶解物为营养。其形态大小不一，有大、小滋养体两种，大滋养体 30～40 μm 大小，依靠伪足作一定方向移动，见于急性期患儿的粪便或肠壁组织中，吞噬组织和红细胞，故又称组织型滋养体。小滋养体 10～20 μm 大小，伪足少，以宿主肠液、细菌、真菌为食，不吞噬红细胞，亦称肠腔型滋养体。滋养体在传播上无重要意义。

2. 包囊　多见于隐性感染者及慢性患儿粪便中，呈圆形，15～20 μm 大小，成熟包囊具有 4 个核，是溶组织阿米巴的感染型，具有传染性。包囊对外界抵抗力较强，于粪便中存活至少 2 周，水中 5 周，冰箱中 2 个月，对化学消毒剂抵抗力较强，普通饮水消毒的氯浓度对其无杀灭作用，但对热(50℃)和干燥很敏感。

【发病机制和病理】

阿米巴包囊进入消化道后，于小肠下段被胰蛋白酶等消化液消化，虫体脱囊逸出，并反复分裂形成多数小滋养体，寄居于回盲肠、结肠等部位。在适宜条件下，滋养体释放溶酶体酶、透明质酸酶、蛋白水解酶等，并依靠其伪足的机械活动，侵入肠黏膜，破坏组织形成小脓肿及潜形(烧杯状)溃疡，造成广泛组织破坏可深达肌层，大滋养体随坏死物质及血液由肠道排出，呈现痢疾样症状。

滋养体亦可进入肠壁静脉，经门脉或淋巴管进入肝脏，引起肝内小静脉栓塞及其周围炎，肝实质坏死，形成肝内脓肿，以右叶为多。

组织坏死为其主要病变，伴有淋巴细胞及少量中性粒细胞浸润。

【流行病学】

慢性患者、恢复期患者及包囊携带者是本病主要传染源。

通过污染的水源、蔬菜、瓜果食物等消化道传播，亦可通过污染的手、玩具、苍蝇、蟑螂等间接经口传播。

人群普通易感，感染后不产生免疫力，易再感染。本病多见于热带与亚热带，我国多见于北方，发病率农村高于城市，婴儿和儿童较少发病。

【临床表现】

潜伏期平均1～2周(4天至数月)，临床表现有不同类型。

1. 无症状型(包囊携带者)　患儿无任何临床症状，粪便中有阿米巴包囊排出。

2. 普通型　起病多缓慢，以腹痛、腹泻起病，每天排便多在10次左右，量中等，带血和黏液，呈果酱样，有腐败腥臭味，含阿米巴滋养体与大量红细胞为其特征之一。腹部压痛以右侧为主，全身症状不明显。症状持续数天或数周，可自行缓解，亦可因治疗不彻底而复发。

3. 暴发型　极少见。起病急骤，有明显中毒症状，剧烈腹痛与里急后重，腹泻频繁，每天数十次，粪便呈血水、洗肉水或稀水样，奇臭，含大量活动阿米巴滋养体为其特征。常因脱水导致外周循环障碍，或伴意识障碍，甚至出现肠出血、肠穿孔、腹膜炎等并发症，预后差。

4. 慢性型　常因急性期治疗不当所致，腹泻与便秘交替出现，临床症状反复发作，迁延2个月以上或数年不愈。粪便内可混有脓血、滋养体，有时有包囊。

常见并发症：肠出血、肠穿孔、阑尾炎及非痢疾性结肠病变。

【辅助检查】

1. 血常规　除暴发性与普通型伴感染以外，一般患儿白细胞总数和分类均正常。

2. 粪便检查　粪便呈暗红色果酱状，腥臭、含血及黏液。镜检可见伸展伪足活动及吞噬红细胞的阿米巴滋养体具有确诊意义。对慢性患儿的成形粪便可直接涂片找包囊。

3. 血清学检查　酶联免疫吸附试验(ELISA)、间接血凝试验(IHA)等，检测阿米巴病阳性率80%～90%；单克隆抗体、DNA探针杂交技术等可应用于检测患儿粪便、脓液或血液中病原物质与虫体。

4. 纤维肠镜检查　可见大小不等的散在性溃疡，中心区有渗出，边缘整齐，周边有红晕，溃疡间黏膜正常。

【治疗原则】

1. 一般治疗　急性期应卧床休息，加强营养，注意避免刺激性食物。腹泻严重时适当补液及纠正水、电解质紊乱。肠道隔离至症状消失，大便连续3次查不到滋养体和包囊。

2. 病原治疗

(1) 作用于肠腔内的阿米巴药物

1) 5-羟基喹啉：适用于慢性阿米巴肠病及无症状带虫者。

2) 二氯尼特：为酰胺类药物，是目前最有效的杀包囊的药物，不良反应轻，主要为腹胀。

3) 氯喹：口服后在高位小肠全部吸收，在肝脏中高度浓缩，可用于阿米巴肝脓肿的预防和治疗。

(2) 作用于组织内阿米巴药物

1) 硝基咪唑类：目前最为常用的是甲硝唑，是治疗肠内外侵袭性病变的首选药物。口服吸收良好，并可通过血脑屏障和胎盘。

2) 依米丁类(吐根碱)：对溶组织阿米巴滋养体有直接杀灭作用，是目前所有抗阿米巴药物中作用最强、效果最快的药物。但毒性大，治疗剂量与中毒剂量接近，器质性心脏病、肾功能不全者禁用。

为了达到根治目的，对肠道阿米巴的治疗，宜先采用甲硝唑或去氢依米丁，继用喹啉及二氯尼特，才能完全消除阿米巴。

【护理诊断】

1. 腹泻、腹痛　与阿米巴原虫所致肠道病变有关。

2. 潜在并发症　肠出血，肠穿孔。

【护理措施】

1. 隔离　按消化道隔离。

2. 病情观察　观察大便的性状和次数；密切观察暴发型患儿生命体征及脱水表现；观察合并症如肠出血、肠穿孔、肝脓肿等表现，发现异常及时通知医生。

3. 药物治疗的护理　本病常用药物为甲硝唑，应当告诉患儿家属药物名称、用法、疗程及不良反应等。本药主要不良反应为消化道反应，可有恶心、呕吐、腹痛，另有皮炎等，应加强观察。

4. 粪便标本采集的注意事项　①及时采集新鲜大便标本，选取血液、黏液部分立即送检；②天冷时，便盆先用温水冲洗后再采集大便标本，以防滋养体死亡，标本注意保温及时送检；③如遇镜检阴性时，应反复多次检查。

5. 健康指导　本病主要通过阿米巴原虫污染水、食物、蔬菜等进入人体肠道而发病，容易反复发作。婴幼儿尤其要重点注意饮食卫生，避免接触带虫者。

第十节　手 足 口 病

手足口病(hand-foot-and-mouth disease)是由多种肠道病毒引起的传染病，多发生于5岁以下儿童，以发热和手、足、口腔等部位的疱疹为主要特征，少数患儿可引起心肌炎、肺水肿、无菌性脑膜脑炎等并发症。个别重症患儿病情发展快，可导致死亡。

【病原学】

引发手足口病的肠道病毒有20多种(型)，柯萨奇病毒A组的16、4、5、9、10型，B组的2、5型，以及肠道病毒71型均为手足口病较常见的病原体，其中以柯萨奇病毒A16型(Cox A16)和肠道病毒71型(EV 71)最为常见。

肠道病毒71型是最晚发现的新型肠道病毒，是一种耐热、耐酸的小RNA病毒，适合在温、热的环境下生存和传播，对乙醚、去氯胆酸盐不敏感，75%酒精和来苏儿不能将其灭活，但对紫外线和干燥敏感。各种氧化剂、甲醛、碘酒都能灭活病毒。

【发病机制和病理】

手足口病的发病机制还不完全明确。

口腔溃疡性损伤和皮肤斑丘疹为手足口病的特征性病变。光镜下斑丘疹可见表皮内水疱，水疱内有中性粒细胞、嗜酸性粒细胞碎片，水疱周围上皮有细胞间和细胞内水肿，水疱下真皮有多种白细胞的混合型浸润。电镜下可见上皮细胞内有嗜酸性包涵体。

脑膜脑炎表现为淋巴细胞性软脑膜炎，脑灰质和白质血管周围淋巴细胞、浆细胞浸润，局灶性出血和局灶性神经细胞坏死以及胶质反应性增生；心肌炎表现为局灶性心肌细胞坏死，偶见间质淋巴细胞和浆细胞浸润；肺炎表现为弥漫性间质淋巴细胞浸润、肺泡损伤、肺泡内出血和透明膜形成，可见肺细胞脱落和增生，有片状肺不张。

【流行病学】

手足口病是全球性传染病，世界大部分地区均有此病流行的报道。一年四季均可发病，以夏秋季多见。

患者、隐性感染者和无症状带毒者为该病流行的主要传染源。

传播途径：主要是通过儿童间的密切接触进行传播的。患儿咽喉分泌物及唾液中的病毒，可通过空气飞沫传播。也可通过唾液、疱疹液、粪便污染的手、毛巾、手绢、牙杯、玩具、食具、奶具以及床上用品、内衣等接触传播。

人群中对 CoxAl6 及 EV71 型肠道病毒普遍易感，受感后可获得免疫力，手足口病的患者主要为学龄前儿童，尤以≤3 岁年龄组发病率最高。

【临床表现】

潜伏期 2～5 天。

1. 一般表现　急性起病，表现为发热、流涕、食欲缺乏、口腔疼痛等，口腔黏膜出现小疱疹，疼痛明显，疱疹破溃后形成溃疡；在口腔病变的同时，手掌或脚掌部出现斑丘疹、疱疹，疱疹周围有炎性红晕，疱内液体较少，臀部或膝盖偶可受累。疹子“四不像”：不像蚊虫咬、不像药物疹、不像口唇牙龈疱疹、不像水痘，无疼痛及痒感，愈合后不留痕迹。本病大多数为良性过程，多自愈，但可复发，有时伴有无菌性脑膜炎、心肌炎等。

2. 重症表现　少数患儿(尤其 3 岁以内)可出现脑膜炎、脑脊髓炎、脑炎、肺水肿、循环衰竭等。

(1) 神经系统：临床表现变化多样，病情轻重不一，一般表现为阵挛、呕吐、共济失调、意向性震颤、眼球震颤及情感淡漠等；查体可见脑膜刺激征、腱反射减弱或消失；危重病例可表现频繁抽搐、昏迷、脑水肿、脑疝；头颅 MRI 及脑电图检查有助于明确疾病的严重性。

(2) 呼吸系统：呼吸浅促、困难、呼吸节律改变，口唇紫绀，口吐白色、粉红色或血性泡沫液(痰)，肺部可闻及痰鸣音或湿啰音。

(3) 循环系统：面色苍白、心率快或缓慢，脉搏细速、减弱甚至消失，血压早期升高或下降，四肢末梢湿冷、发绀。

【辅助检查】

1. 血常规检查　白细胞正常或有升高，重症病例白细胞计数可明显升高。

2. 病原学检查　咽拭子、粪便、脑脊液或疱疹液，特异性 EV71 核酸阳性或分离到 EV71 病毒。

3. 血清抗体检查　患儿血清中特异性 IgM 抗体阳性或急性期与恢复期血清 IgG 抗体有 4 倍以上的增高具有诊断意义。

4. 辅助检查　胸片、磁共振、脑电图、心电图检查有助于发现并发症。

【治疗原则】

本病如无并发症，预后一般良好，多在1周内痊愈。治疗原则多为对症治疗。重症患儿给予积极的综合治疗。

1. 手足口病/疱疹性咽峡炎阶段

(1) 一般治疗：注意隔离，避免交叉感染，适当休息，清淡饮食。做好口腔护理和皮肤护理。

(2) 对症治疗：发热、呕吐、腹泻等给予相应的处理。

2. 神经系统受累阶段　该阶段患儿出现神经系统症状和体征，如头痛、呕吐、精神差、易激惹、嗜睡、肢体无力、肌痉挛、抽搐或急性弛缓性麻痹等。

(1) 控制颅高压：限制液体入量，在20～30分钟内静脉注射甘露醇0.5～1 g/kg，根据病情调整用药间隔时间和剂量。必要时加用呋塞米(速尿)。

(2) 静脉注射丙种球蛋白：总量为2 g/kg，分2～5天给予。

(3) 酌情应用糖皮质激素：参考剂量：甲泼尼龙1～2 mg/(kg·d)，地塞米松0.2～0.5 mg/(kg·d)，分1～2次给予。重症病例可给予短时间大剂量冲击治疗。

(4) 其他对症治疗：如降温、镇静、止惊(地西泮、苯巴比妥、水合氯醛等)，密切观察病情变化，防止发生严重并发症。

3. 心肺衰竭阶段　在原发病基础上突然出现呼吸急促、面色苍白、紫绀、出冷汗、心率快、吐白色或粉红色血性泡沫痰、肺部啰音增多、血压明显异常、频繁的肌痉挛、惊厥和意识障碍加重等，以及高血糖、低氧血症、胸片明显异常或出现肺水肿表现。

(1) 保持呼吸道通畅，吸氧。

(2) 确保两条静脉通道畅通，监测呼吸、心率、血压和血氧饱和度。

(3) 呼吸功能障碍时，及时气管插管，使用正压机械通气。

(4) 在维持血压稳定的情况下，限制液体的入量。

(5) 各种药物应用：降颅内压药物、糖皮质激素、注射用免疫球蛋白、血管活性药物、强心利尿药物、保护胃黏膜药物、镇静药物、有效的抗生素等。

【护理诊断】

1. 体温过高　与EV71感染有关。

2. 腹泻　与肠内细菌感染有关。

3. 有传播感染的可能　与病原体排出有关。

4. 潜在并发症　脑膜脑炎、肺水肿、肺出血、心肌炎。

【护理措施】

1. 病情监测　监测内容包括：生命体征和神志变化；严格记录出入液量及性质，包括呕吐物及排泄物的颜色、性质、次数等。

2. 液体治疗的护理　遵医嘱进行补液治疗，迅速建立静脉通道，患儿每天所需液体匀速输入，使用输液泵控制速度，同时观察输液效果及并发症。补液过程中应仔细观察患儿症状和体征，如血压、皮肤弹性、尿量等。

3. 生活护理　严格卧床休息，减少体力消耗；做好口腔及皮肤护理；环境清洁舒适；及时采集各种标本，严格消毒隔离。

4. 抗休克和纠正肺水肿的监测和护理

(1) 病情监测：给予持续心电、血压及血氧饱和度监测，发现异常及时告之医生，并配合抢救。

(2) 患儿绝对卧床休息，去枕平卧，头偏向一侧，防止呕吐物吸入。末梢循环差的患儿在降温的同时注意四肢的保暖。应配备专人监护。

(3) 及时、正确使用各种抢救药物，观察药物疗效及不良反应。

(4) 肺水肿的护理：①改善通气，维护呼吸功能。使用呼吸机时为保证呼气末正压，尽量减少吸痰次数，避免断开呼吸机接口吸痰，以免加重肺水肿和肺出血，必要时使用密闭式吸痰方法。吸痰前后给予高浓度氧吸入。②做好基础护理。抬高患儿床头 15°～30°，以利于静脉回流，减轻肺水肿；保持病室内安静，保证患儿充足的睡眠；保证患儿营养的供给，补充水分和电解质，昏迷者予以鼻饲；加强翻身拍背，防止各种因卧床引起的并发症。③高热者及时降温，尤其头部降温，可使用患儿冰帽、冰毯，有效控制高热、降低脑细胞代谢和耗氧量，有助于防止和减轻脑水肿。④注意消毒隔离，防止交叉感染；呼吸机使用过程中严格无菌操作，并根据痰培养及药敏试验结果，选择有效的抗生素控制肺部感染。

（夏爱梅）

第十七章 危重患儿的护理

第一节 小儿惊厥

惊厥是小儿时期的常见急诊，由于多种原因使大脑细胞神经元过量放电所致的大脑功能暂时性紊乱，表现为突然发作的全身性或局部肌肉抽搐，多数伴有意识障碍，若惊厥持续时间超过30分钟，或频繁惊厥中间无清醒者，称为惊厥持续状态。小儿惊厥的发病率很高，多见于婴幼儿。惊厥反复发作可致脑组织缺氧，遗留严重的后遗症，影响小儿智力发育和健康。

【病因和发病机制】

小儿惊厥由各种病因引起，可为感染性和非感染性两大类，病变部位可为颅内病变或颅外病变。

1. 感染性疾病　多数伴有发热，严重感染可以不发热。感染性又分为颅内感染和颅外感染。

(1) 颅内感染：细菌、病毒、原虫、寄生虫、真菌等引起的脑膜炎和脑炎等，如脑脓肿、颅内静脉窦炎、脑性疟疾及脑囊虫病等。

(2) 颅外感染：有呼吸道感染、消化道感染、泌尿道感染、全身性感染或其他传染病引起的中毒性脑病和破伤风等，其中高热是小儿惊厥最常见的原因。

2. 非感染性疾病　非感染性疾病的惊厥多为无热惊厥，但非感染性惊厥亦可为发热诱发。

(1) 颅内疾病：各型癫痫、颅内出血、颅脑损伤、先天性发育异常、中枢神经系统畸形、颅内占位病变，如肿瘤、囊肿、血肿、脑退行性病和接种后脑炎等。

(2) 颅外疾病：可为系统性疾病、遗传代谢病、代谢性疾病，或水、电解质紊乱，以及缺氧、中毒性脑病等。

惊厥是一种神经功能暂时紊乱，它不是一个疾病，而是一组临床综合征。由于小儿大脑皮质功能发育未完善，神经髓鞘未完全形成，即使较弱的刺激也能在大脑皮质形成强烈兴奋灶并迅速扩散，导致神经细胞突然大量异常发电。高热惊厥可能与遗传有关，大多数有家族史。

【临床表现】

1. 惊厥发作　对于任何突然发生的发作,形式刻板,伴有意识障碍,都应想到惊厥发作的可能。发作前可有先兆,但多数患儿突然发生全身性或局部肌群的强直性或阵挛性抽动,双眼凝视、斜视或上翻,常伴有不同程度改变。发作大多在数秒钟或几分钟内自行停止,严重者可持续数十分钟或反复发作,抽搐停止后多入睡。根据抽搐发作持续时间、间隙时间、部位不同可分为全身性抽搐和局限性抽搐。

(1) 全身性抽搐

1) 强直阵挛性抽搐:躯干及四肢对称性抽动,眼球上斜固定,呼吸暂停,面色苍白或紫绀,意识丧失。

2) 强直性抽搐:表现为全身及四肢张力增高,上下肢伸直,前臂旋前,足跖曲,有时呈角弓反张状。多见于破伤风、脑炎或脑病后遗症。

(2) 局限性抽搐:表现为一侧眼轮匝肌面肌或口轮匝肌抽动,或一侧肢体,或趾、指抽动,局部以面部(特别是眼睑、口唇)和拇指抽搐为突出,双眼球常有凝视、发直或上翻,瞳孔扩大,同时有不同程度的意识障碍。以上抽搐多见于新生儿或幼小婴儿。

2. 高热惊厥　小儿时期特殊类型的癫痫,是婴幼儿最常见的惊厥,多为急性病毒性上呼吸道感染引起。其特点如下:

(1) 典型病例最常见于4个月至3岁的小儿,5岁以后较少见。

(2) 先发热后惊厥,急骤高热(39～40℃),惊厥发作多在初热体温骤升期的24小时内。

(3) 惊厥发作时间短暂,惊厥持续10分钟内,不超过15分钟,在一次发热性疾病中,很少连续发作多次,发作后清醒如常,没有神经系统异常体征。

(4) 多伴有呼吸道、消化道感染,而无中枢神经系统感染及其他脑损伤。

(5) 惊厥发作后2周脑电图正常。

(6) 如果一次发热过程中惊厥发作频繁,发作后昏睡、有椎体束征,38℃以下即可引起惊厥,脑电图持续异常,有癫痫家族史者,多数可转变为癫痫。

3. 惊厥持续状态　当惊厥发作持续30分钟以上,或两次发作间隙期意识不能恢复者称惊厥持续状态。此时可引起机体氧消耗增多,脑组织缺氧可导致脑水肿及脑损伤,出现颅内压增高及脑损伤的表现。

【辅助检查】

根据病史、体检及病情需要选择性地进行实验室及其他辅助检查。

1. 血、尿、粪常规检查　周围血象中白细胞显著增多,中性粒细胞百分数增高常提示细菌性感染。

2. 血液生化检查　血糖、血钙、血镁、血钠、尿素氮及肌酐等测定,有助于寻找惊厥的原因。

3. 脑脊液检查　主要鉴别有无颅内感染。可作脑脊液常规、生化检查,必要时作涂片染色和培养。

4. 心电图与脑电图检查　有助于诊断。脑电图检查有利于预后推测(主要用于癫痫)。

5. 眼底检查　有视网膜下出血提示颅内出血;视乳头水肿提示颅内高压。

6. 其他检查　脑血管造型、头颅CT等检查,有助于鉴别诊断。

【治疗要点和预后】

惊厥急症处理的目的是防止惊厥性脑损伤，减少后遗症，解除长时间惊厥引起的颅内高压、代谢性和生理性紊乱。治疗原则是：①维持生命功能；②药物控制惊厥发作；③寻找并治疗引起惊厥的病因；④预防惊厥发作。

1. 一般处理

(1) 保持环境安静，将患儿平放在床上，头侧向一边，减少刺激。

(2) 保持呼吸道通畅，有紫绀者给予氧气吸入，窒息时进行人工呼吸。

(3) 使用药物或物理降温方法控制高热。

(4) 注意心、肺功能。

(5) 维持营养和体液平衡：新生儿和婴幼儿，以及低血糖和低血钙是无热惊厥的常见原因，可先用适量 25%葡萄糖溶液与 10%葡萄糖酸钙 5～10 ml，缓慢静脉注射。如有可能，应在注射前先检查血钙和血糖。

(6) 持续惊厥者，为避免发生脑水肿，输入液量及钠量不可过多，一般总液量控制在 60～80 ml/(kg・d)、钠 2 mmol/d、钾 1.5 mmol/d。

(7) 密切观察病情变化，特别是颅内压增高等神经系统体征。

2. 抗惊厥药物的应用

(1) 止惊剂

1) 地西泮(安定)：为首选药物，静脉注射后数秒钟进入脑组织，数分钟内于血和脑组织达到峰值，但作用短暂，其剂量为 0.25～0.5 mg/kg(最大剂量 10 mg，每分钟 1～2 mg)，必要时 15 分钟后重复。也可以通过直肠和口服给药，肌内注射吸收不佳。芬拉西泮的效果也较好，为惊厥持续状态首选药。

2) 苯巴比妥：苯巴比妥的止惊效果好，维持时间长，不良反应少，是新生儿惊厥的首选药。首次静脉注射负荷剂量 15～20 mg/kg，一般负荷剂量不超过 250～300 mg。给予负荷剂量后 12 小时可给维持剂量每天 4～5 mg/kg。新生儿破伤风仍应首选地西泮。

3) 10%水合氯醛：每次 0.5 ml/kg，1 次最大剂量不超过 10 ml，加等量生理盐水保留灌肠。以上措施无效时，可选用苯妥英钠或硫喷妥钠。

(2) 针刺法：针刺人中、百会、涌泉、十宣、合谷、内关等，在 2～3 分钟内不能止惊时，应迅速选用止惊药物。

3. 对症治疗

(1) 降温：高热者应用物理方法及药物等降温处理。

(2) 治疗脑水肿：对于严重而反复惊厥者常有脑水肿，可静脉注射 20%甘露醇、地塞米松和 50%葡萄糖溶液。必要时可同时选用，增强脱水效果。

4. 病因治疗　在应用抗惊厥药物积极控制惊厥发作的同时，必须及时查明引起惊厥的原因，以进行去因治疗。如有其他危重症状，也应及时对症处理。

【常见护理诊断及问题】

1. 有窒息的危险　惊厥发生时意识障碍，咳嗽反射、呕吐反射减弱和喉肌痉挛不能及时清除呼吸道分泌物或造成误吸而发生窒息。

2. 有外伤的危险　有意识丧失，可发生跌倒摔伤或抽搐时损伤。

3. 体温过高　与感染或持续惊厥状态有关。

4. 潜在并发症 惊厥发作时间长可造成机体缺氧,脑组织缺氧而引起脑水肿。

5. 恐惧(家长) 与患儿惊厥发作有关。

6. 知识缺乏 家长缺乏有关惊厥的急救和护理知识。

【护理措施】

1. 迅速止惊,防止窒息

(1) 惊厥发作时不要搬动,应就地抢救,立即松解患儿衣扣,取侧卧位或让患儿去枕仰卧位,头偏向一侧,以防衣服对颈、胸部产生束缚而影响呼吸,并使呕吐物误吸而发生窒息。

(2) 将舌头轻轻向外牵拉,防止舌后坠阻塞呼吸道引起呼吸不畅,及时清除口鼻分泌物及呕吐物,保持呼吸道通畅,防止误吸而引起窒息。

(3) 遵医嘱迅速应用止惊药物,如地西泮、苯巴比妥等以解除肌肉痉挛。给予氧气吸入,改善缺氧,观察患儿用药的反应并记录。

2. 注意安全,防止外伤

(1) 对有可能发生皮肤损伤的患儿应剪短指甲,将纱布放于患儿的手中或腋下,防止皮肤摩擦受损;已出牙的患儿应在上下磨牙之间放置牙垫,防止舌咬伤。

(2) 在床边设置防护床档,防止坠地摔伤;若患儿发作时倒在地上,应就地抢救,及时移开可能伤害患儿的一切物品,切勿用力强行牵拉或按压患儿肢体,以免骨折或脱臼。

(3) 对可能发生惊厥的患儿要有专人守护,以防患儿发作时受伤。

3. 密切观察病情变化

(1) 观察惊厥时的变化,惊厥持续时间长、发作频繁时,应警惕有无脑水肿、颅内压增高的表现,如发现患儿伴有意识障碍、收缩压升高、脉率减慢、呼吸节律不齐、瞳孔散大等,提示颅内压增高,应及时通知医生,采取相应的措施。

(2) 密切监测体温变化,采取正确的降温措施如物理降温和药物降温等。及时更换汗湿的衣服,保持口腔和皮肤清洁。

(3) 加强巡视,随时观察生命体征、瞳孔及神志等变化,发现异常,及时通知医生,并积极配合紧急抢救。

4. 心理护理 关心体贴患儿,操作熟练、准确,取得患儿和家属的信任,消除恐惧心理。解释说明各项检查的目的和意义,使患儿和家长能主动配合。

【健康教育】

(1) 根据患儿和家属的接受能力选择适当的方法讲解疾病的过程、转归及护理要点,以消除家属对患儿疾病的恐惧心理,并取得家长对治疗、护理的配合。

(2) 患儿出院时向家长讲解惊厥的预防及急救处理原则,高热惊厥的患儿应向家长介绍物理降温方法,以预防惊厥再次发作。

(3) 指导家长观察患儿惊厥发生之前的征兆,以便尽早发现和预防惊厥的发生,指导家长尽可能地避免惊厥的诱发因素。

(4) 保持室内适宜的温湿度,尽可能为患儿提供一个舒适的环境。指导家长加强生活护理,注意患儿衣着松软;鼓励患儿多参加户外活动,增强体质,积极防治可能引起小儿惊厥的常见病,如上呼吸道感染、佝偻病、小儿腹泻、低钙血症、低镁血症等。

(5) 癫痫患儿出院后应坚持长期服药,不能随便停药,以免诱发惊厥,病情如有变化,应随时来院诊治。

(6) 对惊厥和惊厥持续状态所致的脑损伤和肢体功能障碍的患儿，应指导家属继续为患儿康复治疗，将疾病所致的损伤降低到最低程度。

第二节 急性颅内压增高

急性颅内压增高是指由于多种原因引起脑实质及其液体增加所致的脑容积和重量增多所造成颅内压力增高的一种严重临床综合征。重者可迅速发展成脑疝而危及生命，是儿科的常见急症之一。

【病因和发病机制】

不同年龄阶段的小儿，颅内压增高的原因各异。新生儿主要由于缺氧缺血性脑病、产伤、颅内出血等所致；婴幼儿主要由于颅内感染、颅内出血和脑积水等所致。

1. 急性感染　感染后 24 小时之内可出现脑水肿致颅内压增高表现。

2. 脑缺氧　严重缺氧数小时之内即可出现脑水肿，常见原因有颅脑损伤、窒息、心跳骤停、休克、心力衰竭和呼吸衰竭、肺性脑病、癫痫持续状态、严重贫血、溺水等均可引起。

3. 颅内出血　常见于颅内畸形血管或动脉瘤破裂、蛛网膜下隙出血、婴儿维生素 K 缺乏症、血友病和白血病等，偶见颅内血管炎引起的血管破溃出血。

4. 各种中毒　一氧化碳或氰化物中毒、重金属中毒、农药中毒、食物和酒精中毒等。

5. 水、电解质平衡紊乱　急性低钠血症、水中毒，以及各种原因所致酸中毒等。

6. 颅内占位病变　脑肿瘤、颅内血肿、脑血管畸形和寄生虫病等。

7. 其他　如高血压脑病、瑞氏综合征、各种代谢性疾病等。

【病理变化】

脑水肿的病理改变主要是充血和水肿。

1. 大体标本　可见脑肿胀、脑组织变嫩，似有流动感。脑膜充血、脑沟回浅平、切面灰质与白质分界不清，白质明显肿胀，灰质受压，侧脑室体积减小或呈裂隙状。

2. 组织学改变

(1) 细胞外水肿：细胞和微血管周围间隙明显增宽，HE 染色可见粉红色的水肿液，白质含水量增加呈海绵状。

(2) 细胞内水肿：灰质及白质细胞肿胀，尤以星状胶质细胞最明显，核淡染，胞质内出现空泡，有时核呈固缩状态。神经纤维髓鞘肿胀、变形或断裂。微血管扩张，内皮细胞肿胀甚至坏死。

(3) 脑疝形成：当肿胀的脑组织容积和重量继续增加，颅内压力不断增高，迫使较易易位的脑组织被挤压到较低空间或空隙中去，形成脑疝，导致中枢性呼吸衰竭，甚至呼吸骤停危及生命。小儿囟门或颅缝未闭合时，对颅内结构扩张有一定的缓冲作用，可暂时避免颅内高压对脑的损伤，容易掩盖病情。

【临床表现】

1. 头痛　颅内压增高使脑膜、血管及颅神经受到牵拉及炎性变化刺激神经而致头痛。开始时为阵发性头痛，以后转为持续性，部位以前额及双颞侧为主，轻重不等。常于咳嗽、打喷嚏、用力大便、弯腰或起立时加重。婴幼儿变得烦躁不安、尖叫、拍打头部。

2. 喷射性呕吐　颅高压刺激第四脑室底部及延髓的呕吐中枢而引起喷射性呕吐，与进食无关，多无恶心症状，清晨较重，呕吐后头痛症状减轻。

3. 头部体征　1岁以内小儿测量头围有诊断价值，婴幼儿可见前囟紧张隆起，失去正常搏动，前囟迟闭可与头围增长过快并存，同时可有颅骨骨缝裂开。

4. 意识障碍　颅内高压引起大脑皮质的广泛损害及脑干上行网状结构损伤，使患儿发生不同程度的意识障碍。如早期有性格改变、表情淡漠、嗜睡或不安、兴奋，以后可致昏迷。

5. 眼部体征　眼部改变多提示中脑受压。主要有：①眼球突出；②复视；③视野变化；④眼底检查：慢性颅内压增高可表现出视乳头水肿的症状，急性脑水肿时很少见，在婴幼儿更为罕见。

6. 生命体征改变　血压升高、脉压增大、呼吸障碍、体温升高等。

7. 脑疝表现

(1) 小脑幕切迹疝：表现为瞳孔忽大忽小，双侧大小不等，对光反射迟钝或消失，单侧或双侧眼睑下垂，斜视或凝视；呼吸异常有双吸气、叹气样呼吸、抽泣样呼吸、下颌呼吸、呼吸暂停。

(2) 枕骨大孔疝：多继发于小脑幕切迹疝，表现为昏迷迅速加深，瞳孔缩小后散大，对光反射消失，眼球固定，可因中枢性呼吸衰竭而致呼吸骤停。

(3) 脑死亡：颅内压升高到颅内平均动脉水平时，可出现脑血流阻断状态，称为“脑填塞”。此时脑循环停止，若短时间内得不到纠正，脑细胞则发生不可逆损害，常伴有临床脑死亡。

【辅助检查】

1. 腰椎穿刺　颅内压测定，颅内压1.47～2.67 kPa(11～20 mmHg)为轻度增高，2.80～5.33 kPa(21～40 mmHg)为中度增高，>5.33 kPa(40 mmHg)为重度增高。

2. X线检查　颅缝增宽可见于婴儿和10岁以下的儿童。

3. 头部CT检查　有脑组织丰满、脑沟回变浅、脑室受压缩小、中线结构移位等表现。

4. 影像学检查　头部B超、脑电图、脑MRI、脑MRA等影像学检查。

【治疗要点和预后】

治疗小儿颅高压应采取综合性措施，必须严密守护，密切观察病情变化，在积极治疗原发病的同时，及时合理地控制脑水肿，以预防脑疝形成。因小儿颅高压最常见的原因为脑水肿，故主要针对脑水肿进行治疗，治疗小儿急性脑水肿的一线药物目前公认为甘露醇、地塞米松和呋噻米(速尿)。

1. 病因治疗　去除病因，制止病变发展是治疗本病的根本措施。如抗感染、纠正休克与缺氧、改善通气状况、防治二氧化碳潴留、清除颅内占位性病变等。

2. 急诊处理　意识障碍严重，疑有脑疝危险时，需行气管插管，保持气道通畅，以气囊通气或呼吸机控制呼吸，监测血气。快速静脉注入20%甘露醇0.5～1 g/kg，有脑疝表现时可2小时给药1次；有脑干受压体征和症状者，行颅骨钻孔减压术，也可做脑室内或脑膜下穿刺，以降低和监测颅内压。

3. 降低颅内压

(1) 20%甘露醇：一般用量为每次0.5～1.0 g/kg，4～8小时1次，严重的颅高压或脑疝时，每次剂量1.5～2.0 g/kg，2～4小时1次。甘露醇无明确禁忌证，但对心功能减退的患儿应慎用，这是因用药后血容量突然增加，有引发心力衰竭的可能。久用或剂量过大可导致水、电解质紊乱。

(2) 利尿剂：重症或脑疝者可合并使用利尿剂如呋噻米(速尿)，静脉注射每次 0.5～1 mg/kg(用 20 ml 的液体稀释)，15～25 分钟开始利尿，2 小时作用最强，持续 6～8 小时，可在两次应用高渗脱水剂之间或与高渗脱水剂同时使用。

(3) 肾上腺皮质激素：有降低颅内压的作用，对血管源性脑水肿疗效较好。地塞米松的抗炎作用较强。对水、钠潴留作用甚微，故可首选。开始剂量为每次 0.5～1 mg/kg，每 4 小时静脉注射，用 2～3 次后改 0.1～0.5 mg/kg，每天 3～4 次，连用 2～7 天。

(4) 巴比妥类药物：可减少脑血流，降低脑有氧和无氧代谢率。以戊巴比妥钠和硫喷妥钠较常用。硫喷妥钠首次剂量 15 mg/kg，以后每小时 4～6 mg/kg 静脉滴注，血液浓度不宜超过 5 mg/L。戊巴比妥钠首次剂量为 3～6 mg/kg，以后 2～3.5 mg/kg 静脉滴注，血液浓度不宜超过 4 mg/L，最好维持 72 小时以上。

(5) 中药：山莨菪碱(654－2)，每次 1.0～2.0 mg/kg 静脉注射可缓解脑血管痉挛，改善脑微循环，从而增加脑供氧，减轻脑水肿；大黄可用于感染性脑水肿，有通便泻下、促进毒素排泄作用。

4. *液体疗法*　液体入量每天 1 000 ml/m^2，量出为入，入量应略少于出量，用 3～5(10%葡萄糖)：1(生理盐水)的含钾液。如同时有循环障碍，应按“边补边脱”原则给予低分子右旋糖酐等扩容；有酸中毒者按血气测定逐步给予纠正。

5. *其他措施*

(1) 气管切开和人工呼吸机的应用：对严重颅内高压的患儿，如因深昏迷及频繁惊厥，呼吸道内痰液阻塞，导致明显缺氧紫绀，经一般吸痰和供氧不能缓解者，应作气管插管或切开术以利排痰和供氧，力争缩短脑缺氧的时间。

(2) 应用冬眠药物和物理降温：对过高热或难以控制的高热、伴有频繁惊厥的患儿，经用一般退热止惊的方法无效时，可用冬眠药物和物理降温。

【常见护理诊断及问题】

1. *调节颅内压能力下降*　与脑实质体积增大或颅内液体量增加有关。

2. *舒适度的改变*　与头痛、呕吐和颅内压增高有关。

3. *潜在并发症*

(1) 脑疝：与颅内压增高有关。

(2) 窒息：与呼吸道分泌或呕吐物吸入有关。

(3) 受伤：与抽搐有关。

4. *体温异常*　与感染和体温调节中枢受压有关。

5. *知识缺乏*　家长缺乏有关颅内压增高的护理和预后知识。

【护理措施】

(1) 保持环境安静，严密观察病情变化。定时监测生命体征，检查瞳孔、肌张力及有无惊厥、意识状态改变等。有脑疝前驱症状者，检查或治疗时不可猛力转头、翻身，护理操作宜集中进行，减少对患儿的刺激。

(2) 患儿卧床时将床头抬高 15°～30°，以利颅内血液回流。但当有脑疝前驱症状时，则以平卧位为宜。

(3) 遵医嘱应用20%甘露醇脱水,15～30分钟快速滴注,注射时避免药物外漏。

(4) 氧气吸入,保持呼吸道通畅,昏迷抽搐患儿头偏向一侧。及时清除呼吸道分泌物,必要时做好气管插管和气管切开准备。

(5) 做好生活护理,防止压疮的发生,定时翻身,受压部位可放置气垫,对于昏迷患儿注意眼、口、鼻及皮肤护理,防止暴露性角膜炎、中耳炎、口腔炎、吸入性肺炎,加强口腔护理。

(6) 体温过高时给予物理降温。体温每下降1℃,颅内压可下降5.5%。头部用冰帽降温。

(7) 及时止惊,在应用止惊药过程中,注意是否发生呼吸及心血管功能抑制。

【健康教育】

(1) 根据家长文化程度和接受能力选择适当方式向家长讲解疾病的发病原因及预后,安慰和鼓励他们树立信心战胜疾病,与医务人员配合。

(2) 解释保持安静的重要性及保证患儿头肩抬高位的意义。

(3) 应向高热患儿的家长介绍物理降温方法,以预防惊厥再次发作。

(4) 指导家长在日常生活中注意观察患儿有无肢体活动障碍、智力低下等神经系统后遗症,定期到医院进行复查。

第三节 急性呼吸衰竭

急性呼吸衰竭(acute respiratory failure, ARF)简称呼衰,是小儿时期常见急症之一。由于直接或间接原因导致的呼吸功能异常,使肺脏不能满足机体代谢的气体交换需要,造成动脉血氧下降和(或)二氧化碳潴留,并由此引起一系列生理功能和代谢紊乱的临床综合征。

【病因和发病机制】

急性呼吸衰竭是由多种疾病发展到一定阶段而出现的一种呼吸系统并发症。小儿急性呼吸衰竭以呼吸系统疾病为主,中枢神经系统疾病次之。小儿急性呼吸衰竭的常见病因有:

1. 气道病变引起的阻塞性通气功能障碍　重症支气管肺炎,哮喘发作,喉炎及气管异物。

2. 肺泡损害及肺泡面积下降引起的换气功能障碍　广泛肺泡炎症、ARDS、肺水肿、肺不张、气胸或胸腔积液、弥漫性肺间质纤维化等。

3. 胸廓活动减弱或呼吸衰竭引起的限制性通气功能障碍　胸廓严重畸形、严重脊柱后侧突、广泛胸膜增厚、大量胸腔积液或气胸等引起胸廓活动受限制;脊髓灰质炎、多发性神经根炎、重症肌无力、呼吸肌负荷加重等引起呼吸肌活动减弱,均可使肺扩张受到影响,导致肺通气量减少。

4. 脑部病变引起的呼吸中枢功能障碍　脑部炎症、血管病变、肿瘤、外伤、代谢性酸中毒和药物中毒等,均可直接或间接损害呼吸中枢,导致呼吸功能抑制、通气功能减弱。

急性呼吸衰竭分为中枢性和周围性两大类。中枢性呼吸衰竭因呼吸中枢的病变,呼吸运动发生障碍,通气量明显减少;周围性呼吸衰竭由呼吸器官或呼吸肌病变所致,可同时发生通气与换气功能障碍。

【病理变化】

急性呼吸衰竭时机体的基本改变为缺氧、二氧化碳潴留和呼吸性酸中毒，脑细胞渗透性发生改变，出现脑水肿。呼吸中枢受损，通气量减少，其结果又加重呼吸性酸中毒和缺氧，则形成恶性循环。严重的呼吸性酸中毒则影响心肌收缩力，心搏出量减少，血压下降，肾血流量减少，肾小球滤过率降低，导致肾功能不全，产生代谢性酸中毒，使呼吸性酸中毒难于代偿，酸中毒程度加重，血红蛋白与氧结合能力减低，血氧饱和度逐渐下降，形成又一个恶性循环。

【临床表现】

1. 呼吸系统的症状　呼吸困难是呼吸衰竭最早出现的症状。

(1) 中枢性呼吸衰竭：主要表现为呼吸节律的改变，可呈各种异常呼吸，如潮式呼吸、叹息样呼吸、双吸气及下颌式呼吸等，严重者可有呼吸暂停。

(2) 周围性呼吸衰竭：主要表现为呼吸节律不规则，早期呼吸加快加深，三凹征及鼻翼扇动明显，严重时呼吸变慢变浅，呈点头、张口呼吸。

2. 缺氧与二氧化碳潴留

(1) 早期缺氧的重要表现：心率增快、缺氧开始时血压可升高，继而下降。此外可有面色发青或苍白。急性严重缺氧开始时烦躁不安，进一步发展可出现甚至昏迷、惊厥。当 PaO_2＜5.3 kPa(40 mmHg)，SaO_2＜0.75 时出现紫绀，脑、心、肾等重要脏器供氧不足，严重威胁生命。

(2) 二氧化碳潴留的常见症状：有出汗、烦躁不安、意识障碍等。由于体表毛细血管扩张，可有皮肤潮红、嘴唇暗红、眼结膜充血。早期或轻症则心率快、血压升高，严重时血压下降，年长儿可伴有肌肉震颤等，但小婴儿并不多见。二氧化碳潴留的确切诊断要靠血液气体检查，一般认为 $PaCO_2$ 升高到 10.6 kPa(80 mmHg)左右，临床可有嗜睡或谵妄，重者出现昏迷，其影响意识的程度与 $PaCO_2$ 升高的速度有关。

3. 呼吸衰竭时其他系统的变化

(1) 神经系统：烦躁不安是缺氧的早期表现，年长儿可有头痛。动脉 pH 值下降，CO_2 潴留和低氧血症严重者均可影响意识，甚至昏迷、抽搐，症状轻重与呼吸衰竭发生速度有关。因肺部疾患引起的呼吸衰竭可导致脑水肿，而发生中枢性呼吸衰竭。

(2) 循环系统：早期表现为心率增快、血压升高。严重时常出现心律失常，并可致心力衰竭或心源性休克等。

(3) 消化系统：常有腹胀、肠麻痹。少数发生消化道溃疡及出血。

(4) 肾功能障碍：尿中可出现蛋白、红细胞、白细胞及管型等。尿少或无尿，严重缺氧可引起急性肾衰竭。

(5) 水和电解质平衡：呼吸衰竭时血钾偏高，血钠改变不大，部分患儿有水、钠潴留倾向，有时发生水肿，呼吸衰竭持续数天者，为代偿性呼吸性酸中毒。

【辅助检查】

1. 血气分析　呼吸衰竭早期及轻症者，PaO_2降低，$PaCO_2$正常(Ⅰ型呼衰，即低氧血症呼衰)；晚期及重症者，PaO_2降低，$PaCO_2$增高(Ⅱ型呼衰，即高碳酸血症呼衰)。在海平面、休息状态、呼吸室内空气的情况下，$PaO_2 \leqslant 6.65$ kPa(50 mmHg)，$PaCO_2 \geqslant 6.65$ kPa(50 mmHg)，$SaO_2 \leqslant 0.85$，可诊断为呼吸衰竭。

2. 根据病因做相应的检查　如胸部 X 线片、头颅 CT 等。

【治疗要点和预后】

治疗原则是治疗原发病及防治感染；纠正酸碱失衡及水、电解质紊乱；改善呼吸功能；维持各系统的功能；及时进行辅助呼吸。

1. 病因治疗　根据病史、体检及实验室检查结果，及时处理。选用对患儿敏感的抗生素防治感染。

2. 保持呼吸道通畅　呼吸道通畅对改善通气功能有重要作用。由积痰引起的呼吸道梗阻常是造成或加重呼吸衰竭的重要原因，因此在采用其他治疗方法前要清除呼吸道分泌物及其他可能引起呼吸道梗阻的因素，以保持呼吸道通畅。

3. 给氧　紫绀和呼吸困难都是给氧的临床指征。心率快和烦躁不安是早期缺氧的重要表现。在排除缺氧以外的其他原因后，可作为给氧的指征。应根据病情选用适当的给氧方式，以提高氧分压，缓解组织缺氧，减轻心肌负荷。常用的给氧方式有鼻导管吸氧、面罩给氧、氧气头罩和持续气道正压给氧(CPAP)。

4. 控制感染　呼吸道感染常是引起呼吸衰竭的原发病或诱因，也是呼吸衰竭治疗过程中的重要并发症。抗生素治疗目前仍是控制呼吸道感染的主要手段，同时应增加患儿机体的免疫力。此外，还要尽量减少患儿重复感染的机会，吸痰时应注意无菌操作，并在条件许可时尽早拔出气管插管。

5. 支持疗法　适当的营养支持有利于患儿肺组织的修复，可增加机体免疫能力，减轻呼吸肌疲劳。

6. 药物治疗

(1) 呼吸兴奋剂：直接兴奋呼吸中枢，增加通气量和呼吸频率。适用于呼吸道通畅而呼吸表浅的早期呼吸衰竭患儿。常用药物有洛贝林和尼可刹米等。

(2) 纠正酸中毒药物的应用：呼吸衰竭时以呼吸性酸中毒最常见，纠正呼吸性酸中毒应从改善通气功能入手，若同时伴有代谢性酸中毒，血液 pH 值<7.20 时，应在改善通气的同时适当补充碱性药物，常用 5%碳酸氢钠溶液，用量为每次 2～5 ml/kg。

(3) 强心剂及扩血管药物：并发心力衰竭时，及时使用洋地黄制剂如地高辛、毛花苷 C，以增强心肌收缩力，减慢心率，减少心肌耗氧。

(4) 其他：肾上腺皮质激素的应用可减少炎症渗出，增加应激功能，缓解支气管痉挛，改善通气。有脑水肿时可加用脱水剂；急性心功能不全有肾功能不全或尿少时，可选用利尿剂。

7. 人工呼吸器的应用　由于各种原因引起的呼吸衰竭、呼吸减弱或消失、呼吸肌麻痹、中枢功能障碍，经加压给氧及对因治疗后，仍有明显缺氧和二氧化碳潴留，血气分析 $PaCO_2 \geq 8$ kPa(60 mmHg)时即用人工呼吸器。

【常见护理诊断及问题】

1. 气体交换受损　与肺通气或换气障碍及肺循环障碍有关。

2. 清理呼吸道无效　与呼吸系统疾病导致呼吸道分泌物增多或排痰困难有关。

3. 不能维持自主呼吸　与呼吸肌麻痹及呼吸中枢功能障碍有关。

4. 恐惧(家长)　与患儿病情危重、家长担心疾病预后有关。

5. 知识缺乏　家长缺乏对本病的相关知识及护理。

【护理措施】

1. 注意环境　保持环境安静，病室每天开窗通风换气 2～3 次，每次 15～20 分钟，注意保暖，室温保持 20～22℃，湿度 60%左右，以减少水分从呼吸道散失。

2. 充分休息　急性期患儿卧床休息，取半卧位或坐位休息，以利膈肌活动，使肺活量增加。保证患儿衣服宽松，被褥松软、轻、暖，以减轻对呼吸运动的限制，增加舒适感。

3. 保持呼吸道通畅　根据病情定时翻身、拍背，使痰液易于排出。遵医嘱给予超声雾化吸入，每天 3～4 次，湿化气道，同时可加用解痉、化痰、消炎等药物，有利于痰液排出。

4. 合理用氧　根据血氧饱和度调整给氧浓度，一般采用鼻导管、面罩、头罩给氧，通常应低流量(1～2 L/min)、低浓度(25%～30%)持续给氧。病情严重时可适当提高氧浓度，但持续时间不超过 4～6 小时。氧疗期间应定期做血气分析。

5. 密切观察病情　监测呼吸系统和循环系统，包括呼吸频率、节律与心率、心律、血压及血气分析。注意观察患儿的全身情况、神志、面色、指趾端末梢循环及应用呼吸兴奋剂后的反应。保证患儿足够的营养和液体供给，对昏迷患儿应给予鼻饲或静脉高营养，准确记录 24 小时出入量。

6. 器械护理　做好人工辅助呼吸器的护理。

【健康教育】

(1) 针对患儿及家属的焦虑，热情接待家属，鼓励他们说出关心和需询问的问题，并耐心解答。

(2) 关心体贴患儿，及时向家长介绍患儿病情变化，在治疗和护理前应做好充分的说明解释，减轻患儿及家长的恐惧心理。

(3) 对病情危重患儿的家长给予同情和安慰，病情缓解后针对不同的原发病进行相应的健康指导。

第四节　急性心力衰竭

急性心力衰竭是指由于多种原因，心肌收缩力短期内明显降低和(或)心室负荷明显增加，导致心排血量急剧下降甚至丧失排血功能，体循环或肺循环压力急剧上升，临床出现血循环急性淤血的临床综合征。一般为原代偿阶段的心脏由某种诱发因素突然诱发形成，以左心衰竭为主。

【病因】

1. 原发性心肌舒缩功能障碍

(1) 心肌病变：主要见于心肌病、心肌炎、心内膜弹力纤维增生症等。

(2) 心肌代谢障碍：见于高原病、休克、严重贫血，新生儿重度窒息和呼吸窘迫综合征等。

2. 心脏负荷过重

(1) 压力负荷过重：又称后负荷过重，指心脏在收缩时承受的阻抗负荷增加。

造成左心室压力负荷过重的原因有：主动脉流出道梗阻、主动脉瓣狭窄、主动脉缩窄、左心发育不良综合征、高血压等。

造成右心室压力负荷过重的原因有：肺动脉瓣狭窄、肺动脉高压、新生儿持续性肺动脉高压等。

(2) 容量负荷过重：又称前负荷过重。

左心室容量负荷过重见于:动脉导管未闭、室间隔缺损、主动脉瓣或二尖瓣关闭不全等。

右心室容量负荷过重见于:房间隔缺损、完全性肺静脉异位引流、三尖瓣或肺动脉瓣关闭不全等。严重贫血、甲状腺功能亢进、肾脏疾病等常引起双心室容量负荷过重。

3. 心脏舒张受限　常见于心室舒张期顺应性降低:肥厚型心肌病、限制型心肌病、心包疾病(缩窄或填塞)。二尖瓣狭窄和三尖瓣狭窄可使心室充盈受限,导致心房衰竭。

但新生儿和婴儿心衰的病因与年长儿不同。

【诱发因素】

1. 感染　感染是诱发心衰的常见诱因,其中以呼吸道感染占首位,其次为风湿热。

2. 心律失常　尤其是快速型心律失常,既可诱发心衰又可加重心衰。心动过缓虽然每搏量减少,但可使心排血量降低,也可诱发心衰。

3. 输血或输液　输血或输液过多或过快。

4. 出血与贫血

5. 活动过多

6. 电解质紊乱和酸碱平衡失调　酸中毒是诱发心衰的常见诱因。电解质紊乱诱发心衰常见于低血钾、低血镁和低血钙。

【发病机制】

1. 心脏代偿机制　在心力衰竭发生前或发生过程中,心功能由心肌纤维伸长、心肌肥厚及心率增快等机制进行代偿。

(1) 心肌纤维伸长:心肌纤维的收缩力和收缩速度在一定范围内随着心肌纤维的伸长而增强和变快,但超出此范围,心肌收缩反而减弱、减慢。

(2) 心肌肥厚:心肌肥厚随心肌纤维伸长而发生,这需要较长时间。心肌纤维不能增殖,只能靠肥厚来增加其收缩力,但若心肌肥厚超过一定范围,即可出现心力衰竭。

(3) 心率增快:心房张力增高产生交感神经反射使心率增快,以代偿性地增加每分钟排血量。但心率增快可增加心肌耗氧量,且当心率超过 160 次/分时,心脏舒张期缩短,心室充盈量减少,心排血量反而下降,从而加重心力衰竭。

2. 体循环的反应　心力衰竭时体循环的反应主要是由低心排血量所引起的一系列反应,主要表现为心排血量及心排血指数下降,动静脉血氧阶差增加,血液在脑、肾和肝等器官内的血流量减少,但冠状循环的流量变化不大。

3. 肺循环的反应　在心力衰竭时,随着心肌收缩力的减弱、心室容量的增加和心肌纤维伸长度的受限,左室舒张期末压升高,左房压肺静脉压力亦随之升高,导致肺充血。

4. 内分泌反应　主要有交感神经的应急反应,尿钠排泄系统的激活以及继发尿钠排泄因子的刺激反应。

【临床表现】

临床上根据病变的心腔和淤血部位,可分为左心、右心和全心衰竭,其中以左心衰竭开始较多见,以后再发展为右心衰竭。

1. 左心衰竭　主要表现为肺淤血。患儿在起初活动后才有气急,以后休息时也有气急。婴幼儿表现为呼吸浅速。其他症状有干咳、苍白多汗、四肢厥冷、喂养困难等。急性左心衰竭最严重的表现为急性肺水肿,患儿出现极度呼吸困难、端坐呼吸、烦躁不安、皮肤湿冷,并有喘鸣音。年长儿可咳出粉红色泡沫痰，并可出现紫绀。肺部可听到湿啰音和哮鸣音，心脏听诊可有舒张期奔马律。

2. *右心衰竭*　主要由体循环静脉回流障碍导致器官淤血、功能障碍引起。临床体征为肝肿大和颈静脉饱满。婴儿因颈静脉不易观察，故肝脏大成了右心衰竭的首要表现，很少引起下肢凹陷性水肿。年长儿右心衰竭的表现与成人相同，肝肿大和水肿为突出表现。水肿多见于下肢、面部等，随体位而定，颈静脉可见明显饱胀。

3. *全心衰竭*　患儿同时具有左、右心衰竭的临床表现，或以某一侧心力衰竭表现为主。当左心衰竭逐渐发展而导致右心也发生衰竭时，右心衰竭的出现常使左心衰竭的肺淤血表现得以减轻。

【诊断】

1. *心功能分级*　为了评价患儿的心功能状况，美国纽约心脏病协会制定了心功能分级标准，它将心功能分为以下四级。

Ⅰ级：仅有心脏病体征（如杂音），但体力活动不受限。

Ⅱ级：一般体力活动无症状，但较重的劳动后可引起易疲劳、心悸及呼吸急促。

Ⅲ级：能耐受较轻的体力活动，仅能短程行走，当步行时间稍长、快步或登楼时有呼吸困难、心悸等。

Ⅳ级：体力活动能力完全丧失，休息时仍有心衰的症状和体征，如呼吸困难、水肿及肝脏肿大等，活动时症状加剧。

婴儿的心功能分级，拟定如下：

Ⅰ级：无症状，吮乳和活动与正常儿无异。

Ⅱ级：婴幼儿吮乳时有轻度呼吸急促或多汗，年长儿活动时有气促，但生长发育正常。

Ⅲ级：吮乳和活动有明显呼吸急促，吃奶时间延长，生长发育落后。

Ⅳ级：休息时亦有症状，呼吸急促，有三凹征、呻吟和多汗。

2. *心力衰竭的诊断标准*　具备以下4项考虑心衰。

(1) 呼吸急促：婴儿>60次/分，幼儿>50次/分，儿童>40次/分。

(2) 心动过速：婴儿>160次/分，儿童>120次/分。

(3) 心脏扩大：体格检查、X线检查和超声心动图检查证实心脏扩大。

(4) 烦躁、喂养困难、体重增长过速、尿少、水肿、多汗、紫绀、喘咳、阵发性呼吸困难。

上述四项加下列一项或上述两项可确诊：①肝脏肿大，婴幼儿肋下≥3 cm，儿童>1 cm，进行性肝肿大或伴触痛更有意义；②肺水肿；③奔马律。

【辅助检查】

1. *X线检查*　心力衰竭患儿可出现左心、右心心影增大，左心衰竭患儿有肺门阴影增大、肺纹理增粗的表现。

2. *实验室检查*　①临床常用测量中心静脉压的升高来判断病情；②血清胆红素和谷丙转氨酶可略增高；③尿液检查发生改变。

3. *心电图检查*　可提示左、右心室的肥厚、扩大。

4. *超声心动图检查*　对心力衰竭的病因诊断及心力衰竭的严重程度的判断有重要价值。

5. *其他*　有创血流动力学监测、放射性核素扫描和收缩时间间期测定等方法。

【治疗要点和预后】

1. 病因治疗　是解除心衰原因的重要措施。

2. 一般治疗

(1) 卧床休息,保持安静。

(2) 吸氧:对气急和紫绀的患儿应及时给予吸氧,1～2 L/min 低流量持续吸氧可增加血氧饱和度。

(3) 镇静:烦躁、哭闹可增加新陈代谢和耗氧量,使心衰加重,可适当给予镇静剂。

(4) 纠正代谢紊乱:心衰时易发生酸中毒、低血糖和电解质紊乱,必须及时纠正。

(5) 限制钠盐和液体入量。

3. 药物治疗

(1) 洋地黄制剂的应用:洋地黄能增加心肌的收缩力、减慢心率,从而增加心排血量,改善体、肺循环。小儿一般用地高辛,其作用时间与排泄速度均较快,口服 1 小时后浓度达最高水平,5～6 小时后心肌组织和血清内地高辛浓度呈恒定比例关系。急性心衰也可静注毛花苷 C(西地兰),每次剂量 0.01～0.015 mg/kg,必要时隔 3～4 小时重复,一般应用 1～2 次后改用地高辛在 24 小时内洋地黄化。

小儿心力衰竭多急而重,故多采用首先达到洋地黄化的方法,然后根据病情需要继续用维持量。病情较重或不能口服者可选择地高辛静脉注射,首次给洋地黄化总量的 1/2,余量分 2～3 次,每隔 6～8 小时静脉注射 1 次,多数患儿可于 12～24 小时内达到洋地黄化。能口服的患儿,开始给予口服地高辛,首次给洋地黄化总量的 1/3 或 1/2,余量分为 2 次,每隔 6～8 小时给予。洋地黄化后 12 小时可开始给予维持量。维持量每天为洋地黄化总量的 1/5,分 2 次给予。

(2) 利尿剂的应用:利尿剂能使潴留的水、钠排出,减轻心脏负荷,以利心功能的改善。对心力衰竭急重病例或肺水肿患儿,可选用快速强力利尿剂,一般应用呋噻米(速尿)。

(3) 其他药物治疗:小动脉和静脉的扩张可使心室前后负荷降低,从而增加心搏出量,使心室充盈量下降、肺部充血的症状得到缓解。常用药物有硝普钠等。

【常见护理诊断及问题】

1. 心排血量减少　与心肌收缩力降低有关。

2. 活动无耐力　与心排血量减少致组织缺氧有关。

3. 体液过多　与心功能下降、微循环淤血、肾灌注不足、排尿减少有关。

4. 气体交换受损　与肺循环淤血有关。

5. 潜在并发症　药物不良反应、肺水肿。

6. 知识缺乏　患儿家长缺乏有关急性心力衰竭的护理及预防知识。

7. 焦虑　与疾病的痛苦、危重程度及住院环境改变有关。

【护理措施】

1. 减轻心脏负担,增强心肌功能

(1) 休息:患儿可取半卧位,各项护理操作应集中,减少刺激,避免引起婴幼儿哭闹,鼓励年长患儿保持情绪稳定。根据心衰的不同程度安排不同的休息,心功能不全Ⅰ度,应增加休息时间,但可起床,并在室内做轻微体力活动;Ⅱ度心功能不全应限制活动,增加卧床时间;Ⅲ度心功能不全应绝对卧床休息。随着心功能的恢复,逐步增加活动量。

（2）保持大便通畅，避免排便用力：鼓励患儿食用纤维较多的蔬菜、水果等。必要时给予甘油栓或开塞露通便。

（3）控制水、盐摄入：心力衰竭伴水肿的患儿应限制钠盐和水分的摄入，饮食宜清淡，宜用低钠、低脂肪、富含维生素、易于消化的低热量饮食，以降低基础代谢率，减轻心脏负担。婴儿喂奶也要少量多次，所用奶头孔宜稍大，但需注意防止呛咳。吸吮困难者采用滴管，必要时可用鼻饲。水肿严重时应限制入量，静脉补液时滴速不可过快，以防加重心衰。

2. 氧疗　患儿呼吸困难和有紫绀时应给予氧气吸入，有急性肺水肿如咳粉红色泡沫痰时，可用20%～30%乙醇湿化氧气，以降低肺泡内泡沫的表面张力使之破裂，增加气体与肺泡壁的接触面积，改善气体交换。

3. 密切观察病情　注意观察生命体征，对患儿进行有效心电监护，详细记录出入量，定时测量体重，了解水肿增减情况。

4. 合理用药　观察药物作用。

（1）应用洋地黄制剂时要注意给药方法，仔细核对剂量、密切观察洋地黄的中毒症状。

1）每次注射前应测量脉搏，必要时听心率，须测1分钟。婴儿脉率＜90次/分，年长儿＜70次/分时或脉律不齐，应及时与医生联系决定是否继续用药。

2）注意按时按量服药。为了保证洋地黄剂量准确，应单独服用，勿与其他药物同时应用。如患儿服药后呕吐，要与医生联系，及时补服或从其他途径给药。

3）患儿如出现心率过慢、心律失常、恶心呕吐、食欲减退、色视、视力模糊、嗜睡、头晕等毒性反应，应先停服洋地黄，并与医生联系及时采取相应措施。

（2）应用利尿剂时注意用药时间和剂量、开始利尿的时间和尿量，以及患儿的反应等。用药期间须给患儿进食含钾丰富的食物，如牛奶、香蕉、橘子等，或按医嘱给氯化钾溶液，以免出现低血钾症和增加洋地黄的毒性反应，同时应观察低钾表现，如四肢无力、腹胀、心音低钝、心律失常等，一经发现，应及时处理。

（3）应用血管扩张剂时，应密切观察心率和血压的变化，避免血压过度下降，给药时避免药液外渗，以防局部组织坏死。硝普钠遇光可降解，故使用或保存时应避光，药要随时随配，防止溶液变色。

【健康教育】

（1）向患儿及家属介绍心力衰竭的病因、诱因、护理要点及防治措施，根据病情指导并制订合理的生活作息制度和饮食方案，避免不良刺激。

（2）示范日常生活护理操作，特别强调不能让患儿用力，如翻身、进食及大便时要给予及时的帮助，以免加重心脏负担。病情好转后酌情指导患儿逐渐增加活动量，不能过度劳累。

（3）教会年长儿自我检测脉搏的方法，教会家长掌握出院后的一般用药和家庭护理的方法。

第五节　急性肾功能衰竭

急性肾功能衰竭（acute renal failure, ARF）简称急性肾衰，是指由于肾本身或肾外因素引起急性肾功能减退，伴有明显的代谢紊乱和氮质血症，多伴有少尿或无尿而言。

【病因】

急性肾功能衰竭可有很多原因引起。按病因和肾脏的关系可分为肾前性、肾性和肾后性。

1. 肾前性　任何原因引起的血容量减少，如严重脱水、失血、休克等都可导致肾血流量下降，出现少尿或无尿。脱水、呕吐、腹泻、外科手术大出血、烧伤等情况下，此时肾实质并无器质性病变，故又称肾前性氮质血症、肾前性少尿。

2. 肾性　是儿科最常见肾衰原因，由肾实质损害所致。各种原因引起的肾小球疾病如急性肾小球肾炎、急进性肾炎；肾小管疾病如各种肾毒性抗生素、生物毒素以及败血症所产生的内毒素均可直接引起肾小管上皮细胞坏死，严重的间质水肿、炎症可使肾血流量减少，以致肾功能衰竭。

3. 肾后性　任何原因引起的肾脏以下的尿路梗阻致肾盂积水、肾实质损伤，如尿路结石、先天性尿路畸形、膀胱输尿管反流等都可继发肾盂肾炎、积脓、肾乳头坏死等，最终导致肾功能衰竭。

【发病机制】

急性肾衰引起少尿的发病机制尚不十分清楚，可能为多种因素综合作用的结果；不同病因、不同机制、不同病情，其发病机制亦不同。新生儿期以围产期缺氧、败血症、严重溶血或出血较常见；婴儿期以严重腹泻脱水、重症感染及先天性畸形引起为多见；年长儿则常因各型肾炎、各型休克引起。目前尚无一种学说能圆满解释急性肾衰的发病机制。

1. 肾血流减少学说　任何原因引起血管内有效循环量减少，使肾血流减少，均可引起急性肾衰，导致少尿。

2. 肾小管损伤学说　肾缺血或中毒均可引起肾小管损伤，使肾小管上皮细胞变性、坏死、基膜断裂。肾小管内液反漏入间质，造成肾间质水肿。

3. 缺血再灌注性肾损伤学说　肾缺血后当肾血流再通时，反而可见细胞的损伤继续加重称为缺血再灌注性肾损伤。目前认为细胞内钙超负荷和氧自由基在急性肾缺血再灌注性损伤中起重要作用。

【病理变化】

由于肾缺血造成的肾损害可见轻度灶性坏死占据整个肾单位，肾小管部分(皮质和髓质连接处)更为显著；肾毒性物质造成的肾损害为呈现一种特有弥漫的远曲小管坏死，肾小管基膜无改变。肾脏组织病理改变与肾功能指标间常无相关关系。

【临床表现】

1. 少尿性肾衰　一般分为 3 期：少尿期、多尿期和恢复期。

(1) 少尿期：尿量＜400 ml/d，或每天＜250 ml/m^2，少尿可突然发生或逐渐加重。持续时间与受损程度及病因有关。一般持续 10 天左右，持续 2 周以上或在病程中少尿与无尿间断出现者预后不良，大部分患儿死于少尿期。此期主要表现为：

1) 水潴留：表现为全身水肿，严重者可发生心力衰竭，常为此期死亡的重要原因。

2) 电解质紊乱：常表现为“三高三低”，即：高钾、高磷、高镁和低钠、低钙、低氯血症，其中以高钾血症多见，是最危险的电解质紊乱，可引起死亡。

3) 代谢性酸中毒：尿少时机体的酸性代谢产物排不出，蓄积体内引起酸中毒。表现为呼吸深长、面色灰、口唇樱桃红，可伴心律不齐。

4) 氮质血症：首先出现消化系统症状，中枢神经系统受累可出现意识障碍、躁动、谵语、抽搐、昏迷等尿毒症脑病症状。

5) 心力衰竭，肺水肿：主要表现为呼吸困难、不能平卧、心率加快、肺底出现湿性啰音、下肢水肿等。

6) 高血压：长期少尿患儿可出现不同程度高血压，严重者可出现高血压脑病。

7) 易合并感染：70%左右的肾衰患儿可合并严重感染，以呼吸道及泌尿道感染为常见，约 1/3 急性肾衰患儿死于感染。

(2) 多尿期：尿量逐渐增多，5～6 天可达利尿高峰，表明肾功能有所好转，排出体内积存水分，但也可能是肾小管回收原尿的量有所减少而发生利尿，因此不能放松警惕。多尿持续时间不等，一般为 5～10 天，部分患儿可长达 1～2 个月。此期主要表现为：

1) 低钠血症及脱水：由于大量水和钠由尿中丢失，必要时应注意补钠。

2) 低钾血症：当每天尿量增加至 500～1 000 ml 以上时，大量钾从尿中排出，可出现低钾血症，此期应注意钾的补充。

3) 抵抗力低而易感染：可加强支持疗法，必要时输血或白蛋白。

(3) 恢复期：多尿期后肾功能逐渐恢复，血尿素氮及肌酐浓度逐渐恢复正常。一般肾小球滤过功能恢复较快，尿毒症的症状逐渐消失，体质恢复多需数月。

2. *非少尿性肾衰*　非少尿性肾衰是指无少尿或无尿表现，每天平均尿量仍可达 600～800 ml。

【辅助检查】

1. *尿液检查*　尿沉渣，镜下可见红细胞、白细胞、上皮细胞和管型。尿蛋白＋～＋＋。尿比重＜1.010。肾衰指数(RFI)常＞2。

$$\text{肾衰指数} = \frac{\text{尿钠浓度(mmol/L)} \times \text{血肌酐浓度(mg/dl)}}{\text{尿肌酐浓度(mg/dl)}}$$

2. *血液检查*　血尿素氮升高；血浆二氧化碳结合力下降；电解质紊乱。血常规检查多提示贫血、白细胞增多、血细胞比容下降。

3. *B 型超声波检查*　B 超显示双肾增大，肾动脉阻力指数(RI)明显增高，见于部分病例。

【治疗要点和预后】

1. *少尿期治疗*

(1) 严格控制水分入量：每天进入液量＝尿量＋不显性失水＋异常损失水分(食物代谢和组织分解所产生的内生水)。不显性失水按 400 ml/(m^2·d)或婴儿 20 ml/(kg·d)、幼儿 15 ml/(kg·d)、儿童 10 ml/(kg·d)计算，体温每升高 1℃增加水 75 ml/(g^2·d)。内生水按 100 ml/(g^2·d)计算。

每天应注意评估患儿含水状态，临床有无脱水或水肿；每天测体重，如入量控制合适，每天应减少 10～20 mg/kg。血钠不低于 130 mmol/L 以下，血压稳定。

(2) 热量和蛋白质入量：早期只给碳水化合物，供给葡萄糖 3～5 mg/(kg·d)静脉点滴，可减少机体自身蛋白质分解和酮体产生。饮食可给予低蛋白、低盐、低钾和低磷食物。蛋白质应限制在 0.5～1.0 mg/(kg·d)为宜，且应以优质蛋白为主，如鸡蛋、肉类、奶类蛋白为佳。

(3) 高钾血症的治疗：血钾＞6.5 mmol/L 为危险界限，应积极处理。

1）重碳酸盐：用5%碳酸氢钠 2 ml/kg 静脉注射，在 5 分钟内完成。如未恢复正常，15 分钟后可重复 1 次。

2）葡萄糖酸钙：钙可以拮抗钾对心肌的毒性作用，10%葡萄糖酸钙 10 ml 静滴，5 分钟开始起作用，可持续 1～2 小时。

3）高渗葡萄糖和胰岛素：促进钾进入细胞内，每 3～4 mg 葡萄糖配 1 单位胰岛素，每次用 1.5 mg/kg 糖可暂时降低血钾 1～2 mmol/L，15 分钟开始起应用，可持续 12 小时或更长，必要时可重复。以上三种疗法在高钾急救时可单独或联合应用，有一定疗效，但不能持久。因此在治疗的同时可开始准备透析。

4）透析：血透及腹透均有效，前者作用更快。

（4）低钠血症：应区分是稀释性或低钠性。在少尿期前者多见，严格控制水分入量多可纠正，一般不用高渗盐进行纠正，如用则会引起容量过大而导致心衰。低钠性者当血钠 120 mmol/L，且又出现低钠综合征时，可适当补充 3%NaCl 1.2 ml/kg，能提高血钠1 mmol/L，可先给前者 3～6 ml/kg，能提高后者 2.5～5 mmol/L。

（5）代谢性酸中毒的处理：轻症多不需治疗。当 HCO_3^- ＜12 mmol/L 时，应给予碳酸氢钠。

（6）高血压、心力衰竭及肺水肿的治疗：治疗应严格限制水分入量、限盐、利尿及降压等，必要时透析。

2. 多尿期治疗

（1）低钾血症的矫治：尿量增多，钾从尿中排出易致低钾，可给 2～3 mmol/(kg · d)口服，如低钾明显可静脉补充，其浓度一般不超过 0.3%。

（2）水钠的补充：由于利尿水分大量丢失可致脱水和丧失钠盐，应注意补充，补充后尿量可能过多，故又应适当限制水分。

3. 控制感染　约 1/3 患儿死于感染，应积极控制。可选择敏感抗生素，但应注意保护肾脏功能。

4. 透析治疗　早期透析可降低死亡率，根据具体情况选用血透或腹透。

【常见护理诊断及问题】

1. 潜在并发症　心力衰竭，以及水、电解质紊乱。

2. 营养失调　低于机体需要量，与摄入不足及丢失过多有关。

3. 有感染危险　与免疫力低下有关。

4. 焦虑，恐惧　与本病预后不良有关。

5. 知识缺乏　与家长缺乏本病的相关知识有关。

【护理措施】

1. 密切观察病情，维持体液平衡

（1）密切观察病情变化，注意体温、呼吸、脉搏、心率、血压等变化。急性肾衰常以心力衰竭、心律失常、感染，以及水、电解质紊乱等为主要死亡原因，应及时发现其早期表现，并随时与医生联系。

（2）少尿期护理：此期应严格控制液体入量，宁少勿多，保持液体的相对平衡；使用利尿剂、多巴胺等促进排尿，加强尿的监测，包括尿的量、颜色、性状、比重和渗透压的监测。加强内环境的监测，防止电解质和酸碱平衡紊乱。积极应用防治肾衰的药物。

(3) 多尿期的护理:此期以维持水、电解质和酸碱平衡为重点,由于肾功能尚未恢复,需要继续控制补液量。同时注意观察患儿是否存在脱水的情况,如皮肤干燥、口渴等,防止因体内液体缺失而引起循环和代谢方面的不良后果;继续治疗氮质血症,包括透析。要严密监测,防止并发症。

(4) 根据病情控制液体的入量,准确记录24小时出入量,包括口服和静脉进入的液量、尿量和异常丢失量,如呕吐、胃肠引流液、腹泻时粪便内水分等都需要准确测量;每天定时测体重。

2. 一般护理　保证患儿卧床休息,休息时应视病情而定,一般少尿期、多尿期均应卧床休息,恢复期逐渐增加适当活动。做好心理护理,给予患儿和家长精神支持。

3. 加强营养支持　少尿期应限制水、盐、钾、磷和蛋白质的摄入量,供给足够的热量,以减少蛋白质的分解;不能进食者从静脉中补充葡萄糖、氨基酸、脂肪乳剂等。胃肠功能正常的患儿应尽早开始胃肠营养支持,可通过口服或鼻饲的方式摄入,给予高热量、高维生素、低蛋白质、易消化的食物。

4. 预防感染

(1) 保持病室的清洁和空气净化,定期开窗通风。

(2) 严格执行无菌操作,尽量避免不必要的介入性操作。

(3) 加强皮肤护理及口腔护理,保持皮肤清洁、干燥。

(4) 定时翻身、拍背,保持呼吸道通畅。

(5) 合理应用抗生素,但要注意避免产生耐药性与合并真菌感染。

【健康教育】

(1) 急性肾衰是危重病之一,患儿及家属有恐惧感,应教育患儿及家长积极配合医生治疗,并解释患儿实行早期透析的目的及重要性,以取得家长的支持和理解。

(2) 告诉家长对本病并发症的观察,定期进行复查。

(胡渊英)

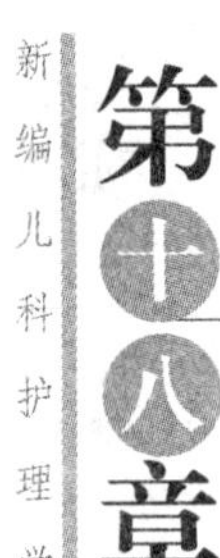

第十八章 常见肿瘤患儿的护理

小儿恶性肿瘤在临床上、病理组织上及生物学方面与成人恶性肿瘤的发生不同，具有潜伏期短、生长迅速、侵袭性强，罕有与环境致癌因素有关的特点。据统计，0～14 岁小儿恶性肿瘤的发病率为 3.1/10 万～4.6/10 万，其中最常见的是白血病，其次是脑肿瘤和淋巴瘤。恶性肿瘤占小儿死亡原因的第 5 位。

第一节 淋巴瘤

淋巴瘤(lymphoma)是一组原发于淋巴结或其他淋巴组织的恶性肿瘤，临床特征为进行性、无痛性浅表淋巴结肿大，常伴有肝、脾肿大，晚期可有发热、贫血、出血和恶病质表现。根据肿瘤组织的不同一般分为霍奇金病和非霍奇金淋巴瘤两大类，小儿以非霍奇金淋巴瘤多见，约占 60%。

一、霍奇金病

霍奇金病(Hodgkin's disease, HD)又名淋巴网状细胞肉瘤，是一种慢性、进行性、无痛性的淋巴组织恶性肿瘤。其原发瘤多呈离心性分布，起源于一个或一组淋巴结，以原发于颈淋巴结多见，逐渐蔓延至邻近淋巴结，可侵犯脾、肝、骨髓、肺等组织。发病者男孩高于女孩，5 岁以前很少发病，青春期发病率明显增多，15～34 岁为高峰。

【病因和发病机制】

病因尚未阐明。目前认为病毒尤其是 EB 病毒感染可能与发病有密切关系。病毒感染后使淋巴组织持续增生，并引起胸腺系统淋巴细胞的表面抗原性改变。这种淋巴细胞又与正常 T 细胞相互作用后形成肿瘤性网状细胞和终末期的多核巨网细胞(即 R-S 细胞)，最终使淋巴免疫耗竭而发生肿瘤。

此外，免疫缺陷状态、辐射、药物及遗传因素等均为促发因素。

【病理生理】

病变部位淋巴结肿大，正常结构受破坏，部分或全部被肿瘤组织所代替。镜下可见单核或多核司-瑞细胞(Sternberg-Reed cell)，并可有纤维组织形成，找到司-瑞细胞是诊断本病的关键。

霍奇金病有 4 种病理分型：淋巴细胞优势型（占本病的 10%～20%，预后最佳），结节硬化型（是小儿时期最常见的类型，约占本病的半数，预后仅次于淋巴细胞优势型），混合细胞型（约占 10%，预后较差）和淋巴细胞消减型（约占 10%，预后最差）。

霍奇金病转移较慢，首先扩散的部位是邻近淋巴结，然后沿淋巴管扩散，晚期发生脾、肝、骨髓和肺转移。

【临床分期】

临床分期有助于治疗方案的选定和预后的判断。

Ⅰ期：病变仅限于单个淋巴结区或单个淋巴结外器官。

Ⅱ期：病变累及膈肌同侧 2 个或 2 个以上邻近解剖区域的淋巴结，或同时有 1 个淋巴结外器官和膈肌同侧 1 个或以上淋巴结病变。

Ⅲ期：病变累及膈肌两侧淋巴结，可同时伴有脾受累，或从淋巴结以外的组织发生。

Ⅳ期：病变广泛累及淋巴结外组织。

【临床表现】

最早的表现为进行性、无痛性浅表淋巴结肿大，常无全身症状，进展缓慢。最常原发于颈淋巴结，而原发于锁骨上、腋下、腹股沟等处较少见。初起时淋巴结柔软、彼此无粘连、无触痛，后期可粘连成块。

肿大的淋巴结可引起局部压迫症状，如纵隔淋巴结肿大压迫气管支气管可致持续性干咳、胸闷、呼吸困难和上腔静脉压迫症，腹腔淋巴结肿大可出现无原因的腹痛。全身症状可有低热、盗汗、恶心、食欲减退、体重减轻等全身症状。部分患儿在诊断时已发生淋巴结以外的组织转移，多见于脾、肝、肺或骨及骨髓。患儿免疫功能低下，易发生继发感染。

【辅助检查】

1. 淋巴结活检　是确诊的依据。

2. 血常规　血象变化为非特异性，各种类型及各期的差异较大。病变局限时，血象正常；病变广泛时，白细胞、中性粒细胞升高，可有轻至中度贫血；晚期则白细胞、淋巴细胞减少。可查见司-瑞细胞。

3. 其他　为进行临床分期，还需进一步的检查，如 X 线、CT、骨髓检查等。血沉及血铜定量若增高是复发的征象。

【治疗】

根据年龄、分期制订治疗方案。常以联合治疗为主：小剂量的受累部位放疗和联合治疗。

Ⅰ期采用局部放射治疗，也可采用手术后再行放疗；Ⅱ期以放疗为主，加用化疗；Ⅲ期以化疗为主，加用放疗；Ⅳ期以化疗为主，并对巨大的瘤块加用放疗。

在生长发育比较迅速的小儿时期，放疗的选择应慎重，因为放疗可以影响骨骼及软组织发育，甚至影响生长。因此，8 岁以下小儿尽可能少用放疗，以手术和化疗代替。

【预后】

长期生存较好。国外文献报道Ⅰ期和Ⅱ期患儿的 5 年生存率高达 80%，但Ⅳ期患儿仅为 20%左右。有继发肿瘤如白血病和其他实体瘤的报道。

二、非霍奇金淋巴瘤

非霍奇金淋巴瘤(Non-Hodgkin's lymphoma, NHL)是免疫系统的恶性实体瘤,细胞来源是恶性、未分化的淋巴细胞。位于急性白血病和脑肿瘤之后,居小儿恶性肿瘤的第3位,约占全部小儿肿瘤的6.3%。

【病因】

1. *病毒* 包括EB病毒和T细胞白血病淋巴瘤病毒(无肯定关系)。

2. *免疫抑制* 器官移植需长期服用免疫抑制剂的患儿。

3. *其他* 如环境、先天性免疫缺陷。

【病理生理】

受侵犯的淋巴结结构均有不同程度的破坏;在受侵犯的淋巴结或淋巴组织中可出现不同阶段的瘤细胞;增生的肿瘤组织可呈单一细胞成分,也可为两种以上或多种多样细胞成分。

根据组织学分类,非霍奇金淋巴瘤主要有3种类型:淋巴母细胞型、未分化小细胞型和大细胞型。

【临床表现】

1. *淋巴结肿大* 无痛性淋巴结肿大是NHL的早期表现,淋巴母细胞型以颈部和胸部淋巴结肿大最常见,腋下、腹部或腹股沟淋巴结也可首先受累。纵隔淋巴结受累可出现压迫症状,急剧发展可致上腔静脉压迫征;也常累及中枢神经系统和骨髓。未分化小细胞型原发肿瘤以腹部肿块多见,可有腹痛。

2. *骨骼* 早期表现为局部疼痛,以股骨和骨盆常见。

3. *全身症状* 一般表现有发热、盗汗和体重减轻。随着病情进展,全身症状可以加重。

【辅助检查】

主要依靠临床表现,放射检查如X线、CT及病理学检查。

【治疗】

根据不同类型和分期选择化疗方案,按诱导、巩固和维持以及间歇、强化进行。由于非霍奇金淋巴瘤常累及中枢神经系统,鞘内注射也常采用。

【预后】

局灶性病变患儿预后良好,可长期缓解。发病2年后复发的机会少。未分化小细胞型患儿的无病生存率70%～80%;淋巴母细胞型患儿如果有区域性病变的,其无病生存率为60%～80%,如果是局灶性的则高达80%;大细胞型的治愈率为60%～70%。

三、淋巴瘤患儿的护理

【常见护理诊断及问题】

1. *疲乏* 与化疗致躯体不适有关。

2. *营养失调* 与疾病过程中消耗增加,化疗致恶心、呕吐、食欲下降,以及摄入不足有关。

3. *自我形象紊乱* 与化疗所致脱发和激素治疗有关。

4. *疼痛* 与肿瘤细胞浸润有关。

5. *恐惧* 与病情重、侵入性治疗、护理技术操作多,以及预后不良等有关。

6. 预感性悲哀(anticipatory grieving)　与白血病治疗时间长有关。

7. 有感染的危险　与免疫功能下降有关。

【护理措施】

1. 休息与娱乐　鼓励患儿多休息,保持愉快心情,鼓励父母多陪伴患儿,尽可能提供一些娱乐活动,如看电视、听音乐、游戏等。

2. 加强营养　提供高热量、高蛋白、高维生素食物,鼓励进食,保证营养摄入。

3. 控制感染　见第十章第三节。

4. 应用化疗药物的护理　见第十章第三节。

5. 减轻疼痛　提高诊疗技术,尽量减少因治疗、护理而带来的痛苦。运用适当的非药物性止痛技术或遵医嘱用止痛药,以减轻疼痛。及时发现镇痛需要和评价止痛效果。

6. 心理护理　认识到患儿的焦虑,承认患儿的感受,鼓励患儿表达自己的感受;对患儿的恐惧表示理解,经常给予可帮助减轻恐惧状态的言语性和非言语性安慰;进行各项诊疗、护理操作前,应告知家长及年长儿操作的意义和过程、如何配合及可能出现的不适,以减轻或消除其恐惧心理;经常与患儿及家长一起回顾已取得的进步,增强信心;给家长和患儿提供沟通的机会,鼓励家长表示对患儿的关心和爱护;为新老患儿及家长提供相互交流的机会,如定期召开家长座谈会,让患儿、家长相互交流成功护理经验,从而提高自护和应对能力,增强治愈的信心。

7. 健康教育　向家长及患儿讲解疾病相关知识和治疗,以及对放疗、化疗不良反应的观察,与患儿父母一起讨论制订切实可行的护理计划,包括用药护理、日常营养、预防感染、定期化疗或放疗、门诊随访等。

第二节　其他肿瘤

一、肾母细胞瘤

肾母细胞瘤(nephroblastoma)或称肾胚胎瘤(renal embryonoma)、Wilms 瘤,是婴幼儿最多见的恶性实体瘤之一,占 15 岁以下小儿恶性泌尿生殖系肿瘤的 80%以上,约占小儿实体瘤的 8%。本病的年龄最高峰是 1～3 岁,男女之间差异不大。本瘤是应用现代综合治疗最早和效果最好的恶性实体瘤。

【病因】

肿瘤可通过以遗传的形式或非遗传的形式出现。肿瘤起源于后肾胚基,近年已肯定 WT1 和 WT2 基因的突变和肾母细胞瘤的发生有关,或可解释为抑癌基因丢失。

【病理】

肾母细胞瘤是一边界清晰和有薄膜的单个实体瘤,可发生于肾的任何部位。

它有三种结构,即间质、上皮和胚芽组织组成。

1. 良好组织型　典型肾母细胞瘤。

2. 不良组织型　又称间变型,瘤细胞较典型者大 3 倍,细胞核染色质深染与多极核分裂象。

【临床表现】

1. 腹部肿块或腹胀　是最常见的症状。肿块常在家长给小儿沐浴或更衣时被偶然发现。肿块位于上腹部一侧，表面平滑，中等硬度，无压痛，早期可稍有活动性，迅速增大后少数病例可超越中线。

2. 全身症状　偶见腹痛及低热，但多不严重，晚期可出现食欲减退、体重下降、恶心及呕吐等表现。

3. 血尿　肉眼血尿少见，25%的患儿有镜下血尿。

4. 高血压　25%～63%的患儿有轻度高血压。一般在肿瘤切除后，血压恢复正常。

5. 局部压迫症状　巨大肿瘤压迫腹腔脏器或占据腹腔的空间，可出现气促、食欲缺乏、消瘦、烦躁不安等表现。

【临床分期】

Ⅰ期：肿瘤限于肾内，完全切除。

Ⅱ期：肿瘤已扩散到肾外，完全切除。

Ⅲ期：腹部有非血源性肿瘤残存。

Ⅳ期：血源性转移，如肺、肝、脑、骨。

Ⅴ期：双侧肾母细胞瘤。

【辅助检查】

1. 血象　正常或红细胞增多。

2. 特殊检查　有高血压时可进行血浆肾素水平测定；并发先天性肾畸形者，可进行染色体检查。如怀疑为神经母细胞瘤，应做尿儿茶酚胺代谢产物和骨髓穿刺涂片检查。

3. 影像学检查

(1) B超检查：可确定是实质性或囊性肿块，肿瘤是否已侵入血管(包括肾静脉、下腔静脉甚至右心房)。

(2) 静脉尿路造影：是一种重要手段，可发现患侧肾盂肾盏是否被挤压、移位、拉长变形或破坏。

(3) CT检查：可判断原发瘤的侵犯范围以及与周围组织、器官的关系；主动脉旁淋巴结是否受累；有无双侧病变；有无肝转移及判断肿块性质。

(4) 血管造影：可判断下腔静脉是否有瘤栓的存在。

(5) 胸部X线检查：可判定是否有肺部转移。

【治疗】

1. 手术治疗　早期应经腹进行肾切除术。估计肿瘤过大、不能切除的，先用放疗、化疗后再行手术。

2. 化疗　术前可用放线菌素D和(或)长春新碱化疗，可使肿瘤缩小，以利于手术。

3. 放疗　经用化疗而瘤体缩小不明显者，可用放疗使肿瘤缩小再行手术。

二、神经母细胞瘤

神经母细胞瘤(neuroblastoma，NB)是起源于胚胎性交感神经系统神经嵴细胞的恶性圆形细胞瘤，多见于4～5岁以下小儿。肿瘤可原发于交感神经系统的任何部位，但以肾上腺髓质最为常见。有60%～70%发生于腹膜后，15%～25%发生于后纵隔，其余发生于盆腔和颈部。

【病因和分型】

病因尚不清楚，研究发现第一对染色体断臂等位基因（抑癌基因）的缺失和 N－myc 癌基因扩增与本病的发生有关。临床上神经母细胞瘤可分为三型，即神经母细胞型、神经节母细胞型、神经节细胞型。

【临床表现】

患儿的临床症状、体征与原发瘤部位及有无转移有关。

1. 一般症状

（1）发热：常为首发症状，为不规则发热。

（2）贫血：也常为首发症状，约 2/3 的患儿出现不同程度的贫血。

（3）儿茶酚胺所致表现：肿瘤细胞分泌多巴胺、去甲肾上腺素可引起血压增高、多汗、心率增快、腹泻等表现。

（4）其他：常见食欲缺乏、消瘦、乏力、易激惹等。

2. 肿瘤压迫或侵入周围器官的症状

（1）腹部：腹部膨隆、腹痛、呕吐、便秘等消化道症状。

（2）胸部：压迫气管引起咳嗽、呼吸困难和喘鸣；压迫上腔静脉引起面、颈部肿胀。

（3）盆腔：可引致排尿、排便障碍，输尿管受压可致肾和输尿管积水。

3. 转移灶表现

（1）骨骼转移：最常见，多发生于 1 岁以上小儿，以颅骨、盆骨和四肢长骨转移为多见。临床上常出现骨痛、关节痛、步行困难、跛行、突眼、眼周青肿、局部骨性隆起等表现。

（2）骨髓转移：表现为发热、贫血、血小板减少、肝脾及淋巴结肿大。

（3）肝转移：多见于 1 岁内婴儿，肝呈轻度至重度肿大，可有黄疸。

（4）皮肤转移：肿瘤可向胸腹部、四肢和全身皮肤转移，在皮下形成 0.5～1.0 cm 蓝色坚实的结节。

（5）肺转移时出现顽固咳嗽。

本病早期不易发现，就诊时约 70％病例已有转移，故治疗效果不理想，预后不良。

【临床分期】

1 期：肿瘤限于原发部位，完整切除，有（或无）镜下残留病变，同侧或对侧淋巴结镜下无转移。

2a 期：未能完整切除的局限性肿瘤，同侧淋巴结镜下无转移。

2b 期：完整切除或未能完全切除的局限性肿瘤，同侧淋巴结镜下转移而对侧无转移。

3 期：单侧肿瘤、浸润过中线，未能切除、有（或无）区域淋巴结转移；或单侧局限性肿瘤有对侧区域淋巴结转移；或中线肿瘤向双侧延伸，可有淋巴结转移。

4 期：肿瘤转移至远处淋巴结、骨、骨髓、肝和（或）其他器官。

4s 期：局限性原发瘤限于上述 1、2 期，远处转移至肝和（或）骨髓。

【辅助检查】

1. 血象　多数患儿有不同程度的贫血。

2. 骨髓象　典型者可见肿瘤细胞呈菊花团状排列或形成神经母细胞瘤细胞合胞体，对本病诊断有重要价值，但瘤细胞少而分散，则不易辨认。

3. 活体组织病理检查　可提供组织学诊断依据。

4. 影像学检查

(1) X线检查:有40%~60%患儿在局部平片上可见肿瘤内有点状、斑点状钙化影。骨转移时颅骨、四肢长骨、盆骨摄片可发现溶骨性透光区、虫蚀样变或边缘不规则的骨质破坏区、骨质疏松、线状骨膜增生反应等。

(2) B超检查:可及早发现腹部隐匿型原发病灶,配合骨髓检查等可获早期诊断。

(3) CT和MRI检查:可确定纵隔、腹腔内肿瘤的大小及其与邻近器官的关系。

5. 尿儿茶酚胺代谢产物测定　神经母细胞瘤可合成儿茶酚胺,其代谢产物香草扁桃酸(VMA)或高香草酸(HVA)由尿排出。90%神经母细胞瘤患儿尿中尿儿茶酚胺代谢产物增高。24小时尿VMA、HVA增高为诊断本病的重要依据。

【治疗要点】

主要采用手术、放疗、化疗等综合治疗措施,但总的治愈率提高不多。

1. 手术治疗　本病所有的患儿均需手术治疗。手术争取将原发的肿瘤全部切除或尽可能切除其大部分,手术时须做肝脏活检,已确定有无镜下转移。

2. 化疗　常用的化疗药物有长春新碱、环磷酰胺、异环磷酰胺、阿霉素、依托泊苷、顺铂、达卡巴嗪等。

3. 放疗　肿瘤已完整切除的,不做放疗;肿瘤未完全切除或有淋巴结浸润的,应做术后放疗。对已扩散的肿瘤,局部放疗可缓解症状。

4. 造血干细胞移植　高危患儿在接受密集化疗,伴或不伴有全身放疗后,采用干细胞移植,可以提高本病的生存率。

三、小儿肾母细胞瘤及神经母细胞瘤的护理

【常见护理诊断及问题】

1. 活动无耐力　与食欲缺乏、体重下降有关。

2. 预感性悲哀　与预后不良有关。

3. 潜在的并发症　放疗及化疗的不良反应。

【护理措施】

1. 活动与休息　保证充足的休息、睡眠,进行适宜的活动和锻炼。保持良好的情绪状态。

2. 合理营养　给予高蛋白、高热量、高维生素和易消化的食物,以增强机体的抵抗力。

3. 化疗护理

(1) 化疗前了解患儿的年龄、活动度、全身状态、血象、肝肾功能及患儿和家长的心理状态。

(2) 化疗时注意药物应现用现配,掌握药物的化学结构与作用途径、药物性状、药物动力学,以及用法、用量、途径、不良反应、注意事项和禁忌证。按时、准确、安全给药,及时观察患儿用药后的毒性反应。

(3) 化疗后注意按时用药,不要随意停药或减量,每1~2周在门诊复查1次。合理安排患儿生活与休息,缓解期可上学,学龄期患儿注意心理护理,使患儿能积极地面对疾病,保持心情愉快,主动配合治疗。

4. *放疗护理*

(1) 放疗前向患儿及家长介绍有关的放疗知识，避免紧张、恐惧情绪，并进行全面的体格检查。

(2) 放疗期间注意观察有无乏力、头痛、眩晕、恶心等表现，发现异常及时报告医师，给予处理。尽量保护非照射区皮肤，照射区皮肤避免冷、热刺激，保持皮肤干燥，防止感染，并注意观察局部有无红斑、色素沉着、干性脱皮、纤维素性渗出等。

(3) 放疗后，应保持照射部皮肤清洁，患儿内衣应柔软，避免物理和化学刺激，以免引起溃疡和感染。同时应保证营养，注意休息，增强体质，预防感冒，定期门诊随访。

5. *心理护理*　了解患儿及家长的心理状况，讲解肿瘤治疗与护理的发展；经常与患儿及家长一起回顾已取得的进步，增强信心；给家长和患儿提供沟通的机会，鼓励家长表示对患儿的关心和爱护；为新老患儿及家长提供相互交流的机会，如定期召开家长座谈会，让患儿、家长相互交流成功的护理经验，从而提高自护和应对能力，增强治愈的信心。

附表:部分常用化疗药物

药　名	规格	溶媒	稀释液	贮存	主要不良反应
环磷酰胺(CTX)	0.2 g	NS	NS	现配现用	骨髓抑制、脱发、胃肠道反应,大剂量可引起血尿
异环磷酰胺(IFOS)	1.0 g	NS	NS	现配现用	骨髓抑制、脱发、胃肠道反应,大剂量可引起血尿
白消安	10 ml∶60 mg	—	5%GS/NS	现配现用	骨髓抑制,常见为粒细胞和血小板减少,皮肤色素沉着,高尿酸血症
甲氨蝶呤(MTX)	10 ml∶1 g	—	NS	现配现用	骨髓抑制;胃肠道反应,包括口腔炎、口唇溃疡、咽喉炎、恶心、呕吐;肝功能损害;脱发、皮肤发红、瘙痒或皮疹;鞘内注射后可能出现视力模糊、眩晕、头痛、意识障碍,甚至嗜睡或抽搐等
阿糖胞苷(Ara-C)	0.1 g	NS(或专用溶媒)	5%GS/NS	现配现用	骨髓抑制,常见白细胞及血小板减少;阿糖胞苷综合征多出现于用药后6～12小时,有骨痛或肌痛、咽痛、发热、全身不适、皮疹、眼睛发红等表现
	0.5 g	NS(或专用溶媒)	5%GS/NS	(专用溶媒溶解可保存24小时)	
盐酸多柔比星(ADR)	10 mg	注射用水	NS	现配现用	骨髓抑制,心脏毒性,脱发,口腔炎
盐酸柔红霉素(DNR/DOX)	20 mg	注射用水/NS	NS	现配现用	骨髓抑制,心脏毒性,脱发,口腔炎
盐酸吡柔比星(THP)	10 mg	注射用水	5%GS	现配现用	骨髓抑制,心脏毒性,脱发,口腔炎
盐酸伊达比星(IDA)	10 mg	注射用水	NS	现配现用	心脏毒性,严重的骨髓抑制
盐酸博莱霉素(BLM)	15 mg	注射用水/NS	NS	现配现用	间质性肺炎,肺纤维化
放线菌素D(ACTD)	0.2 mg	5%GS/NS	5%GS/NS	现配现用	骨髓抑制,胃肠道反应,脱发
盐酸米托蒽醌(MIT)	5 ml∶5 mg	—	5%GS/NS	现配现用	骨髓抑制,心脏毒性
长春新碱(VCR)	1 mg	NS	NS	现配现用	神经系统毒性,主要引起外周神经症状,如手指、神经毒性等,渗出后引起皮肤坏死

续　表

药　名	规格	溶媒	稀释液	贮存	主要不良反应
长春碱(VBL)	10 mg∶10 ml	—	NS	现配现用	骨髓抑制,胃肠道反应,神经毒性
长春地辛(VDS)	1 mg	NS	NS	现配现用	骨髓抑制,胃肠道反应,神经毒性
依托泊苷(VP16)	0.1 g∶5 ml	—	NS	现配现用	骨髓抑制,体位性低血压,过敏,伴或不伴有瘙痒的荨麻疹
替尼泊苷(VM26)	50 mg∶5 ml	—	NS	现配现用	骨髓抑制,体位性低血压,过敏,伴或不伴有瘙痒的荨麻疹
高三尖杉酯碱(HHA)	2 mg∶2 mg	—	5%GS	现配现用	骨髓抑制,心脏毒性,低血压
卡铂(CBP)	50 mg∶5 ml	—	5%GS	现配现用	骨髓抑制,胃肠反应,过敏,耳毒性
顺铂(DDP)	20 mg	NS	NS	现配现用	肾毒性,耳毒性
左旋门冬酰胺酶(*L*-ASP)	1万单位	注射用水	NS	现配现用	过敏,血糖升高,尿糖升高,胰腺炎,出凝血功能异常,肝肾毒性 用前需过敏试验:5u = 0.1 ml 皮内注射,确认 30 分钟

(王颖雯)

参考文献

1. 陈月枝.实用儿科护理[M].中国台北:华杏出版社,2010.
2. 张玉侠.儿科护理学[M].北京:高等教育出版社,2011.
3. 王卫平.儿科学[M].北京:人民卫生出版社,2004.
4. 宁寿葆.现代实用儿科学[M].上海:复旦大学出版社,2004.
5. 胡雁.儿科护理学[M].北京:人民卫生出版社,2005.
6. 李廷玉.儿科常见病用药[M].北京:人民卫生出版社,2008.
7. 薛辛东.儿科学[M].北京:人民卫生出版社,2006.
8. 崔焱.儿科护理学[M].北京:人民卫生出版社,2006.

图书在版编目(CIP)数据

新编儿科护理学/张玉侠,钱培芬,胡渊英主编. —上海:复旦大学出版社,
2013.1(2018.1 重印)
(复旦卓越)
医学职业教育教材. 护理专业系列创新教材
ISBN 978-7-309-08834-2

Ⅰ. 新… Ⅱ. ①张…②钱…③胡… Ⅲ. 儿科学-护理学-医学院校-教材 Ⅳ. R473.72

中国版本图书馆 CIP 数据核字(2012)第 070452 号

新编儿科护理学
张玉侠　钱培芬　胡渊英　主编
责任编辑/肖　英

复旦大学出版社有限公司出版发行
上海市国权路 579 号　邮编:200433
网址:fupnet@fudanpress.com　http://www.fudanpress.com
门市零售:86-21-65642857　团体订购:86-21-65118853
外埠邮购:86-21-65109143　出版部电话:86-21-65642845
大丰市科星印刷有限责任公司

开本 787×1092　1/16　印张 21.25　字数 491 千
2018 年 1 月第 1 版第 3 次印刷

ISBN 978-7-309-08834-2/R·1257
定价:58.00 元